病態栄養専門管理栄養士のための

病態栄養
ガイドブック

認定 改訂

編集　日本病態栄養学会

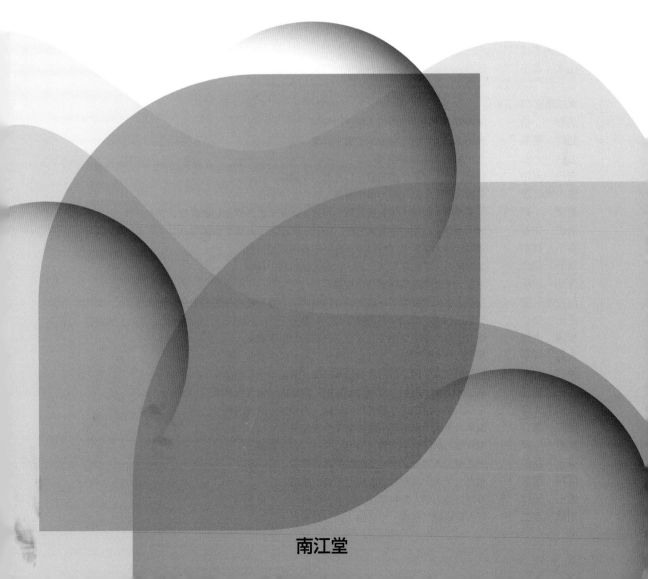

南江堂

■編集
日本病態栄養学会

■病態栄養専門管理栄養士委員会 (五十音順，*委員長，**副委員長，***幹事)

飯塚　勝美*	藤田医科大学医学部臨床栄養学講座
倉科憲太郎	自治医科大学消化器一般移植外科
黒川　泰任	江別谷藤病院脳神経外科／星槎道都大学
坂上　元祥	神戸松蔭大学人間科学部食物栄養学科
清野　祐介	藤田医科大学医学部内分泌・代謝・糖尿病内科学
土井　悦子	国家公務員共済組合連合会虎の門病院栄養部
野間　友紀	横須賀共済病院栄養管理科
野本　尚子**	千葉大学医学部附属病院臨床栄養部
華井　竜徳	岐阜大学医学部附属病院第一内科
浜本　芳之	関西電力病院糖尿病・内分泌代謝センター
林　　　衛	日本赤十字社愛知医療センター名古屋第一病院医療技術部栄養課
人見麻美子	北里大学病院栄養部
藤田　美晴***	京都大学医学部附属病院疾患栄養治療部
文屋　展子	東北医科薬科大学病院栄養管理部
村山　稔子	新潟県立大学人間生活学部健康栄養学科
安原みずほ***	松江赤十字病院栄養課
山本　恭子***	国家公務員共済組合連合会虎の門病院栄養部

■執筆者 (執筆順)

清野　　裕	関西電力病院・関西電力医学研究所
飯塚　勝美	藤田医科大学医学部臨床栄養学講座
上西　一弘	女子栄養大学栄養学部
吉田　光由	藤田医科大学医学部歯科・口腔外科学講座
佐々木　茂	札幌医科大学消化器内科学講座
國澤　　純	医薬基盤・健康・栄養研究所ヘルス・メディカル微生物研究センター
池田　祐香	医薬基盤・健康・栄養研究所ヘルス・メディカル微生物研究センター
森下　啓明	愛知医科大学医学部内科学講座糖尿病内分泌内科
清野　祐介	藤田医科大学医学部内分泌・代謝・糖尿病内科学
深柄　和彦	東京大学医学部附属病院手術部
佐々木　敏	東京大学大学院医学系研究科公共健康医学専攻社会予防疫学分野
前田　圭介	愛知医科大学病院栄養治療支援センター
松浦　大輔	藤田医科大学医学部リハビリテーション医学講座
大高　洋平	藤田医科大学医学部リハビリテーション医学講座
神谷　貴樹	滋賀医科大学医学部附属病院薬剤部・医療安全管理部
池田　香織	京都大学大学院医学研究科糖尿病・内分泌・栄養内科学
矢部　大介	京都大学大学院医学研究科糖尿病・内分泌・栄養内科学
熊田　恵介	岐阜大学医学部附属病院医療安全管理室
真壁　　昇	関西電力病院疾病栄養治療センター／美作大学
須永　将広	国立がん研究センター東病院栄養管理室
関根　里恵	東京大学医学部附属病院病態栄養治療部
坂上　元祥	神戸松蔭大学人間科学部食物栄養学科
川﨑　英二	新古賀病院糖尿病・甲状腺・内分泌センター

本田　佳子	女子栄養大学栄養科学研究所
北谷　直美	関西電力病院疾患栄養治療センター
濱野愛莉沙	徳島大学大学院医歯薬学研究部疾患治療栄養学分野
濵田　康弘	徳島大学大学院医歯薬学研究部疾患治療栄養学分野
倉科憲太郎	自治医科大学消化器一般移植外科
風間　友江	札幌医科大学医学部消化器内科学講座
仲瀬　裕志	札幌医科大学医学部消化器内科学講座
徳本　良雄	愛媛大学大学院医学系研究科消化器・内分泌・代謝内科学（第三内科）
日浅　陽一	愛媛大学大学院医学系研究科消化器・内分泌・代謝内科学（第三内科）
小泉　光仁	愛媛大学大学院医学系研究科消化器・内分泌・代謝内科学（第三内科）
重松絵理奈	横浜市立大学大学院医学研究科分子内分泌・糖尿病内科学／鎌倉女子大学家政学部管理栄養学科
寺内　康夫	横浜市立大学大学院医学研究科分子内分泌・糖尿病内科学
藤岡　由夫	神戸学院大学栄養学部栄養学科
窪田　直人	熊本大学大学院生命科学研究部代謝内科学講座
小林　邦久	福岡大学筑紫病院内分泌・糖尿病内科
鈴木　敦詞	藤田医科大学医学部内分泌・代謝・糖尿病内科学
杉田　恵美	千葉市立海浜病院小児科
高柳　正樹	帝京平成大学健康医療スポーツ学部リハビリテーション学科
浜本　芳之	関西電力病院糖尿病・内分泌代謝センター
藤田　幸男	奈良県立医科大学附属病院栄養管理部
吉川　雅則	奈良県立医科大学呼吸器内科学講座
西岡　弘晶	神戸市立医療センター中央市民病院総合内科
佐々木　環	川崎医科大学健康管理学
藤岡　壮八	川崎医科大学腎臓・高血圧内科学
石垣　　泰	岩手医科大学医学部内科学講座糖尿病・代謝・内分泌内科分野
土至田　勉	昭和大学藤が丘病院循環器内科
坂本　陽子	大阪大学大学院医学系研究科循環器内科学
坂田　泰史	大阪大学大学院医学系研究科循環器内科学
井上　嘉彦	昭和大学藤が丘病院内科系診療センター内科
吉村吾志夫	医療法人社団善仁会横浜第一病院
加藤　明彦	浜松医科大学医学部附属病院腎臓内科・血液浄化療法部・栄養部
河嶋　英里	昭和大学藤が丘リハビリテーション病院腎臓内科
長井　美穂	東京医科大学腎臓内科学分野
菅野　義彦	東京医科大学腎臓内科学分野
細島　康宏	新潟大学大学院医歯学総合研究科腎研究センター病態栄養学講座
蒲澤　秀門	新潟大学大学院医歯学総合研究科腎研究センター病態栄養学講座
柴崎　康彦	新潟大学大学院医歯学総合研究科血液・内分泌・代謝内科学分野
曽根　博仁	新潟大学大学院医歯学総合研究科血液・内分泌・代謝内科学分野
小倉　英郎	大西病院
長谷川陽子	石川県立看護大学大学院看護学科共同研究講座看護理工学
須釜　淳子	藤田医科大学社会実装看護創成研究センター
成尾　鉄朗	野上病院
野添　新一	米盛病院
中屋　　豊	吉野川病院
杉山　　隆	愛媛大学大学院医学系研究科産科婦人科学講座

柳澤　慶香	聖マリアンナ医科大学代謝・内分泌内科
土井　研人	東京大学医学部附属病院救急・集中治療科
高橋　路子	神戸大学医学部附属病院栄養管理部・糖尿病・内分泌内科
山本　恭子	国家公務員共済組合連合会虎の門病院栄養部
飯嶋　重雄	浜松医科大学地域周産期医療学講座
布川　香織	鎌倉療育医療センター小さき花の園小児科
細川　雅也	帝塚山学院大学大学院人間科学研究科人間科学専攻
竹谷　豊	徳島大学大学院医歯薬学研究部臨床食管理学分野

巻頭言

　わが国は世界で最も高齢化が進み，国民の健康寿命の延伸が大きな課題となっています．栄養療法はすべての治療の根幹であるため，増加するサルコペニアやフレイルの対策に有益であり，健康寿命の延伸に必要不可欠です．特に栄養療法は費用対効果が非常に優れるため，医療費が続伸するわが国で推進すべき予防・治療法として重要基盤に位置づけられています．そのため各学会の診療ガイドラインでは，疾患と重症化の予防とともにADLの維持・向上に着目した栄養療法の指針が検討されています．しかるに，どの個人やチームでも疾患栄養治療に一定の成果をあげうるとは限りません．そこで本学会では，2002年より「病態栄養専門管理栄養士」制度を立ち上げ，栄養管理において高度な専門的技能を有する人材育成を行い，これまで5,055名を輩出しています．病態栄養専門管理栄養士は，生活習慣病をはじめNSTの中核的な役割を担い，適切な栄養療法の確立と均てん化の推進など，その活躍の成果が報告されています．2016年の診療報酬改定では，その成果より22年ぶりに栄養指導料の増点と対象疾患の拡大をもたらし，これは病態栄養専門管理栄養士の自立自存のための歴史的な出来事といえます．

　今日，医療の高度化と並行して栄養療法もまた激流のごとく深化しています．わが国は高齢化が急速に進行したため，学問の発展が追いつかずに栄養療法にかかわる対策が遅れていることが大きな課題です．また，わが国を含むどの先進国でも高齢者に対する栄養推奨量に明確な科学的根拠はなく，疫学をもとに設定されていることも課題です．特に高齢の担がん患者や非感染性疾患の罹患者は多く，本学会では幅広い疾患栄養治療に対応できる「病態栄養専門管理栄養士」の上位資格として，がん・糖尿病・腎臓病・肝疾患の専門領域に特化した認定を2013年より開始しています．2022年診療報酬改定では，外来化学療法にかかわる栄養管理の充実として，高度な専門的技能を有する「がん病態栄養専門管理栄養士」が評価され，外来栄養食事指導料の実質的な増点となりました．これからも最新かつ適切な栄養療法を国民に提供するため，これらの課題に対応できる病態栄養専門管理栄養士の活躍が望まれています．

　本書は多領域の疾患における疫学と基礎医学，また科学的根拠に基づいた栄養療法の知識の整理や最新知見を学べるよう集約したベストプラクティスです．後世を担う病態栄養専門管理栄養士の栄養療法バイブルとして活用いただけることを祈念します．

　2025年春

日本病態栄養学会　理事長

清野　裕

改訂第8版　序文

　『病態栄養専門管理栄養士のための病態栄養ガイドブック』(編集：日本病態栄養学会)は2002年に初版が発行されて以来，今回2025年の改訂で第8版になります．

　本書を教本として行われている病態栄養管理栄養士試験も2003年から開始され，2024年には病態栄養専門管理栄養士試験も23回を数えています．また受験準備のためのセミナーやe-learningはこの教本をもとに行われており，病態栄養専門管理栄養士受験のための準備教材として広く活用されています．さらに病態栄養専門管理栄養士を受験される方の年齢層も低下しており，本資格取得後に上部資格(がん，糖尿病，腎臓病，肝疾患などの各病態栄養専門管理栄養士)を目指す方も増えています．

　今回の改訂では，日々の日常臨床に役立つ内容を新たに加えています．

　今回新たに「**臨床に必要な基礎知識**」の章を新設し，**日本人の食事摂取基準**，**GLIM基準**，**リハビリテーション**，**健康医療データの活用**，**医療安全**など日常臨床に直結する項目を追加しました．また患者さんからも直接質問されることの多い項目として，**咀嚼・嚥下機能や腸内細菌と栄養の関係**についても項目を新設しています．病態栄養専門管理栄養士の申請の際に症例報告を提出しますので，**症例報告の書き方**も参照していただければと思います．

　このように項目は増えましたが，がん，糖尿病，腎臓病，肝疾患などの病態専門管理栄養士に関する項目は，それぞれのガイドブックを参照していただくようにし，ページ数を抑えて持ち運びができるようにしています．治療ガイドラインや診断基準は現時点での最新の内容にアップデートしていますが，最新の動向の把握には学会や教育セミナーへの参加などもご活用ください．

　今回も執筆者よりいただいた原稿について，病態栄養専門管理栄養士委員会の委員による査読や，パブリックコメントに基づき，修正を行いました．

　改訂にあたりご尽力いただいた，執筆者，病態栄養専門管理栄養士委員会各委員，パブリックコメントにご意見をいただいた諸先生に厚くお礼申し上げます．最後に，きめ細かいアドバイスをいただいた北谷直美先生，担当理事の大部正代先生，日本病態栄養学会事務局，南江堂編集部に重ねてお礼申し上げます．

2025年3月吉日

日本病態栄養学会　病態栄養専門管理栄養士委員会　委員長

飯塚　勝美

COI（利益相反）について

　一般社団法人日本病態栄養学会においては，自らの社会的信頼を確保するために，本法人の社員（代議員）および学会が行う活動・事業に係わる COI（利益相反）を開示し，中立性と透明性を維持することで，社会への説明責任を果たすことを目的としている.
以下に，『病態栄養専門管理栄養士のための病態栄養ガイドブック（改訂第 8 版）』委員会・執筆者の COI 関連事項を示す.（五十音順，法人名は省略）

1）企業や営利を目的とした団体の役員，顧問職などへの就任
　　本学会の定めた開示基準に該当するものはない.

2）エクイティ（株式，出資金，ストックオプション，受益権など）の保有の有無
　　本学会の定めた開示基準に該当するものはない.

3）企業や営利を目的とした団体からの特許権などの使用料
　　本学会の定めた開示基準に該当するものはない.

4）企業や営利を目的とした団体から，会議の出席（発表）に対し，研究者を拘束した時間・労力に対して支払われた日当（講演料など）
　　MSD，旭化成ファーマ，あすか製薬，アステラス製薬，アストラゼネカ，アッヴィ，アボットジャパン，アムジェン，大塚製薬，小野薬品工業，協和キリン，ギリアド・サイエンシズ，興和，サノフィ，住友ファーマ，第一三共，大正製薬，武田薬品工業，田辺三菱製薬，帝人ヘルスケア，日本イーライリリー，日本ベーリンガーインゲルハイム，ノボ ノルディスクファーマ，持田製薬販売，ヤンセンファーマ

5）企業や営利を目的とした団体がパンフレットなどの執筆に対して支払った原稿料
　　医歯薬出版

6）企業や営利を目的とした団体が提供する研究費（治験，臨床研究費，受託研究，共同研究など）
　　asken，CBC，FRONTEO，HOYA，Magic Shields，MizkanHoldings，NTT ドコモ，Provigate，アステラス製薬，医食同源生薬研究財団，小野薬品工業，亀田製菓，協和キリン，興和，サノフィ，島津製作所，新東工業，鈴木万平糖尿病財団，中央発條，テルモ，トプコン，トヨタ自動車，日清食品ホールディングス，ニプロ，日本糖尿病協会，日本ベーリンガーインゲルハイム，ノボ　ノルディスクファーマ，フクダ電子，バレクセル・インターナショナル，バンドー化学，プラッツ，フリックフィット，松永製作所，三菱電機，ユーハ味覚糖，ユニ・チャーム

7）企業や営利を目的とした団体が提供する寄付金
　　大塚製薬，公益信託仲谷鈴代記念栄養改善活動振興基金，住友ファーマ，大正製薬，武田薬品工業，田辺三菱製薬，日本イーライリリー，日本化薬，日本ベーリンガーインゲルハイム，ノボ　ノルディスクファーマ，ロシュ・ダイアグノスティックス

8）企業や営利を目的とした団体が資金提供者となる寄附講座
　　JIMRO，アークレー，亀田製菓，杏林製薬，サトウ食品，サラヤ，大正製薬，テルモ，豊田通商，ノボ ノルディスクファーマ，バイオテックジャパン，ホリカフーズ，ミヤリサン製薬，持田製薬販売

9）その他，上記以外の旅費（学会参加など）や贈答品などの受領
　　本学会の定めた開示基準に該当するものはない.

目次

第1章　日本病態栄養学会の高度専門職業人認定

1. 病態栄養学の必要性と専門家の育成　　　　　　　　　　　　　　　清野　裕　2

第2章　病態栄養の基礎知識

1. 糖質・脂質・たんぱく質　　　　　　　　　　　　　　　　　　　飯塚勝美　8
2. 電解質の機能・ビタミン欠乏症　　　　　　　　　　　　　　　　上西一弘　14
3. 咀嚼・嚥下機能　　　　　　　　　　　　　　　　　　　　　　　吉田光由　19
4. 消化と吸収機能　　　　　　　　　　　　　　　　　　　　　　　佐々木　茂　22
5. 腸内細菌と栄養　　　　　　　　　　　　　　　　　國澤　純・池田祐香　26
6. 内分泌，脳神経系と栄養　　　　　　　　　　　　　森下啓明・清野祐介　30
7. 免疫系と栄養　　　　　　　　　　　　　　　　　　　　　　　　深柄和彦　36

第3章　臨床に必要な基礎知識

1. 日本人の食事摂取基準：臨床家としての読み方と使い方　　　　　佐々木　敏　40
2. GLIM 基準（低栄養の診断基準）　　　　　　　　　　　　　　　前田圭介　46
3. 栄養療法に必要なリハビリテーションの基礎知識　　　松浦大輔・大高洋平　50
4. 医薬品と食品の相互作用　　　　　　　　　　　　　　　　　　　神谷貴樹　54
5. 病態栄養における健康・医療データの活用　　　　　池田香織・矢部大介　59
6. 医療安全　　　　　　　　　　　　　　　　　　　　　　　　　　熊田恵介　62
7. 栄養サポートチーム（NST）の意義　　　　　　　　　　　　　　真壁　昇　67
8. 地域包括ケアにおける管理栄養士の役割　　　　　　　　　　　　須永将広　70

第4章　栄養アセスメントとケアプラン

1. 栄養スクリーニング，栄養不良の診断　　　　　　　　　　　　　関根里恵　76
2. 栄養不良に伴う症状と身体所見　　　　　　　　　　　　　　　　飯塚勝美　81
3. 身体計測（体組成）の評価　　　　　　　　　　　　　　　　　　坂上元祥　85
4. 臨床検査値の評価　　　　　　　　　　　　　　　　　　　　　　川﨑英二　89
5. 栄養必要量の算出　　　　　　　　　　　　　　　　　　　　　　本田佳子　95
6. 症例報告の書き方　　　　　　　　　　　　　　　　　　　　　　北谷直美　102

第5章　栄養補給法

1. 栄養療法総論（適応，禁忌，合併症）　　　　　　濱野愛莉沙・濵田康弘　106

第 6 章　疾患における栄養療法

1. 消化器疾患
　　①上部消化管疾患　　　　　　　　　　　　　　　　　倉科憲太郎　118
　　②下部消化管疾患　　　　　　　　　　　　　風間友江・仲瀬裕志　125
　　③肝疾患　　　　　　　　　　　　　　　　　徳本良雄・日浅陽一　131
　　④胆道・膵疾患　　　　　　　　　　　　　　小泉光仁・日浅陽一　140
2. 代謝疾患
　　①糖尿病　　　　　　　　　　　　　　　　　重松絵理奈・寺内康夫　148
　　②脂質異常症　　　　　　　　　　　　　　　　　　藤岡由夫　165
　　③肥満症・メタボリックシンドローム　　　　　　　　窪田直人　172
　　④高尿酸血症と痛風　　　　　　　　　　　　　　　小林邦久　179
　　⑤骨粗鬆症　　　　　　　　　　　　　　　　　　　鈴木敦詞　184
　　⑥先天代謝異常症　　　　　　　　　　　　　杉田恵美・高柳正樹　189
　　⑦その他の内分泌疾患　　　　　　　　　　　　　　浜本芳之　198
3. 呼吸器疾患
　　①慢性閉塞性肺疾患　　　　　　　　　　　　藤田幸男・吉川雅則　203
　　②誤嚥性肺炎　　　　　　　　　　　　　　　　　　西岡弘晶　209
4. 循環器疾患
　　①高血圧　　　　　　　　　　　　　　　　　佐々木　環・藤本壮八　215
　　②動脈硬化　　　　　　　　　　　　　　　　　　　石垣　泰　220
　　③冠動脈疾患　　　　　　　　　　　　　　　　　　土至田　勉　225
　　④うっ血性心不全　　　　　　　　　　　　　坂本陽子・坂田泰史　231
5. 腎疾患
　　①急性腎障害（AKI）　　　　　　　　　　　井上嘉彦・吉村吾志夫　238
　　②腎代替療法　　　　　　　　　　　　　　　　　　加藤明彦　241
　　③慢性腎臓病
　　　　a）総論（糖尿病関連腎臓病，IgA 腎症含む）　河嶋英里・井上嘉彦　246
　　　　b）ガイドラインに基づいた栄養療法　　　長井美穂・菅野義彦　254
　　　　c）個々に考慮すべき病態での栄養療法　　細島康宏・蒲澤秀門　261
6. 血液疾患　　　　　　　　　　　　　　　　　柴崎康彦・曽根博仁　268
7. 食物アレルギー　　　　　　　　　　　　　　　　　小倉英郎　275
8. 褥瘡　　　　　　　　　　　　　　　　　　　長谷川陽子・須釜淳子　283
9. 摂食障害（神経性やせ症，神経性過食症）　　成尾鉄朗・野添新一　288
10. リハビリテーションにおける栄養管理　　　　　　　前田圭介　294
11. がん・悪液質の栄養療法　　　　　　　　　　　　　中屋　豊　298
12. 周産期医療
　　①妊産婦—妊娠高血圧症候群　　　　　　　　　　　杉山　隆　302
　　②妊産婦—糖尿病合併妊娠と妊娠糖尿病　　　　　　柳澤慶香　306
13. 集中治療における栄養管理　　　　　　　　　　　　土井研人　310
14. 周術期における栄養管理　　　　　　　　　　　　　高橋路子　315
15. 災害と栄養管理　　　　　　　　　　　　　　　　　山本恭子　321

第7章 ライフステージ別の栄養補給の特徴と問題点

1. 新生児・低出生体重児　　　　　　　　　　　　　　　　　飯嶋重雄　326
2. 小児　　　　　　　　　　　　　　　　　　　　　　　　　布川香織　332
3. 高齢者（サルコペニア，フレイルを含む）　　　　　　　　細川雅也　337

第8章 臨床研究・倫理指針

1. 臨床研究・倫理指針　　　　　　　　　　　　　　　　　　竹谷　豊　346

索引　　　　　　　　　　　　　　　　　　　　　　　　　　　　　　352

略 語 一 覧

AAA	aromatic amino acid／芳香族アミノ酸	IGF-1	insulin like growth factor-1／インスリン様成長因子 -1
AC	arm circumference／上腕囲	LBM	lean body mass／除脂肪体重
ADL	activity of daily living／日常生活動作	LDL	low density lipoprotein／低密度リポたんぱく質
ALT	alanine aminotransferase／アラニンアミノトランスフェラーゼ	LPL	lipoprotein lipase／リポたんぱく質リパーゼ
AMA	arm muscle area／上腕筋面積	MCT	medium chain triglyceride／中鎖脂肪酸トリグリセリド
AMC	arm muscle circumference／上腕筋囲	MNA	mini nutritional assessment／簡易栄養状態評価表
AST	aspartate aminotransferase／アスパラギン酸アミノトランスフェラーゼ	NHCAP	nursing and healthcare-associated pneumonia／医療・介護関連肺炎
ATP	adenosine triphosphate／アデノシン三リン酸	NRI	nutritional risk index／栄養危険指数
BCAA	branched chain amino acid／分岐鎖アミノ酸	NPC	non-protein calorie／非たんぱく質エネルギー
BIA	bioelectrical impedance analysis／生体電気インピーダンス分析法	NST	nutrition support team／栄養サポートチーム
BM	basal metabolism／基礎代謝	PEG	percutaneous endoscopic gastrostomy／経皮内視鏡的胃瘻造設術
BMI	body mass index／体格指数		
BUN	blood urea nitrogen／血中尿素窒素	PEJ	percutaneous endoscopic jejunostomy／経皮内視鏡的空腸瘻造設術
CETP	cholesterol ester transfer protein／コレステロールエステル転送たんぱく質	PEM	protein energy malnutrition／たんぱく質・エネルギー栄養不良
CHI	creatinine height index／クレアチニン身長係数	PNI	prognostic nutritional index／予後栄養指数
CRP	C-reactive protein／C 反応性たんぱく質	PPN	peripheral parenteral nutrition／末梢静脈栄養
DEXA	dual energy x-ray absorptiometry／二重エネルギー X 線吸収測定法	QOL	quality of life／生活の質
DNA	deoxyribonucleic acid／デオキシリボ核酸	RBP	retinol binding protein／レチノール結合たんぱく質
ED	elemental diet／成分栄養		
ERAS	enhanced recovery after surgery／術後回復力強化	REE	resting energy expenditure／安静時エネルギー消費量
FFA	free fatty acid／遊離脂肪酸	RQ	respiratory quotient／呼吸商
GFR	glomerular filtration rate／糸球体濾過量	RTP	rapid turnover protein／短半減期たんぱく質
GOT	glutamic oxaloacetic transaminase／グルタミン酸オキザロ酢酸トランスアミナーゼ	SGA	subjective global assessment／主観的包括的評価
		SSF	subscapular skinfold thickness／肩甲骨下部皮下脂肪厚
GPT	glutamate pyruvate transaminase／グルタミン酸ピルビン酸トランスアミナーゼ	TC	total cholesterol／総コレステロール
		Tf	transferrin／トランスフェリン
HDL	high density lipoprotein／高密度リポたんぱく質	TG	triglyceride／トリグリセリド
HEN	home enteral nutrition／在宅経腸栄養	TPN	total parenteral nutrition／中心静脈栄養(完全静脈栄養)
HOT	home oxygen therapy／在宅酸素療法		
HPN	home parenteral nutrition／在宅静脈栄養	TSF	triceps skinfold thickness／上腕三頭筋部皮下脂肪厚
IBW	ideal body weight／理想体重・標準体重		
ICF	international classification of functioning, disability and health／国際生活機能分類	VLDL	very low density lipoprotein／超低密度リポたんぱく質
IDL	intermediate density lipoprotein／中密度リポたんぱく質		

第1章 日本病態栄養学会の高度専門職業人認定

1．病態栄養学の必要性と専門家の育成 ——————————— 2

1. 病態栄養学の必要性と専門家の育成

- 病態栄養学とは、種々の疾患の発生機序や病態を栄養学的側面から究明し、その治療ならびに予防を目的とする極めて特色のある分野である．
- 病態栄養学は，代謝栄養，内分泌，消化器，循環器，腎臓，呼吸器など臨床各科にまたがる幅広い領域の疾患を対象としており，近年その予防・治療ならびに研究はますます重要性を増しつつある．

キーワード　病態栄養学，多職種連携，病態栄養専門管理栄養士，病態栄養専門医，日本栄養療法協議会

1. 日本の臨床栄養学の成り立ち

▶近年，日本における国民の健康水準は世界のトップレベルとなり，急速に高齢化社会を迎えつつある．このような変化の要因として，ほかの国に例をみないほど短期間に国民の食生活が欧米化したことがあげられる．

▶一方で，これに伴い国民の疾病構造の変化，特に糖尿病，心筋梗塞，脳梗塞あるいはがんなどを中心とした非感染性疾患（non-communicable diseases：NCDs）の増加が深刻な問題となっている．これら疾病の発症を防止し，また発病したものに対し適切な治療を行うためには，代謝栄養の側面からの研究が必要である．

▶代謝学と栄養学は学問の進歩に伴い，その領域を区別することは困難で，現在は一体の学問として捉えられているが，日本においては，主として基礎的な研究のみに主眼が置かれていた．一方，日本において栄養学は主として農学，家政学を中心に研究がなされ，その後，基礎医学の一部を巻き込んで発展した（図1）．

▶臨床の分野においては栄養欠乏症が重視され，

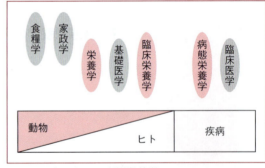

図1　日本における病態栄養学

内科学の一部として取り組まれていたが，両者はあまり融合することはなく，臨床栄養学という分野は極めて立ち遅れていた．

▶このように栄養学は非常に幅広い領域をカバーするだけでなく，研究者も多様な領域に分布している．最近，従来の栄養学は機能性食品などにみられるように食品機能研究に重点を移しつつある．一方，臨床栄養学としてまとめられる健康・疾病関連の分野も必ずしも同一の目的を持ったものではなく，健康食品から栄養管理まで様々で，疾病についても臨床各科のニーズによってカバーすべき栄養の分野は大きく異なる．

2. 病態栄養学とは

▶病態栄養学とは，種々の疾患の発生機序や病態を栄養学的側面から究明し，その治療ならびに予防を目的とする極めて特色のある分野である．代謝栄養，内分泌，消化器，循環器，腎臓，呼吸器など臨床各科にまたがる幅広い領域の疾患を対象としており，近年その予防・治療ならびに研究はますます重要性を増しつつある．

▶この分野は欧米においてすでに半世紀も前から学問の体系化がなされており，臨床医学や臨床予防医学の重要な領域に位置づけられている．日本においては疾病構造が異なっていたため，この分野の研究や治療が，特に分子生物学を中心とした生化学や生理学の進歩によって，代謝栄養学にも新しいアプローチが可能となっている．一方，栄養管理についてもその理論的根拠の確立が急がれ，病態別の治療法の見直しが迫られている．

3. 疾患と栄養

▶近年は糖尿病や脂質異常症をはじめとする非感染性疾患，さらにがんや慢性腎臓病の進行抑制や治療に病態栄養学的視点が必要とされている．

▶よりよい栄養管理を行うためには，疾患の成立機序や病態に栄養がどのようにかかわっており，**どのような栄養療法が治療に最適であるかを解析**する必要がある．すなわち，医師や管理栄養士は患者の食事療養管理や栄養食事指導を通して患者の栄養管理を的確に行うことが要求される（**表1，表2**）．

▶さらに，**栄養管理は多職種連携のもと効率よく**

表1　他職種から管理栄養士に望むこと

● 患者の病態について把握できること
● 臨床のトレーニングを十分に受けていること
● 患者に対する医療チームの一員として加わること

↓

担当管理栄養士制

表2　医療現場に求められる管理栄養士

● 医療スタッフの一員としての資質を有すること
　高い栄養療法の知識と実行力を伴うこと
　➡能力向上
● 教育理論に基づいた指導を個々人に合わせて行うこと
　➡応用力
● 一般管理栄養士と区別した病態栄養専門管理栄養士やより高度な技能を有するがん・糖尿病・腎臓病・肝疾患病態栄養専門管理栄養士
　➡専門職

行い，医師・管理栄養士，その他の医療スタッフとの，知識の共有も必要となる．

4. 日本病態栄養学会の設立

▶日本病態栄養学会（本学会）は設立当初200余名の会員数であったが，本学会に対する管理栄養士・医師などの関心は極めて高く，2024年の会員数は約9,800名である（2009年7月より一般社団法人となる）．学術集会を毎年1月に3日間の会期で開催し，約5,500名が出席している．

▶本学会ではきめの細かい教育体制の整備を進め，病態栄養学の臨床における実践の普及を図ってきた．次第に病棟で活動する病態栄養専門管理栄養士が増加し，栄養サポートチーム（nutrition support team：NST）をはじめとした実践の結果に伴い，幅広い病態栄養学を習得したうえでの専門性の確立が必要とされてきた．

▶そこで本学会は，病態栄養専門管理栄養士の次

第1章 ● 日本病態栄養学会の高度専門職業人認定

のステップとして，専門分野に特化したがん・糖尿病・腎臓病・肝疾患病態栄養専門管理栄養士制度を2013年から順次開始し，より**複雑な栄養管理に対応できる専門家の育成**を行っている．

▶これらに伴い，現在は都道府県単位の症例検討会および各地方単位での学術集会を開催，また2020年からeラーニングを導入し高度な技能を有する栄養の専門家の育成と実践の普及を図っている．

5. 病態栄養専門管理栄養士，がん・糖尿病・腎臓病・肝疾患病態栄養専門管理栄養士，病態栄養専門医の制度発足および栄養に造詣の深い看護師の育成

▶関係各団体で種々の制度が検討されつつあるが，本学会では学会員のなかから，**専門的な病態栄養の知識と実践力を持つ病態栄養専門管理栄養士**(表3)を育成し，チーム医療のなかで中心的役割を果たす人材の育成を図っている．

▶病態栄養専門管理栄養士の認定は本学会が行う認定事業であるが，受験するために必要な資格と認定試験とを厳しい基準で実施し，それらの合格者に対して付与される．

▶試験は毎年実施し，合格者は総数3,500名を超えた．病院機能評価においても栄養管理部門の

表3 病態栄養専門管理栄養士・がん・糖尿病・腎臓病病態栄養専門管理栄養士の重要性

患者のニーズ ●食事療法の必要性の認識 ●きめ細かい指導の要求
医師や他職種からの信頼 ●NSTを含む医療チームの一員となること ●管理栄養士の多様性　適材適所
臨床の現場で医師と対等の議論ができる能力を有する専門管理栄養士の育成が必要

独立と病態栄養専門管理栄養士の存在は重要な評価要素として期待されている．

▶病態栄養専門管理栄養士は，非感染性疾患の管理・予防という最も重要な分野での活躍のみならず，NSTの構成員として医師などとともにその核を担う重要な地位にある．さらに，本学会はNST活動の中心的な役割を果たす病態栄養専門管理栄養士と医師の養成についても力を入れ，**NSTコーディネーター**も認定している．

▶このような実情のもと，より高度な専門的知識を有する領域に特化した管理栄養士の育成に対するニーズが高まり，本学会では2014年より日本栄養士会と共同で「**がん・糖尿病・腎臓病・肝疾患**」病態栄養専門管理栄養士制度を立ち上げた．まずは「がん病態栄養専門管理栄養士」制度から開始し，2020年度までに約1,000名を認定した．また，糖尿病，腎臓病，肝疾患病態栄養専門管理栄養士の認定事業を継続している．

▶日本の医療分野において栄養学を専門とする医師は極めて少なく，かつ医師の栄養に対する関心は低い．このような状況に鑑み，本学会は**「病態栄養専門医」**制度を2007年度に立ち上げ，毎年1回の認定試験を実施している．

▶栄養療法に造詣の深い看護師を養成するため，看護師を対象とした栄養セミナーを2018年度より開始した．わが国の高齢化および人口減少，マンパワー減少に伴い，従来のチーム医療のみでは適切な栄養管理への対応に限界が生じており，**看護師もともに栄養療法を推進することが重要**となり，2020年より専門病態栄養看護師の認定制度が始まった．

6. 栄養管理・NST実施施設と栄養管理・指導実施施設の認定

▶日本における栄養食事指導や栄養管理の広まり

4

をみせているが，これらが実践できる施設について国民には極めてわかりづらい．国民側の栄養に対する関心は極めて高く，優れた栄養食事指導を受けられる機関の情報開示が求められている．

▶これに対して本学会では，学会員である医師ならびに管理栄養士がそれぞれ1名以上常勤し，病態栄養専門医または病態栄養専門管理栄養士を取得している者が勤務する病院を「栄養管理・NST実施施設」と「栄養管理・指導実施施設」として認定し，一定レベルの栄養管理ができることを開示している．

7. 日本栄養療法協議会の設立

▶現在の治療方法は，その検証手法も含め数多くのエビデンスの蓄積が進み「科学的根拠に基づいた医療（EBM）」の考え方が広く浸透してきた．一方，栄養療法に関しては歴史が浅く，その重要性についても十分に認識されないため，いずれの疾患領域においてもエビデンスに乏しく，その手法すら確立していない分野がある．また，薬物治療とは異なり，栄養療法は食文化も考慮に入れる必要があり，**日本人による日本独自のエビデンス構築が必須**で，各疾患領域における標準的な栄養療法の確立が求められる．さらに医療の細分化が進み，各疾患領域の診療においては高度な専門知識が必要とされる現在，病態や治療法を理解できる高度な技能を持った管理栄養士が必要とされ，その育成には医師の視点が必要不可欠となる．

▶そこで2014年，本学会の提案により11学会および日本栄養士会が集結し，各学会から発表されている栄養療法に関するガイドラインの整合性を目指し，また効果的な栄養療法を確立し，その標準化により医療の質を向上させ患者に最

表4　日本栄養療法協議会に参画する21学会（五十音順）と職能団体

- 一般社団法人日本肝臓学会
- 一般社団法人日本癌治療学会
- 一般社団法人日本呼吸器学会
- 一般社団法人日本骨粗鬆症学会
- 一般社団法人サルコペニア・フレイル学会
- 一般社団法人日本循環器学会
- 一般財団法人日本消化器病学会
- 公益社団法人日本小児科学会
- 一般社団法人日本褥瘡学会
- 一般社団法人日本腎臓学会
- 一般社団法人日本心不全学会
- 一般社団法人日本摂食嚥下リハビリテーション学会
- 一般社団法人日本痛風・尿酸核酸学会
- 一般社団法人日本透析医学会
- 一般社団法人日本糖尿病学会
- 一般社団法人日本動脈硬化学会
- 一般社団法人日本肥満学会
- 一般社団法人日本病態栄養学会
- 公益社団法人日本リハビリテーション医学会
- 公益社団法人日本臨床腫瘍学会
- 一般社団法人日本老年医学会

- 公益社団法人日本栄養士会

適な治療を実現すべく，「日本栄養療法協議会」を設立した．2024年現在，22団体が参画し活動している（**表4**）．

8. 日本医学会に加盟

▶2015年2月18日に開催された日本医学会定例評議員会において，申請されていた22学会中，本学会のみの加盟が承認された．

▶日本医学会は，日本医師会と密接な連携のもとに，「医学に関する科学および技術の研究促進を図り，医学および医療の水準の向上に寄与する」ことを目的としている．この活動は，あくまで学問中心で，その会員制度は学会単位の加盟であり，現在143分科会を擁している．

▶**本学会は分科会のひとつとして医学の向上に寄与するものである．**

病態栄養の基礎知識

1. 糖質・脂質・たんぱく質 ——————————— 8
2. 電解質の機能・ビタミン欠乏症 ——————— 14
3. 咀嚼・嚥下機能 ——————————————— 19
4. 消化と吸収機能 ——————————————— 22
5. 腸内細菌と栄養 ——————————————— 26
6. 内分泌, 脳神経系と栄養 —————————— 30
7. 免疫系と栄養 ———————————————— 36

1. 糖質・脂質・たんぱく質

- 炭水化物は，糖質（糖類，オリゴ糖，多糖類，糖アルコール）と食物繊維に分かれる．
- 脂質には，飽和脂肪酸のほか，一価不飽和脂肪酸，多価不飽和脂肪酸が含まれる．
- アミノ酸スコアは必須アミノ酸である第一制限アミノ酸の量で規定される．
- 過剰に摂取した糖質はグリコーゲンでなく，脂肪酸合成によりトリグリセリドとして蓄えられる．
- 長期絶食時ではトリグリセリドの分解が中心だが，侵襲下では筋たんぱく分解も亢進する．

キーワード　フルクトース，グリセミックインデックス，飽和脂肪酸，多価不飽和脂肪酸，窒素出納

1. 炭水化物

▶ 糖質と食物繊維を足し合わせたものが，炭水化物である．糖質は炭水化物から食物繊維を除いたものであり，エネルギー源として利用される．糖質は，糖類（単糖類，二糖類），オリゴ糖，多糖類，糖アルコールに分類される．

A 糖類

▶ 単糖類に含まれるものとして，**グルコース，フルクトース，ガラクトース**などがあり，二糖類として**スクロース，ラクトース**などがある．

▶ グルコースは**グリコーゲン**として肝や筋肉で蓄えられる．絶食時には肝臓のグリコーゲンを分解して血糖を維持する．

▶ 過剰に摂取したグルコースはグリコーゲンとして蓄積されるが，蓄積量に限りがある．そのため，肝臓でグルコースを原料として脂肪酸合成が行われ，肝臓から very low density lipoprotein (VLDL) により脂肪組織に運ばれ，蓄えられる．

▶ フルクトースは一定量までは小腸でグルコースに変換されるが，変換しきれなかったフルクトースは門脈経由で肝に到達し速やかに代謝されるため，負荷後の血糖上昇はグルコースと比べ少ない．フルクトースは解糖系の律速酵素（グルコキナーゼ，ホスホフルクトキナーゼ）をバイパスするので，グルコースより早く代謝され，脂肪酸合成に利用されやすい．そのため，高トリグリセリド血症を引き起こす可能性がある（図1）．

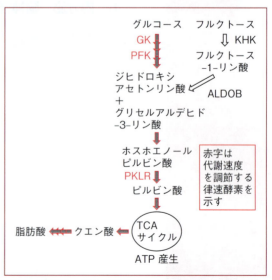

図1　グルコースとフルクトースの肝での代謝
GK：グルコキナーゼ，PFK：ホスホフルクトキナーゼ，PKLR：pyruvate kinase, liver and RBC

1. 糖質・脂質・たんぱく質

▶スクロースの甘味を1とした場合，グルコースは0.64～0.74，ガラクトースは0.32に対して，フルクトースは1.15～1.73と高い．温度が低いほどフルクトースの甘味は強くなるが，スクロースは温度の影響を受けない．なお，人工甘味料のアスパルテームは200，ネオテームは10,000，スクラロースは600，サッカリンは500とはるかに高い．

▶転化糖は酸またはインベルターゼによりスクロースが加水分解され，フルクトースとグルコースになった甘味料である．ジャムなどに含まれる．

▶異性化糖はアルカリ処理または酵素でデンプン溶液をフルクトース＋グルコースに変換したものである．果糖の含有率により，**ぶどう糖果糖液糖（フルクトース50％未満）**，**果糖ぶどう糖液糖（フルクトース50％以上90％未満）**，**高果糖液糖（フルクトース90％以上）**がある．液体であり，低温で甘みが強いので，清涼飲料水，調味料に使用される．

▶異性化糖など清涼飲料水など食品に含まれる遊離糖は，う蝕や肥満を引き起こすため，世界保健機関（WHO）は遊離糖の摂取量を10エネルギー・パーセント以下に減らすことを推奨している．

B 糖質

▶糖質には糖類のほか，オリゴ糖，多糖，糖アルコールがある．

▶オリゴ糖にはイヌリンやガラクトオリゴ糖がある．

▶多糖類にはアミロース，アミロペクチン，セルロースがある．

C 食物繊維

▶人の小腸内で消化吸収されにくく，消化管を介して健康の維持に役立つ食品成分を指す．

▶水溶性食物繊維と不溶性食物繊維に分けられ

表1 水溶性 vs. 不溶性食物繊維の比較

	水溶性食物繊維	不溶性食物繊維
物質	ペクチン，グアーガム，グルコマンナン，アルギン酸，キサンタンガム，コンドロイチン，オリゴ糖難消化デキストリン，ガラクトオリゴ糖	セルロース，ヘミセルロース，キチン，キトサン，コラーゲン
含まれる食品	昆布，わかめ，いも，果物，里いも，大麦，オーツ麦	穀類，野菜，豆類，キノコ類，果実，海藻，エビやカニの殻
発酵性	高い	低い，限定的
腸内pHの変化	低下	変化なし
胃内滞留時間	長くなる(粘性)	長くなる傾向がある
胆汁酸の結合	結合(吸着性)	結合しない
糞便重量	不変	増加
血清コレステロール	低下	?
食後血糖上昇	抑制	?

る．水溶性食物繊維には野菜や果物に含まれるペクチンが，不溶性食物繊維にはセルロースがある．水溶性食物繊維と不溶性食物繊維の生理作用を示す（表1）．

▶食物繊維の多い食品はグリセミックインデックスが低い傾向にある．

▶食物繊維摂取量と主な生活習慣病の発症率または死亡率との関連を検討した疫学研究では負の相関がみられる．

D グリセミックインデックス・グリセミックロード

▶グリセミックインデックス（glycemic index：GI）は，食品の炭水化物50グラムを摂取した際の血糖値上昇の度合いを，グルコースを100とした場合の相対値であらわしたものである．

▶果物，ナッツ，フルクトースなどGIの低い食物ほど血糖が上がりにくい．

▶GI値にその食品の標準摂取量当たりに含まれる炭水化物のグラム数を掛け，100で割ること

第2章 病態栄養の基礎知識

9

第2章 ● 病態栄養の基礎知識

表2 グリセミックインデックス（GI）・グリセミックロード（GL）の例

	GI	標準摂取量	利用可能炭水化物(g)	GL
ヤクルト	46	65 mL	12	6
トマトジュース	38	250 mL	9	4
アップルジュース	44	250 mL	30	13
コカコーラ	53	250 mL	26	14
オートミール	69	50 g	35	24
パンケーキ	102	77 g	22	22
クロワッサン	67	57 g	26	17
オールブラン	42	30 g	23	9
米(コシヒカリ)	48	150 g	38	18
うどん	62	180 g	48	30
そば	46	180 g	49	22
スパゲッテイー	48	180 g	48	23
リンゴ	39	120 g	15	6
バナナ	52	120 g	24	12
グレープフルーツ	25	120 g	11	3
オレンジ	42	120 g	11	5
パイナップル	51	120 g	16	8
お煎餅	91	30 g	25	23
カレーライス	67	150 g	61	41
焼きおにぎり	77	75 g	27	21
鮭の寿司	48	100 g	36	17

（Am J Clin Nutr 2002; **76**: 5-56 より抜粋）

によって求めた値が**グリセミックロード**(glycemic load：GL)である.

▶表にグリセミックインデックス，グリセミックロードの例を示す(**表2**).

▶同じ原料の食品でも加工の仕方で GI 値が変わっていることに注意する(例：お煎餅，焼きおにぎり，米)(**表2**).

2. 脂質

A 脂質代謝の概略

▶脂質は，エネルギー密度の高い優れた貯蔵形態である.

▶脂質には，単純脂質(トリグリセリド)，複合脂質(リン脂質，糖脂質)，誘導脂質(長鎖脂肪酸，コレステロール)がある.脂肪酸には飽和脂肪酸，一価不飽和脂肪酸，多価不飽和脂肪酸があ

る.

▶リポたんぱく代謝の詳細は他項(第6章-2-②「脂質異常症」)に譲り，概略を示す.**外因性経路**では小腸から**カイロミクロン**を介して食事由来の脂質を小腸から肝臓へ運ぶことである.**内因性経路**では肝臓から VLDL が放出され，肝臓で産生されたトリグリセリドを末梢組織(脂肪組織など)に輸送することである. low density lipoprotein(LDL)はコレステロールを末梢組織に運ぶことである. high density lipoprotein(HDL)は末梢組織からコレステロールを肝臓に運ぶことである(**コレステロール逆転送経路**).なお，カイロミクロン，VLDL が直径の大きい，密度の小さく**トリグリセリド**に富んだ粒子，LDL や HDL は直径が小さい，密度の大きい**コレステロール**に富んだ粒子である.

▶飽和脂肪酸摂取量と総コレステロール，LDLコレステロールには正の相関がみられる.飽和脂肪酸を多価不飽和脂肪酸に置き換えた場合，心筋梗塞発症率(死亡を含む)の有意な減少が観察されている.

▶**Keys の式**：⊿血清総コレステロール(mg/dL)＝2.7×⊿S－1.35×⊿P＋1.5×⊿(C)

▶**Hegsted の式**：⊿血清総コレステロール(mg/dL)＝2.16×⊿S－1.65×⊿P＋0.068×⊿C
⊿S：飽和脂肪酸摂取量の変化量(％エネルギー)，⊿P：多価不飽和脂肪酸摂取量の変化量(％エネルギー)，⊿(C)：コレステロール摂取量(mg/1,000 kcal)の変化量，⊿C：コレステロール摂取量(mg/1,000 kcal)の変化量が知られる.

B 必須脂肪酸とエイコサノイド

▶人体で生合成できない，または必要量が足りないため，食物から摂取しなければならない脂肪酸を必須脂肪酸と呼び，欠乏すると皮膚炎が生じる.

▶必須脂肪酸には n-3 系の**αリノレン酸**，n-6 系

1. 糖質・脂質・たんぱく質

の**リノール酸**がある.

▶ n-3 系の α リノレン酸からエイコサペンタエン酸（eicosapentaenoic acid：EPA）やドコサヘキサエン酸（docosahexaenoic acid：DHA）が合成される.

▶ n-6 系のリノール酸からアラキドン酸が合成される.

▶ **エイコサノイド**は炭素数 20 の不飽和脂肪酸である**アラキドン酸**や **EPA** から産生される生理活性脂質である.

▶ アラキドン酸から合成されるエイコサノイドには，プロスタグランジン（子宮収縮），プロスタサイクリン（血小板凝集抑制），トロンボキサン（血管収縮，血小板凝集），ロイコトリエン（炎症作用）などがある.

▶ n-3 系の EPA からも同じ代謝経路で消炎作用を持つエイコサノイドは合成される.

C ケトン

▶ 長期絶食時の重要なエネルギー源である.

▶ 脂肪酸は β 酸化により分解されてアセチル CoA が生成され，**ケトン**を産生する.

▶ ケトンには 3-ヒドロキシ酪酸とアセト酢酸がある.

▶ 血中ケトンの 7 割は 3-ヒドロキシ酪酸である. アセトンはアセト酢酸から生成されるが，エネルギーとしては利用されない.

▶ 1 型糖尿病発症時には，インスリンの枯渇により，血中ケトン濃度が増えることで代謝性アシドーシスが引き起こされるため，生命にかかわる重篤な状態にいたる.

▶ ケトン食は十分な量のたんぱく質と，大量の脂肪を摂取し，炭水化物を可能な限り避ける食事療法のことである.

▶ **ケトン食**は**難治性てんかん**やグルコーストランスポーター 1 型欠損症に用いられる場合があるが，ほかの疾患に対する有用性は不明である.

▶ ケトン食の副作用として，低血糖，アシドーシ

ス，栄養不足，気分不良，便秘，発育遅延，高コレステロール血症，骨折，腎臓結石が知られる.

D コレステロール

▶ コレステロールは細胞膜の構成成分であると同時に胆汁酸やステロイドホルモンの原料となる.

▶ 経口摂取によるコレステロールは体でつくられる量の 1/3〜1/7 と少ない. 肝臓でのコレステロール合成はコレステロール摂取量により調節される. コレステロールを多く摂取すると肝臓でのコレステロール合成は抑制され，摂取量が少ないと肝臓でのコレステロール合成が増加する. したがって，食事によるコレステロールの摂取は血中のコレステロール値に必ずしも直接的に影響を与えない.

E 胆汁酸

▶ 胆汁酸は界面活性作用を持ち，脂質を乳化しミセルを形成することでトリグリセリド，コレステロール，脂溶性ビタミンの消化吸収に関与する.

▶ 胆汁酸は肝臓でコレステロールから，7α ヒドロキシコレステロールからコール酸とケノデオキシコール酸（一次胆汁酸）が合成され，タウリンやグリシンと結合し，胆汁酸塩として小腸に分泌される.

▶ 小腸に分泌された一次胆汁酸は腸内細菌によりタウリンやグリシンが外れ，二次胆汁酸（デオキシコール酸やリトコール酸）に変換され，小腸末端から 98〜99％吸収される（**腸肝循環**）. 残りは糞便で排泄される.

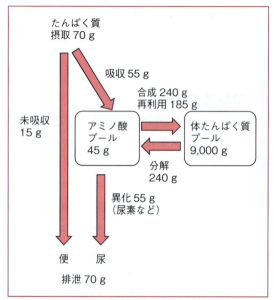

図2　たんぱく質の代謝回転の例
60 kgの人が70 gのたんぱく質を摂取した場合を示す.

3. たんぱく質

A アミノ酸とは

▶ 中心となる炭素(アルファ炭素)にカルボキシル基とアミノ基,水素基と側鎖が結合した化合物であり,ペプチド結合によりアミノ酸の結合したものである.

▶ 20種類のアミノ酸のうち,9種類が**必須アミノ酸**である.乳幼児ではアルギニンも必須アミノ酸に含まれる.

▶ アミノ酸は吸収されるとたんぱく質合成に用いられるが,必要以上に摂取された場合,飢餓や糖尿病の場合はたんぱく質が分解され,糖やケトンに変換され,エネルギーとして使用される.アミノ酸にはグルコースをつくり出すもの(**糖原性**),脂肪酸やケトンを生み出すもの(**ケト原性**),その両者がある.

▶ アミノ酸はアミノ基を有するため,肝臓でアミノ基から遊離したアンモニアを尿素に変える**尿素サイクル**で解毒される.

▶ 食事中摂取される窒素と尿中に排泄される窒素を測定することで窒素バランスをみることで,たんぱく質代謝が合成に傾いているか,分解に傾いているか評価できる(**窒素出納**).

▶ 窒素出納(g)＝投与たんぱく質(g)/6.25－〔尿中尿素窒素排泄量(g/日)×5/4〕
窒素出納(g)＝投与たんぱく質(g)/6.25－〔尿中尿素窒素排泄量(g/日)＋推定非尿中窒素排泄量(3.5〜4 g/日)〕
などの式があり,1〜3 gが正常とされる.

▶ たんぱく質の代謝回転を左記に示す(図2).

B アミノ酸スコア

▶ 必須アミノ酸は9種類(**フェニルアラニン,ロイシン,バリン,イソロイシン,スレオニン,ヒスチジン,トリプトファン,リジン,メチオニン**)ある.

▶ ほかにも**アルギニン(ヒスチジンも)**は成長期の子どもで必要になる.

▶ **必須アミノ酸の必要量はアミノ酸の種類により異なり,第一制限アミノ酸は最も不足している**必須アミノ酸を指す.**アミノ酸スコア**は,第一制限アミノ酸含有量(mg/gプロテイン)/アミノ酸評定パターン当該アミノ酸含量(mg/gたんぱく質)×100で表される.

▶ コラーゲンはトリプトファンを含まないので,アミノ酸スコアは0である.米と大豆のように組み合わせることでアミノ酸スコアが改善する.

4. 絶食・飢餓・侵襲時の血糖維持機構

▶ 絶食からの時間,炎症などストレスの存在下でエネルギー源として利用できる栄養素が異なる.

▶ 長期間の絶食では,脂肪組織からの脂肪酸,グ

1. 糖質・脂質・たんぱく質

表3　飢餓と侵襲の場合のエネルギー利用の比較

	飢餓のみ（>72 時間）	侵襲
基礎代謝	↓	↑
たんぱくの異化（相対的）	↓	↑
たんぱく合成（相対的）	↓	↑
たんぱく代謝回転	↓	↑
窒素バランス	↓	↓↓
糖新生	↓	↑
ケトン体産生	↑↑	―
糖代謝回転		↑
血糖	↓	↑
塩分水分貯留	↑	↑↑↑
血清アルブミン値	―	↓↓

（e-SPEN, the European e-Journal of Clinical Nutrition and Metabolism, Volume 3, Issue 6, p. e267-e271, 2008 より引用）

リセロールが放出され，糖新生やケトン合成が起こる．また，ストレス下での長期間の絶食では，筋肉でのたんぱく分解がストレスのない絶食時に比べ増加し，糖新生が亢進する（表3）．

▶血糖維持機構の観点から5つの Phase に分類されている（表4）．絶食時間に伴い，外因性の炭水化物，グリコーゲン分解から糖新生，ケトン利用へと推移する．

表4　絶食時における血糖維持機構

	絶食開始からの時間	血糖値に寄与する因子
Absorptive phase I	食直後〜3 時間	外因性からの炭水化物吸収，肝臓と筋肉でのグリコーゲン貯蔵，肝臓での脂肪酸合成，肝臓から脂肪組織への VLDL 輸送
Post absorptive phase II	3 時間〜14 時間	肝臓でのグリコーゲンを分解して血液中へグルコースを放出（グリコーゲン分解），6 時間後からは糖新生が開始
Early starvation phase III	14〜32 時間	14 時間ではグリコーゲン分解と糖新生が等しく行われるが，32 時間までに糖新生がメインになる
Intermediate starvation phase IV	32 時間〜16 日	32 時間でグリコーゲンが枯渇するので，糖新生のみ，糖の代わりのエネルギーとしてケトンの産生も起こる
Prolonged starvation phase V	16 日以降	脳でもケトンが主のエネルギー源になる

（Salway JG. Medical Biochemistry at a glance Third edition より引用）

第2章 ● 病態栄養の基礎知識

2. 電解質の機能・ビタミン欠乏症

- 日本人の食事摂取基準では13種類のミネラル，13種類のビタミンの食事摂取基準が策定されている．
- ナトリウムは食塩としての過剰摂取が問題とされるが，他のミネラルは不足や欠乏が問題とされる．
- ビタミンは不足や欠乏が問題とされることが多いが，サプリメントなどを使用している際には過剰摂取にも注意が必要である．

キーワード	多量ミネラル，微量ミネラル，脂溶性ビタミン，水溶性ビタミン

1. 電解質（ミネラル）の機能

▶日本人の食事摂取基準[1]では，13種類のミネラルについて食事摂取基準が策定されているが（表1），本項ではナトリウム，カリウム，塩素，カルシウム，リン，亜鉛，鉄，セレンの8つのミネラルについて，その機能などについて紹介する．

A ナトリウム（Na）

① 機能

▶ナトリウムは，細胞外液の主要な陽イオンである．浸透圧，酸・塩基平衡の調節などに重要な役割を果たしている．ナトリウムは，胆汁，膵液，腸液などの消化液にも含まれる．

② 消化，吸収，代謝

▶摂取されたナトリウムはその大部分が小腸で吸収され，皮膚，便，尿を通して排出される．ナトリウム損失の90%以上は尿中への排泄である．ナトリウムは糸球体で濾過されたあと，尿細管と集合管で再吸収され，最終的には糸球体

表1 日本人の食事摂取基準で数値が策定されているミネラル

多量ミネラル	微量ミネラル
ナトリウム	鉄
カリウム	亜鉛
カルシウム	銅
マグネシウム	マンガン
リン	ヨウ素
	セレン
	クロム
	モリブデン

本項で取り上げた塩素は食事摂取基準には含まれていない．

濾過量の約1%が尿中に排泄される．

③ 欠乏，過剰

▶ナトリウムは通常の食生活では欠乏することはなく，欠乏は経管栄養や経静脈栄養を行う際にナトリウムが少ない場合に起こる可能性がある．低ナトリウム血症では頭痛，錯乱，痙攣，昏睡などの症状がみられる．

▶ナトリウムの過剰摂取は，塩味が強くなるので通常は起こりにくい．味覚異常や認知機能の低下の場合に誤って大量の食塩を摂取してしまうことがまれにある．高ナトリウム血症を呈し，循環血液量が増加し様々な障害を誘発し，死にいたることもある．

2. 電解質の機能・ビタミン欠乏症

B カリウム（K）

① 機能

▶カリウムは細胞内液の主要な陽イオンで，体液の浸透圧，酸・塩基平衡の維持などに重要な働きをしている．神経や筋肉の興奮伝導にも関与している．

② 消化，吸収，代謝

▶カリウムは野菜や果物，穀類などに多く含まれているが，加工や精製度が進むにつれてその含量は減少する．

▶カリウムの吸収は受動的であり，その吸収率は高い．また，その多くは尿中に排泄される．

③ 欠乏，過剰

▶重度の下痢では，血漿カリウム濃度が低下しカリウム欠乏症を呈する場合がある．症状としては筋力低下，筋肉の痙攣，不整脈などが観察される．

▶カリウムの過剰摂取では筋収縮の異常，心電図の異常，四肢のしびれなどが起こる可能性がある．

C 塩素（Cl）

① 機能

▶塩素は強い毒性を持つ元素である．体内では細胞外液に多く含まれており，酸塩基平衡，浸透圧の調節，消化液の成分など重要な働きをしている．

② 消化，吸収，代謝

▶経口摂取した塩素の約98％が吸収され，細胞外液中に存在する．排泄は主に尿を通して行われる．

③ 欠乏，過剰

▶塩素は食塩として摂取されることから，通常の食生活では不足や欠乏は起こらない．

▶過剰に摂取した場合にも，腎臓から排泄されるので，過剰症は起こりにくい．

D カルシウム（Ca）

① 機能

▶カルシウムは，体重の1〜2％を占め，その約99％は骨に存在し，残りの約1％は血液や組織液，細胞に含まれている．

▶血液中のカルシウム濃度は比較的狭い範囲（8.5〜10.4 mg/dL）に保たれており，濃度が低下すると，副甲状腺ホルモンの分泌が増加し，骨からカルシウムが溶け出し，もとの濃度に戻る．したがって，副甲状腺ホルモンが高い状態が続くと，骨からのカルシウムの溶出が大きくなり，骨の粗鬆化を引き起こすこととなる．

② 消化，吸収，代謝

▶経口摂取されたカルシウムは，主に小腸上部で能動輸送により吸収されるが，その吸収率は比較的低く，成人では25〜30％程度である．カルシウムの吸収は，ビタミンDによって促進される．

▶吸収されたカルシウムは，骨への蓄積，腎臓を通しての尿中排泄の経路によって調節されている．したがって，カルシウムの栄養状態を考える際には，摂取量，腸管からの吸収率，骨代謝（骨吸収と骨形成のバランス），尿中排泄などを考慮する必要がある．

③ 欠乏，過剰

▶カルシウムの欠乏により，骨粗鬆症，高血圧，動脈硬化などを招くことがある．カルシウムの過剰摂取によって，高カルシウム血症，高カルシウム尿症，軟組織の石灰化，泌尿器系結石，前立腺がん，鉄や亜鉛の吸収障害，便秘などが生じる可能性がある．

E リン（P）

① 機能

▶成人の生体内には最大850 gのリンが存在し，その85％が骨組織に，14％が軟組織や細胞膜に，1％が細胞外液に存在する．

▶リンは，カルシウムとともにハイドロキシアパ

第2章 病態栄養の基礎知識

第2章 ● 病態栄養の基礎知識

タイトとして骨格を形成するだけでなく，ATPの形成，その他の核酸や細胞膜リン脂質の合成，細胞内リン酸化を必要とするエネルギー代謝などに必須の成分である．

② 消化，吸収，代謝

▶腸管におけるリンの吸収は，通常の食事からの摂取量では大部分は受動輸送による．リンは，消化管液としても分泌されるため，見かけの吸収率は60〜70％と報告されている．一方，血清リン濃度を規定する最も重要な機構は，腎臓での再吸収であり，PTHとFGF23は，近位尿細管でのリン再吸収を抑制し，尿中リン排泄量を増加させることで，血清リン濃度を調節している．

③ 欠乏，過剰

▶リンは多くの食品に含まれており，通常の食生活では不足や欠乏することはない．

▶リンの過剰摂取は，消化管内で不溶性のリン酸カルシウムを生成し，カルシウムの腸管からの吸収率を低下させる可能性がある．

F 亜鉛（Zn）

① 機能

▶亜鉛は体内に約2,000 mg存在し，主に骨格筋，骨，皮膚，肝臓，脳，腎臓などに分布する．亜鉛は，酵素，補酵素の成分として働く．

② 消化，吸収，代謝

▶亜鉛の腸管からの吸収率は約30％とされている．また，食事中の成分の影響を受け，たとえばフィチン酸は亜鉛吸収を阻害する．亜鉛の尿中排泄量は少なく，糞便への排泄，発汗と皮膚の脱落，および精液または月経血への排泄が主なものである．

③ 欠乏，過剰

▶亜鉛欠乏の症状は，経管栄養や経静脈栄養を行う際に輸液の亜鉛が少ない場合など特殊な場合に起こる．亜鉛欠乏の症状は，皮膚炎や味覚障害，成長遅延，免疫機能障害，性腺発育障害な

どである．また，若い女性の味覚障害と亜鉛欠乏の関係も問題視されている．

G 鉄（Fe）

① 機能

▶鉄は，ヘモグロビンや各種酵素の構成成分である．

② 消化，吸収，代謝

▶食品中の鉄は，たんぱく質に結合したヘム鉄と無機鉄である非ヘム鉄に分けられる．

▶食品から摂取された鉄は，十二指腸から空腸上部において吸収される．ヘム鉄は特異的な担体によって腸管上皮細胞に吸収される．非ヘム鉄は，腸管上皮細胞刷子縁膜に存在する鉄還元酵素またはビタミンCなどの還元物質によって2価の鉄イオンとなり吸収される．吸収された2価の鉄イオンは，門脈に移行し，鉄酸化酵素によって3価鉄イオンとなり，トランスフェリン結合鉄（血清鉄）として全身に運ばれる．

▶多くの血清鉄は，骨髄においてトランスフェリンレセプターを介して赤芽球に取り込まれ，赤血球の産生に利用される．寿命を終えた赤血球は網内系のマクロファージに捕食され，その際に放出された鉄はマクロファージの中に留まってトランスフェリンと結合し，再度ヘモグロビン合成に利用される．鉄の吸収率は15％程度と推定されているが，体内鉄が減少すると吸収率は高まる．

③ 欠乏，過剰

▶鉄の欠乏は，鉄欠乏性貧血の原因となる．貧血の多くは鉄欠乏性である．女性では月経血による損失と妊娠・授乳中の需要増大が必要量に大きく影響している．

▶過剰は，通常の食生活では起こりにくく，鉄剤やサプリメントの摂取時に起こる可能性がある．体内の鉄が過剰状態になると，ヘモクロマトーシスを引き起こす．

H セレン（Se）

① 機能

▶セレンは，セレノプロテインというたんぱく質として生理機能を発現する．グルタチオンペルオキシダーゼはその一種である．セレンは抗酸化作用がよく知られている．がんとの関係も報告されている．

② 消化，吸収，代謝

▶食品中のセレンの多くは，セレノメチオニン，セレノシステインなどアミノ酸と結合した形で存在する．これらの吸収率は約90％と比較的高い．セレンは海水に多く含まれているので魚介類からの摂取量が多い．体内のセレン量は消化管からの吸収ではなく，尿中排泄によって維持されると考えられている．

③ 欠乏，過剰

▶セレン欠乏症は，心筋障害を起こす克山病（Keshan disease），カシン・ベック病（Kashin-Beck disease）などに関与している．また，完全静脈栄養で発生したセレン欠乏症では心筋障害による死亡例も報告されている．

▶セレンの毒性は非常に強い．過剰摂取の場合には脱毛や爪の異常，悪心・嘔吐，下痢，疲労感，発疹などの皮膚症状，末梢神経の障害など様々な障害が発生する．サプリメントなどからの摂取の際には注意が必要である．

2. ビタミン欠乏症

▶日本人の食事摂取基準では脂溶性ビタミン4種類，水溶性ビタミン9種類，合計13種類のビタミンの摂取基準が示されている．

▶表2にこれらのビタミンの必要量と主な欠乏症を示した．脂溶性ビタミンの場合には単一のビタミン欠乏症が起こる可能性もあるが，水溶性ビタミンの場合には同時にいくつかのビタミン

が欠乏している可能性が高い．バランスのとれた食事の重要性を示していると考えられる．

▶ビタミンの必要量の策定には，欠乏症の有無を予防するための量を設定する場合と，何らかの生体指標の変動を検討する場合がある．近年は生体指標を用いての必要量の検討が用いられるようになってきている．日本人の食事摂取基準を参照していただきたい．

▶なお，ビタミンA，ビタミンD，ビタミンE，

表2　ビタミンの必要量と主な欠乏症

	必要量*	主な欠乏症
脂溶性ビタミン		
ビタミンA	800～900/ 650～700 μgRAE	夜盲症，角膜乾燥症
ビタミンD	9.0/9.0 μg	くる病，骨軟化症，骨粗鬆症
ビタミンE	6.5～7.5/ 5.0～7.0 mg	通常の食生活では発症しない
ビタミンK	150/150 μg	通常の食生活では発症しない
水溶性ビタミン		
ビタミンB_1	1.0～1.2/ 0.7～0.9 mg	脚気，ウェルニッケ・コルサコフ症候群**
ビタミンB_2	1.4～1.7/ 1.1～1.2 mg	口内炎，口角炎，舌炎
ナイアシン	13～16/ 10～12 mg	ペラグラ
ビタミンB_6	1.4～1.5/1.2 mg	ペラグラ様症候群，脂漏性皮膚炎，うつ状態，脳波異常，錯乱など
ビタミンB_{12}	4.0/4.0 μg	巨赤芽球性貧血，脊髄および脳の白質異常，末梢神経障害
葉酸	240/240 μg	巨赤芽球性貧血
パントテン酸	6/5 mg	欠乏症はまれ
ビオチン	50/50 μg	免疫不全症（リウマチ，シェーグレン症候群など）
ビタミンC	100/100 mg	壊血病

*：成人（18歳以上）の推奨量または目安量　男性/女性　1日あたりの量

**：脚気はビタミンB_1の欠乏症で心不全，末梢神経障害をきたす．ウェルニッケ・コルサコフ症候群はウェルニッケ脳症とその後遺症であるコルサコフ症候群をさす．錯乱状態や記憶の健忘などがみられる．

（日本人の食事摂取基準2025年版[1]より作成）

ナイアシン，ビタミンB_6，葉酸では過剰摂取による健康障害の予防のための耐容上限量も示されている．通常の食品では過剰摂取になることは少ないが，サプリメントなどを使用する場合には注意が必要である．

▶葉酸は胎児の神経管閉鎖障害予防のために必須で，妊娠を計画している女性，妊娠の可能性のある女性，妊娠初期の女性はサプリメントでの摂取が勧められている．

■文献

1) 厚生労働省．日本人の食事摂取基準（2025年版）策定検討会報告書．https://www.mhlw.go.jp/content/10904750/001316585.pdf

3. 咀嚼・嚥下機能

- 栄養摂取の基本である口から食べるためには，食物を口に取り込んで(捕食)，口腔内で食塊をつくり(咀嚼)，飲み込む必要がある(嚥下).
- 嚥下は3期(4期)モデルで，摂食嚥下は5期モデルとして説明されている.
- 咀嚼を伴う嚥下はプロセスモデルとしても説明されている.

キーワード 捕食，咀嚼，嚥下，プロセスモデル

1. 摂食嚥下とは

▶ 食べること・飲むことは生きるためには必須の行動であり，この行動は摂食嚥下と総称されている．厳密にいうと，食物や飲み物を認識して食べる量や飲む量を決定して口に取り込む動作は摂食行動であり，喉に送り込んだ食物・飲み物を無意識のうちに食道から胃へと送り届けることは嚥下反射であり，これらは別の生理的活動であるが，この一連の流れを区別することはできないので合わせて摂食嚥下とされている.

▶ さらに，食物を口に取り込んで舌を使って喉に送り込む過程では，ほとんどの食物は歯で咬断や粉砕，舌で唾液と混和して飲み込めるような状態(これを食塊と呼ぶ)にされてから嚥下される．この食塊形成の過程を咀嚼と呼び，「飲む」ではなく「食べる」においては中心的な役割をしている.

2. 嚥下モデル

▶ 嚥下そのものは反射運動であり，口腔から咽頭に送り込まれた時点で無意識に嚥下反射が惹起されて食道へと送り込まれ，食道を通過して胃へと到達する.

▶ 摂食嚥下にかかわる解剖学的用語を図1に示す．また，嚥下モデルを図2に示す.

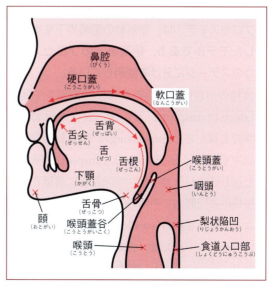

図1　口腔咽頭の矢状断面と解剖学的用語

19

第2章 ● 病態栄養の基礎知識

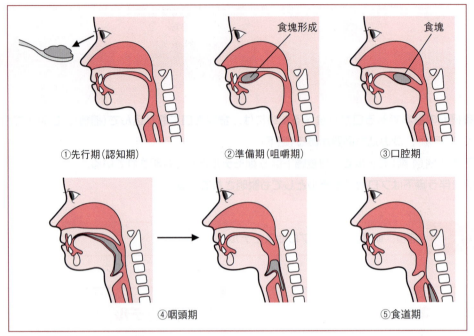

図2　摂食嚥下の5期モデル
①先行期：食物を認知し，手や食具を使って口元まで運ぶ段階
②準備期：口元まで運ばれた食物を取り込み，咀嚼などを通じて食塊（まとまりがあって柔らかく咽頭を通過しやすい一塊の食物）を形成する段階
③口腔期：舌の動きで食塊を咽頭方向に送り込む段階
④咽頭期：食塊を嚥下反射によって食道まで送る段階
⑤食道期：食塊を胃へと送る段階

3. プロセスモデル

▶プロセスモデルは，固形物の咀嚼嚥下をあらわしたモデルである．咀嚼嚥下のプロセスを4つのステージに分けて説明している．

▶食物の捕食後に，その食物を臼歯部まで運び（stage I transport），その後，食物を咀嚼し，唾液と混和させ（processing），咀嚼した食物を順次咽頭へと送る（stage II transport）．咽頭へと送り込まれた食物は，喉頭蓋谷に蓄積され，最終的に口腔内で咀嚼された食物といっしょになって嚥下される（swallowing）．

▶プロセスモデルでは，古典的な4期モデルと異なり，processingと口腔からの送り込み（stage II transport）のステージがオーバーラップして

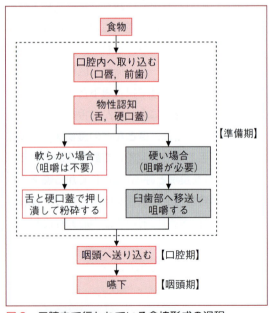

図3　口腔内で行われている食塊形成の過程
（益田　慎（監修），福岡達之（編）．Crosslink 言語聴覚療法学テキスト「発声発語・摂食嚥下の解剖・生理学」，メジカルビュー社，東京，2022[1]）より引用）

3. 咀嚼・嚥下機能

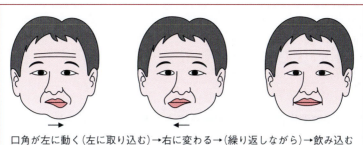

図 4　咀嚼運動の観察
下顎や口唇が咀嚼している側に偏位している.
(藤谷順子(班長). 嚥下造影および嚥下内視鏡を用いない食形態判定のためのガイドラインの開発. 平成 30 年度厚生労働科学研究[2]より作成)

いるのが特徴である(図3)[1].

運動していることが評価の指標となる(図4)[2].

4. 咀嚼と栄養

▶嚥下調整食に比べて普通食に近いほうが栄養摂取にとって有利である. 普通食の摂取に咀嚼は不可欠であり, 咀嚼を評価できるようになることが管理栄養士にとっても重要である.

▶咀嚼中の下顎運動は側方成分を持ち, 上下臼歯の機能咬頭を効率よく使うために閉口時に側方

文　献

1) 益田　慎(監修), 福岡達之(編). Crosslink 言語聴覚療法学テキスト 「発声発語・摂食嚥下の解剖・生理学」, メジカルビュー社, 東京, 2022
2) 藤谷順子(班長). 嚥下造影および嚥下内視鏡を用いない食形態判定のためのガイドラインの開発. 平成 30 年度厚生労働科学研究　https://hosp.ncgm.go.jp/s027/202010_guideline_development.html#:～:text＝%E5%9A%A5%E4%B8%8B%E9%80%A0%E5%BD%B1%E6%A4%9C%E6%9F%BB%EF%BC%88V

第2章 ● 病態栄養の基礎知識

4. 消化と吸収機能

- 消化および吸収機能は消化管ホルモンの働きにより調節されているとともに，自律神経による影響を受けている．
- 消化には物理的消化，化学的消化，生物学的消化がある．
- ほとんどの栄養素の吸収は十二指腸から回腸で行われている．

| キーワード | 消化，吸収，栄養素，消化酵素，消化管ホルモン |

1. 消化管の構造と消化

▶消化管は取り入れた食物を運搬・消化・吸収・排泄する機能を有し，口腔から咽頭，食道，胃，小腸（十二指腸，空腸，回腸），大腸（盲腸，上行結腸，横行結腸，下行結腸，S状結腸，直腸），そして肛門にいたる器官をいう．食物は栄養素を吸収しやすくするため，消化という分解を受ける．消化には物理的消化，化学的消化，生物学的消化がある．物理的消化は口腔の咀嚼や胃腸の蠕動運動であり，次の化学的消化の準備段階にあたる．化学的消化は消化の中心的存在であり，各栄養素は消化液内の消化酵素により分解される．一方，生物学的消化は腸内細菌叢による分解である．

A 口腔から胃

▶食物は口腔そして咽頭から食道へ嚥下される．その後，消化管の蠕動運動などにより，食塊は先へ送られていく．同時に，唾液，胃液，膵液，腸液それぞれに含まれる消化酵素により分解すなわち消化が進行していく．まず口腔では，物理的消化である咀嚼が行われ，同時に，唾液腺（耳下腺，顎下腺，舌下腺）から分泌される唾液に含まれる消化酵素であるアミラーゼによる化学的消化も行われる．胃では蠕動運動による攪拌や粉砕といった物理的消化が行われ，同時に胃液の消化酵素による化学的消化も生じ，食塊は粥状となり，十二指腸へ運ばれていく．胃腺には噴門腺，胃底腺，幽門腺があり，噴門腺からは粘液，胃底腺からは粘液のほかにペプシノーゲン，内因子，胃酸（塩酸）や消化管ホルモンのガストリンが分泌される．胃酸の働きはたんぱく質の変性であり，ほかに胃内の殺菌作用も担っている．粘液は胃内を保護し，ペプシノーゲンは胃酸により活性化されてペプシンとなり，たんぱく質の分解に働く．

B 胃酸の分泌と消化管ホルモン

▶消化管における消化および吸収は自律神経によって強く影響を受ける．交感神経は消化管の運動や分泌に抑制的に作用し，副交感神経は消化管の運動と分泌に促進的に作用する．消化管機能は自律神経による影響のほかに，種々の消化管ホルモンによる調節も受けている．

▶胃液のほとんどを占めている胃酸分泌の調節機構は，脳相，胃相，腸相に分けられ，それぞれ自律神経と消化管ホルモンによって調節されて

いる．脳相は食物を見たり，においを嗅いだり，想像するだけで生じ，迷走神経を介して胃酸分泌を亢進する．また，摂食が迷走神経刺激となり，壁細胞が刺激され，胃酸分泌は亢進し，さらに迷走神経が幽門前庭部のG細胞に働き，ガストリンが分泌され，胃酸分泌が亢進する．胃相は，食物が胃に入った段階で生じる反応で，食塊自体が胃壁を刺激することによって胃酸分泌が亢進する．同じ刺激によりガストリン分泌も亢進し，さらに胃酸分泌あるいはペプシノーゲン分泌も亢進する．腸相は，食物が胃を経て，十二指腸に移った段階で，十二指腸のS細胞からセクレチンの分泌が亢進される．セクレチンの分泌亢進により，ガストリン分泌が抑制され，胃酸の分泌は低下していく．これらの3つの相を通して，自律神経および消化管ホルモンが胃酸分泌を調節している．

C 小腸から大腸

▶小腸は十二指腸，空腸，回腸からなり，消化および吸収の90％以上を担っている．十二指腸と空腸の境界にトライツの靱帯があり，上部消化管と下部消化管の境界となっている．十二指腸では，ファーター乳頭から膵液および胆汁が分泌され，膵液の重炭酸イオンが十二指腸に運ばれてきた食塊のpHを中和し，膵液のアミラーゼ，トリプシン，キモトリプシン，リパーゼが消化酵素として作用し，アミラーゼは炭水化物の分解，トリプシンやキモトリプシンはたんぱく質の分解，リパーゼは脂質の分解に働く．また，胆汁は胆汁酸塩とレシチンが脂肪を水分と分離せず混和した状態（乳化）にするように働く．

▶十二指腸に続く空腸では，輪状ひだと呼ばれるひだが増える．この輪状ひだの粘膜には腸絨毛が多数生えている．腸絨毛の表面には吸収上皮細胞が並び，その表面に微絨毛が密に生えて刷子縁を形成し，小腸の吸収面積の大きさに貢献

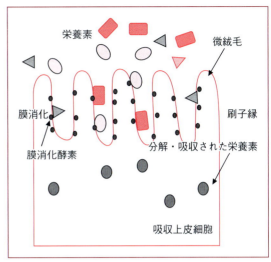

図1　微絨毛と膜消化

している．微絨毛では膜消化酵素により，栄養素がさらに消化され，吸収されていく（膜消化）．糖質，たんぱく質は空腸でほとんどが吸収される（図1）．

▶大腸は盲腸，結腸，直腸からなり，肛門に続く．結腸は上行結腸，横行結腸，下行結腸，S状結腸からなっている．大腸では水分の吸収と腸内細菌叢による生物学的消化が行われる．ヒトは1日に経口で約2L摂取し，消化管から1日に約7Lの水分が消化液として分泌される．このうち80〜90％は小腸で吸収され，10〜20％が大腸から吸収され，残り（約0.1L）が便中に排泄される．

▶消化酵素によって分解されない食物繊維などの成分が腸内細菌の発酵を経て，短鎖脂肪酸などのエネルギー源となり利用される．

2. 栄養素の消化と吸収

▶糖質，たんぱく質，脂質を含むほとんどの栄養素は十二指腸から回腸で吸収される（図2）．

第2章 ● 病態栄養の基礎知識

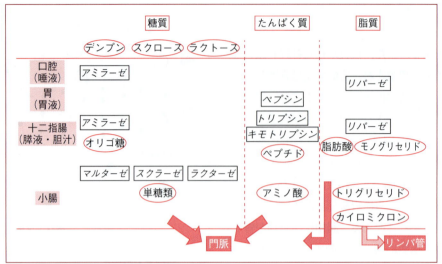

図2　三大栄養素の消化と吸収

A 糖質の消化・吸収

▶デンプンは口腔内でまず唾液のアミラーゼにより消化を受ける．その後，さらに膵液のアミラーゼにより消化を受け，二糖類マルトースや三糖類マルトトリオースまで消化を受ける．次に，小腸刷子縁の膜消化酵素によりグルコースなど単糖類まで膜消化を受ける．単糖類まで消化されたあとは，Na^+依存性輸送体（SGLT1/2）による能動輸送で吸収上皮細胞に吸収され，さらに糖輸送体（GLUT2）により取り込まれ，最終的に門脈に入る．ショ糖はフルクトース，乳糖はガラクトースへと同様に消化吸収される．

B たんぱく質の消化・吸収

▶たんぱく質は胃酸によりまず三次構造が分解され，さらに消化酵素ペプシンによりプロテオースやペプトンに分解される．さらに小腸に入り，膵からの消化酵素トリプシン，キモトリプシン，エラスターゼなどによりポリペプチド，ジペプチドまで分解され，その後，小腸刷子縁で膜消化を受け，遊離アミノ酸にまで分解される．
▶遊離アミノ酸はNa^+依存性輸送体により吸収され門脈へ入る．また一部，オリゴペプチドはPepT1などのH^+依存性輸送単体によりそのまま吸収され，吸収上皮細胞内でペプチダーゼにより分解され門脈へ入る．一部のアミノ酸（グルタミン酸やアスパラギン酸）は，そのまま小腸上皮細胞で代謝され，エネルギーとして消費される．

C 脂質の消化・吸収

▶食物中の脂質の大部分を占めるトリグリセリドは唾液，胃，膵からのリパーゼにより分解され，遊離脂肪酸とモノグリセリドになる．これらはそのままでは疎水性であるため，胆汁酸で親水性の小分子であるミセルを形成して受動拡散によって吸収上皮細胞に吸収される．吸収上皮細胞内に吸収された長鎖脂肪酸は再度，トリグリセリドに再合成され脂肪小滴を形成する．さらに，コレステロールやリン脂質と複合体を形成しカイロミクロンとなり，リンパ管系に入る．また，中鎖脂肪酸からなる脂質は吸収された中鎖脂肪酸が親水性であり，そのまま門脈に入る．
▶コレステロールの生成では，食事からのコレステロールと胆汁からのコレステロールでは胆汁

24

からのコレステロールが多い．コレステロールは胆汁酸でミセルを形成し，小腸上皮刷子膜縁のコレステロールトランスポーター NPC1L1（Niemann-Pick C1-like 1）に結合し，そのまま吸収される．吸収されたコレステロールはトリグリセリドとともにカイロミクロンとなりリンパ管系に入る．また，一部は再度，トランスポーター ABCG5/8（ATP-binding cassette G5/8）を介して腸管腔に分泌される．

第2章 ● 病態栄養の基礎知識

5. 腸内細菌と栄養

- 腸内細菌は私たちが食べた物を分解することで自身のエネルギー源にする.
- ビタミンやアミノ酸などの栄養素とともに,短鎖脂肪酸など宿主に有用な食品由来代謝物を産生する.
- 人それぞれ腸内細菌叢の組成は異なるが,そのパターンは存在比の大きい細菌をもとにタイプ分けできる.
- 腸内細菌叢の乱れは様々な疾患と関連しており,腸内細菌叢の違いは疾患の治療効果にも影響する.
- 腸内細菌叢の組成や機能には栄養の影響が大きいことから,将来的には,個人の腸内細菌叢を考慮した医療,食事療法の提供が期待される.

キーワード	腸内細菌叢,短鎖脂肪酸,プレバイオティクス,プロバイオティクス,ポストバイオティクス

1. 腸内細菌とは

▶私たちが口にした食物は消化管において消化・吸収され,私たちの身体を支えるエネルギー源や構成成分となっている.そのなかで,吸収の大部分を担う臓器が腸である.その腸には,1,000種類以上,約40兆個もの腸内細菌が存在するとされる.これらの菌は腸内で群れを形成して存在しており,これを**腸内細菌叢**という.

▶腸内細菌叢は,出生時に母親の膣や皮膚の常在菌,糞便中の腸内細菌に曝露されることで定着し,その後,遺伝的背景や環境因子によって幼少期までに概ね確立される.以降は環境や食習慣によって変化していく.

▶近年,腸内細菌やその代謝産物が,宿主の健康にかかわる様々な機能に関与していることが明らかとなり,注目が集まっている.

2. 腸内細菌の産生物質

▶*Bacteroidetes*門や,*Proteobacteria*門などに属する腸内細菌の一部がビタミンB群(ビタミンB_1,ビタミンB_2,ナイアシン,パントテン酸,ビタミンB_6,ビオチン,葉酸,ビタミンB_{12})やビタミンKを産生する.

▶通常,たんぱく質を構成しているのはL-アミノ酸である.一方,菌の細胞壁におけるペプチドグリカンはD-アミノ酸で構成されており,多くの腸内細菌がL-アミノ酸をD-アミノ酸に変換する酵素を持っている.近年,生体内において微量に存在するD-アミノ酸が神経伝達などの機能を有することが明らかとなっており,腸内細菌はその産生に関与する.また,ストレス軽減作用が報告されているγ-アミノ酪酸(GABA)などのアミノ酸代謝物も一部,腸内細菌によって産生される.

5. 腸内細菌と栄養

短鎖脂肪酸は，腸内細菌が食物繊維やオリゴ糖などの難消化性物質を基質にして産生する代謝産物であり，酪酸，酢酸，プロピオン酸の3種類の有機酸を指す．これらの短鎖脂肪酸の共通の性質として，腸内のpHを低下させることで有害菌の増殖を抑制し，腸内環境の悪化を防ぐほか，腸管上皮のエネルギー源として利用され，細胞の増殖促進や粘液分泌の増加などによって腸管バリア機能を強化する作用もある．また，腸からのグルカゴン様ペプチド-1（GLP-1）やペプチドYY（PYY）のなどのホルモン分泌を促進することで，食欲抑制効果を示すことも知られている．

一方で，各短鎖脂肪酸に特有の働きもあり，酪酸は腸上皮細胞の主要なエネルギー源として利用されるだけでなく，制御性T細胞の誘導を促進し，強力な抗炎症作用を発揮することで，腸管免疫の恒常性維持にかかわる．また，酢酸は腸内で最も多く産生される短鎖脂肪酸であり，腸管で吸収された後に血流を介して肝臓や筋肉など全身へ運ばれ，エネルギー源として利用される．プロピオン酸は主に肝臓で代謝され，糖新生の基質となるほか，脂質代謝の改善にも寄与することが示されている．

3. 腸内細菌叢のパターン

腸内細菌叢はその菌叢のパターンから，いくつかのタイプに大別することができる．最初に提案された分類が以下の3タイプである．このパターンは食習慣によって変化することが明らかとなっている．各パターンと疾患との関係については現在研究が進められている段階であるが，今のところ大きな影響はなさそうである．

A バクテロイデス型

バクテロイデス属（Bacteroides）が多いタイプであり，動物性たんぱく質や脂質を多く摂取する人に多いとされる．現代人に多く，著者らの日本人を対象にした研究でも，約4割の人がこのグループに属する．

B プレボテラ型

プレボテラ属（Prevotella）が多いタイプであり，穀物や野菜，豆類などの食物繊維や糖質を多く摂取する人に多いとされる．東南アジアや中南米の人に多く観察され，日本人では約1割の人がこのグループに属する．

C ルミノコッカス型

ルミノコッカス属（Ruminococcus）が多いタイプであり，たんぱく質や脂質，穀物や野菜，豆類など様々な食品を摂取する人に多いとされる．日本人ではルミノコッカス属と同じ科であるRuminococcaceaeに属するフィーカリバクテリウム属（Faecalibacterium）が多く，約半数の人がこのグループに属する．

4. 腸内細菌叢と疾患

腸内細菌叢が関与する疾患は，炎症性腸疾患など腸の疾患だけでなく，肥満や糖尿病などの生活習慣病や花粉症，がん，うつ病などと多岐にわたる[1]．これらの疾患患者はビフィズス菌（Bifidobacterium）など特定の有用菌の減少だけでなく，菌叢全体としての多様性が減少していることが明らかとなっている．その他，腸内細菌によって産生される物質が疾患にかかわることも示唆されている．たとえば，腸内細菌によって乳製品や卵に含まれるコリンや赤身肉などに含まれるL-カルニチンを代謝する際につくら

第2章 ● 病態栄養の基礎知識

れるトリメチルアミンは，肝臓においてトリメチルアミン N-オキシドに変換されることで，アテローム性動脈硬化を促進することが知られている.

▶ 菌の種類や量など多様性が減少することを dysbiosis と呼び，腸内細菌叢の乱れの指標のひとつとなっている. 近年 dysbiosis が多くの疾患と関連していることが明らかになっていることから，腸内細菌叢を整え，多様性を高めることで症状の予防・緩和が期待される.

▶ 疾患の治療効果にも腸内細菌が関与することが報告されている. がん治療に用いられる免疫チェックポイント阻害薬は，効果が出やすい人（レスポンダー）と出にくい人（ノンレスポンダー）がいるが，この違いのひとつが腸内細菌叢であることが明らかとなっている. レスポンダーでは腸内細菌叢の多様性が高く，有用菌として知られる *Bifidobacterium longum* や *Ruminococcaceae* などの菌を多く保有している. これらの菌の一部は，がん免疫反応を増強する作用があることも報告されている[2]. また，トリプトファン代謝産物が，がん治療効果を高めることや，同物質を経口で摂取することで，治療効果を高める可能性も示唆されている[3].

▶ 腸内細菌叢を整えることによる疾患予防や改善，治療効果の向上は，薬剤投与などと比較して緩やかで安全性が高いと考えられ，今後，科学的知見の蓄積とともに新しい戦略のひとつになると期待される.

5. 脳腸相関

▶ 脳と腸はホルモンやサイトカインなどを介して互いに影響を及ぼし合っており，これを脳腸相関という.

▶ 腸は消化管として機能しているが，神経細胞も多数存在しており，外界から受けた刺激や情報を脳へ伝達している.

▶ セロトニンは，腸管運動を誘導するなど，食物の消化吸収に関与するホルモンの一種である. 90%以上が腸で産生されるが，迷走神経を介して脳へと伝達されることで，概日リズムや精神の安定にも関与している. セロトニンは，腸内細菌の代謝産物である短鎖脂肪酸によって産生が促進されることも明らかとなっており，このような腸内細菌，脳，腸の相互作用を脳-腸-腸内細菌軸ともいう.

▶ 脳の疾患とされるうつ病や認知症においても，dysbiosis が起きている. 腸内細菌叢を整えることで脳の疾患，さらには全身の様々な疾患の発症，進行予防が可能であると考えられる.

6. 腸内細菌を対象にした3つの「バイオティクス」

▶ 腸内細菌を対象にした3つの「バイオティクス」を表1 に記載する.

7. 今後の疾患予防・治療の展望

▶ 腸内細菌叢を整えることで，免疫や代謝をはじめとする様々な生体機能を個人に適した状態に調整することができ，その結果，疾患の予防や改善につながると期待される. 現在，様々な疾患に対して糞便微生物移植，生菌製剤，細菌カクテルなどの新たな治療法の開発が進められているが，食事療法による菌叢の変化も効果的な手法のひとつであると期待される.

▶ 今後，予防医療として腸内細菌叢を調べ，自分に適した健康指導を受けられる体制が広がると思われる. また，疾患に罹患した際には治療前

5. 腸内細菌と栄養

表1　3つのバイオティクスの概要

	プレバイオティクス	プロバイオティクス	ポストバイオティクス
定義	有用な腸内細菌の増殖や活性化を促進することで，宿主の健康に有益な影響を与える食品	適量を摂取することで，宿主に有益な作用をもたらす生きた微生物	腸内細菌の代謝により生成される有用な代謝産物や菌体成分
例	・難消化性オリゴ糖を含むもの（バナナなど） ・食物繊維を多く含むもの（海藻類や豆類，大麦，イモ類など）	・乳酸菌（キムチ，味噌など発酵食品やヨーグルトに多い） ・ビフィズス菌（ヨーグルトに多い） ・納豆菌	・短鎖脂肪酸 ・エクオール ・エキソポリサッカライド（EPS）
特徴	・脂肪や糖の吸収抑制や腸内の水分保持による便通の良化など，腸内細菌への影響以外の健康効果もある ・腸内細菌の増殖や活性化を促し，健康効果が発揮されるまでに時間を要することが多く，また腸内に存在する細菌の種類によって効果が異なることがある．	・菌が有する機能の特色に応じた選択ができる ・機能を発揮し，有用物質を産生するための環境が必要	・生きた微生物ではなく実効物質の直接摂取のため，効果の確実性が高い ・作用部位を考慮した投与設計が必要

(國澤　純. 9000 人を調べて分かった腸のすごい世界―強い体と菌をめぐる知的冒険，日経 BP，2023 より作成)

に患者の腸内細菌叢を解析し，その菌叢パターンを踏まえた治療法の選択，必要成分を添加した食事療法や薬物療法を行うことで，治療効果の向上を図るなど，個別化/層別化医療の実践も可能となる.

文献

1) Hosomi K, et al. Oral administration of Blautia wexlerae ameliorates obesity and type 2 diabetes via metabolic remodeling of the gut microbiota. Nat Commun 2022; **13**: 4477
2) Routy B, et al. Gut microbiome influences efficacy of PD1-based immunotherapy against epithelial tumors. Science 2018; **359**: 91-97
3) Tintelnot J, et al. Microbiota-derived 3-IAA influences chemotherapy efficacy in pancreatic cancer. Nature 2023; **615**: 168-174

第2章　病態栄養の基礎知識

6. 内分泌，脳神経系と栄養

- 視床下部-下垂体系は生体機能を調節するホルモン分泌中枢である．
- 下垂体前葉は副腎皮質刺激ホルモン，成長ホルモン，卵胞刺激ホルモン，黄体形成ホルモン，甲状腺刺激ホルモン，乳汁分泌ホルモンを分泌し，下垂体後葉は抗利尿ホルモン，オキシトシンを分泌する．
- 病態栄養に関係するその他のホルモンとして，骨代謝関連ホルモン，消化管ホルモン，膵ホルモン，肝臓・脂肪・副腎髄質ホルモンなどがある．
- 視床下部外側野は摂食中枢，視床下部腹内側核は満腹中枢として知られる．
- 脳神経は味覚や舌運動，嚥下などを介して栄養摂取に関与している．

キーワード　視床下部-下垂体，消化管ホルモン，インスリン，グルカゴン，摂食中枢，満腹中枢

1. 内分泌系の働き

A 視床下部の内分泌機能

▶視床下部-下垂体系は生体機能調節のうえで重要なホルモン分泌中枢であり（図1），視床下部は副腎皮質刺激ホルモン放出ホルモン（CRH），成長ホルモン放出ホルモン（GHRH），性腺刺激ホルモン放出ホルモン（GnRH），プロラクチン抑制因子（PIF），プロラクチン放出因子（PRF），ソマトスタチン（SST），甲状腺刺激ホルモン放出ホルモン（TRH）を脳下垂体門脈に分泌して下垂体ホルモン分泌を制御している．具体的には，CRHは副腎皮質刺激ホルモン（ACTH），GHRHは成長ホルモン（GH），GnRHは卵胞刺激ホルモン（FSH）および黄体形成ホルモン（LH），TRHは甲状腺刺激ホルモン（TSH）の分泌をそれぞれ促進する．また，TRHなどのPRFは乳汁分泌ホルモン（プロラクチン：PRL）分泌を促進，ドパミンなどのPIFはPRL分泌

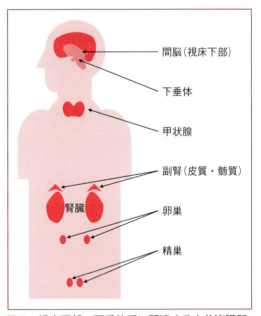

図1　視床下部・下垂体系に関連する内分泌臓器

を抑制する．視床下部-下垂体系においてSSTはGH，PRL，TSHの分泌を抑制する（表1）．

6. 内分泌, 脳神経系と栄養

表1 視床下部ホルモンによる下垂体前葉ホルモンの制御

		視床下部ホルモン						
		CRH	GHRH	GnRH	PIF	PRF	SST	TRH
下垂体前葉ホルモン	ACTH	↑						
	GH		↑				↓	
	FSH			↑				
	LH			↑	↓			
	PRL					↑	↓	↑
	TSH						↓	↑

第2章 病態栄養の基礎知識

B 下垂体の内分泌機能と主な関連疾患

▶下垂体は視交叉の後方かつ視床下部に接する位置にあり, 構造的に前葉・後葉に分かれる. 前葉はACTH・GH・FSH・LH・PRL・TSHを, 後葉は抗利尿ホルモン(ADHまたはarginine vasopressin＝AVPとも呼ばれる)・オキシトシン(OXT)を分泌する.

▶ACTHは副腎皮質に作用し, **糖質コルチコイド**(コルチゾールなど), **鉱質コルチコイド**(アルドステロンなど), **アンドロゲン**(デヒドロエピアンドロステロンなど)の合成と分泌を促す. 糖質コルチコイドは主として糖・アミノ酸・脂質代謝および電解質維持作用がある. 鉱質コルチコイドは副腎皮質球状層で産生され, 腎におけるナトリウム(Na)および水の再吸収とカリウム(K)排泄を促し, 血液量と血圧を上昇させる. 主要な鉱質コルチコイドであるアルドステロンはACTHおよびレニン・アンジオテンシン(ⅠおよびⅡ)によって制御されており, レニン・アンジオテンシン・アルドステロン系に作用するアンジオテンシン変換酵素阻害薬・アンジオテンシンⅡ受容体拮抗薬・ミネラルコルチコイド受容体拮抗薬などは降圧薬として広く使用されている.

▶GHは肝臓におけるソマトメジンC(＝IGF-1)の分泌を介して, 糖・アミノ酸・脂質代謝および骨の発育を促進する.

▶FSHは男性ではテストステロンとともに精子生産を刺激し, 女性では卵胞発育を介してエストロゲン分泌を促す. LHは男性のテストステロン合成・分泌と女性のエストロゲン分泌を促進する. また, 女性における急激なLH分泌亢進(LHサージ)が排卵を誘発する.

▶PRLには乳腺の分化・発達, 乳汁の合成・分泌, 妊娠維持などの作用がある. 高PRL血症は乳汁漏出, 無月経, 不妊をきたし, 下垂体性PRL分泌亢進症(プロラクチノーマ)・先端巨大症・薬物(制吐薬, 抗潰瘍薬, 向精神薬, 降圧薬, エストロゲン製剤など)・甲状腺機能低下症・肝不全・腎不全・副腎皮質機能低下症などが原因となる.

▶TSHは甲状腺に作用し, サイロキシン(T_4), トリヨードサイロニン(T_3)の分泌を促す. T_4・T_3は甲状腺濾胞細胞で産生されるサイログロブリンのヨウ素化を経て生成されるため, ヨウ素欠乏($20\,\mu g$/日未満)は甲状腺機能低下症(**地方病性粘液水腫**)の原因となるが, ヨウ素過剰摂取($1.1\,mg$/日以上)によっても一過性に甲状腺機能低下となる(**Wolff-Chaikoff効果**). T_3の核受容体結合力はT_4の10〜15倍強く, T_3が主たる甲状腺ホルモン, T_4はその前駆ホルモンと位置づけられている. 甲状腺ホルモンは脳成熟促進, 心筋収縮力および心拍数増加, 脂肪細胞における脂肪分解および熱産生亢進, 肝臓におけるLDL-コレステロール取り込み増加, 消化管蠕動亢進, 骨格筋の収縮・弛緩速度

31

第2章 ● 病態栄養の基礎知識

および糖取り込み向上，骨代謝回転（骨吸収と骨形成）の亢進などをきたすが，これらの作用は各臓器に発現する脱ヨウ素酵素によるT$_4$→T$_3$変換やT$_3$不活化によって臓器ごとにも調節されている．

▶ADHは血漿浸透圧や血症Na濃度の上昇・循環血液量の低下などに反応して分泌され，腎集合管における水の再吸収を促し，尿を濃縮する．

▶OXTは乳頭吸引刺激に反応して分泌され，分娩時子宮収縮作用・乳汁分泌促進作用がある．子宮収縮薬や陣痛促進薬としても使用される[1]．

C 病態栄養に関係するその他のホルモン

① 骨代謝関連ホルモン（副甲状腺ホルモン・FGF23）

▶血中のカルシウム（Ca）濃度の維持には**副甲状腺ホルモン（PTH）**，**活性型ビタミンD**が協調して働く．PTHは骨吸収（骨からのCa動員），腎遠位尿細管からのCa再吸収を活性型ビタミンD$_3$は腸管からのCaの吸収を促進する．なお，PTHには腎臓での活性型ビタミンD$_3$の産生促進作用も有する．ビタミンD摂取不足や低Ca血症の際にはPTH分泌が促進するフィードバック機構が存在する．近年では高齢化社会になり骨粗鬆症や転倒による骨折が増加していることもあり，骨粗鬆症の治療薬が幅広く使用可能となっているが，時に血中Ca，P値が異常値をとることがあり注意が必要である．また，骨粗鬆症の治療においては，食事からのCaや主な供給源を魚とするビタミンDの摂取を増やすことや皮膚でのビタミンD合成を促進するために日照曝露を行うことも重要である．一方，骨でつくられる**FGF23（fibroblast growth factor 23）**には，①腎臓におけるPの再吸収の抑制作用，②腎臓での活性型ビタミンD$_3$産生を抑制し活性型ビタミンD$_3$による腸管からのP吸収亢進作用を減弱させる作用があり血中P濃度を低下させる．過剰なP摂取や慢性腎臓病で尿中のP排泄が低下し血中P濃度が高くなるような状況ではFGF23の血中濃度が上昇する．

② 消化管ホルモン

▶**GIP（glucose-dependent insulinotropic polypeptide）**は経口摂取したグルコースや脂質などの栄養素の刺激により上部小腸内分泌K細胞より，**GLP-1（glucagon-like peptide-1）**は3大栄養素の刺激により下部小腸内分泌L細胞から分泌される．これらは，膵β細胞においてグルコース依存性インスリン分泌を促進することから**インクレチンホルモン**と呼ばれている．GIP，GLP-1はそれぞれ活性型GIP，活性型GLP-1として分泌されるが，ジペプチジルペプチダーゼ4（DPP-4）により非活性型GIP，非活性型GLP-1に分解される．活性型GIP，GLP-1にはインスリン分泌促進作用があるが，非活性型GIP，GLP-1にはこれがみられないことから，近年2型糖尿病患者に対してDPP-4阻害薬やDPP-4抵抗性のGLP-1受容体作動薬がインスリン分泌促進薬として開発され，日常臨床にて使用可能となった．糖尿病を有さない人で食後のインスリン分泌増強作用の大半をGIPが担っている．一方，2型糖尿病では高血糖状況でGIPによるインスリン分泌が著明に減弱するが糖毒性が解除され空腹時血糖値が低下するとGIPに対するインスリン分泌応答が回復する．GIPは脂肪組織に対してエネルギー蓄積作用を有する．実際，高脂肪食摂取による生理的GIPの過剰分泌が高脂肪食による肥満に重要な役割を果たしていることがげっ歯類の実験で明らかにされている．近年，GIPの中枢作用が注目されている．GIPの生理的過剰分泌は，後述のレプチンによる摂食抑制作用を減弱し，GIPの薬理学的濃度の上昇は，視床下部の摂食中枢に作用し摂食量抑制効果を示す．GIPの膵外作用はまだまだわかっておらず，今後の解明が待たれる．一方，GLP-1の

膵外作用としては胃内容物排出抑制作用・食欲抑制作用・脂質の腸管からの吸収を抑制し食後の血中中性脂肪の上昇を抑える作用などがある．このことからGLP-1受容体作動薬が体重減少を伴い血糖値改善効果がみられる薬剤として日常臨床に使用されている．

▶ **ガストリン**は，胃幽門前庭部G細胞から分泌され胃酸分泌促進作用がある．

▶ **セクレチン**は，十二指腸や上部小腸S細胞から分泌され膵液中の重炭酸塩（アルカリ）分泌を促進し，塩酸の中和を行うことで十二指腸潰瘍を予防している．

▶ **コレシストキニン(CCK)**は，上部小腸I細胞から分泌され胆嚢収縮作用や膵消化酵素分泌作用がある．空腸より分泌される**モチリン**には上部消化管の運動亢進作用があり，胃から分泌される**グレリン**には摂食促進作用やインスリン分泌抑制作用がみられる．

③ 膵ホルモン

▶ **インスリン**は，3大栄養素のなかでも特にブドウ糖刺激で強力に膵β細胞から分泌される．インスリンは，肝臓においてグリコーゲン貯蓄を促進し糖産生を抑制する．また，インスリンは脂肪組織や骨格筋においてブドウ糖取り込みを促進する．このようにインスリンには，血管内のブドウ糖濃度（血糖値）を下げる働きがある．糖尿病を有する人では，食事摂取あるいは経口ブドウ糖負荷試験の際にインスリンの早期分泌が障害され，またインスリン感受性の低下もみられるため，高血糖を呈するようになる．日本人を含めた東アジア人の糖尿病では欧米人の糖尿病と比較してインスリン分泌低下が顕著であるため非肥満の糖尿病が多い．

▶ 膵α細胞から分泌される**グルカゴン**は，3大栄養素のなかでも特にたんぱく質刺激で強力に分泌される．GIPはグルカゴン分泌を促進し，GLP-1はグルカゴン分泌抑制（低血糖時には抑制作用はない）することから近年膵・腸管ホル

モンの相互作用が注目されている．一方，正常耐糖能ではブドウ糖刺激で速やかにグルカゴン分泌が抑制されるのに対して糖尿病ではブドウ糖刺激でグルカゴン分泌の一過性上昇がみられる．グルカゴンの主たる作用臓器は肝臓で，アミノ酸からのグルコース産生を促進し血糖値を上昇させ，インスリン作用と拮抗する．また，グルカゴンは，肝臓においてβ酸化を促進し，脂肪組織において脂肪分解を誘導することから脂質代謝にも関与している．さらに近年ではグルカゴンの褐色脂肪組織における基礎代謝亢進作用も注目されている．

▶ その他，膵島にはδ細胞から分泌されインスリンやグルカゴン分泌を抑制する**ソマトスタチン**やPP細胞から分泌される**膵ポリペプチドホルモン**がある．

④ その他のホルモン

▶ **FGF21(fibroblast growth factor 21)**は，主として肝臓から分泌されるホルモンである．フルクトースや低たんぱく質食摂取状況下で分泌が促進される．FGF21には，脂肪組織でのグルコース取り込み促進による血糖値降下作用や基礎代謝亢進作用がある．

▶ **レプチン**は，脂肪組織から分泌されるホルモンである．視床下部における摂食抑制作用を示す．肥満患者において，脂肪組織量の増加に伴いレプチン分泌量も増加するが，レプチン作用の減弱（レプチン抵抗性）が誘導される．

▶ **カテコールアミン**は，主として副腎髄質から分泌されるホルモンで，主作用は血管平滑筋の収縮による血圧上昇である．カテコールアミンは，中枢神経系における神経伝達物質として広範囲な作用を有し，また，肝臓における糖産生促進作用や脂肪組織における脂肪酸動員や熱産生亢進作用を有する．

第 2 章 ● 病態栄養の基礎知識

2. 脳神経系の働き

A 脳脊髄系の基本構造

▶脳および脊髄を中枢神経と呼び，大脳・脳幹から出る末梢神経を脳神経と呼ぶ．

▶脳は大脳・脳幹・小脳で構成され，脳幹はさらに間脳・中脳・橋（きょう）・延髄に分類される．

▶末梢神経は体性神経と自律神経に分類され，体性神経は主に骨格筋を制御する遠心性の運動神経と，体性・内臓性感覚を伝達する求心性の感覚神経からなる．自律神経は交感神経と副交感神経の総称である．

B 大脳の役割

▶大脳は知覚・知覚分析と統合・随意運動制御・記憶・思考などの高次脳機能を司る．味覚や嗅覚，口腔感覚などの摂食関連感覚は，島皮質・眼窩前頭皮質において収集・統合される．

C 脳幹の役割

▶間脳には視床があり，多くの神経入出力により多様な機能を有するが，特に視覚・聴覚・体性感覚などの情報を大脳皮質へと中継する役割が重要である．

▶視床下部は視床の前下方に位置し，交感神経・副交感神経機能および内分泌機能を総合している．視床下部弓状核（ARC）は摂食行動制御の中心と考えられており，摂食促進する Neuropeptide Y および Agouti-related peptide 産生細胞（NPY/AgRP 神経細胞）と，摂食行動を抑制するα-MSH の産生細胞（POMC 神経細胞）とが存在する．摂食実行には NPY/AgRP 神経から視床下部室傍核（PVN）への投射が重要とされており，レプチンやインスリンにより抑制性に，グレリンにより興奮性に制御され

る．一方で，弓状核 POMC 神経は視床下部腹内側核（VMN）からの興奮性入力を受け摂食行動を抑制する．VMN にはレプチン受容体が多く発現し，満腹中枢とも呼ばれる．視床下部外側野（LHA）は摂食促進作用が知られるオレキシン（覚醒促進による結果の可能性あり），メラニン凝集ホルモン（MCH），pyroglutamylated RFamide peptide（QRFP）などを産生することから，摂食中枢として知られている．

▶中脳・橋・延髄は自律神経の中枢として生命維持において非常に重要であり，中脳腹側被蓋野は摂食による快楽，橋結合腕傍核は悪心・嘔吐・食欲不振，延髄孤束核は味覚にそれぞれ関与し，摂食行動に影響する[2]．

D 小脳の役割

▶小脳は姿勢維持および協調運動を制御しており，小脳障害は運動失調により食事摂取に問題を生じる．

E 脳神経の役割（摂食に関連するもの）

▶大脳由来の嗅神経（第Ⅰ脳神経）は嗅覚を司り，鼻腔粘膜にある嗅覚受容細胞からの情報を嗅球経由で大脳嗅皮質へと伝達する．同じく大脳由来の視神経（第Ⅱ脳神経）は網膜光受容体からの視覚情報を視交差，間脳外側膝状体，中脳上丘を経て大脳後頭葉の視覚中枢に伝達する．

▶橋由来の三叉神経（第Ⅴ脳神経）は咀嚼筋などを支配する運動神経と顔面知覚を司る感覚神経とで構成され，その障害は咀嚼機能低下や口腔内感覚異常などによる摂食障害につながる．顔面神経（第Ⅶ脳神経）も橋から出ており，顔面筋を支配する運動神経，涙腺・口蓋腺・唾液腺などを制御する副交感神経，味覚（舌前方 2/3）を司る感覚神経を含む．その障害は唾液分泌低下や味覚異常による摂食障害に関与する．

▶延髄由来の脳神経で摂食に関与するものは舌咽神経（第Ⅸ脳神経）と舌下神経（第Ⅻ脳神経）であ

る．舌咽神経は咽頭筋を支配する運動神経，耳下腺（唾液腺）を制御する副交感神経，舌後方1/3の味覚および扁桃・咽頭・舌・中耳・頸動脈小体の知覚情報を伝達する感覚神経からなり，その障害は唾液分泌低下・味覚異常・咽頭反射低下による誤嚥などを生じる．舌下神経は舌運動を制御する運動神経であり，その異常は嚥下障害の原因となる．

文献

1) Besser GM, Mortimer CH. Hypothalamic regulatory hormones: a review. J Clin Pathol 1974; **27**: 173-184
2) Minokoshi Y. Neural control of homeostatic feeding and food selection. New Insights Into Metabolic Syndrome, Takada A ed, IntechOpen DOI: 10.5772/intechopen.93413

第2章 ● 病態栄養の基礎知識

7. 免疫系と栄養

- 重症患者における早期経腸栄養は感染性合併症の発生率を減らすことが報告されている. その機序として, 経腸的な栄養投与欠如による腸管免疫や肝免疫, 腹腔内感染防御能の低下が示されている.
- 低栄養・栄養投与不足は, たとえ経腸的な栄養投与を行っていても免疫能を低下させる.
- 静脈栄養でも組成の工夫で免疫系の低下を軽減できる可能性がある.
- 特殊な栄養素には免疫能を修飾する効果があり, 免疫栄養として外科感染症予防に使用される.

キーワード 経腸栄養, 腸管免疫, 静脈栄養, 肝免疫, 低栄養, アルギニン, n-3系脂肪酸

1. 栄養による免疫系への影響

▶栄養は生体のすべての機能を保つために必要不可欠である. 免疫細胞もその例外ではない.

▶病原体に曝露されたとき, 生体の免疫系は活性化し, 免疫細胞が増殖するが, そのためには栄養が必要である. また, 栄養投与ルートや特殊な栄養素は, 単なる栄養必要量の供給以外に, 免疫系を修飾することが知られている.

2. 栄養投与ルートによる免疫系への影響

▶2020年の診療報酬改定で, ICUにおける早期栄養管理に対して診療報酬が新設された. ICU入室後48時間以内に適切な栄養評価のもと経腸栄養あるいは経口摂取を開始した場合に1日400点が算定される(ICUに専任の管理栄養士が必要). この報酬新設は, 重症患者に対する早期経腸栄養が感染性合併症を減らすというエ

ビデンスに基づいている.

▶なぜ, 早期の経腸栄養開始が感染性合併症を減らすのか, 動物実験によりその機序の一端が解明されている.

A 栄養投与ルートと腸管免疫

▶腸管は人体で最大の免疫臓器であり, **腸管のリンパ組織は腸管リンパ装置と呼ばれる** (gut associated lymphoid tissue:GALT). 腸管内の病原体や毒素の抗原は腸管のM細胞に取り込まれ, パイエル板に全身循環から巡ってきたナイーブリンパ球に樹状細胞によって提示される. パイエル板内で教育されたリンパ球は, 腸管リンパ節, 胸管を経て再び全身循環系に入り, 一部は腸管に, 一部は腸管外の粘膜にホーミングし, それぞれの部位でメディエーター, 免疫グロブリンA(IgA)を産生し粘膜の免疫学的バリアを形成する. IgAは, 病原体や毒素を炎症を惹起することなく中和し, これらが粘膜を越えて体内に侵入することを防ぐ.

▶マウスを通常食餌, 半消化態栄養剤, 中心静脈栄養(TPN)製剤の経腸投与, TPN製剤の静脈投与で飼育後にGALT, 粘膜IgAレベルを評

価すると，同じ栄養量が投与されても，静脈栄養時には，GALTの細胞数（パイエル板，粘膜固有層，腸上皮間）が経腸的な栄養投与群に比べ減少し，腸管内・呼吸器のIgAレベルが低下する．この低下は，静脈栄養開始の翌日に観察されるが，再び経口摂取を開始すると翌日には回復が始まっている．早期経腸栄養，経口摂取の再開が推奨される所以といえよう[1,2]．

▶経腸栄養・経口摂取がGALT細胞数の維持に有利であることは，大腸がん手術患者の回腸末端切除標本の免疫染色による評価で明らかになり，ヒトでもマウスと同様の現象が起こっていると推察される[3]．

B 栄養投与ルートと肝免疫

▶肝臓は代謝の中心であると同時に，血管内に侵入した病原体や毒素を排除するための免疫臓器でもある．肝臓にはクッパー細胞やリンパ球，NK細胞など大量の肝単核球が存在している．

▶前述と同様のマウスモデルで，静脈栄養は経腸栄養群に比べ肝単核球が減少し，その機能が低下している（刺激時のシグナル伝達系の反応低下，サイトカイン産生能低下）こと，門脈内生菌投与時の生存が悪化することが明らかになった[4]．

C 栄養投与ルートとその他の生体反応

▶腹腔内は，常在マクロファージや，病原体侵入の際に大量に滲出してくる好中球によって感染から守られている．経腸的な栄養投与欠如はこれら免疫細胞の数と機能を低下させ，腹腔内感染防御能を低下させる．

▶また，腸管や重要臓器の血管内皮の接着分子の発現を高め，侵襲時の好中球の血管内皮への接着・間質への滲出を増やすことで，炎症反応を増悪させる[5]．

3. 経腸栄養投与量不足・栄養不良による免疫系への影響

▶前述した経腸栄養・経口摂取による免疫系の維持が，どの程度の量の投与で可能なのか明確な臨床上のエビデンスは存在していない．しかし，マウスモデルによる検討では，①必要栄養量が経腸栄養・静脈栄養の併用で投与される場合，経腸栄養の割合が多いほどGALT細胞数が多くなる，②すべて経口摂取の場合，必要栄養量よりも少ない投与量ではGALT細胞数，肝単核球数ともに減ってしまう，ことが明らかになった[1]．わずかでも経腸栄養が投与されさえすれば免疫系が保たれると安心してはいけないだろう．

4. 静脈栄養の組成による免疫系への影響

▶DPCデータを用いたSasabuchiらの研究によると，TPN管理時に，必要なエネルギー量，アミノ酸量が投与され脂肪乳剤も投与された場合，これらのひとつでも欠くTPN組成の場合と比べて，在院中の死亡率やADL低下が改善した[6]．

▶前述の基礎研究モデルでも，TPN製剤への脂肪乳剤追加は免疫細胞数減少を軽度改善する．この改善効果は，大豆油と魚油を2：1で調整したTPN製剤の投与で高まることが明らかになった[7]．

▶近年，諸外国では魚油による脂肪乳剤が広く使用されるようになり，経腸栄養や経口摂取ができず，静脈栄養を施行せざるを得ない場合でも良好な臨床経過をたどることが報告されるようになった．その背景に，静脈栄養製剤の組成の工夫があると考えられる．わが国でも魚油含有

第2章 ● 病態栄養の基礎知識

脂肪乳剤の市販が期待される.

5. 特殊栄養素による免疫系の調整

▶栄養素としての必要量を超えた投与によって生体反応を調節する機能を有する栄養素が注目され,このような栄養素を強化した栄養剤が免疫調整栄養製剤として市販されている.特に免疫能を高める栄養製剤は**免疫強化栄養製剤**と呼ばれる.

▶WHOの最新の術野感染予防ガイドラインでも,アルギニンやn-3系脂肪酸を強化した免疫強化栄養剤の効果が掲載された[8].多くのRCT,メタ解析で,この効果が検証されているが,消化器外科手術後の術野感染発生率が低いわが国では利用が進まず,販売が終了し臨床で使用できない状況である.免疫調整栄養製剤の効果についてはまだ検討段階である.

▶しかし,以下の栄養素について免疫系への効果自体は基礎研究で明らかになっている.

A グルタミン

▶免疫細胞,腸管細胞のエネルギー基質として利用され,腸管免疫の維持にも有効である.非必須アミノ酸だが,侵襲時には需要が増加するため外部から投与しないと不足する.

▶輸液内では不安定であるため標準的静脈栄養製剤には含有されず,dipeptide の形でグルタミンを含有するアミノ酸製剤が諸外国では市販されているがわが国では利用できない.

B アルギニン

▶グルタミン同様,条件つき必須アミノ酸である.免疫細胞の機能強化,一酸化窒素(NO)の基質として働き殺菌能の増強・血管拡張機能を有すること,創傷治癒を高めることが示されて

いる.

▶免疫増強栄養製剤で強化される栄養素であるが,ARDSなど肺傷害時には炎症反応を過剰に増強することが報告された.

C n-3系脂肪酸

▶n-6系脂肪酸と代謝に必要な酵素が共通であるため,n-6系脂肪酸による過剰な炎症反応を抑制する働きがある.前述のように,n-6系脂肪酸と適切な割合で投与すると,静脈栄養の際の免疫系の低下が軽減されると期待される.

▶また,n-3系脂肪酸から合成される脂質メディエーターであるレゾルビンは免疫細胞の機能を調整して炎症を収束させる作用を有する.

文献

1) Fukatsu K. Role of nutrition in gastroenterological surgery. Ann Gastroenterol Surg 2019; **3**: 160-168
2) Fukatsu K. Impact of the feeding route on gut mucosal immunity. Curr Opin Clin Nutr Metab Care 2014; **17**: 164-170
3) Okamoto K, et al. Lack of preoperative enteral nutrition reduces gut-associated lymphoid cell numbers in colon cancer patients: a possible mechanism underlying increased postoperative infectious complications during parenteral nutrition. Ann Surg 2013; **258**: 1059-1064
4) Moriya T, et al. Nutritional route affects ERK phosphorylation and cytokine production in hepatic mononuclear cells. Ann Surg 2007; **245**: 642-650
5) Fukatsu K, et al. Route of nutrition influences intercellular adhesion molecule-1 expression and neutrophil accumulation in intestine. Arch Surg 1999; **134**: 1055-1060
6) Sasabuchi Y, et al. A survey on total parenteral nutrition in 55,000 hospitalized patients: Retrospective cohort study using a medical claims database. Clin Nutr ESPEN 2020; **39**: 198-205
7) Noguchi M, et al. Lipid Compositions of Total Parenteral Nutrition Affect Gut Peyer's Patches and Morphology in Mice. J Surg Res 2022; **280**: 355-362
8) Allegranzi B, et al. WHO Guidelines Development Group. New WHO recommendations on preoperative measures for surgical site infection prevention: an evidence-based global perspective. Lancet Infect Dis 2016; **16**: e276-e287

臨床に必要な基礎知識

1. 日本人の食事摂取基準：臨床家としての読み方と使い方 — 40
2. GLIM 基準（低栄養の診断基準） — 46
3. 栄養療法に必要なリハビリテーションの基礎知識 — 50
4. 医薬品と食品の相互作用 — 54
5. 病態栄養における健康・医療データの活用 — 59
6. 医療安全 — 62
7. 栄養サポートチーム（NST）の意義 — 67
8. 地域包括ケアにおける管理栄養士の役割 — 70

第 3 章 ● 臨床に必要な基礎知識

1. 日本人の食事摂取基準：臨床家としての読み方と使い方

- 栄養関連業務に就く臨床家にとって食事摂取基準は基礎教養科目である.
- 食事摂取基準は改定のたびにその対象者を広げ，現在では有病者も含んでいる.
- 推定エネルギー必要量は「参考表」として掲載されており，臨床実務では「体重の変化」および「目標とする BMI の範囲（18 歳以上）」を用いることが勧められている.
- 食事調査によって得られるエネルギー・栄養素・食品摂取量は調査法にかかわらず無視できない過小申告が多いとして注意喚起がなされている.
- どのような状態をもって必要量とするか（不足または欠乏の症状が現れる摂取量，体内量が維持されている摂取量，または，体内が飽和している摂取量）は栄養素によって異なっている.
- 目標量は実施可能性が加味されてその値が定められている.
- 「栄養素摂取と生活習慣病の関連」の図は臨床実務でも利用価値が高いものと思われる.

キーワード	食事摂取基準，推定エネルギー必要量，推定平均必要量と推奨量，目標量，発症予防と重症化予防

▶「はたして臨床家（患者の食事管理にあたる管理栄養士など）に食事摂取基準は必要なのだろうか？」についてはじめに考えておきたい．基本的事項だが，薬物療法と食事療法（非経口栄養療法は除く）は次の 3 点で根本的に異なる．①健康な人には薬剤は不要だが食事は健康な人にも必要である．②食事による治療効果は総じて薬剤による治療効果よりも小さい．③薬剤の場合はその薬剤が目的としている疾患への治療効果以外は持たない（または小さい）が，食事療法の場合は目的としている疾患の治療効果以外への効果や目的としている疾患以外への望まない効果がありうる.

▶上記の点から，次の 3 点を抑えておく必要があることに気づく．（A）（上記①から）疾病者への食事管理の前に，健康者における食事管理への理解が必要である．（B）（上記②から）短期的な治療効果よりも長期的な治療効果（重症化予防効果や再発予防効果など）に期待すべきであ

る．（C）治療対象となっている疾患を越えて，食事の各要素が様々な健康状態に及ぼす可能性とその確率ならびに程度について深くて広い知識が要求される.

▶以上より，どのような疾患の患者を扱う場合でも，まず健常者がどのような栄養素をどの程度必要としているのか，主な生活習慣病を予防しうる栄養素の種類と量の組み合わせはどうなっているのか，といった基本的な事柄を理解しておく必要があることがわかる．このことが記載されたガイドラインが『日本人の食事摂取基準』である．したがって，「治療対象となっている疾患に関する記述がないから臨床現場の栄養専門職（管理栄養士）に食事摂取基準は不要」なのではまったくなく，むしろ，基礎教養科目にあたるだろう.

40

1. 日本人の食事摂取基準：臨床家としての読み方と使い方

1. 歴史

- ▶「食事摂取基準」が厚生労働省から最初に発表されたのは 2005 年のことであった．それまでは「栄養所要量」と呼ばれていた．以後，5 年ごとに改定され，現在の 2020 年版にいたっている．なお，2025 年度から 5 年間は，現在公表の 2025 年版が用いられる．

- ▶栄養所要量は主に健常者を対象とする集団給食の管理のための基礎資料として用いられており，疾病を有する者は対象としていなかった．その後，「栄養所要量」から「**食事摂取基準**」への名称変更とともに，生活習慣病の発症予防を目的とするための栄養素摂取量の指標として「**目標量**」が設けられ，生命の維持と健康の保持・増進に加えて，生活習慣病の発症予防という目的が食事摂取基準に加わった．

- ▶さらに，2015 年版になると，重症化予防という考え方が導入された．重症化予防とは，「すでに疾病を有する者（有病者）がその疾病を重症化させないための予防」という意味である．つまり，食事摂取基準は 2015 年版をもって有病者の栄養管理に就く者もその利用者（ユーザー）に含めたことになる．そして，「エネルギー・栄養素と生活習慣病の関連」という章が設けられた．ただし，この章は，2015 年版では参考資料として扱われていて，2020 年版で正式の章となっている．2020 年版で扱われている生活習慣病は**高血圧**，**脂質異常症**，**糖尿病**，**慢性腎臓病**の 4 種類であったが，2025 年版ではこれに**骨粗鬆症**が加わり，5 種類となった．わが国ではこれらの罹患率が高く，成人，特に高齢者においてはこれら 5 疾患が他の疾患の基礎疾患にもなりやすいことを考えると妥当な選択だと考えられる．また，「高齢者」の章ではフレイルについて触れられている．

2. 構造

- ▶2025 年版は総論と各論から構成されている．各論で記述されている内容や数値を理解するための基本事項は総論で説明されている．そのため，総論の理解は必須である．各論は次の 3 つの部分，エネルギーと栄養素（35 種類について検討され，そのうち 33 種類の栄養素に対して摂取すべき量が定められている）別の記述，特殊な集団（乳児，高齢者など）についての栄養素横断的な記述，生活習慣病（5 種類）とエネルギー・栄養素との関連に関する記述，に分けて記述されている．

- ▶食事摂取基準は，多くの診療ガイドラインと異なり，摂取すべき「量」が定められている定量的ガイドラインである．「じゅうぶんな摂取」といった定性的な記述は少ない．したがって，食事摂取基準を正しく理解し，正しく使うためには，定量的ガイドラインの特徴（長所と短所）を熟知し，それに即して用いることが求められる．

- ▶摂取不足を回避するための指標として，**推定平均必要量**（集団の半数の者が充足する摂取量），**推奨量**（推定平均必要量から導かれ，個人を対象とする栄養管理に用いるべき指標），**目安量**（推定平均必要量を定められない栄養素における代替指標）が定められている．また，過剰摂取を回避するために**耐容上限量**が定められている．加えて，生活習慣病の発症予防を目的として**目標量**が定められている．どの指標が定められているかは栄養素ごとに異なる．

- ▶また，エネルギーについては**推定エネルギー必要量**（体重の変化が起こらない平均摂取量）が定められている．なお，栄養素の必要量の計測は相当に難しく，研究数も少なく，結果も安定していない栄養素が多い．この事実を理解し，各指標の定められ方とそのために生じた注意点を

第3章　臨床に必要な基礎知識

第3章 ● 臨床に必要な基礎知識

十分に理解したうえで用いることが望まれる.
▶なお,個々の値については『日本人の食事摂取基準(2025年版)』を参照されたい.また,『日本人の食事摂取基準(2025年版)』は「日本人の食事摂取基準(2025年版)」策定検討会報告書(https://www.mhlw.go.jp/stf/shingi/other-kenkou_539644.html)として公開されている.

3. エネルギー

▶**エネルギー**については性,年齢区分,身体活動レベル(3区分)別に推定エネルギー必要量が定められている.しかし,臨床業務で利用可能な信頼度でエネルギー摂取量を測定する方法が事実上存在しないため,この値は,実際の医療業務で用いるものではなく,医療者の知識にとどめるべきものである.その意味もあり,推定エネルギー必要量は「参考表」としての掲載にとどめられている.
▶そこで,実測可能な指標として「目標とするBMIの範囲(18歳以上)」が定められており,実務においては,「体重の変化」および「目標とするBMIの範囲(18歳以上)」を用いることが勧められている.
▶なお,食事調査によって得られるエネルギー摂取量は調査法にかかわらず無視できない過小申告が多いとして,注意喚起がなされている.栄養素や食品についても同様の問題が存在する.

4. エネルギー産生栄養素

▶3大栄養素のことであるが,アルコールもエネルギー源となりうること,脂質(総脂質)だけでなく一部の脂肪酸(飽和脂肪酸,n-3系脂肪酸,

n-6系脂肪酸)にも食事摂取基準が定められていること,3大栄養素に対応する英語名称が存在しないことなどの理由のために,このように呼ばれている.このように,3大栄養素よりも細かい栄養素の区分で摂取すべき量が定められているので,この意味を正しく理解し,各指標の各値を正しく用いることが望まれる.

5. ビタミン・ミネラル・その他

▶**ビタミン類**と**ミネラル類**はそれぞれ13種類について食事摂取基準が定められている.どのような状態をもって必要量とするか(不足または欠乏の症状があらわれる摂取量,体内量が維持されている摂取量,または,体内が飽和している摂取量)が栄養素によって異なっている.つまり,必要量は「どのような状態をもって必要量とするか」に依存する.推定平均必要量(ならびに推奨量)の利用にあたってはこのことを十分に考慮して用いることが強く望まれる.
▶目標量は実施可能性が加味されてその値が定められている.したがって,目標量を満たして摂取しても,必ずしも目的(当該疾患の発症予防)を達することができるわけではない.利用者は,実施可能性を加味する前の値を知り,そのうえで,実施可能性が加味された目標量を用いることが望まれる.
▶たとえば,ナトリウム(食塩換算)の推定平均必要量は成人でおよそ1.5 g/日,実施可能性を加味する前の目標量は5.0 g/日未満と記述されている.また,実施可能性を加味する前の食物繊維の目標量は25 g/日と記述されている.さらに,目標量の目的は発症予防であって重症化予防ではない.したがって,たとえば減塩を要する高血圧症の患者には,食事摂取基準の目標量ではなく,「高血圧症治療ガイドライン2019」

1. 日本人の食事摂取基準：臨床家としての読み方と使い方

に記述されている値（6 g/日未満）を優先して用いるべきであろう．
▶ 同様の理由で，食事摂取基準では食事性コレステロールの目標量を定めていないが，「動脈硬化性疾患予防ガイドライン 2022 年版」では 200 mg/日未満と定めている．（注：食事摂取基準以外のガイドラインのなかにはその後改定されているものもある．その場合は最新のものを参照されたい．）
▶ 食事摂取基準には〈参考〉として扱われている章もある．これは摂取すべき量は定めないが，食事摂取基準に関連する重要な情報を提供する章と考えられる．2025 年版では「水」が設けられ，日本人における水の摂取量や摂取源などについての記述があり，有用性の高い情報である．

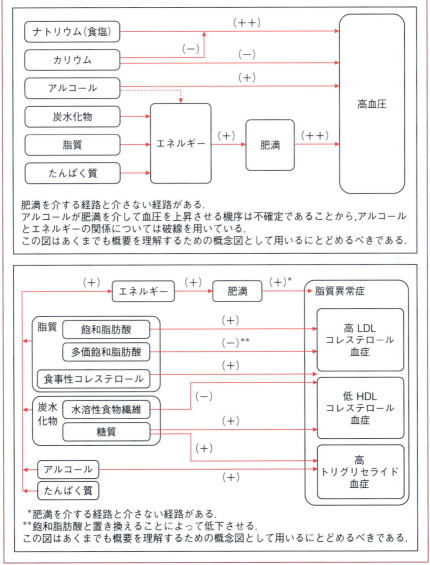

図1　栄養素摂取と生活習慣病の関連（特に重要なもの）
上から，高血圧，脂質異常症

第3章 ● 臨床に必要な基礎知識

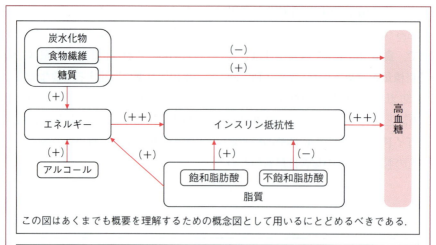

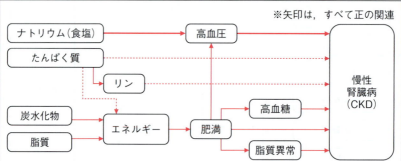

高血圧・脂質異常症・糖尿病に比べると栄養素など摂取量との関連を検討した研究は少なく，結果も一致していないものが多い．また，重症度によって栄養素など摂取量との関連が異なる場合もある．
この図はあくまでも栄養素等の摂取と慢性腎臓病（CKD）の重症化との関連の概要を理解するための概念図として用いるにとどめるべきである．

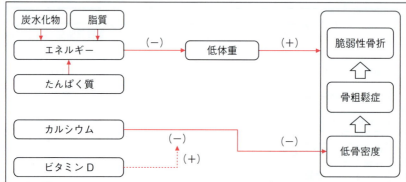

食事からのエネルギー・栄養素摂取量と骨粗鬆症・骨折の関連を検討した研究は少なく，結果も一致していないものが多い．特に，食事からのビタミンDの摂取量が寄与しているかについては，研究の困難さもあり，まだ十分に明らかにされていない．ビタミンDとカルシウムの関係については不確定であることから，破線を用いている．
この図はあくまでもエネルギー・栄養素摂取と骨粗鬆症との関連の概念を理解するための概念図として用いるにとどめるべきである．

図1 栄養素摂取と生活習慣病の関連（特に重要なもの）（つづき）
上から，糖尿病，慢性腎臓病，骨粗鬆症

6. 生活習慣病との関連

▶2020年版において,「生活習慣病とエネルギー・栄養素との関連」が正式の章として認められ,上述の5種類の生活習慣病について,エネルギー・栄養素との関連が記述されていたものが,2025年版では骨粗鬆症が加わり,5種類となった.しかしながら,この章では,目標量といった摂取すべき量は示されず,両者の関連が定性的に説明されているにとどまっている.

▶しかしながら,エネルギーの過不足(実際には肥満・やせ)ならびに関連する栄養素の摂取量の多少との関連が,関連の強さと関連の方向(促進的な予防的か)を含めて図示されている(図1).この図は科学的根拠が強固なものに限定されており,研究途上のものや専門家間で意見が分かれているものは含めていない.したがって,臨床現場でも利用価値が高いものと思われる.

* * *

▶以上のように,疾患の種類にかかわらず,栄養管理に関連する業務に就く者にとって食事摂取基準は必須の知識であり,いわば基礎教養科目のようなものである.

第3章 ● 臨床に必要な基礎知識

2. GLIM 基準（低栄養の診断基準）

- 低栄養診断は主観的評価から，客観的で再現性のある診断基準（GLIM 基準）へ変遷してきた．
- GLIM 基準は，栄養スクリーニング，簡易アセスメント，重症度評価の過程を含み，スクリーニング陽性かつ，簡易アセスメントにおいて表現型と病因の項目にいずれも異常を認める場合，低栄養と診断する基準である．
- 栄養スクリーニングでは，信頼性と妥当性が検証済みのツールを用いる．
- 低筋肉量の評価は，機器を用いた評価，身体計測，身体診察を駆使して行う．

キーワード	低栄養診断，栄養スクリーニング，栄養アセスメント，筋量評価，栄養ケアプロセス

1. 低栄養診断の歴史

▶ 低栄養（undernutrition）は健康状態，生活の質，身体機能などに大きく影響する代謝障害である．よい栄養状態を維持するために必要な栄養素およびエネルギー量に比較し，実際摂取し代謝に用いられた栄養素が少ないことが続いた結果，低栄養は生じる．食事摂取量が少ないこと，利用率が悪いこと，消費エネルギーが多いことなど，低栄養になりうる病態は多様である．

▶ 1987 年に Detsky らは Subjective Global Assessment（SGA）の信頼性を報じた．体重変化，食事量変化，消化器症状，身体機能，関連疾患，皮下脂肪減少，筋量減少，浮腫，腹水について評価し，低栄養を診断するものである．残念なことに，オリジナル版を改変し独自の SGA 風ツールを臨床で活用している本邦の施設が多い．信頼性・妥当性の観点から，オリジナル版を活用すべきである．

▶ 1994 年に Guigoz らは，高齢者向け低栄養診断基準である，Mini Nutritional Assessment（MNA）を書籍内で報告した．MNA では 18 項目を評価し，30 点満点でスコアリングすることで客観的に低栄養を分類する．MNA では，食欲や食事摂取量，体重変化，移動能力，ストレス，神経疾患，自立度，body mass index（BMI），上腕周囲径，下腿周囲径，主観的評価，たんぱく質摂取量，野菜や果物の摂取量，水分摂取量などを評価する．

▶ 1996 年に Ottery は，Patient-Generated Subjective Global Assessment（PG-SGA）を発表した．体重変化，食事摂取量，症状，活動状況を対象者にセルフレポートしてもらい，異常を認めた場合は専門家が身体所見などを追加し，低栄養か否か判断するという基準である．がん患者に特化したツールとされていたが，がん以外に一般的に使えるツールであることも数多く報じられているため，臨床応用できる．

▶ 2012 年に，米国栄養士会および米国静脈経腸栄養学会が，合同ステートメントとして新たな低栄養診断基準を発表した．摂食量不足，体重減少，筋量減少，皮下脂肪減少，浮腫，筋力低下の 6 項目を評価し，2 項目以上の異常を認めた場合，低栄養と診断する基準である．しかし，

各項目の判断基準が日本人に適しているかどうか不明確であり，本邦ではほとんど普及しなかった．

▶2015年に欧州臨床栄養代謝学会のコンセンサスとして，新たな低栄養基準が発表された．この基準では，まず栄養スクリーニングを実施することと，スクリーニング陽性者に対する追加評価という2ステップで低栄養を診断する．栄養スクリーニングは，信頼性と妥当性が検証済みのツールを用いることが明示された．

▶2018年にアメリカ大陸，ヨーロッパ，アジアの学際的な栄養系主要学会から代表者が集い，Global Leadership Initiative for Malnutrition (GLIM) 基準が発表された[1]．GLIM基準の構造は，前述の欧州臨床栄養代謝学会の基準と同様に，栄養スクリーニングで陽性者に対し，アセスメントを実施し低栄養を判断するというものである．さらに，GLIM基準では，低栄養者に対し重症度判定が追加された．

2. 低栄養診断を軸とした栄養サポート

▶近年の栄養管理手法，特に低栄養者に対する栄養サポートは，明確なプロセスがある（図1）．つまり，①全例に対し栄養スクリーニング，②スクリーニング陽性者に対する栄養アセスメント，③スクリーニング陽性者に行う低栄養診断，④個別のゴール設定と介入，⑤モニタリングである．この栄養管理手法は，栄養ケアプロセス (Nutrition Care Process)，栄養ケアマネジメント，リハビリテーション栄養ケアプロセスなどでも明確に示されている．

3. GLIM低栄養基準

▶GLIM基準は，栄養スクリーニングと簡易的なアセスメント（5項目）で行う低栄養診断法である（図2）．さらに，低栄養と診断されたのち，中等度および重度の2つの重症度に分類できる．

▶欧州臨床栄養代謝学会が勧めるように，栄養スクリーニングは信頼性と妥当性が検証済みのツールを使用する．本邦で使用しやすい栄養スクリーニングツールとしては，MUST (Malnutrition Universal Screening Tool)，MNA-SF (Mini Nutritional Assessment Short-Form)，NRS-2002 (Nutritional Risk Screening 2002)，MST (Malnutrition Screening Tool)，PG-SGA-SF (PG-SGA Short Form)，SNAQ (Simplified Nutritional Assessment Questionnaire) などが

図1 栄養サポートのフレームワーク

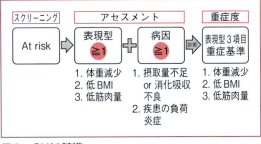

図2 GLIM基準
栄養スクリーニングで陽性のあと，表現型および病因の計5項目をアセスメントし，低栄養か否かを診断する．低栄養と診断された場合，表現型の3項目を用いて重症度（中等度・重度）を判断する．

第3章 ● 臨床に必要な基礎知識

ある．SGAは，訓練された専門家が行う低栄養診断基準であり，スクリーニングツールとして妥当とはいえないことに注意が必要である．また，血液データを中心に構築された指標は，低栄養リスクを判断する指標というより，生命予後予測指標に近いため，前述の栄養スクリーニングツールを使用することが勧められる．

▶栄養スクリーニングツールを使用し，陽性（低栄養リスクあり）と認めた場合，GLIM基準が提示するアセスメント5項目の評価を行う（表1）．アセスメント5項目は，「表現型」と「病因」の2つのカテゴリーに分けられている．表現型には，体重減少，低BMI，低筋肉量が含まれる．病因には，摂食量不足または消化吸収不良，疾患の負荷や炎症が含まれる．表現型と病因両方のカテゴリーで異常をひとつでも認めた場合，低栄養と診断できる．重症度判定は，表現型の3項目を用い，より重度の状態をひと

つでも認めた場合に重度低栄養と診断する．

4. 低筋肉量の評価（機器計測）

▶低筋肉量の評価は低栄養診断に不可欠である．機器を用いた量的評価は再現性や妥当性という点から最も勧められる[2]．これには，二重エネルギーX線吸収法（dual energy X-ray absorptiometry：DXA法），生体電気インピーダンス法（bioimpedance analysis：BIA法），CT，MRI，超音波検査が含まれる．DXA法およびCTは被曝リスクがあるため，低栄養診断目的のためだけに撮影することは避けなければならない．また，MRIは高コストである．BIA法と超音波検査はベッドサイド評価ができる点で有利であるものの，少なからず機器コストがかかる．

▶低筋肉量を機器を用いて判断する際のカットオフ値は，サルコペニア診断過程に含まれる低筋肉量のカットオフ値と同等のものを活用する．つまり，DXA法であれば，四肢骨格筋指数（四肢筋量を身長二乗で除した指数）が男性：$<7.0 \text{ kg/m}^2$，女性：$<5.4 \text{ kg/m}^2$である．BIA法では，同指数が男性：$<7.0 \text{ kg/m}^2$，女性：$<5.7 \text{ kg/m}^2$である．CTを用いた低筋肉量評価は，第3腰椎レベルのスライスを用いた体幹の骨格筋面積を用いるのが一般的である．しかし，そのグローバルなカットオフ値は定められていない．MRIおよび超音波検査においては，コンセンサスが得られた測定方法とカットオフ値はまだない．個々の状況に応じて，測定方法とカットオフ値を定めて臨床応用するべきと考えられる．

表1 GLIM基準のアセスメント項目判定基準

	項目名	アセスメント基準	重度判断基準
表現型	体重減少	6ヵ月間に>5% or 期間を問わず>10%	6ヵ月間に>10% or 期間を問わず>20%
	低BMI	70歳未満 $<18.5 \text{ kg/m}^2$ 70歳以上 $<20.0 \text{ kg/m}^2$	70歳未満 $<17.0 \text{ kg/m}^2$ 70歳以上 $<17.8 \text{ kg/m}^2$
	低筋肉量	サルコペニア診断に用いる低筋肉量基準	明確な基準は示されていない
病因	摂食量不足または消化吸収不良	必要栄養量の50%未満の期間が7日を超える or 必要栄養量を満たさない期間が2週間を超える or 消化吸収へ負の影響を生じている消化管疾病の存在	―
	疾患の負荷や炎症	急性炎症性疾患 or 重度外傷 or 慢性炎症性疾患（悪液質関連疾患）	―

低BMIのカットオフ値は，アジア人向けのカットオフ値を示した

5. 低筋肉量の評価(身体計測)

▶ 機器を用いた筋肉量評価が困難な場合，身体計測がひとつの代替手段である[2]．全身の筋量を反映する身体計測値としては，**下腿周囲径**と**上腕周囲径**が知られる．特に，下腿周囲径は上腕周囲径に比べ，筋量減少予測精度が高い．測定のための衣服着脱の手間も少ないことから，すでに GLIM 基準を臨床活用している多くの施設で下腿周囲径が用いられている．

▶ しかしながら，下腿周囲径は BMI の影響を受ける．GLIM 公式論文では，BMI が 25 kg/m² 以上 30 kg/m² 未満の場合に下腿周囲径実測値から 3 cm 引くこと，BMI が 30 kg/m² 以上 40 kg/m² 未満の場合に下腿周囲径実測値から 7 cm 引くことを記載している．また，浮腫による下腿周囲径増大の懸念がある．浮腫を調整するグローバルな方法は確立されていないものの，下肢に浮腫を認める場合，男性 2.1 cm，女性 1.6 cm を実測値から引くことが本邦から提唱されている[3]．

6. 低筋肉量の評価 (physical examination)

▶ **栄養アセスメント**(nutritional assessment)は，栄養の専門家が行う詳細評価を指す，technical term である．栄養アセスメントには，**問診**，**身体計測**，**身体診察**(physical examination)，**臨床推論(考察)**，**診断**が含まれる．低筋肉量の判断は，この physical examination によって専門家が判断した場合でも可能であると，GLIM 公式論文は述べている[2]．臨床栄養の知識が豊富で，日常的に栄養アセスメントを行う専門家の主観的な判断は認められる．栄養の専門家は，側頭，首，鎖骨，肩，肩甲骨，大腿，下腿の筋量を，視・触診で評価する．

文献

1) Cederholm T, et al. GLIM criteria for the diagnosis of malnutrition-A consensus report from the global clinical nutrition community. Clin Nutr 2019; **38**: 1-9

2) Barazzoni R, et al. Guidance for assessment of the muscle mass phenotypic criterion for the Global Leadership Initiative on Malnutrition (GLIM) diagnosis of malnutrition. Clin Nutr 2022; **41**: 1425-1433

3) Ishida Y, et al. Impact of edema on length of calf circumference in older adults. Geriatr Gerontol Int 2019; **19**: 993-998

第3章 ● 臨床に必要な基礎知識

3. 栄養療法に必要なリハビリテーションの基礎知識

- リハビリテーションは，人間の活動を扱う医学・医療であり，「食べる」「歩く」などの活動の再学習を主な目的としている．
- 身体の活動に必要な筋力増強には，高い筋負荷を伴う運動が効果的であるが，エネルギーやたんぱく質が不足した状態では運動の効果は低下し，ときに逆効果となる．
- 低栄養状態そのものも，サルコペニアによる身体活動性の低下や摂食嚥下障害など，障害の発生に関与する．
- 個々の患者の病態に応じて，適切なリハビリテーションと積極的な栄養療法を組み合わせて実施する必要がある．

キーワード 国際生活機能分類，リハビリテーション，サルコペニア，筋力，摂食嚥下障害

---

1. 導入—リハビリテーションと栄養の関連

▶人間の活動を扱うリハビリテーション医学・医療において，栄養は極めて重要なテーマである．リハビリテーションの対象となる障害者や高齢者は，低栄養やサルコペニアを合併することが多い．エネルギーやたんぱく質が不足した状態では，リハビリテーションの効果は低く，ときに逆効果となるため，適切な栄養管理はリハビリテーション医療において必須のスキルといえる．

▶一方で栄養療法には，各種疾患に対する治療の一環としてだけでなく，身体活動の土台となる栄養を安定させ，生活の質（QOL）を改善するという目的もある．低栄養状態そのものも，サルコペニアによる身体活動性の低下や嚥下障害の発症に関与する．栄養介入を行うにあたっては，栄養の改善を通じて身体活動性を高めるというリハビリテーションの視点が重要となる．

▶本項では，リハビリテーションの基本的内容について，栄養療法と関連の深い身体活動や摂食嚥下機能を中心に概説する．

2. リハビリテーションの概念

▶リハビリテーションは，療法士が行う単なる機能訓練を指す用語ではなく，人間の活動や生活にかかわる医学・医療全般を包含する幅広い概念である．その体系的評価には，国際生活機能分類（International Classification of Functioning, Disability and Health：ICF）を用いるのが一般的である（図1）．運動機能や嚥下機能は「心身機能・身体構造」（図中段左）に分類され，歩行や食事などの個体としての「活動」（中央），家庭や社会生活への「参加」（右）と，人の生活機能を3つの階層に分類して評価する．これらに個々の背景因子となる「個人因子」「環境因子」を加え，対象者の生活や人生の全体像を捉える

3. 栄養療法に必要なリハビリテーションの基礎知識

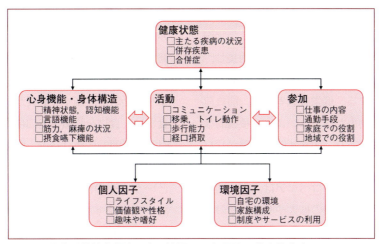

図1　国際生活機能分類（ICF）の枠組みと各項目の代表的内容

ことを可能としている．

▶リハビリテーション治療では，生活に必要な歩行や食事などの「活動」を再学習することに主眼が置かれる．栄養状態の評価は，「心身機能・身体構造」に含まれ，栄養状態を含めた身体機能にアプローチすることで，食事や運動などの「活動」の最大化を目指す．

3. 筋力および身体活動と栄養との関連

▶身体機能が低下した患者のリハビリテーションでは，全身の筋に効果的な負荷を与え，歩行などの身体活動の習得に取り組む．高いレベルの身体活動を実現するために，筋力増強訓練は最も基本的で重要な機能訓練である．筋力増強には，運動の強度，頻度および持続時間の3条件が揃う必要があり，特に強度としては**通常の生活での筋活動より高い負荷が必要である（過負荷の法則）**．具体的には，最大限の努力で発揮できる筋力（maximum voluntary contraction：MVC）の60％以上での筋収縮が有効とされる．高い強度の運動には，筋活動に必要な熱量に加え，筋たんぱく合成に必要な必須アミノ酸を供

給が必要であり，積極的なたんぱく質の補充を検討する．

▶高齢者や身体障害が重度の患者では，高負荷の運動がしばしば困難であり，その場合は運動強度を下げ，高頻度の運動プログラムを計画する．MVCの60％に満たない**低負荷な運動でも，運動の頻度が確保され，適切な栄養管理のもとであれば，筋力や歩行能力が改善する**ことが明らかにされている[1]．

▶このようにリハビリテーションでは，通常の筋活動を超えた負荷や高いレベルの身体活動，言い換えるとHarris-Benedictの式における活動係数や必要エネルギー量を高めるような介入を治療戦略としている．栄養療法を計画する際は，その点に留意したエネルギー量やたんぱく量の設定が必要である．また，回復期の患者では，日中の活動時間や歩行距離が段階的に延長するため，**将来の活動性向上を織り込んだ栄養計画が効果的**である．

4 低栄養患者にリハビリテーションを行ううえでの課題

▶低栄養状態では，筋肉の修復や再生が図れない

第3章 ● 臨床に必要な基礎知識

ばかりでなく，筋肉をエネルギー源として分解してしまう（catabolic state）．このような状況で過負荷な訓練を行うと，筋の分解を助長し，慢性的な筋肉の損傷や炎症をもたらし，筋力や筋持久力が低下する．低栄養患者では，筋負荷や身体活動が逆効果とならないように積極的な栄養療法が必要であり，栄養状態の改善がリハビリテーションに優先する．

▶ また，低栄養によるサルコペニアは，嚥下関連筋群の筋力低下，咽頭腔の拡大や咽頭残留の増加などをきたし，摂食嚥下障害の原因となりうる[2]．脳卒中などの疾病にサルコペニアを合併すると，経口摂取能力の回復を妨げ，誤嚥性肺炎が増加し，低栄養状態が助長される負のスパイラルに陥るリスクがある（図2）．疾病による障害と，病前からの低栄養に伴う障害の両方に注意し，安全かつ積極的な栄養療法を目指す必要がある．

5. 摂食嚥下障害患者のリハビリテーションと栄養のマネジメント

▶ 摂食嚥下障害のリハビリテーションは，障害の病態や重症度をアセスメントし，評価時点での経口摂取能力（今食べられる状態かどうか）と回復可能性（今後食べられるようになるか）を見極めることから始まる．

▶ 摂食嚥下機能の評価として，質問紙や改訂水飲みテストによるスクリーニング評価，嚥下内視鏡や嚥下造影などの有効性が確立されているが，チームで摂食を支援するためには実際の食事を包括的に評価する必要がある．

▶ 食事は，食物を認識して口に取り込み，口腔で咀嚼して咽頭に送り込み，嚥下反射により咽頭を通過し，食道の蠕動運動により胃に輸送するという一連の流れの繰り返しであり，それに沿って観察するとわかりやすい（表1）．しかし，咀嚼を伴う固形物の嚥下では，咀嚼している間に食塊は少しずつ咽頭に送り込まれ，嚥下反射が起きるまで徐々に咽頭に集積される（プロセスモデル）．実際の食事での咀嚼を伴う嚥下では，この点に注意が必要であり，本人の咀嚼・嚥下能力を適切に評価し，食事条件を定めることが必要となる．

▶ 摂食嚥下障害患者の支援にあたっては，衛生的な口腔環境，安定した座位姿勢や食事動作，嚥

表1 摂食嚥下の流れに沿った食事場面での観察のポイント

	主な観察ポイント
先行期 食物を認知し，口に取り込む	・覚醒しているか？ ・食欲はあるか？ ・食事に対する集中力はあるか？
口腔準備期 咀嚼し，食塊を形成する	・食べこぼしはないか？ ・義歯は適合しているか？ ・咀嚼中やごっくんの前にむせていないか？
口腔送り込み期 咽頭へ送り込む	・数回に分けて嚥下していないか？ ・いつまでも口のなかで残っていないか？
咽頭期 喉頭挙上，食道入口部の開大	・喉頭は挙上しているか？ ・のどに残った感じは訴えないか？
食道期 食道の蠕動	・食後に咳や痰は増えていないか？ ・逆流や胸やけの訴えはないか？

本表は5期モデルを基本にプロセスモデルの概念を加えて作成したものである．

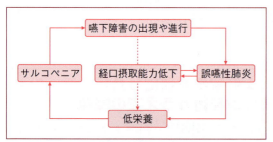

図2 低栄養と嚥下障害の悪化サイクル

下障害の病態や重症度に対応した食形態の設定など多くのポイントがある。そのため，理学療法士，作業療法士，言語聴覚士，歯科衛生士や管理栄養士など多くの職種の専門性を持ち寄り，病棟に集約する必要がある。当然ながら，リハビリテーション期間中に栄養手段や食形態が変化するなかでも，至適な栄養管理が一貫して行われる必要がある。口腔ケア・リハビリテーション・栄養管理にかかわる多職種がチームとなって，より良い摂食支援を追求したい。

* * *

▶筋力や摂食嚥下機能などの向上を通じて活動を促すリハビリテーション医療は，栄養療法と基盤となる考え方が共通している。家庭や社会に復帰したあとの食生活やライフスタイルなど，ICF の概念における「個人因子」「環境因子」に目を向け，栄養とリハビリテーションの両面からアプローチできることが理想である。

■ 文 献

1) Hernández-Lepe MA, et al. Exercise Programs Combined with Diet Supplementation Improve Body Composition and Physical Function in Older Adults with Sarcopenia: A Systematic Review. Nutrients 2023; **15**: 1998

2) Fujishima I, et al. Sarcopenia and dysphagia: Position paper by four professional organizations. Geriatr Gerontol Int 2019; **19**: 91-97

3) Smithard DG, et al. The Natural History of Dysphagia following a Stroke. Dysphagia 1997; **12**: 188-193

第3章 ● 臨床に必要な基礎知識

4. 医薬品と食品の相互作用

- 医薬品と食品との相互作用は，薬物動態学的相互作用と薬力学的相互作用に大別される．
- たんぱく結合率が高い薬剤では，栄養状態の悪化によって薬効の変動リスクが増大する．
- 食事や経腸栄養だけでなく，静脈栄養や薬物治療にも目を向けて連携を図り，相互作用を回避し，患者の栄養管理の最適化につなげることが重要である．

| キーワード | 薬物動態学的相互作用，薬力学的相互作用，キレート形成，薬物代謝酵素，たんぱく結合率 |

▶医薬品は，医師や歯科医師の診断・処方に基づいて使用されることを目的として薬価基準に収載されている医療用医薬品だけでも約13,000品目が存在するといわれており，それ以外のものも含めるとその数は膨大である[1]．管理栄養士が栄養指導を行う対象者も，医療用医薬品やいわゆるOTC薬と呼ばれる一般用医薬品を含めると，これまでに何らかの医薬品を服用したことがある，あるいは現在も服用している場合が大半であると想定される．

▶本項では，投与した医薬品が体内に取り込まれ，最終的に体外に排出するまでの過程について概説するとともに，病態栄養専門管理栄養士にとって必要な医薬品と食品の相互作用，栄養状態が及ぼす薬物治療への影響，栄養摂取に影響を与える薬物治療について解説する．

1. 医薬品と食品・栄養成分との相互作用（図1）

▶医薬品は投与した経路によって体内動態が異な

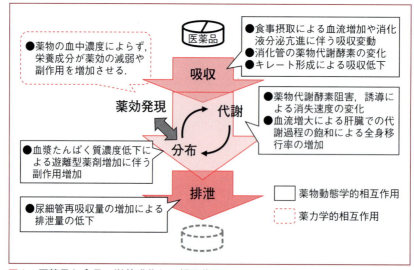

図1　医薬品と食品・栄養成分との相互作用

る．経口的に投与された薬剤は，口腔から食道，胃，小腸へ到達して小腸上皮より吸収され，門脈を経て肝臓へ到達する．医薬品の一部は肝臓で代謝されてその構造が変化するが，代謝を受けなかった成分は，血流に従って全身の各組織へと毛細血管を介して細胞内へ分布する．細胞内へ分布した薬は，受容体へ結合し，種々の反応を経て薬効を発揮する．代謝を受けることで活性化するような薬剤もあるが，多くの薬剤は体内をめぐるなかで肝臓での代謝を受けて薬効が消失するとともに，水溶性が増大し，腎臓から尿中へ，あるいは肝臓から胆汁へ分泌することで便中へと排泄される．点眼薬や吸入薬などの外用薬や注射薬は，消化管を経由しない投与経路であるため，医薬品の体内動態は剤形によって異なる．

▶一般的に，薬の効果はそれぞれの薬の血液中の濃度（血中濃度）によって決まるが，食事や栄養成分の影響を受けることが知られている．食事の摂取によって，薬が消化管から生体内に吸収されて，体外に排泄されるまでの過程で影響を受け，薬の体内動態が変動し，<u>血中濃度が変化する薬物動態学的相互作用</u>（Ⓐ参照）と，薬が作用部位へ到達し受容体に結合して作用を発現する過程で栄養成分と相互作用を起こし，<u>血中濃度に依存せずに薬効が変化する薬力学的相互作用</u>（Ⓑ参照）がある[2]．

Ⓐ 食事や栄養成分が薬の体内動態に影響を与える相互作用（薬物動態学的相互作用）

① 吸収過程における食事や栄養成分の影響

▶脂質の多い食事や食品の摂取によって，胃酸，胆汁などの消化液の分泌亢進や肝血流量の増加に伴って医薬品の溶解量や吸収量が増加することが知られている．薬は食後に服用するものが多く，医師から指示される服用方法としても一般的であるが，血中濃度の変化が大きく，注意

が必要な場合がある．

▶睡眠薬のクアゼパム（商品名：ドラール）は，添付文書の併用禁忌の項目に「食物」と記載されており，食後の服用を避け，就寝前に服用することが明記されている[3]．<u>胃内容物の残留によって吸収性が向上</u>し，未変化体およびその代謝物の血中濃度が空腹時の2～3倍に高まることが報告されており，過度な鎮静や呼吸抑制を起こす危険性が増加する．一方，B型肝炎治療薬のエンテカビル（商品名：バラクルード）は，<u>食事（高脂肪食または軽食）とともに摂取すると吸収率が低下</u>し，体内動態にも影響を及ぼすことが知られている．添付文書では，空腹時の具体例を食後2時間以降かつ次の食事の2時間以上前と明記し，服用するタイミングを定めている[3]．ほかにも，一部の抗がん薬では，脂肪の多い食事による血中濃度変化が知られており，パーキンソン病に用いるレボドパ製剤（商品名：メネシット，マドパーなど）では高たんぱく食による吸収低下が報告されている[3]．

② キレート形成による薬効の減弱

▶吸収過程における医薬品とミネラル成分とのキレート形成にも注意が必要である．カルシウムやマグネシウムを多く含む食品と一部の薬剤との相互作用にキレート形成による吸収低下がある．抗菌薬であるセフジニル（商品名：セフゾン）やミノサイクリン（商品名：ミノマイシン）は，鉄やマグネシウムとのキレート形成が知られている[3]．また，強力な骨吸収抑制作用があるビスホスホネート薬もキレート形成による吸収低下が報告されている．たとえば，骨粗鬆症治療薬のアレンドロン酸（商品名：ボナロン），リセンドロン酸（商品名：アクトネル）は，<u>相互作用を回避するために，水以外の飲み物や食物，ほかの薬といっしょに飲まないように起床時に服用し，服用後は30分程度食事摂取を避ける</u>よう添付文書に記載されており，カルシウムやマグネシウムの含有量が多い<u>牛乳やミネラ</u>

第 3 章 ● 臨床に必要な基礎知識

ルウォーター類も同様に注意が必要である[3].

▶キレート形成能はそれぞれの組合せによって異なり，同時投与でなければ過度に心配する必要はない場合が多いが，ミネラル成分としては鉄や亜鉛などもキレート形成に関与する．食品だけでなくミネラル成分を多く含有するサプリメントとの相互作用にも注意が必要である．

③ 薬物代謝酵素阻害・誘導を引き起こす食品成分

▶医薬品は各成分の化学的性質に応じて薬物代謝酵素による代謝を受ける．薬物代謝酵素を阻害すると，薬効が維持されたまま薬剤が代謝されずに薬効の増大や排泄遅延などの危険性が高まる．一方，薬物代謝酵素誘導は薬剤の代謝が促進されることによって薬効の低下につながる．

▶グレープフルーツジュース(GFJ)は，小腸粘膜上の薬物代謝酵素(CYP3A4)の活性を阻害することが知られている．単一の薬剤成分に対する作用ではなく，CYP3A4 で代謝される薬剤に広く影響を及ぼすため，降圧薬のフェロジピン(商品名：スプレンジール)と GFJ の場合は，過度の血圧低下，頭痛，顔面紅潮などの副作用リスク増大につながる[3]．また，免疫抑制薬であるタクロリムス(商品名：プログラフ)やシクロスポリン(商品名：ネオーラル)と GFJ の場合は，免疫抑制作用の増大による易感染性や汎血球減少などのリスクとなる可能性がある．GFJ の薬物代謝酵素阻害作用は，GFJ に含まれている苦味成分のフラノクマリン誘導体によるものであり，GFJ 以外の柑橘類でもその含有量は異なる(表1)．野菜や生薬にもフラノクマリン類が含まれている場合があり，注意が必要である[4]．

▶アルコールは，アルコール自体が持っている作用によって薬物の影響が強くなってしまう場合と，アルコールが薬物代謝酵素を阻害することによって薬効が増強するために悪影響を及ぼしてしまう場合，反対に薬物代謝酵素を誘導することによって効きにくくなる場合がある．アル

表1 主な柑橘類のフラノクマリン含有量と薬物代謝酵素への影響

影響の程度	フラノクマリン含有量	種類
影響が大きい	多く含む	グレープフルーツ，スウィーティー，バンペイユ，ダイダイ，ブンタン，はっさく，甘夏みかん，ライム
影響が少ない	少ない	ポンカン，伊予柑，ゆず，すだち，かぼす，金柑，ネーブルオレンジ，日向夏，レモン
影響がない	含まない	温州みかん，デコポン

コール常飲者ではミクロソームにおけるエタノール酸化系(microsomal ethanol-oxidizing system：MEOS)の活性亢進がみられ薬物代謝酵素が増加することが報告されている．基本的にアルコールは中枢抑制作用があるため，睡眠薬や安定剤の効果と相まって眠気・精神運動機能低下，前向性健忘，意識障害，筋弛緩作用による転倒などのリスクが高まる．これらの薬剤は幅広い年齢層の患者に使用されているため，アルコール摂取に関する栄養指導は医薬品との相互作用の観点からも重要である．

▶リラックス効果や抗うつ作用を期待して販売されているセイヨウオトギリソウ(別名：セントジョーンズワート)は，消化管や肝臓の薬物代謝酵素を誘導することが知られている．さらに，様々な薬物を細胞外に排出するトランスポーターである P-糖たんぱく質を誘導することによって，吸収された薬剤を再び小腸管内に排出する．薬物代謝に関連する様々な分子種を誘導することが報告されており，代謝を促進することによって，薬物血中濃度が低下し，効果が減弱する可能性がある．栄養指導時に本成分を使用していることが疑われるような場合には，医師・薬剤師に相談するよう促す．

④ たんぱく結合率の高い薬剤への影響

▶循環血液中へ分布した薬剤は，血漿たんぱく質と一定の割合で結合した状態で存在する．主としてアルブミンと結合した状態で存在し，たん

56

ぱく質と結合した薬剤は分子量が大きく，組織や臓器へ移行することができないため，たんぱく質と結合していない遊離型の薬の濃度が薬理作用や有害反応に関係する．薬効成分がたんぱく質と結合する程度（たんぱく結合率）は薬剤ごとに異なるが，栄養状態が悪化し，低アルブミン血症を呈する患者では，遊離型の濃度が上昇し，薬効の増大リスクが生じる場合がある．抗てんかん薬のフェニトイン（商品名：アレビアチン），血糖降下薬のグリベンクラミド（商品名：オイグルコン），抗凝固薬のワルファリン（商品名：ワーファリン）などは，たんぱく結合率が高い薬剤として知られている．たとえば，血糖降下薬の場合は，血糖降下作用の増大によって血糖コントロールが不安定となり，低血糖症状が出現する危険性も高くなる．単純な薬効の増大だけでなく，栄養状態の変化によって病態コントロールにも影響を与える可能性がある．

B 食品中の成分が薬の効き方に影響を与える相互作用（薬力学的相互作用）

▶代表的な薬力学的相互作用として，ワルファリンとビタミンKの相互作用が知られている．

▶ワルファリンは肝臓でビタミンKの作用を阻害することによって，ビタミンK依存性凝固因子の合成を抑制し，血液凝固を阻害する薬剤である．習慣的なビタミンK摂取量が250 μg以上となるような場合に，ワルファリンの効果が減弱する可能性があるという報告[5]がある．納豆は腸管内において納豆菌によるビタミンKを産生し，青汁やクロレラ類は濃縮された製品であるためにビタミンK高含有食品であり注意が必要である．

▶一方，ほうれん草やブロッコリーなどの緑黄色野菜は継続して大量に摂取することは控えることが望ましいが，日本人の食事摂取基準（2025年版）に記載されている目安量は1日150 μg と

なっている[6]．ワルファリンの抗凝固コントロール安定化を目的とした最適なビタミンK摂取量は150 μg/日とする報告もある[7]．したがって，納豆の非摂取者の一般的な日常摂取では，ワルファリンの効果に影響を与える可能性は低い．経腸栄養剤や高カロリー輸液キット製剤にもビタミンKが含まれているが，製剤間でも含有量が大きく異なるため，管理栄養士・薬剤師双方向性の関与によるリスク回避が求められる．

2. 栄養摂取に影響を与える薬物治療

▶栄養サポートチームでの活動では，栄養状態の改善や食事摂取量の回復を期待して薬剤を追加する場合がある．食事摂取量の増加を期待して使用される主な薬剤を**表2**に示す．消化管運動亢進作用やグレリン分泌を促進することによって喫食量の増加が期待できる．

表2 食事摂取量の増加を目的として使用される薬剤の例

分類	薬剤名	特徴
ドパミン受容体拮抗薬	メトクロプラミド，ドンペリドン，スルピリド	末梢性のドパミン D_2 受容体を阻害することによって消化管運動不良による腹部症状を改善する．
5-HT$_4$受容体刺激薬	モサプリド	セロトニン 5-HT$_4$ 受容体を刺激することにより，間接的にアセチルコリン遊離を促進し，消化管運動を促進する．
漢方薬	六君子湯，補中益気湯，人参養栄湯，安中散	各生薬成分の複合的な作用によって，病後の倦怠感や消化機能の衰えを改善し，食事摂取量増加に寄与する．
グレリン様作用薬	アナモレリン	成長ホルモン放出促進因子受容体タイプ1aを介して下垂体からの成長ホルモンを促進することによって食事量を増加させ，体重増加を促す．

第 3 章 ● 臨床に必要な基礎知識

▶一方，医薬品の副作用によって食事摂取量の減少や体液貯留をきたす場合がある．それ以外にも食事摂取量が改善できない理由として，薬剤の副作用によって嘔気・嘔吐症状が誘発されている場合や疼痛によって食事摂取が困難である場合，排便コントロールが十分でない場合，食事摂取を行ううえで必要な覚醒度が得られていない場合などがあげられる．患者の背景要因や行われている治療を多角的に評価し，薬剤師と連携して薬剤調整の検討依頼や補助的な静脈栄養の追加を検討することが望まれる．

＊　＊　＊

▶医薬品と食品の相互作用は，医薬品の体内動態の様々なプロセスで起こりうるものであり，特定の組合せだけを注意すればよいというものではない．病態栄養専門管理栄養士は，食事や経腸栄養だけでなく，静脈栄養や薬物治療にも目を向けて連携を図り，相互作用を回避し，患者の栄養管理の最適化につなげることが重要である．

■文献

1) 厚生労働省．薬価基準収載品目リスト及び後発医薬品に関する情報について（令和 6 年 6 月 14 日適用）　https://www.mhlw.go.jp/topics/2024/04/tp20240401-01.html
2) 川添禎浩，古賀伸幸（編）．栄養科学シリーズ 栄養薬学・薬理学入門，講談社サイエンティフィク，p.65-79
3) 各薬剤メーカー添付文書，インタビューフォーム
4) 齋田哲也ほか．酵素免疫測定法による食物・生薬中のフラノクマリン類含量のスクリーニング，医療薬学 2006; **32**: 693-699
5) Fujino T, et al. Literature search on the interaction between warfarin and vitamin K. Rinsho Yakuri 2010; **41**: 43-52
6) 厚生労働省．日本人の食事摂取基準 2025 年版策定検討会報告書（令和 6 年 12 月 27 日時点）　https://www.mhlw.go.jp/content/10904750/001316585.pdf
7) 佐藤陽子ほか．ワルファリン服用者におけるビタミン K 摂取量の許容範囲に関する系統的レビュー．食衛誌 2015; **56**: 157-165

5. 病態栄養における健康・医療データの活用

● 健康・医療データとは，日常の活動で得られた健康状態に関するデータと医療機関で記録されたデータの総称である．

● 健康・医療データの利活用を目指して，国から認定を受けた事業者が医療機関などから情報を継続的に収集して大規模なデータベースを構築し，匿名化後にアカデミアや企業に提供するための，次世代医療基盤法が施行された．

● 病態栄養に活用できる健康・医療データの例として，歩数，活動量，食事内容，医療の記録があげられる．

キーワード 　健康データ，医療データ，次世代医療基盤法，ビッグデータ，ウェアラブルデバイス

---

1. 健康・医療データとは

▶ 健康・医療データとは，健診や介護，日常生活で得られる健康状態に関するデータと，医療機関や調剤薬局などで記録された医療に関するデータを総称したものである．これには，医療機関で受けた健診や診察の記録だけでなく，ウェアラブルデバイスで測定した歩数，血圧，心電図なども含まれる．これらのデータは，保健施策の推進，新規医療開発の加速，個別化された医療サービスにつながる貴重な資料と考えられている．

▶ デジタル化の進展により，多くの人々のこうしたデータをビッグデータとして扱えるようになり，国の施策として利活用基盤の整備が進められている．

2. 次世代医療基盤法とは

▶ カルテなどに記載された個々人の医療情報を匿名加工し，医療分野の研究開発への活用を促進する目的で，次世代医療基盤法が 2018 年 5 月11 日に施行された．この法律のもと，医療機関は，あらかじめ本人に通知し，本人が提供を拒否しない場合に限り，国が認定した事業者（2024 年 7 月時点で 3 事業者）に医療情報を提供することができる．

▶ 認定事業者は，アウトカムを含む医療情報を少なくとも 100 万人以上の規模で収集する能力が求められ，カルテ情報，健診情報，レセプト情報など，様々な主体から多様な情報を継続的に収集して，名寄せを行い，大規模なデータベースを構築する．匿名加工や仮名加工の実施，データを研究者などに提供する際の審査は認定事業者が担い，データの幅広い活用が期待されている．

▶ この認定事業者からデータを得て行われた利活用実績としては，カルテ情報から病態進行を予

第3章 ● 臨床に必要な基礎知識

測する AI の開発や，標準的治療と再入院の関連検討などがあげられ，これまでのところは医療データが中心であるが，今後は健康データの活用にも広がる可能性がある.

3. 病態栄養学領域における健康・医療データ利活用の事例

▶病態栄養学領域においても，健康・医療データの利活用と研究成果の社会還元が大いに期待される. 新たな栄養療法の開発に資することはもちろん，ウェアラブルデバイスなどを用いて日々収集される血圧・体重・運動量のような健康データは，個別化した病態栄養学的介入に対して極めて有効とされる. ここでは，その具体的な活用事例について述べる.

A 糖尿病患者の入院中の骨格筋減少

▶糖尿病に対する入院加療では，血糖値の管理に加え，必要に応じて肥満の改善を目的に病院食による栄養介入がなされる. 京都大学医学部附属病院糖尿病・内分泌・栄養内科では，入院加療を必要とする糖尿病のある人に対して，入院時と退院時に生体インピーダンス法を用いた体組成評価を行うとともに歩数計により活動量を測定している. これらのデータを用いて，2014年から2015年に入院した者を検討したところ，入院中の歩数が多い者ほど骨格筋量が減少するという予想外の結果が得られた[1]. これらの人の入院中のたんぱく質摂取量は，サルコペニア診療ガイドライン2017で推奨される適正体重あたり 1.0 g/kg 体重/日以上を満たしていたが，特にウォーキングを励行した人では，必要なエネルギー量・たんぱく質量を満たしていなかった可能性が推測された. この結果を踏まえ，入院中の栄養量が相対的に不足しないよう，さらなる注意が払われるようになった.

▶2019年から2020年に入院した者では，歩数計に代えて3軸加速度計により活動量を評価した. 活動係数の中央値は 1.25 であり，入院中に経験的に適用されてきた活動係数 1.3 と大きな違いはなかったものの，分布は 1.0 から 2.0 と非常に幅広く，入院時に一律の活動係数を適用することの限界が明らかになった. 入院中でも個々人の活動量に合わせた栄養量の設定が重要であるが，加速度計による評価は汎用性が高くない. 活動係数と歩数には強い線形関係があり，歩数測定で代用可能と考えられる. 具体的には，10,000 歩/日で活動係数 1.4，0 歩/日で 1.1 程度の関係が得られている.

▶骨格筋減少と摂取栄養量，活動量の関係を解析したところ，入院中のエネルギー量とたんぱく質量の影響に加えて，1.5 METs 以下の静的活動時間が長いほど骨格筋量が減少するという結果が得られた. この結果は，1.5 METs 以下の時間，すなわち座位の時間を短縮することで糖代謝指標が改善されたとする介入研究[2]，座位時間が長いほど心血管死が増加するが，がん死は増えないという観察研究と一致しており[3]，糖尿病を有する人における座位時間短縮の重要性を示唆している. これにより，活動量は健康データとして病態栄養学的介入に重要な情報であるといえる.

▶日常生活における活動量や座位時間を考慮した介入は，これまでは現実的ではなかったが，今後はスマートフォンなどのウェアラブルデバイスで測定された健康データ（personal health record）としてこれらの指標も収集・活用される方向に進むと予想される. これにより，個別化された病態栄養学的介入のために有用なデータとなるであろう.

B 1型糖尿病を有する人の食事内容と血糖変動

▶1型糖尿病を有する人の血糖管理においては，

60

HbA1c だけでは評価しきれない血糖変動を把握するために，持続血糖測定（continuous glucose monitoring：CGM）の普及が進んでいる．内因性インスリン分泌が枯渇しているため，栄養摂取量やインスリン注射など，複数の要因が複雑に影響し，血糖値が予想外に変動することが多い．著しい血糖変動は，患者の QOL を低下させる要因となることが知られている[4]．

▶2011 年から 2012 年にかけて，内因性インスリン分泌が低下した 1 型糖尿病を有する人を対象に，血糖変動と食事記録，活動量のデータを調査した結果，総エネルギー摂取量に占める炭水化物比率が高い人では，血糖値が 70〜180 mg/dL の範囲内にとどまる時間が長いことが明らかになった[5]．当時の持続皮下インスリン注入療法（continuous subcutaneous insulin infusion：CSII）やインスリン頻回注射法（multiple daily injections：MDI）では，脂質の多い食事による血糖値上昇に対するインスリン調整が不十分であった可能性が考えられる．

▶現在では，CSII のボーラスパターンも多様化し，食後の血糖値上昇に対応した調整が可能になり，インスリンを食事に合わせて精度高く調整する治療が可能となりつつある．このような状況下で，近年普及しつつある摂取栄養量を比較的簡便に評価しうるモバイルアプリは質問紙を用いた従来法と比して遜色なく[6]，また食事ごとに摂取栄養量を評価しうることから，使用する本人はもちろん医師や管理栄養士にとって有用なデータ収集ツールとなるであろう．

C 睡眠時無呼吸症候群における持続陽圧呼吸療法と体重増加の関係

▶睡眠時無呼吸症候群に対して，持続陽圧呼吸療法（CPAP）が導入されることが多いが CPAP 導入後に体重増加がしばしば経験される．無呼吸の改善だけでは代謝異常が十分に解消されないため，減量を目的とした病態栄養学的介入の重要性が認識されている．

▶睡眠時無呼吸症候群に対する CPAP 治療前後のエネルギーバランスの変化と関連因子について検討したところ，CPAP 治療後には交感神経活動の低下により基礎代謝が 5％程度減少し，エネルギー消費量の低下が体重増加の一因であることが示された．また，CPAP の使用頻度が高い患者ほど基礎代謝量が低下すること，食事管理が徹底できている患者では体重増加がみられなかったことも明らかになった[7]．

▶これらの結果は，代謝異常に対する食事療法において，併存疾患の治療状況が重要な影響を与えることを示している．また，在宅で使用する CPAP 機器の使用状況などのデータが病態栄養管理に活用できることも示唆される．

▶これらを踏まえると，病態栄養学的介入においては，個々人の日常生活や医療機関で得られるデータを積極的に活用することが重要である．

■文献

1）玉井由美子ほか．糖尿病患者の入院による骨格筋量の変化．日本病態栄養学会誌 2020；**23**：253-260
2）Dempsey PC, et al. Benefits for Type 2 Diabetes of Interrupting Prolonged Sitting With Brief Bouts of Light Walking or Simple Resistance Activities. Diabetes Care 2016; **39**: 964-972
3）Katzmarzyk PT, et al. Sitting Time and Mortality from All Causes, Cardiovascular Disease, and Cancer. Medicine & Science in Sports & Exercise 2009; **41**: 998-1005
4）Ayano-Takahara S, Ikeda K, Fujimoto S, et al. Glycemic variability is associated with quality of life and treatment satisfaction in patients with type 1 diabetes. Diabetes Care 38: e1-e2, 2015
5）Ayano-Takahara S, et al. Carbohydrate intake is associated with time spent in the euglycemic range in patients with type 1 diabetes. J Diabetes Invest 2015; **6**: 678-686
6）Iizuka K, et al. A Study on the Compatibility of a Food-Recording Application with Questionnaire-Based Methods in Healthy Japanese Individuals. Nutrients 2024; **16**: 1742
7）Tachikawa R, et al. Changes in Energy Metabolism After Continuous Positive Airway Pressure for Obstructive Sleep Apnea. Am J Respir Crit Care Med 2016; **194**: 729-738

第3章 ● 臨床に必要な基礎知識

6. 医療安全

- 患者安全で最も重要なことは，医療従事者ならびに病院組織に安全文化をいかに浸透させるかにある．
- 医療を複雑系適応型システムとして捉えた視点としてSafety-Ⅱの概念がある．
- 医療事故情報収集事業では報告書，年報，毎月の医療安全情報，事例データベース，研修会など様々な形で情報発信している．
- 食事に関連した医療事故には「指示外の提供・摂取」「アレルゲンの提供・摂取」「異食」「未提供」「誤嚥」などがあるが，「アレルゲンの提供・摂取」は重大な事象につながる．
- 「アレルゲンの提供・摂取」の防止には，視認性の配慮，食材のチェック，各業務工程での確認とその実施など様々な防止策が求められる．

キーワード	複雑系適応型システム，Safety-Ⅱ，医療事故情報収集事業，アレルギー事故防止対策

▶人間は間違い(エラー)を起こすものであり，引き起こすヒューマンエラーを完全になくすことは困難である．人間の特性を知りエラーに基づいた事故を限りなく防ぐアプローチは重要で，ヒューマンエラーを重大な事故につなげないシステム構築が求められる．医療界ではほかの産業にならい，チェックリスト，業務の標準化，人間工学を応用した機器，設備，業務手順の改良，ノンテクニカルスキル研修など様々な安全対策手法を取り入れてきた．ここでは医療安全の最近の考え方と実際の現場で役立つ知識を中心に述べる．

▶なお，本邦では医療安全という用語で用いられているが，WHOでは患者安全(patient safety)が用いられ，医療に関連した不必要な害のリスクを許容可能な最小限の水準まで減らす行為と定義されている．

1. 最近の動向

A 4つの文化とWHOカリキュラムガイド

▶患者安全で最も重要なことは，医療従事者ならびに病院組織に安全文化をいかに浸透させるかにある．安全文化は，①報告する文化：reporting culture，②公正な(正義の)文化：just culture，③柔軟な文化：flexible culture，④学習する文化：learning culture，と4つの要素から成り立ち[1]，医療者に報告制度を徹底すること，現場で発生した事象を遅延なく網羅的に把握すること，報告をもとに再発防止に努めることは安全の基本となる．なお，安全な医療提供のため医療職員すべてが学ぶべき内容がWHO患者安全カリキュラムガイド[2]としてまとめられ，医療従事者が学ぶべき11項目のTopicが提示されている．

B 最近の考え方—Safety-I から Safety-II へ

▶患者安全は医療事故の当事者となった個人を非難するのではなく，医療をシステムとして捉え働く環境や業務プロセスに注目する，いわゆるシステムズアプローチの概念が中心となっている．この概念では，医療は入力に対して出力が予想できる単純な「機械型システム」ではなく，突発的かつ予想外の結果が生じる可能性があり，個々の自由な行動をとる要素の集合からなる理論を基とした「複雑系適応型システム」といえる．

▶医療を複雑系適応型システムとして捉えた新たな視点として Safety-II の概念がある[3]．従来の安全対策は不具合の原因や危害を除去し，それらの影響を抑圧することが目的であった．これは Safety-I とされ，「悪いアウトカム（事故/ニアミスなど）の数ができるだけ低い状態にあること」と定義される．一方，Safety-II は「受け入れられるアウトカムの数ができるだけ多くなる状況」で，「変化する状況のもとで成功する能力」である．「安全」の定義を「事故・失敗の数が少ない」ことに限定せず，日々の行動のなかから「安全な行為」「より質の高い行為」を探求する方向に発展させたといえる．

▶このように医療を複雑系適応型システムととらえ，事故発生の可能性の最小化だけでなく，事故が発生しても迅速に対応し被害を最小化し業務パフォーマンスを最大化する考え方が注目されている．

2. 医療安全と食事　食事・栄養関連の情報収集と対策

A 医療事故情報収集事業

▶間違いから学び，さらなる安全の向上につなげるためには，現場で発生した事象を把握する必要がある．各医療機関ではインシデント報告をもとにした報告体制が構築されているが，特定機能病院をはじめ国立病院機構の病院（1,400 あまりの医療機関が参加）では，現場で発生した医療安全にかかわる事象を医療機能評価機構の医療事故情報収集事業がとりまとめ，医療機関や国民に報告書や医療安全情報を作成し提供している[5]．なお，同事業では 4 半期ごとの報告書，年報，毎月の医療安全情報，事例データベース，研修会など様々な形で現場にフィードバックしている（図1）．

B 報告書分析結果より

▶医療事故情報収集事業の報告書[6]によると，食事に関連した医療事故には「指示外の提供・摂取」「アレルゲンの提供・摂取」「異食」「未提供」「誤嚥」などがある．なかでも「アレルゲンの提供・摂取」は，重大な事象につながるため詳細な分析報告がなされている．同報告書には食物アレルギー情報の把握や共有に関すること，電子カルテなどに関すること，食札に関すること，献立に関すること，調理・盛り付けに関すること，配膳に関することに分け，各々に再発防止策が掲げられている．

C 実際の取り組み

▶食事提供にかかわる業務は「情報収集」，「情報入力・オーダー」，「調理」，「配食」，「配膳」に分けられ，その各業務工程にアレルゲン食材の確認作業があれば防止可能となることから，当院ではアレルギー事故防止対策として①②を実施している．

① 視認性に配慮した誤認防止策とヒアリングシートの活用（図2）

▶アレルギー食はアレルギー専用の食器を使用，一般食と混同しないようにすべてトレイに食事をセットした状態でアレルギー専用の配膳車に収納している．なお，問診時に得た情報をもと

第3章 ● 臨床に必要な基礎知識

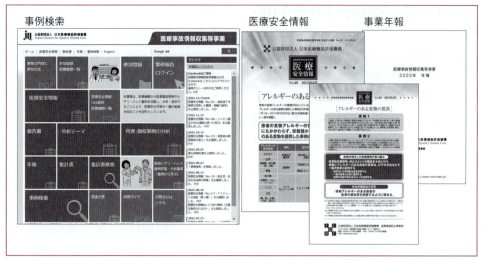

図1　医療事故情報収集事業
報告された事例をもとに分析，報告書や年報，医療安全情報を作成しホームページで公開している．

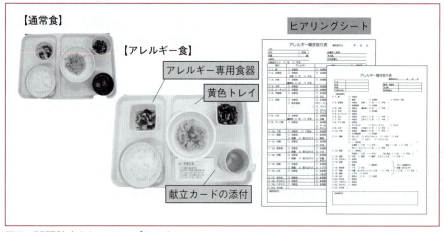

図2　誤認防止とヒアリングシート
アレルギー食はアレルギー専用の食器と専用のトレイ（黄色トレイ）を使用し，アレルギー配膳車に格納して配膳している．ヒアリングシートは原材料が把握可能とする様式となっている．

に作成したヒアリングシートは原材料が把握可能な様式となっている．

② **各工程におけるチェック体制**（図3）
▶管理栄養士はヒアリングシート作成と同時に食物アレルギーの詳細を電子カルテ上の患者プロファイルに登録を行う．指示内容に従い委託栄養士がアレルギー食専用の個別献立を作成するが，この際，食材にアレルギー原因食品が含まれていないか成分表を用いて確認を行う．ま

た，帳票作業時にも献立カードとヒアリングシートの内容を再度，照合確認する．盛り付け終了後も献立カード，ヒアリングシートに沿っているか食材ひとつひとつ確認する．最終チェック担当は，食事内容と献立カードを照合確認，献立カードをトレイに載せ，アレルギー専用の配膳車に格納する．なお，病棟では看護師もしくは補助者が患者とともに確認して配食する．

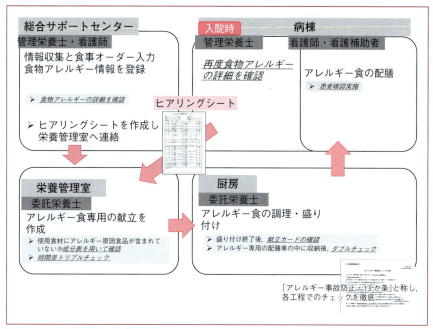

図3 アレルギー食の提供の流れ
一元化された情報をもとに各工程で確認する体制としている.

▶このように視認性の配慮, 食材のチェック, 各業務工程での確認とその実施など様々な「アレルゲンの提供・摂取」の防止策を行っている.

D 経管栄養に関する安全管理

▶経口栄養が不能となった場合, 消化管に大きな問題がなければ経腸栄養を行うことが原則とされている. なかでも胃管を用いた経鼻経管栄養は経腸栄養のなかで侵襲が少ないため日常的に多くの医療機関で実施されている. しかし, 重篤な合併症や稀に死亡事例が発生することがあり, 医療事故調査・支援センターから提言が示されている[7]. 胃管は通常, 経鼻的に咽頭, 食道を経て胃内に留置されるが, 挿入の際に目的とする部位(胃)以外に挿入されることがあり, 誤挿入と呼ばれている. 直ちにこれが死亡と結びつかないが, ここから相当量の水または栄養剤が投与された場合, 窒息, 重篤な肺炎, 腹膜炎, 胸膜炎などを起こす. 胃管挿入は重篤な合併症を起こしうる手技であるということ, 胃管による経腸栄養の適応を常に考えながら行うことが医療者には求められる.

* * *

▶食事は医師, 看護師, 栄養士など多職種が関与したうえで患者に提供される. それぞれの専門性を発揮し, 患者にとって適切かつ安全な食事を提供するためには互いの特性を知っておくことも重要である. 病院機能評価やJCI(Joint Commission International)など第三者による評価によりその質が客観的に評価され, 患者安全は単なる事故防止から医療の質管理の時代, リスクマネジメントからセーフティマネジメント, クオリティマネジメントの時代となりつつある. いずれにしても, 職員が安全を第一とした行動をとる安全文化の形成が重要である.

文献

1) James Reason. 安全文化をエンジニアリングする. 組織事故；起こるべくして起こる事故からの脱

出, 塩見弘(監訳), 日科技連出版社, 東京, p.271-317, 2014

2) WHO 患者安全カリキュラムガイド多職種版 https://www.tokyo-med.ac.jp/mededu/news/doc/who/WHO%20Patient%20Curriculum%20Guide_B_01.pdf

3) エリック・ホルナゲル(著), 北村正晴, 小松原明哲(監訳). Safety-I & Safety-II, 海文堂, 東京, 2015

4) カール・E・ワイク, キャスリーン・M・サトク

リフ(著), 中西 晶(監訳). 想定外のマネジメント, 文眞堂, 東京, 2017

5) 公益財団法人日本医療機能評価機構 | 医療事故情報収集等事業　https://www.med-safe.jp/

6) 医療事故情報収集等事業 第25回報告書　https://www.med-safe.jp/pdf/report_2011_1_T002.pdf

7) 医療事故の再発防止に向けた提言　第6号　栄養剤投与目的に行われた胃管挿入に係る死亡事例の分析 https://www.medsafe.or.jp/uploads/uploads/files/teigen-06.pdf

7. 栄養サポートチーム（NST）の意義

- 栄養サポートはすべての疾患治療の根幹であり，薬効の促進や早期治癒をはじめ入院期間の短縮，医療コストの削減などの医療経済効果が期待される．
- わが国では 2000 年頃から NST 活動が活発化することで種々のアウトカムが評価され，2010 年の診療報酬改定において NST 加算が新設された．
- 新たな診療報酬改定により管理栄養士の病棟配置が進むなかでも，重傷病態や複雑な病態に対応する NST 介入のニーズは高く，また NST は栄養管理にかかわる教育や研修の役割を担うことで大きな効果が期待される．

キーワード NST，栄養療法，DPC，NST コーディネーター，多職種連携

1. NST の概要

▶栄養サポートチーム（Nutrition Support Team：NST）は，医師，管理栄養士，看護師，薬剤師など各医療機関の特色ある多職種で構成され，異なる専門家が一堂に知識と技術を持ち寄り，最善の治療に向けた栄養支援を行うことで早期治癒を促進する．

▶栄養療法はすべての疾患治療に共通した根本的な治療のひとつである．適切な栄養療法によって薬効は促進し，早期治癒をはじめ入院期間の短縮，医療コストの削減などの医療経済効果が期待される．適切な栄養療法がなされなければ，いかなる治療法もその効力を失い，大きなリスクとなる．

▶栄養療法のみならず種々の栄養剤や輸液製剤，栄養デバイスなどが絶えず進歩しており，新しく正しい情報をすべてのスタッフに教育，研修することによって，適切な栄養療法の実践を介して大きな効果が期待される．

▶わが国においては，2000 年頃から NST 組織率が増加し，NST の活動が活発化した．

▶わが国の高齢化に伴い予備力の少ない患者が増加し，低栄養が主疾患の治療そのものに影響することが周知されることで栄養療法に対する関心が高まり，また 2010 年の診療報酬改定で NST 加算が新設され，急速に NST 組織率が高まったことが背景にある．

▶従来，1 病院にひとつの NST が組織され，低栄養を認める重症患者のみに対応することが兼務するチーム医療での時間的限界であった．また，重症患者の栄養状態の改善には時間がかかるため，栄養障害を認める多くの患者に対応することは困難であった．そこで診療科単位，あるいは病棟単位で複数の NST を組織することで，軽度から中等度のすべての栄養障害患者に対応でき，低栄養に伴う重症化予防の効果が期待できる．

▶管理栄養士の病棟配置が進むなかでも，重傷病態や複雑な病態に対応する NST 介入のニーズが高い．

第3章 ● 臨床に必要な基礎知識

2. NSTにかかわる診療報酬と本学会制度

▶わが国の急性期病院では，診断群分類（diagnosis procedure combination：DPC）による一日包括払に変遷している．これまでの出来高算定と違い，物のコストや人件費に対する考え方が変わった．DPCでは，食事やリハビリテーションなどが出来高算定となり，タスクシフト／シェアおよびチーム医療によって良質かつ効率的な医療が提供でき，労働生産性が上がるほど利益が生じる報告がある．

▶2010年4月の診療報酬改定によりNST加算が新設された．一定基準の教育を受けた医師，管理栄養士，看護師，薬剤師による専任のチーム（いずれか1名は専従）を構成することで算定可能である．診療点数は，週1回200点（／人）であり，専従がいる場合には1日概ね30人以内が算定できる．また，歯科医師が共同して行った場合は，歯科医師連携加算として50点を更に所定点数に加算できる．この制度の目的は，チーム医療で栄養サポートを行うことにより，より良質の医療を目指したものであるが，その他にチーム医療による医師不足および超過勤務の軽減など医師の負担軽減を目指したものでもある．NST算定の該当患者の通知を表1に示す．

▶2010年のNST加算は，比較的大規模病院に限定された．しかし，算定要件が厳しい意見や算定病院が限られる状況であったことから，2012年4月からは厚生労働大臣が定める2次医療圏に属する保険医療機関（一部除外）にも拡大し，週1回100点（／人）の算定が認められた．また，NST専従要件が緩和され専従を置かなくても専任のみで1日概ね15人以内の算定が可能になった．

▶特定集中治療室でのNST算定は認められていないが，2020年4月からは特定集中治療室に

表1　A233-2　栄養サポートチーム加算の通知（一部抜粋）

(1)栄養サポートチーム加算は，栄養障害の状態にある患者や栄養管理をしなければ栄養障害の状態になることが見込まれる患者に対し，患者の生活の質の向上，原疾患の治癒促進及び感染症等の合併症予防等を目的として，栄養管理に係る専門的知識を有した多職種からなるチーム（以下「栄養サポートチーム」という。）が診療することを評価したものである．

(2)栄養サポートチーム加算は，栄養管理計画を策定している患者のうち，次のアからエまでのいずれかに該当する者について算定できる．

ア　栄養管理計画の策定に係る栄養スクリーニングの結果を踏まえ，GLIM基準による栄養評価を行い，低栄養と判定された患者

イ　経口摂取又は経腸栄養への移行を目的として，現に静脈栄養法を実施している患者

ウ　経口摂取への移行を目的として，現に経腸栄養法を実施している患者

エ　栄養サポートチームが，栄養治療により改善が見込めると判断した患者

※令和6年版

おいて管理栄養士が介入し，48時間以内の早期経腸栄養を開始できれば入室7日を限度として1日400点（／人）が加算可能となった．また，2022年4月からは腸管が使用できない重症患者に配慮され，入室後に栄養評価・計画など栄養介入を実施すれば入室7日を限度として250点（／人）が加算可能である．重症患者の栄養療法に管理栄養士がかかわることによるアウトカム報告が増えており，今後の活躍が期待される．

▶本学会では，NSTの専従・専任を育成する認定事業を行っている．医師は10時間以上，管理栄養士・看護師・薬剤師は40時間以上の教育研修が必須である．管理栄養士，看護師，薬剤師は，各種セミナーの時間数に加えて本学会が認定した臨床研修施設での実地研修および症例レポートの作成が必須となる．臨床研修施設および研修時間数の詳細は，本学会ホームページで公開されている（https://www.eiyou.or.jp/）．

▶本学会では，2004年よりNSTにかかわる高度な知識と技術を修得してNSTをコーディネートすることができ，NSTで指導的な役割を果

たしうる医師と管理栄養士の育成を目的に，**NST コーディネーターの認定事業を行ってい**る.

3. NST の役割と多職種連携

▶NST では，栄養にかかわる専門性の高い多職種が集まり各々知恵を出し合って，医師と看護師だけでは手が届かなかった栄養サポートを行う.

▶管理栄養士はもちろんであるが，**医師は病態やこれからの治療方針を，看護師は日々の病状の経過や食事の摂取量，義歯の状態，家族とのかかわり，経静脈経腸栄養カテーテルの管理，リハビリスタッフは摂食嚥下障害への対応や車椅子乗車，歩行の程度など運動機能の改善，薬剤師は薬剤の内服・投与内容とその効能，食欲に影響を及ぼす薬剤情報，臨床検査技師は検査データやその意味する病態と追加検査の提案など，その他の医療チームとも連携し，多角的な栄養サポートを行うことが求められる.**

▶今日の急性期病院では，病床回転率を速くすることが求められている. そのため週 1 回のカンファレンスや回診のみで，栄養療法の方針をディスカッションしていては追いつかず，栄養のアウトカムを出すことはできない. **カンファレンスや回診のために栄養アセスメントや栄養計画などを熟慮するのではなく，病棟担当(配属)されている管理栄養士や薬剤師また看護師などは医師と日常的に栄養状態と栄養計画および評価を検討し合い，NST カンファレンスや**回診で多職種による総合的チェックを行う取り組みによって，カンファレンスと回診の時間が短縮され，少ないマンパワーでも効率的なチーム医療が実践できる.

▶また，これまで先進的に NST 活動に取り組みアウトカムを報告している病院の事例によると，医療経済的なアウトカムを出すためには高度低栄養の重症患者にのみ対応するのではなく，栄養リスクが低いすべての高齢患者に栄養介入することの重要性が示され，効果的な NST 活動のためには合理的なカンファレンスと回診にしなければ対応できない.

4. NST は効率的な医療環境の醸成に貢献

▶栄養は医療の根幹であり，すべての病気に効く薬はないが，栄養はすべての疾患に効果がある. ゆえに種々の効果が報告されている.

▶NST の最大の効果は，単に診療報酬上の点数が取れるということではなく，栄養状態を維持改善する取り組みそのものが効率的な医療環境を醸成し，医師の業務負担軽減のみならずすべての医療スタッフの働き方改革に貢献するツールになりうると考えられる.

▶**NST の各論は，本学会「NST ガイドブック」**[1]**を参考にしていただきたい.**

文献
1) 日本病態栄養学会(編). 認定 NST ガイドブック 2023(改訂第 6 版), 南江堂, 東京, 2023

第3章 ● 臨床に必要な基礎知識

8. 地域包括ケアにおける管理栄養士の役割

- わが国の人口は，減少局面に入り，高齢化率の上昇，生産年齢人口の減少という時代を迎え，管理栄養士の確保も課題となることが考えられる．
- 地域包括ケアシステムの構築にあたっては，地域ケア会議に管理栄養士も参画し，個別ケースや地域の社会資源や地域づくりに関して，「食・栄養」に関する専門家としての意見や視点を発信することが重要である．
- 第8次医療計画や診療報酬・介護報酬改定などにおいて，在宅における管理栄養士のかかわりが期待されている．

キーワード	生産年齢人口の減少，管理栄養士の確保，地域ケア会議，第8次医療計画，医療・介護連携

1. わが国の人口動態

▶わが国の人口は，2008年の1億2,808万人をピークに減少に転じ，2022年は約1億2,495万人であり，2040年は約1億1,284万人まで減少すると推計されている（図1）[1]．高齢化率をみると，2020年の28.6％に対し，2040年は34.8％と推計されている．一方で，生産年齢人口割合をみると，2020年の59.5％に対し，2040年は55.1％と推計され，高齢化率の上昇，働き手の減少という時代を迎える．

A 都道府県の人口の変化

▶全国的に人口減少が見込まれるものの，都道府県ごとに人口の動向は異なる．2020年と2040年の20〜64歳人口と65歳以上人口でみた場合，このどちらも減少する県は17県，20〜64歳人口は減少するが65歳以上人口は増加する都道府県は30と大別され，今後，さらに多極化していくことが考えられる（図2）[1]．

B 市町村の人口の変化

▶日本の地域別将来推計人口（平成30年推計）によると，人口5千人未満の自治体は，2015年の14.8％から2040年には24.1％へと上昇し，人口規模が小さい市区町村の増加が見込まれている．

▶今後，人口減少が進むことにより，地域によっては医療福祉分野などの専門職の確保が困難となることが考えられ，今後は，管理栄養士の確保も課題となることが考えられる．

2. 地域包括ケアシステム

▶高齢化の進展に向け，地域包括ケアシステム（医療・介護・予防・住まい・生活支援が包括的に確保される体制）を構築し，生産年齢人口の急減が見込まれることからも，この深化・推進を図っていく必要がある（図3）．

8. 地域包括ケアにおける管理栄養士の役割

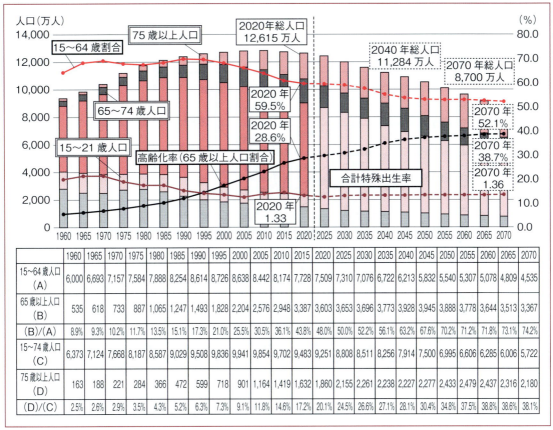

図1 日本の人口の推移

（令和5年版厚生労働白書より引用）

A 地域包括ケアシステムの構築

▶地域包括ケアシステムの構築にあたっては，地域を量・質的に分析を行い，地域の課題把握と社会資源を発掘し，地域ケア会議や介護保険事業計画の策定などを通じて地域の関係者により対応策を検討し，これを実行，見直していくことで，それぞれの地域の特性に応じた地域包括ケアシステムを構築し，深化・推進していく（図4）．

3. 地域包括ケアシステムにおける管理栄養士の役割

A 地域ケア会議

▶地域ケア会議は，高齢になっても，住み慣れた地域で尊厳のあるその人らしい生活が継続できるよう，高齢者個人に対する支援の充実と，それを支える社会基盤の整備（地域づくり）を同時に図ることを目的としている．具体的には，地域の支援者を含めた多職種による専門的視点を交えて，適切なサービスにつながっていない高齢者の支援や，個別ケースの課題分析などを通じて地域課題を発見し，地域に必要な資源の開発や地域づくり，さらに介護保険事業計画など

第3章 ● 臨床に必要な基礎知識

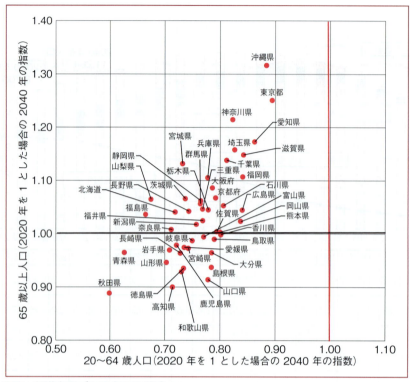

図2 都道府県ごとの人口の増減

(令和5年版厚生労働白書より引用)

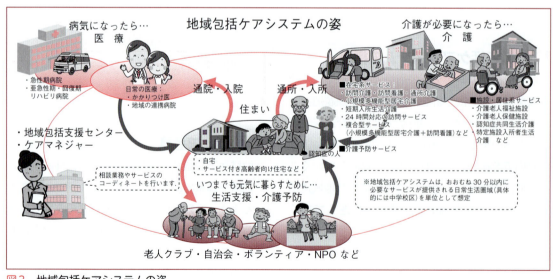

図3 地域包括ケアシステムの姿

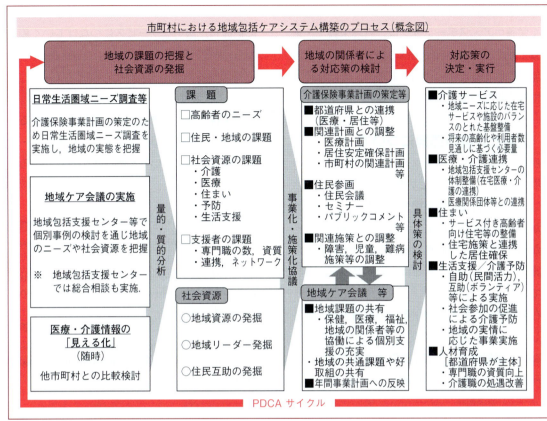

図4 市町村における地域包括ケアシステム構築のプロセス(概念図)

の政策形成につなげることを目指すものである.

▶このため,地域ケア会議に管理栄養士も参画することで,個別ケースや地域の社会資源や地域づくりに,「食・栄養」に関する問題が隠れていないかなど,専門家としての意見や視点を発信することが重要である.また,地域ケア会議に参画することにより,地域に「管理栄養士の顔が見える」ことから,多職種連携の推進,管理栄養士同士の連携につながることが期待される.

B 第8次医療計画における在宅医療の提供体制

▶在宅医療は,住み慣れた地域で自分らしい生活を続けられるよう,入院・外来医療,介護,福祉サービスと相互に補完しながら,患者の日常生活を支える医療であり,地域包括ケアシステムに不可欠の構成要素である.また,今後増大する慢性期の医療ニーズに対し,在宅医療はその受け皿として,さらに看取りを含む医療提供体制の基盤のひとつとして,期待されている.

▶第8次医療計画の策定に向けては,「在宅医療の体制構築に係る指針」(厚生労働省医政局地域医療計画課長通知)[2]において「日常の療養生活の支援」のなかで,「訪問栄養食事指導」に関して,次のように記載されている.

「今後,訪問栄養食事指導を充実させるためには,管理栄養士が配置されている在宅療養支援病院や在宅療養支援診療所,管理栄養士が所属する地域密着型の拠点である栄養ケア・ステーション※などの活用も含めた体制整備を行うこ

第3章 ● 臨床に必要な基礎知識

とが求められる.」

※：栄養ケア・ステーションは，管理栄養士・栄養士が地域住民の日常生活の場で栄養ケアを実施・提供するための仕組みであり，そのための地域密着型の拠点である.

C 医療と介護の連携について

▶疾病を抱えても，自宅などの住み慣れた生活の場で療養し，自分らしい生活を続けるためには，医療・介護の関係機関が連携して，包括的かつ継続的な在宅医療・介護の提供を行うことが必要であり，多職種協働により在宅医療・介護を一体的に提供できる体制の構築が求められている.

▶在宅患者に対する管理栄養士の報酬上の評価として，診療報酬では在宅患者訪問栄養食事指導，介護報酬では居宅療養管理指導のほか，通所サービス（通所介護・通所リハビリテーショ

ンなど）では，栄養改善が必要な利用者を的確に把握し，適切なサービスにつなげていく観点から「栄養アセスメント加算」が創設され，「低栄養状態にある，またはそのおそれがある」者に対する「栄養改善加算」が創設されている.

▶管理栄養士は，生きるために欠かすことができない「食・栄養」の専門家であり，在宅医療・介護の様々な場において参画が求められている.

■文献

1) 厚生労働省. 令和5年版 厚生労働白書　資料編 https://www.mhlw.go.jp/wp/hakusyo/kousei/22-2/
2) 厚生労働省. 在宅医療の体制構築に係る指針 https://www.mhlw.go.jp/content/10800000/001006833.pdf
3) 厚生労働省. 第8回在宅医療及び医療・介護連携に関するワーキンググループにおける意見のとりまとめ https://www.mhlw.go.jp/content/10800000/001006831.pdf

栄養アセスメントとケアプラン

1. 栄養スクリーニング，栄養不良の診断 —————— 76
2. 栄養不良に伴う症状と身体所見 —————————— 81
3. 身体計測（体組成）の評価 ———————————— 85
4. 臨床検査値の評価 ———————————————— 89
5. 栄養必要量の算出 ———————————————— 95
6. 症例報告の書き方 ———————————————— 102

第4章 ● 栄養アセスメントとケアプラン

1. 栄養スクリーニング，栄養不良の診断

- 栄養スクリーニングの目的は，すでに栄養障害に陥っている，あるいは栄養障害に陥る可能性のある場合で，特別な栄養管理を必要とする患者を抽出することである.
- 栄養スクリーニングはすべての患者を対象に，病歴，血液検査，身体計測，食事摂取状況などについて栄養障害の可能性も含めて総合的に評価する.
- 抽出された患者において，週に1回程度は，詳細に栄養状態を評価（栄養アセスメント）し，栄養不良の種類や程度を診断する.

キーワード	栄養評価ツール，低栄養，過栄養，サルコペニア，フレイル

1. 栄養スクリーニング

▶栄養スクリーニングの目的は，栄養不良状態にある者，あるいは栄養不良に陥る危険性のある者をふるいにかけて拾い上げることにある. すべての患者を対象とし，多数のなかから栄養障害のある患者を見落とすことなく抽出するためには，感度（sensitivity）の高い方法を用いて，的確に判断することが大切である.

▶栄養スクリーニングは，管理栄養士をはじめとして，看護師，医師またはその他医療スタッフによって行われる.

▶栄養スクリーニングによって抽出された栄養不良リスクのある患者は，詳細な栄養アセスメントを行う.

▶栄養評価指標を複数組み合わせて総合的に判断する栄養評価ツールとして，MUST（Malnutrition Universal Screening Tool），MNA®（Mini Nutritional Assessment）やそれを簡便にしたMNA-SF（Short1-Form），NRS-2002（Nutritional Risk Screening 2002），SGA（Subjective Glob-

al Assessment）などがある. 栄養評価ツールを使用する場合は，信頼性や妥当性が検証されたもので対象者に合わせたものを選択することが推奨されている.

A MUST

▶成人のための栄養不良スクリーニングツールで2004年Strattonらによって開発された.

▶MUSTは複数の学問分野の専門家（英国静脈経腸栄養学会の栄養障害対策委員会）の利用を意図して作成されたものである.

▶独立した3つの判定基準を使用し（図1），これら3つの要素は，個々に評価するよりも組み合わせて評価するほうが，臨床結果の予測がさらに正確なものとなる.

▶各判定基準の得点を合計し，栄養不良の全般的なリスクを診断することができる.

B MNA®-SF

▶高齢者の栄養スクリーニング法としてMNA-Short-Form（MNA®-SF）がある（図2）. これは，MNA®のスクリーニング6項目を独立させたものとして開発され，MNA®をさらに臨床の

Step 1. BMI score

BMI (kg/m²)	score
＞20 (＞30 Obese)	＝0
18.5〜20	＝1
＜18.5	＝2

Step 2. weight loss score

過去 3〜6 ヵ月間の意図しない体重減少率

%	score
＜5	＝0
5〜10	＝1
＞10	＝2

Step 3. acute disease effect score

5日間以上の栄養摂取を障害する可能性のある急性疾患の存在

無＝0
有＝2

Step 1. ＋Step 2. ＋Step 3.

↓

Step 4. 栄養障害の危険度の診断
Step 1〜3 の score を合計し，栄養障害の危険度を診断する．
Score 0＝Low Risk, Score 1＝Medium Risk, Score 2 or more＝High Risk

↓

Step 5. 栄養管理法の選択基準
Score 0 (Low Risk)：Routine clinical care
標準的な患者管理を行う．スクリーニングは入院中は週 1 回程度でよい．
Score 1 (Medium Risk)：Observe
厳重な観察が必要．食事摂取の状況に改善が見られなければ介入を要することもある．
Score 2 or more (High Risk)：Treat
栄養士あるいは NST による積極的な介入を要する．

図1　MUSTによる栄養障害の診断
（日本静脈経腸栄養学会(編)．日本静脈経腸栄養学会静脈経腸栄養ハンドブック，南江堂，p.107，2011 より引用）

場で活用しやすくしたものである．

▶MNA®-SF は，感度(sensitivity)，特異性(specofocity)ともに MNA® に劣らないとされている．さらに，詳細なアセスメントを必要とする場合や栄養介入が必要かどうかの判断には，第 2 段階として MNA® を使用することが推奨される．

▶65 歳以上の入院高齢者を対象に開発された栄養アセスメントツールが「MNA®」である(p.78 参照)．MNA® の質問項目には，「食事摂取量減少」「体重減少」「精神的ストレス・急性疾患」「BMI」のほかに「移動性(寝たきり)」，「神経・精神的問題(認知障害)」が含まれており，**高齢者の低栄養に直接影響している寝たきりと認知障害の評価が可能**であり，MNA® のアセスメントの特徴でもある．

C NRS-2002

▶ESPEN(ヨーロッパ臨床栄養代謝学会)により 2002 年までの膨大な RCT 試験の結果をもとに独自のスクリーニング方法が提唱された[1]．NRS-2002 は，入院患者一般に対して有用とされている．

▶初期スクリーニング(initial screening)では，4 つの問診に対して 1 つでも該当すれば次の詳細なスクリーニング(Final screening)を実施する(図3)．すべてに該当しない場合は，1 週間以上の間隔で再スクリーニングする．

▶Final screening では，栄養障害の評価項目，さらに疾患の重症度を加えたものとなっている．

D SGA

▶SGA は，特別な機器や器具を用いることなく，問診や身体所見などから実施可能な栄養アセスメントツールとして 1987 年 Detsky らにより

第4章 ● 栄養アセスメントとケアプラン

```
氏名：
性別：        年齢：        体重：      kg  身長：        cm    調査日：
```

スクリーニング欄の□に適切な数値を記入する．合計点がスクリーニングスコアである．

スクリーニング

A 過去3ヵ月間で食欲不振，消化器系の問題，咀嚼，嚥下困難などで食事量が減少しましたか？
0＝著しい食事量の減少
1＝中等度の食事量の減少
2＝食事量の減少なし □

B 過去3ヵ月間に体重の減少がありましたか？
0＝3kg以上の減少
1＝わからない
2＝1〜3kgの減少
3＝体重減少なし □

C 自力で歩けますか？
0＝寝たきりまたは車椅子を常時使用
1＝ベッドや車椅子を離れられるが，歩いて外出はできない
2＝自由に歩いて外出できる □

D 過去3ヵ月間で精神的ストレスや急性疾患を経験しましたか？
0＝はい　　2＝いいえ □

E 神経・精神的問題の有無
0＝強度の認知症またはうつ状態
1＝中程度の認知症
2＝精神的問題なし □

F1 BMI（kg/m²）：体重（kg）÷身長（m）²
0＝BMIが19未満
1＝BMIが19以上，21未満
2＝BMIが21以上，23未満
3＝BMIが23以上 □
BMIが不明の場合はF2を記入する．F1を記入後はF2に答えないこと．

F2 ふくらはぎ周囲長（calf circumference；CC）（cm）
0＝CCが31未満
3＝CCが31以上 □

スクリーニングスコア（最大　14点） □□
12〜14点：栄養状態良好，8〜11点：栄養不良のおそれ，0〜7点：栄養不良

図2　簡易栄養状態評価表（MNA®-SF）
（Scientific Symposium Proceedings, XIXth IAGG World Congress of Gerontology and Geriatrics, 2009 より作成）

報告された．

▶SGAでは，問診で体重の変化や食事摂取状況，消化器症状などの栄養学的指標を確認し，栄養障害の有無を確認する．簡便に実施できるという点から急性期病院だけでなく療養施設，在宅においても使用可能であるが，主観的な評価が必要であり熟練を要する．

2. 栄養不良

▶栄養不良（malnutrition）とは，栄養摂取量が不十分または栄養素成分の不均衡によって身体機能が損なわれた状態の総称で，低栄養（undernutrition）と過栄養（overnutrition）がある．

1. 栄養スクリーニング，栄養不良の診断

| 初期スクリーニング（initial screening）
1. BMI＜20.5
2. 最近3ヵ月以内に体重減少がある
3. 最近1週間以内に食事摂取量の減少を認める
4. 重篤な疾患を有している
上記のひとつでも該当すれば，次の詳細なスクリーニングを実施する |

最終スクリーニング（final screening）			
栄養障害スコア		侵襲スコア（栄養必要量増加と相関）	
なし スコア0	栄養状態正常	なし スコア0	栄養状態正常
軽度 スコア1	体重減少＞5%/3ヵ月または 1週間の食事摂取量が必要量の 50～75%以下	軽度 スコア1	骨盤骨折（hip fracture），慢性疾患（特に その急性合併症），肝硬変，慢性閉塞性 肺疾患（COPD），慢性透析患者，糖尿病， 悪性腫瘍
中等度 スコア2	体重減少＞5%/2ヵ月， または BMI 18.5～20.5 ＋ 全身状態の障害または食事摂取量が 必要量の25～60%	中等度 スコア2	腹部手術，脳梗塞・脳出血，重症肺炎， 血液悪性腫瘍
高度 スコア3	体重減少＞5%/1ヵ月（15%/3ヵ月） または BMI＜18.5 ＋ 全身状態の障害または食事摂取量が 必要量の0～25%	高度 スコア3	頭部外傷，骨髄移植患者， ICU収容患者（APACHE＞10）
栄養障害スコア＋侵襲スコア＝合計スコア（70歳以上はさらに＋1点） 合計スコア≧3の場合には，積極的な栄養補給が必須であると判定			

図3　NRS-2002（Nutritional Risk Screening 2002）

（日本静脈経腸栄養学会（編）．コメディカルのための静脈経腸栄養ハンドブック南江堂，p.98，2008より引用）

第4章　栄養アセスメントとケアプラン

A 低栄養（undernutrition）

▶2018年に欧州・米国・アジア・南米の4学会が策定に参画し，世界初の低栄養診断国際基準（GLIM criteria：Global Leadership Initiative on Malnutrition）が公表された．

▶GLIM基準（p.46参照）による低栄養診断は，低栄養スクリーニングによるリスク判定とアセスメント・診断の2段階で行う．低栄養スクリーニングは，検証されているスクリーニングツール（MUST，NRS-2002，MNA®-SFなど）の使用を推奨している．

B 過栄養（overnutrition）

▶肥満症は，肥満（BMI≧25）と診断されたもののうち，肥満に起因ないし関連する健康障害（p.173表1参照）を有するものと内臓脂肪型肥満のい

ずれかの条件を満たす場合をいう．

▶肥満症の治療は食事療法が基本であり適正なエネルギー量に調整することで内臓脂肪の減少が得られ，肥満に伴う健康障害の改善が期待できる．

▶運動療法では，有酸素運動は単独または食事療法との併用により，糖質・脂質代謝・血圧が改善し，レジスタンス運動（筋力トレーニング）は減量中の骨格筋量の減少を抑制し，代謝指標を改善する．

▶肥満症は，3～6ヵ月で現体重の3%減量を目標とする．高度肥満症（BMI≧35）は，現体重の5～10%以上の減量を目標とする．

▶高齢者の肥満は成人と同じ基準で判定するが，高齢者では身長が短縮しBMIが高値となる場合がある．さらに高齢者は低栄養，心不全，腎

79

第4章 ● 栄養アセスメントとケアプラン

不全を合併し浮腫などによる BMI 高値の場合もあり，BMI のみで減量を判定するのは困難な場合があるので注意する.

▶高齢者の肥満では，サルコペニアやフレイルといった個々のリスクを考慮して食事療法や運動療法を計画する（骨格筋量の減少を防ぐため 1,000 kcal/日以下の超低エネルギー食は推奨されない）.

3. サルコペニア・フレイル

▶高齢者は，加齢とともに身体機能や生理機能が低下し健康障害に陥りやすくなる. 除脂肪体重は，加齢とともに減少し，90 歳までには特別な予防策を実施しない限り 50% 減少する[2].

▶フレイルとサルコペニアは，低栄養との関連が強い[3,4].

▶フレイルとは，「加齢により心身が老い衰えた状態」である. フレイルの基準には，様々なものがあるが Fried が提唱したものが採用されていることが多い. Fried の基準には 5 項目あり，3 項目以上該当するとフレイル，1 または 2 項目だけの場合にはプレフレイルと判断する（p.339 表1 参照）.

▶フレイルは健常から要介護へ移行する中間の状態である. フレイルは，可逆性（回復性）があるといわれており，フレイル予防のための早期介入は重要である.

▶サルコペニアは，加齢や疾患により，筋肉量が減少することで，身体的フレイルの一要因と言われ，歩くスピードが落ちる，握力が弱くなるなどの状態をいう. サルコペニアの AWGS の診断基準は p.338 図2 参照.

▶加齢とともに肥満にサルコペニアが合併したサルコペニア肥満が増える. 特に高齢者糖尿病では，サルコペニア肥満を発症しやすい.

文献

1) Kondrup J, et al. ESPEN guidelines for nutrition screening 2002. Clin Nutr 2003; **22**: 415-421
2) Evans W. Functional and metabolic consequences of sarcopenia. J Nutr 1997; **127**（5 Suppl）: 998S-1003S
3) Hoogendijk EO, et al. Frailty: implications for clinical practice and public health. Lancet 2019; **394**: 1365-1375
4) Cruz-Jentoft AJ, et al. Understanding sarcopenia as a geriatric syndrome. Nutr Metab Care 2010; **13**: 1-7

2. 栄養不良に伴う症状と身体所見

- ●6ヵ月で5%以上体重が意図せず減少した場合，原因精査が必要である．
- ●体重減少の原因として，摂取エネルギー減少，エネルギー代謝・利用障害，エネルギー消費亢進に分類される．
- ●味覚障害は特発性，薬剤性，亜鉛欠乏性が多い．
- ●体重やBIA法による筋肉量は浮腫によりしばしば不正確になる．
- ●脱水とは，水とナトリウムの喪失が摂取を上回る場合に起こる体液量の欠乏のことである．

キーワード　意図しない体重減少，味覚障害，亜鉛欠乏

▶栄養不良に伴う症状に関して鑑別診断を行い，診断をつけるのは医師であるが，診断前に管理栄養士が食事指導の際に症状に気づく可能性もある．

▶そのため，栄養不良の代表的な症状，身体所見については知っておくと栄養指導の際に有益である．

▶腹部膨満，下痢，便秘の有無など消化器症状，体重増加は他項に譲る．

1. 栄養不良に伴う症状

▶低栄養による栄養不良の症状として，意図しない体重減少，低体重，食事に対する興味の低下，全身倦怠感，集中力の欠如，抑うつ，筋力低下，味覚障害が知られている．

▶本項では，栄養不良に伴う症状について，意図しない体重減少，味覚異常について取り上げる．

A 意図しない体重減少

▶意図しない体重減少は，るいそうと呼ばれる．

▶意図せず6ヵ月で5%体重減少がある場合，患者に医師に相談(受診)するよう勧める必要がある．

▶体重減少の際には，発熱や寝汗，嚥下障害，食欲不振，胸やけ，骨痛・関節痛，息切れ，咳，口渇，抑うつ気分などほかの症状を伴っていないかにも気を配る．特に発熱がある場合，感染症，膠原病，リンパ腫が鑑別にあがる．

▶問診の際に，基礎疾患(内服薬)，食物摂取状況，体重変化(いつからどのくらい)，低体重の有無(BMI＜18.5)について必ずカルテで情報を得るか，なければ聴取しておく必要がある．

▶GLIM基準(p.46参照)を活用し，低栄養の診断を行うことで，低栄養の原因を考える習慣がつく．

① 意図しない体重減少の鑑別診断

▶大きく分ければ，摂取エネルギー減少，エネルギー代謝・利用障害，エネルギー消費亢進による(表1)．

▶食欲亢進を伴っているが体重減少をきたす病気として，甲状腺機能亢進症やコントロール不良糖尿病がある．

▶食欲不振を伴い，体重低下を伴う病気として，

81

第4章 ● 栄養アセスメントとケアプラン

表1 体重減少の原因

摂取エネルギー減少	・器質的な疾患による食物摂取障害 　口腔，咀嚼嚥下機能の低下 ・食欲低下 　消化器疾患，副腎不全，高カルシウム血症（副甲状腺機能亢進症），悪性疾患，炎症性疾患，アルコール依存，薬物性*，基礎疾患の進行（心不全，COPD，尿毒症，脳梗塞後，パーキンソン病，ALS など神経疾患），味覚欠乏（亜鉛，銅），神経性食思不振症，精神疾患（うつ病，認知症など） ・吸収障害 　慢性膵炎，炎症性腸疾患，消化管切除
エネルギー代謝・利用障害	コントロール不良糖尿病
エネルギー消費亢進	・代謝の亢進 　バセドウ病，褐色細胞腫，発熱，過度の運動 ・たんぱく異化亢進 　悪性疾患，消耗性全身疾患

* 鎮静薬（NSAIDs，オピオイド，ベンゾジアゼピン），抗菌薬（エリスロマイシン，メトロニダゾール，ST 合剤），抗コリン薬（オキシブチニン），ACE 阻害薬，カルシウム拮抗薬，スピロノラクトン，メトホルミン，ビスホスホネート，レボドパ，アマンタジン，SSRI，ニコチン，エフェドリンなど

うつ病，がん，薬の副作用がある．

▶薬剤でも，味覚の異常，食思不振，口腔内乾燥，嚥下障害，嘔気嘔吐を引き起こすものがあるので，注意が必要である．

B 味覚障害

▶入院中の高齢者や化学療法や放射線療法中の患者で味覚障害は身近に遭遇する症状である．

▶味覚異常の頻度は海外での文献では，0.6～20％と幅広い．味覚（特に酸味）は加齢とともに減弱することが知られている．

① 味覚障害の症状

▶味覚減退（味が薄い），味覚消失・無味症（味がしない），解離性味覚障害（特定の味質のみしない），自発性異常味覚（何も食べていないのに特定の味がする），異味症・錯味症（普段と味が異

表2 味覚障害をきたす疾患

①特発性味覚障害
②亜鉛欠乏性味覚障害
③心因性味覚障害（軽度のうつ病，仮面うつ病，転換ヒステリー，神経症，神経性食欲不振）
④風味障害（嗅覚障害，感冒罹患後）
⑤全身性味覚障害（糖尿病，急性，慢性肝障害，腎不全，甲状腺機能低下，胃・腸切除）
⑥口腔粘膜疾患（カンジダ感染症，舌炎，舌苔，口腔乾燥，鉄欠乏性貧血，ハンター舌炎，シェーグレン症候群）
⑦末梢神経障害（舌・咽頭部の悪性腫瘍手術，中耳や扁桃の手術，外傷，顔面神経麻痺）
⑧中枢神経障害（脳梗塞，脳出血，脳腫瘍，頭部外傷，多発性硬化症，末梢神経障害）
⑨放射線治療（放射線照射1～2ヵ月後がピークで，その後1～2年で軽快）
⑩新型コロナウイルス

なる），悪味症（何ともいえない嫌な味になる），味覚過敏（特定の味質のみきつく感じる）がある．

▶二次性味覚障害の原因で多い薬剤性味覚障害では，味覚減退，異味症・錯味症，自発性異常味覚がみられ，進行すると無味症にいたる．

② 味覚障害の原因

▶味覚障害の原因を表2に示す．原因の頻度としては，特発性（18.2％），心因性（18.6％），薬剤性（16.9％），亜鉛欠乏性（13.5％），感冒後（12.5％），全身性（6.0％），医原性（4.8％），鉄欠乏性（4.2％），外傷性（2.8％）であった．薬剤については降圧薬，消化性潰瘍治療薬，抗うつ薬，抗菌薬，抗がん薬が知られている．

▶特発性では血清亜鉛値や各種の検査で味覚障害の原因となるような異常がみつからない場合を指すが，亜鉛製剤投与が有効な場合が多い．亜鉛欠乏性では血清亜鉛値 80 μg/dL 未満を低値とする．糖尿病や腎疾患では亜鉛排泄が増加し，慢性肝疾患や炎症性腸疾患では亜鉛吸収が障害される．以上から，亜鉛欠乏が直接，間接的に作用していることが想定される．

③ 味覚障害の鑑別診断

▶診療と治療について表3に示す．原因を鑑別するための情報収集が必須であり，考えられる原

2. 栄養不良に伴う症状と身体所見

表3　味覚障害に必要な情報と治療

情報
- 採血検査：微量元素（亜鉛，銅，鉄），ビタミンB_{12}，葉酸，貧血（パターン）
- 基礎疾患の有無：糖尿病，腎臓病，肝臓病，膠原病，心因性疾患
- 口腔内の状態の評価：口腔乾燥症，歯周病の合併，舌の状態を観察する．
- 嗅覚障害の有無
- 味覚に影響する内服薬
- 電気味覚検査，濾紙ディスク法

治療
- 原因薬剤の中止・減量
- 亜鉛剤の補給
- 口腔乾燥の治療・唾液流出の促進（人工唾液，麦門冬湯 9.0 g/日）
- 口腔清掃とケア（含嗽，衛生不良な不適合な義歯などの修理または再制作）
- 鉄，ビタミンの補充（欠乏時）
- 抗不安薬，抗うつ薬

因ごとの対応が重要である．

2. 栄養アセスメントに必要な身体所見

▶栄養評価に関係する身体所見として，前項の体格に加えて，口腔，舌，毛髪・皮膚・爪，浮腫，腹水，脱水に関する所見がある．

▶主観的包括的栄養評価（subjective global assessment：SGA）にも，皮下脂肪の喪失，筋肉喪失，くるぶし部浮腫，仙骨浮腫，腹水が含まれる．

▶身体計測値（体重，上腕三頭筋部皮下脂肪厚，上腕囲）やBIA法による筋肉量の評価は浮腫で不正確になる．

A 口腔

▶口腔粘膜や口唇の乾燥，衛生状態，舌表面，口内炎，義歯の有無のチェックを行う．

▶ビタミンB_{12}欠乏は舌表面の糸状乳頭が萎縮して平滑になるハンター舌炎（味覚障害，舌の痛み）を引き起こす．

▶鉄欠乏性貧血でも舌炎，口角炎，嚥下障害を起こす（プランマービンソン症候群）．

▶ビタミンB_2，B_6欠乏で口角炎，舌炎を起こす．

B 毛髪

▶脱毛（化学療法），年齢不相応の白髪（巨赤芽球性貧血）に注意する．

C 爪

▶爪の変形（爪の形状変化），異栄養症（爪の質感，色の変化），変色に注意する．

▶鉄欠乏症では，爪がスプーン状に変形することがある（匙状爪）．

▶爪異栄養症は，真菌感染，乾癬，扁平苔癬，腫瘍などによって起こる．

▶爪の全長にわたって横方向に入るすじ（ミーズ線）には，がんや心不全などのより重篤な病気，化学療法，あるいはヒ素，タリウム，その他の重金属など特定の毒性物質に対する曝露が関連していることがある．

▶腎不全では，爪のつけ根側の半分が白く，先端側の半分がピンク色になったり色素が沈着したようにみえたりすることがある（ハーフアンドハーフネイルまたはリンジー爪）．

▶肝硬変では爪が白くなったりする（テリー爪）．

D 浮腫

▶浮腫は間質にある細胞外液の増加により起こる．そのため，血管内圧の増加，血漿膠浸透圧の低下，血管透過性亢進，ナトリウムの貯留，リンパ管障害による．

▶浮腫の存在下では，身体計測値（体重，上腕三頭筋部皮下脂肪厚，上腕囲）やBIA法による除脂肪体重，筋肉量測定は不正確になる．したがって，栄養評価の際に浮腫や腹水の有無を記載する必要がある．

▶浮腫の原因として，心臓，肝臓，腎臓の障害が

第4章　栄養アセスメントとケアプラン

83

第4章 ● 栄養アセスメントとケアプラン

表4 浮腫をきたす疾患例

全身性	心疾患	心不全, 収縮性心膜炎
	腎疾患	腎不全, ネフローゼ症候群
	肝疾患	肝硬変, 門脈圧亢進
	薬剤性	カルシウム拮抗薬, 抗コリン作用薬
	栄養障害	脚気, 低アルブミン血症(たんぱく漏出性胃腸症, 吸収不良症候群)
	内分泌疾患	甲状腺機能低下症, クッシング症候群, 月経
	特発性	特発性浮腫
	血管透過性亢進	キャッスルマン病
局所性	血管性	静脈閉塞, 静脈瘤
	リンパ管性	炎症, 腫瘍, 閉塞
	アレルギー性	血管性浮腫

原因となる全身性浮腫, 局所性の浮腫として, 静脈性浮腫, リンパ性浮腫がある(表4).

▶栄養障害性浮腫として, 脚気, 低アルブミン血症(たんぱく漏出性胃腸症, 吸収不良症候群)がある.

▶呼吸困難, 夜間多尿, 頻尿・尿閉, 発熱, 体重減少, 腹囲の増加, 筋力低下, 皮膚乾燥, 易疲労感, 局所の痛み, 発赤など随伴症状の有無にも注意する.

E 腹水

▶通常は5〜20 mLの体液が腹腔内にあり, 臓器間の摩擦を防いでいる.

▶腹腔内に組織間液が病的に貯留した状態を指す.

▶原因として, 肝性腹水(肝硬変, 劇症肝炎など), うっ血性心不全, ネフローゼ症候群, がん性腹膜炎, 感染性腹膜炎(消化管穿孔, 肝胆膵・泌尿器生殖器系の細菌感染)がある.

▶腹囲増加, 体重増加, 尿量の減少, 発熱, 浮腫の有無に注意する.

F 脱水

▶体液量は細胞内液, 細胞外液(間質液, 血管内液)からなり, 体液量欠乏を脱水と呼ぶ. 水とナトリウムの喪失が摂取を上回る場合に起こる.

▶水の不足がナトリウムの不足より多い場合(高張性脱水), 水の不足とナトリウムの不足が同程度の場合(等張性脱水), ナトリウムの不足が水の不足より多い場合(低張性脱水)がある.

▶高張性脱水では, 発汗, 水分摂取不足で起こり, 口渇を感じても飲水できない患者(乳児, 高齢者)で生じる. 体液の喪失に比べ血圧低下は軽度にとどまる. 細胞内液の喪失のため, 口渇など高ナトリウム血症の症状がみられる.

▶等張性脱水は, 出血, 嘔吐, 下痢, 利尿薬投与で起こる. 細胞外液が減少するので, 血圧低下の症状が生じる.

▶低張性脱水では, 血清ナトリウム値が低下し, 血漿浸透圧が低下し, 細胞外液減少が生じる. 不適切な飲水, 低張液の補充により, 細胞外液はさらに低下し, 頻脈, 血圧低下が生じる.

▶体重の変化は体液量変化の指標である.

▶細胞外液量の低下は, 頸静脈圧の低下, 起立性低血圧, 起立性頻脈が指標となる.

▶ほかに, 皮膚ツルゴールの低下, 腋窩の乾燥, 口腔鼻腔粘膜の乾燥, 舌の縦走壁, 眼球陥没なども細胞外液低下の所見である.

▶体液喪失が細胞外液量の5%未満の場合(軽度の体液量減少)は, 皮膚ツルゴールの低下, 口渇がある.

▶細胞外液量が5〜10%減少した場合(中等度の体液量減少)は, 起立性の頻脈, 低血圧, またはその両方が認められる.

▶体液喪失が細胞外液量の10%を上回る場合(重度の体液量減少)は, ショックの徴候(例:頻呼吸, 頻脈, 低血圧, 錯乱, 毛細血管再充満不良)が出現しうる.

■文献

1) 厚生労働省. 重篤副作用疾患別対応マニュアル 薬物性味覚障害 平成23年3月(令和4年2月改定)

2) 金城 光代ほか. ジェネラリストのための内科外来マニュアル, 第3版, 2023

3. 身体計測（体組成）の評価

- 身体測定，特に体重測定は栄養アセスメントの基本である．栄養状態の評価のため定期的に測定する．
- 下腿周囲長（CC）は下肢筋肉量の評価に使用され，日常動作との関連が高い．
- サルコペニアなどの診断では，筋肉量は体組成測定装置で評価する．

キーワード	BMI，体重減少率，骨格筋量，体組成測定装置（BIA・DEXA）

1. 栄養アセスメントにおける身体計測の意義

▶患者の身長と体重は栄養アセスメントの基本である．栄養状態によって体重は変化するので定期的に計測し，栄養アセスメントをする必要がある．体重や上腕周囲長，皮下脂肪厚は比較的長い期間に変化するので，静的栄養アセスメントとされている．

▶下腿周囲長は GLIM 基準や MNA-SF において用いられる．

▶サルコペニアの診断などでは体組成測定装置を用いて正確に筋肉量を算出する必要がある．

2. 身体計測の項目

▶臨床現場で栄養評価のために行う身体計測
- 身長（body height）
- 体重（body weight）
- 上腕周囲長（arm circumference：AC）
- 下腿周囲長（calf circumference：CC）
- 上腕三頭筋皮下脂肪厚（triceps skinfold thickness：TSF）
- 肩甲骨下部皮下脂肪厚（subscapular skinfold thickness：SSF）

▶機器を用いた体組成（体脂肪・筋肉量）の評価法
- 生体電気インピーダンス法（bioelectrical impedance analysis：BIA）
- 二重エネルギーX線吸収法（dual energy X-ray absorptiometry：DEXA, DXA）
- コンピューター断層撮影法（computer tomography：CT）
- 磁気共鳴画像法（magnetic resonance imaging：MRI）

▶筋肉の機能評価のために測定
- 握力（hand grip strength）
- 歩行速度（gait speed）

3. 体重・身長（body weight・body height）

▶体重で栄養状態を評価する場合，浮腫や胸水，腹水がないことが前提である．浮腫などがある場合にはその程度を考慮する必要がある．

▶立位で体重が測定できない場合，ベッドスケールなどを利用し可能な限り体重を実測する．身

第4章 ● 栄養アセスメントとケアプラン

長や体重の推定式として，膝高から導いた身長の推定式[1]や腹囲などから導いた寝たきり高齢者の体重推定式[2]がある．

▶小児の栄養評価にはカウプ指数やローレル指数を用いる．（詳細は第7章「ライフステージ別の栄養補給の特徴と問題点」を参照）

A 体格指数（BMI）

▶BMIは身長と体重から以下の式で算出する．日本人の基準は <u>18.5 kg/m² 未満がやせ，25 kg/m² 以上が肥満</u>である（p.173 図1 参照）．

$$BMI＝[体重（kg）]/[身長（m）]^2$$

B 理想体重（ideal body weight：IBW）と通常（平常）時体重（usual body weight：UBW）

▶IBWとはBMIを22として以下の式から求めたもので，標準体重とも呼ばれる．四肢の一部が欠損している場合はIBWから身体欠損部分の割合（％体重）を用いて補正する．その割合は一側あたり上肢6.5％（上腕3.5％，前腕2.3％，掌・手指0.8％），下肢18.5％（大腿11.6％，下腿5.3％，足部1.8％）である．

$$IBW（kg）＝身長（m）^2×22$$

▶現体重のIBWやUBWに対する割合（％IBW，％UBW）は以下の式から求め評価する．％UBWを用いる方がより正確に栄養状態を評価できる．

$$％IBW＝現体重（kg）÷IBW（kg）×100$$
$$％UBW＝現体重（kg）÷UBW（kg）×100$$

▶栄養障害とする基準（表1）．

C 体重減少率（loss of body weight, percent of weight loss：％LBW）

▶栄養アセスメントでは体重の変化率にも注目す

表1 体重を用いた栄養状態の評価

	軽度の栄養障害	中等度の栄養障害	高度の栄養障害
％IBW	80～90％	70～79％	69％以下
％UBW	85～95％	75～84％	74％以下

表2 体重減少率（％LBW）による栄養状態の評価

期　間	有意な変化
1週間	2％以上
1ヵ月	5％以上
3ヵ月	7.5％以上
6ヵ月	10％以上

る．体重減少率は以下の式で求める．

$$体重減少率（％）＝\frac{UBW（kg）－現体重（kg）}{UBW（kg）}×100$$

▶有意な変化とする％LBW（表2）．

4. 筋肉量と皮下脂肪量（body muscle mass, body subcutaneous fat mass）

A 筋肉量と皮下脂肪量の評価

▶筋肉量の指標としてACやCCが，脂肪量の指標としてTSFとSSFがある．栄養障害の判定にはJARD2001の基準値を用いる[3]．年齢と性別での基準値と比較し，90％以上が正常，80～90％が軽度の栄養障害，60～80％が中等度の栄養障害，60％未満を高度の栄養障害があると判断する（Web検索すれば基準値は閲覧可能）．

▶身体計測値による筋肉量などには誤差や再現性に問題があり，BIAなどで実測することが望ましい．

B 計測方法

▶JARD2001の測定方法に準じて実施する[4]．測

定は原則として利き手・利き足の反対側（麻痺がある場合は非麻痺側）で行う.

▶TSF は肘関節を 90°屈曲させ，肩甲骨肩峰突起と尺骨肘頭突起の中間点をマークし，マークから 1 cm 上方の皮膚をつまみ上げ，アディポメーターで挟んで計測する．AC は TSF でマークした部分においてインサーテープを用いて円周の長さを計測する．SSF は肩甲骨下角の部位で TSF と同様に測定する．CC は膝と足首を曲げ（膝は 90°）メジャーを用いて下腿の最も太い部位を測定する.

C 上腕筋周囲長（AMC）と上腕筋面積（AMA）

▶AMC（arm muscle circumference）と AMA（arm muscle area）は筋肉量の指標である．上腕断面が円であるとし，以下の式から求める．筋面積を示す AMA は AMC よりも筋肉量を反映する.

$$AMC（cm）＝AC（cm）－\pi \times TSF（cm）$$
$$AMA（cm^2）＝[AMC（cm）]^2 \div 4\pi \qquad \pi＝3.14$$

D 下腿周囲長（CC）

▶CC は下肢筋肉量の評価に使用され，体重や日常動作との関連が高い．GLIM（Global Leadership Initiative on Malnutrition）基準での筋肉量減少のカットオフ値は男性＜33 cm，女性＜32 cm である．MNA-SF では BMI が不明な場合に CC を用いる（カットオフ 31 cm）．下腿筋肉量のより簡便なスクリーニング法として「指輪っかテスト」がある[5].

E 皮下脂肪厚と体脂肪量

▶体脂肪量は BIA などで正確に評価できるので，計算式から推定することは行わない.

▶メタボリックシンドロームの内臓脂肪量の指標である腹囲の測定については p.174図2を参照のこと.

5. 筋力と身体機能の評価

▶サルコペニアでは筋肉量の減少よりも早期から筋肉機能の低下がみられる．アジアサルコペニアワーキンググループ（AWGS 2019）の診断基準では握力と歩行速度が測定される．歩行速度以外の身体機能の評価には 5 回椅子立ち上がりテストと SPPB（short Physical performance battery）がある.

A 握力（handgrip strength）

▶デジタル式のスメドレー式握力計を用い，直立姿勢で握力計を握り，人差し指の第 2 関節が 90°になるようにして測定する．左右交互に 2 回ずつ測定し，それぞれの良いほうの値（kg 未満切捨）の平均値をとる．AWGS のアルゴリズムでの基準値は以下のとおりである.

・男性：＜28 kg，女性：＜18 kg

B 歩行速度（gait speed）

▶AWGS のアルゴリズムでは歩行速度は 6 m 歩行テストで計測する．6 m の直線のコースを通常歩行させ，スタートから 1 から 5 m の間の 4 m の歩行時間を測定する．AWGS のアルゴリズムでの基準値は 1.0 m/秒未満である（歩行テストには計測距離が 5 m や 10 m のものもある）.

6. 測定機器を用いた評価

A コンピューター断層撮影法（CT）と磁気共鳴画像法（MRI）

▶CT と MRI は筋肉面積などを直接解析できるので骨格筋量を評価するには理想的な方法であ

第4章 ● 栄養アセスメントとケアプラン

る．GLIM基準においてもCTやMRIは筋肉量を評価する検査にあげられている．CTはメタボリックシンドロームの内臓脂肪面積の評価には用いられる．しかし，CTやMRIはコストが高くCTでは被曝もあるため臨床現場で身体測定のために測定されることは少ない．なお，CTやMRIの画像から筋肉量などを算出するソフトウェアが利用可能である．

▶医療機関ではしばしばCTやMRIが撮影される．その画像を用いて骨格筋量などが評価できる．特に<u>第3腰椎レベルでの総骨格筋量や腸腰筋量は全身骨格筋量とよく相関する</u>．まだ研究レベルであるためAWGSのガイドラインに基準値を示すにはいたっていない．

B 生体電気インピーダンス法（BIA）

▶生体に電流を流し，そのインピーダンスを測定することで非侵襲的に体脂肪量と除脂肪組織量を算出する．低周波数のインピーダンスは細胞外水分量を，高周波数のインピーダンスは体内総水分量も反映するとされており，複数の周波数を用いて測定する機器では細胞内・外水分量，除脂肪組織量も評価できる．最近の機器は測定誤差が少なく，持ち運び可能な小型の装置も使用できるので，ベッドサイドでも測定可能である．<u>飲食や運動など体内水分量に影響する因子が測定値に影響する</u>ので，測定条件を揃える必要がある．また，測定に使用する微弱な電流が心臓ペースメーカなどの医療機器に影響を及ぼす可能性があり，併用することはできない．

▶AWGSのアルゴリズムとGLIM基準のBIAの骨格筋量の基準値は，男性<7.0 kg/m^2，女性<5.7 kg/m^{2}である．

▶近年BIA法においてPhase angle（位相角PA）が算出される．PAは流した電流に対する細胞膜の抵抗を表したもので，細胞膜が多いほど角度は大きくなる．老化や栄養障害による<u>細胞障害があるとPAは低下する</u>．低PAは栄養リスクや死亡率とも相関があり，栄養評価にも利用できる．

C 二重エネルギーX線吸収法（DEXA, DXA）

▶エネルギーレベルの異なる2種類のX線を用い，吸収率の違いから骨塩量や体脂肪などを定量する．被曝量は微量で問題にはならない．DEXAで測定した体脂肪量の精度は高く，水中体秤量法に代わって体脂肪率測定のゴールドスタンダードとなっている．一方，<u>筋肉量は直接計測されず除脂肪量として測定される</u>．DEXAの装置は大きく設置費用も高価であるので，栄養評価に使用できる施設は限られる．

▶AWGSのアルゴリズムとGLIM基準のDEXAの骨格筋量の基準値は，男性<7.0 kg/m^2，女性<5.4 kg/m^{2}である．

■文献

1) 宮澤　靖．各種病態におけるエネルギー，基質代謝の特徴と，至適エネルギー投与量（高齢者および長期臥床患者）．静脈経腸栄養 2009; **24**: 1065-1070
2) 大西玲子ほか．寝たきり要介護高齢者における体重推定式の作成．日老医誌 2012; **49**: 746-751
3) 日本人の新身体計測基準値 JARD 2001．栄養評価と治療 2002; **19**(Suppl): 45-81
4) 日本人の新身体計測基準値 JARD 2001．栄養評価と治療 2002; **19**(Suppl): 12-19
5) https://www.tyojyu.or.jp/net/byouki/frailty/shindan.html

4. 臨床検査値の評価

- 栄養アセスメントは，適切な栄養療法を行ううえで必須のステップである．
- 臨床検査値は身体状態を鋭敏に反映する指標であり，臨床症状が出現する前の潜在的な栄養障害を捉えることもできる．
- ここでは，栄養アセスメントに関連した臨床検査値の見方およびその意義，さらにはそれらの栄養管理への活用について述べた．

キーワード	栄養アセスメント，尿検査，血液生化学検査，免疫機能検査

1. 尿検査

① 尿検査の概略

▶栄養アセスメントにあたり，尿検査データを活用することにより，日常における食事摂取成分の評価を行うことができる．

> たんぱく質摂取量（g/日）＝
> ［尿中尿素窒素排泄量（g/日）＋0.031×体重（kg）］×6.25
> 食塩摂取量（g/日）＝
> 尿中ナトリウム排泄量（mEq/L）×尿量（L）÷17

② 尿量

▶1日の尿量が 400 mL 以下を乏尿，100 mL 以下を無尿といい，1日の尿量が 3,000 mL 以上を多尿という（表1）．

③ pH

▶正常尿 pH は，食事内容の影響を受けて変動する．持続性の酸性尿（pH 6 未満），アルカリ性尿（pH 7.5 以上）は病的であるが，痛風，尿路結石などの治療目的で尿 pH を変化させることがある．

表1　乏尿・無尿および多尿をきたす疾患

乏尿・無尿	多 尿	
急性腎炎	尿崩症	心因性多飲
急性腎不全	糖尿病	利尿薬
慢性腎不全の末期	急性腎不全の利尿期	高 Na 血症
尿路の閉塞	慢性腎不全の多尿期	低 K 血症

④ 尿たんぱく

▶健常人でも 40〜80 mg/日程度のたんぱく質が排泄されており，150 mg/日以上をたんぱく尿という．

▶激しい運動をした後や高熱が出たとき，遊走腎などでたんぱく尿が陽性になることがある．

▶尿中微量アルブミンは，試験紙法でたんぱく尿が陰性の時期より検出され，糖尿病性腎症の早期診断，経過観察に利用される．また，内臓脂肪型肥満でも出現しやすい．30〜299 mg/日（または mg/g・Cr）を微量アルブミン尿という．

⑤ 尿糖

▶健常人でも 200 mg/日程度のグルコースが尿に排泄されるが，試験紙法では検出されない．一般的には，血糖値が 170 mg/dL 以上になると尿糖陽性になるが，若年者や妊婦では出現しやすく，高齢者ではグルコースの排泄閾値が高

第4章 ● 栄養アセスメントとケアプラン

くなり検出されにくくなる.

▶SGLT2 阻害薬は，腎でのグルコースの再吸収を抑え尿中への糖排泄を増加させるため，グルコース排泄閾値が低くなり尿糖が強陽性になる.

▶尿糖の出現は，腎糸球体濾過量(GFR)，尿細管再吸収能などによって左右される.

▶<u>尿糖は，ビタミンCの過剰摂取や注射で偽陰性となることがある</u>[1].

⑥ 尿潜血

▶糸球体疾患，尿路結石・悪性腫瘍・炎症，婦人科疾患や月経の影響などの鑑別が必要である.

▶遊走腎，ナットクラッカー症候群で尿潜血陽性となることがある.

⑦ 尿ケトン体

▶糖質の供給不足や利用低下により，生体がエネルギー源として脂肪酸を利用するとき，肝臓でケトン体が産生される.

▶ケトン体には，アセトン，アセト酢酸，β-ヒドロキシ酪酸があるが，<u>尿ケトン体測定に用いられるニトロプルシド反応は，アセト酢酸のみに反応する</u>[1].

▶飢餓状態，インスリン欠乏状態，高熱時，脱水，妊娠高血圧症候群などで陽性となるが，肥満者が絶食のような無理な食事制限をした場合，極端な糖質制限をした場合や健常人が激しい運動をした場合にも尿中ケトン体は陽性になる.

⑧ 尿中 3-メチルヒスチジン

▶3-メチルヒスチジンは，アクチンやミオシンの構成アミノ酸で，約90%が骨格筋の筋線維たんぱく質に存在し，筋たんぱく質の分解により遊離し，そのまま尿中に排泄される.

▶尿中 3-メチルヒスチジンは筋肉の異化の程度を推定するのに有用である.

⑨ 尿比重

▶尿比重は，1日のうちでも著しく変動し，健常人では 1.005〜1.030 であるが，腎機能不全では希釈力，濃縮力の低下をきたし，この幅が縮小

表2 尿中ナトリウム排泄量を用いた推定食塩摂取量の計算

推定食塩摂取量(g/日)＝21.98×[(尿中 Na(mEq/L)/尿中 Cr(mg/dL)×10)×−2.04×年齢＋14.89×体重(kg)＋16.14×身長(cm)−2244.45]$^{0.392}$÷17.1

(Tanaka T et al. J Hum Hypertens 2002; **16**: 97-103[2]より作成)

する.

▶尿崩症では 1.001 程度の低比重尿になり，糖尿病，熱性疾患，嘔吐，下痢などによる水分喪失状態では 1.030 以上の高比重尿を呈することがあるが，1.035 を超えることはない．1.035 を超える場合には，造影剤などの高分子化合物の混入が疑われる.

⑩ 尿電解質

▶ナトリウムの 90%以上は尿中に排泄され便への排泄は少ない.

▶<u>尿中ナトリウム排泄量を推定食塩摂取量に換算し，高血圧患者などの栄養食事指導に用いることができる</u>(表2)[2].

▶尿中クロール排泄量は代謝性アルカローシスの鑑別に有用である.

▶尿中カリウム測定は低カリウム血症の鑑別診断において非常に重要である.

2. 血液生化学検査

A 血液生化学検査の概略

▶血液生化学検査は，栄養アセスメントを行う際，客観的でかつ鋭敏なことから，最も重要な指標となり，現在の臨床検査の中心的な存在となっている.

▶血清アルブミンに比較して代謝が早く，栄養状態を把握する際のより鋭敏な検査として，トランスサイレチン(プレアルブミン)，レチノール結合たんぱく質(RBP)，トランスフェリンなどの短半減期たんぱく質(RTP)がある.

表3 血清総たんぱく質に異常をきたす疾患

高たんぱく質血症	低たんぱく質血症
1. 血清の濃縮 　脱水，下痢，嘔吐 2. 免疫グロブリンの増加 　多発性骨髄腫 　原発性γ-グロブリン血症 　慢性感染症 　膠原病 　悪性リンパ腫 　自己免疫性肝炎 　肝硬変	1. 血清の希釈 　輸液，水過剰摂取 　心不全 2. 栄養障害 　食欲低下 　吸収不良症候群 　悪液質，慢性腎不全 3. たんぱく質の体外への 　喪失 　ネフローゼ症候群 　たんぱく漏出性胃腸症 　胸水，腹水の貯留 4. たんぱく質の合成障害 　肝炎，肝硬変 5. たんぱく質異化亢進 　急性感染症 　甲状腺機能亢進症

表4 prognostic nutritional index（PNI；小野寺の栄養学的予後指数）の計算

PNI＝10×Alb値(g/dL)＋0.005×末梢血リンパ球数(/μL)

（判定）PNI≦40：切除・吻合禁忌，PNI＞40：切除・吻合可

（小野寺時夫ほか．日外会誌 1984; **85**: 1001-1005[3]より引用）

B 血清たんぱく質・アミノ酸

① 血清総たんぱく質（TP）

▶TP に影響を与える代表的な血漿たんぱく質は，アルブミンとγ-グロブリンである．

▶TP は，脱水，多発性骨髄腫，膠原病，慢性感染症で高値を示し，低たんぱく質食による栄養障害，吸収不良症候群などの摂取量低下，出血やネフローゼ症候群などによる漏出，肝硬変などでの合成障害により低値を示す（表3）．

② 血清アルブミン（Alb）

▶Alb は，TP の 50～70％を占め，生物学的半減期は約 21 日である．Alb は，肝硬変やネフローゼ症候群，急性感染症などで低値になり，脱水時や Alb 製剤使用時には高値を示す．

▶短期間での Alb 合成低下では血中濃度はほとんど変化しない．Alb 値 3.5 g/dL 以下は，栄養障害が存在していることを示唆する．

▶Alb 値は，栄養障害の指標として比較的感度は高いが特異的ではなく，炎症の指標である C 反応性たんぱく（C-reactive protein：CRP）の変動と鏡像の変動をするなど，必ずしも栄養状態のみを反映するものではない．

▶低 Alb 血症のときにはカルシウム値が見かけ上は低くなるため，カルシウム値＋4－Alb 値で補正する．

▶Alb 値と末梢血リンパ球数から算出される prognostic nutritional index（PNI；小野寺の栄養学的予後指数）は，消化管癌患者の手術における術後合併症発症率と関連する（表4）[3]．

③ 短半減期たんぱく質（RTP）

（a）トランスサイレチン（TTR）

▶プレアルブミン（PA）ともいう．TTR は，主として肝臓で合成される分子量 55,000 のたんぱく質で，半減期は 1.9 日である．

▶レチノール結合たんぱく質（RBP）やサイロキシンと結合する．TTR の変動は，甲状腺機能亢進症を除き RBP とほぼ同様である．

▶栄養不良の患者や中心静脈栄養の治療効果をみるための指標として活用され，半減期の長い Alb に比べ有用である．

▶肝臓におけるたんぱく質合成能の指標となり，肝機能の回復に伴って速やかに上昇するため，急性肝障害における予後推定の指標としても有用である．

（b）レチノール結合たんぱく質（RBP）

▶RBP は，TTR と複合体を形成し，レチノール（ビタミン A）を輸送するたんぱく質で，分子量は 21,000 である．

▶主に肝臓で合成され，半減期は 12～16 時間である．健常人の尿中にはほとんど認められず，尿細管障害で尿中排泄が増加する．

▶吸収不良症候群などに起因する低栄養状態では，RBP 合成に必要なアミノ酸やビタミン A などの不足のため，また肝・胆道疾患ではたんぱく質合成能の低下により RBP が減少する．腎不全では，糸球体での濾過値が低下するため

第4章 ● 栄養アセスメントとケアプラン

RBP が上昇し，ほかに過栄養性脂肪肝でも上昇する．

(c) トランスフェリン(Tf)

▶ Tf は，主に肝臓で合成される分子量 76,500 のたんぱく質で半減期は 7〜10 日である．

▶ 鉄欠乏性貧血，妊娠，真性多血症，たんぱく質同化ホルモン投与時には高値となる．

④ フィッシャー比(BCAA/AAA 比)

▶ 成人における総血漿アミノ酸窒素量は，4〜6 mg/dL であり，約 40 種のアミノ酸から構成されている．

▶ フィッシャー比とは，分岐鎖アミノ酸(BCAA)と芳香族アミノ酸(AAA)の分子比(モル比)で，非代償性の肝硬変では低下している．

▶ AAA は主に肝臓で代謝され，肝機能低下により血中濃度が増加する．BCAA は主に骨格筋で代謝され，エネルギー消費増大に伴う異化亢進により，血中濃度が低下する．

C 血清酵素

① アスパラギン酸アミノトランスフェラーゼ (AST または GOT)

▶ AST は，心臓，肝臓，骨格筋，腎臓の順に多く存在し，各臓器や赤血球が障害を受けると AST が血中に逸脱し活性値が上昇する．

▶ AST が高値を示す疾患には，溶血，肝疾患，心筋梗塞，閉塞性黄疸，甲状腺機能亢進症，貧血などがある．

② アラニンアミノトランスフェラーゼ (ALT または GPT)

▶ ALT は，肝臓，腎臓，心臓，骨格筋の順に多く，血清 ALT 活性の測定は，肝機能障害の有無とその程度を知るためのよい指標となる．

▶ AST は ALT より半減期が短いため，急性肝障害の初期には AST が優位に上昇し，慢性肝炎では，ALT が優位に上昇する．飲酒，激しい運動やストレスでは AST，ALT ともに高値となることがある．

③ γ-グルタミルトランスペプチダーゼ (γ-GTP)

▶ γ-GTP は，個体差が大きく，年齢，性，飲酒歴，常用薬剤の有無によって大幅に変動するが，他の血清酵素より肝特異性が高く，肝・胆道疾患のスクリーニング目的，アルコール性肝障害や薬剤性肝障害の診断および経過観察に有用である．

▶ γ-GTP が高くなる原因は，脂肪肝，アルコール性肝炎や胆道閉塞などがある．

④ アルカリホスファターゼ(ALP)

▶ ALP は，肝臓や腎臓，骨などほとんどの臓器に存在する．また，肝臓を経て胆汁中に排泄されるので，肝胆道系異常の指標となる．

▶ ALP が高値を示す疾患は，胆道閉塞，肝機能障害，骨代謝亢進状態，妊娠などがあり，高度の上昇では腫瘍マーカーとしても利用される．

▶ ALP には，臓器由来の異なる 6 つのアイソザイムが存在し，疾患や病態の鑑別に役立つ．

⑤ コリンエステラーゼ(ChE)

▶ ChE は，肝臓でのたんぱく質合成能の指標であり，Alb よりも鋭敏に変化する．

▶ 肝硬変，急性肝炎や潰瘍性大腸炎，静脈・経腸栄養時の栄養障害，また慢性腎不全におけるたんぱく質制限時のエネルギー不足時にも低値を示す．逆に，ネフローゼ症候群や甲状腺機能亢進症で増加し，脂肪肝，高トリグリセリド血症，肥満では過栄養のため高値を示す．

D 窒素化合物関係

① 血清クレアチニン(Cr)

▶ Cr は腎臓を介して尿中に排泄されるため，その血中濃度は腎機能マーカーとして用いられる．また，Cr 産生量は個体の筋肉量を反映するため，筋細胞増大または萎縮をきたす疾患における筋肉量の指標に用いる．

▶ 血清 Cr が高値を示す疾患は，急性腎炎，慢性腎炎，急性腎不全，慢性腎不全，うっ血性心不

全，脱水などがあり，低値を示す疾患は，筋ジストロフィー，甲状腺機能亢進症，尿崩症などである．

▶クレアチニンクリアランス（Ccr）は，GFRの測定に用いられる．1/Crの経時的変化により，透析導入時期を推定することができる．

▶<u>血中尿素窒素（BUN）と比較し，血清Crに及ぼす食物の影響は少ない．</u>

② 尿中クレアチニン（Ucr）

▶Ucr排泄量は，全身の筋肉量に比例し，食事や侵襲などの影響を受けにくい．

▶クレアチニン身長係数（CHI）は，栄養障害の評価に用いられ，60〜80％を中等度栄養障害，60％以下を高度栄養障害と判定する．

③ 血中尿素窒素（BUN）

▶BUNは腎機能が正常の50％に低下するまでわずかしか上昇しないが，GFRが正常の25％以下になると急激に上昇する．

▶BUNは，摂取たんぱく質，たんぱく質異化，肝による尿素合成，腎臓からの排泄により影響される．

▶BUNの上昇は，GFRの低下，組織たんぱく質の異化亢進，たんぱく質摂取量の増加，消化管出血などでみられ，妊娠，組織たんぱく質の異化減少，たんぱく質摂取量の低下，肝不全，尿崩症などで低下する．

▶<u>BUN/Crは，腎不全患者の低たんぱく質食の管理にも用いられ，正常では約10である．たんぱく質過剰摂取，脱水，たんぱく質異化亢進，消化管出血などで上昇する．</u>

▶窒素平衡は，生体の異化・同化の状態を比較的正確に反映している．通常の経口摂取を行っている場合にはほぼ±0であるが，負の場合には異化優位，正の場合には同化優位と判定される．

④ 尿酸（UA）

▶詳細は第6章-2-④「高尿酸血症と痛風」を参照．

E 糖代謝関係

① グルコース

▶血漿グルコース濃度（血糖値）は，腸管からの糖吸収と主に肝臓での糖新生によるグルコース供給系と末梢組織でのグルコース消費系で調節されている．

▶糖尿病，慢性膵炎，肝硬変，甲状腺機能亢進症，副腎皮質機能亢進症などで高値となり，インスリノーマ，副腎皮質機能低下症，下垂体機能低下症などでは低値となる（表5）．

② グリコヘモグロビン（HbA1c）

▶HbA1cは，グルコースとヘモグロビン分子の結合物で，過去1〜2ヵ月間の血糖コントロール状態を反映する．

▶<u>HbA1cは加齢で増加し，閉経前の女性で低値傾向となる．また，偽性高値，偽性低値を示す病態時には評価に注意を要する</u>（表6）．

▶劇症1型糖尿病のように短期間で急速に高血糖状態をきたす病態では，高血糖状態を反映せず比較的低値となる．

③ グリコアルブミン（GA）

▶GAはグルコースとAlbの結合物で，過去2週間〜1ヵ月の血糖コントロール状況を反映する．

▶安定した血糖コントロール状態ではHbA1cの約3倍を示す．

▶Alb濃度には影響を受けないが，Alb代謝が亢進するネフローゼ症候群，甲状腺機能亢進症で

表5 血糖値に異常をきたす疾患，薬剤

高血糖	低血糖
糖尿病	インスリノーマ
急性膵炎	副腎皮質機能低下症
肝硬変	ダンピング症候群
副腎皮質機能亢進症	インスリン自己免疫症候群
褐色細胞腫	経口血糖降下薬
副腎皮質ステロイド	抗不整脈薬（ジベンゾリン）
慢性膵炎	下垂体機能低下症
グルカゴノーマ	肝不全
甲状腺機能亢進症	インスリン投与
先端巨大症	抗菌薬（ニューキノロン）
ループ利尿薬	
β遮断薬	

第4章 ● 栄養アセスメントとケアプラン

表6　HbA1cに影響を与える因子

高値要因	低値要因
1) 大量のビタミンC内服	1) 大量出血
2) アルコールの多飲	2) 溶血性貧血
3) 腎不全	3) 妊娠
（BUN>50 mg/dL）	4) 肝硬変
4) HbFの高値	5) 異常ヘモグロビン血症
5) 異常ヘモグロビン血症	6) 大量輸血
6) アスピリンの大量服用	7) 鉄欠乏性貧血の治療による回復期
7) 鉄欠乏性貧血，脾臓摘出	

は低値を示し，Alb代謝が低下する進行した肝硬変，甲状腺機能低下症では高値を示す.

④ 1,5-アンヒドログルシトール（AG）

▶1,5-AGは，食物より供給され，余剰分は尿中へ排泄されるため，1日の尿中排泄量と経口摂取量はほぼ均衡する.

▶1,5-AGは，HbA1cやGAと異なり，血糖変動との間に時間的なズレが少ないため，血糖コントロール状況の判断や薬物の効果判定が的確に行える.

▶血糖値の上昇とともに尿中排泄量が増加し，血中1,5-AGは低値となる.

▶腎性糖尿，重症肝硬変，慢性腎不全，妊娠（30週以降），アカルボース，SGLT2阻害薬では低値を示し，多量の1,5-AG含む人参養栄湯，加味帰脾湯などの内服では高値を示す[4].

F　脂質代謝関係

▶詳細は第6章-2-②「脂質異常症」を参照.

4. 免疫機能検査

① 免疫機能検査の概略

▶栄養障害の有無と程度を免疫機能検査で知ることができる.

② 総リンパ球数

▶末梢血リンパ球は，白血球数の20～45%，実数で1,500/mm^{3}以上あり，栄養障害では減少する. 801～1,000/mm^{3}で中等度栄養障害，800/mm^{3}以下で高度栄養障害が疑われる.

③ 遅延型皮膚反応

▶遅延型皮膚反応には，一般的にツベルクリン（PPD）皮内反応が用いられる. 結核菌に特異的な遅延型皮膚反応であり，細胞性免疫能の最も一般的な指標として使用されている.

▶PPD皮内反応は，結核菌に感作されていない場合や結核に罹患している場合は，栄養アセスメントの指標として不適切である.

▶PPD皮内反応は，0.1 mLのPPDを上腕屈側に皮内注射し，48時間後に判定する. 正常では直径10 mm以上の発赤を認めるが，5～10 mmで軽度，5 mm未満で中等度以上の栄養障害が疑われる.

▶PPDのほかカンジダ抗原，ムンプス抗原，白癬菌抗原などを用いることがある.

文献

1) 金井　泉ほか. 試験紙法による尿スクリーニング検査. 臨床検査法提要, 第31版, 金原出版, p.145-149, 2002

2) Tanaka T, et al. A simple method to estimate populational 24-h urinary sodium and potassium excretion using a casual urine specimen. J Hum Hypertens 2002; **16**: 97-103

3) 小野寺時夫ほか. Stage 4・5（5は大腸癌）消化器癌の非治癒切除・姑息手術に対するTPNの適応と限界. 日外会誌 1984; **85**: 1001-1005

4) 日本糖尿病学会（編・著）. 1,5-AG. 糖尿病専門医研修ガイドブック, 第9版, 診断と治療社, p.133-134, 2022

5. 栄養必要量の算出

- 生体が必要とする栄養必要量は，個人により異なり，基礎代謝量や身体活動により生じる．
- 基礎代謝量は，性，年齢，体格，疾患や病態，ストレスなどの影響を受ける．
- 糖質，たんぱく質，脂質，ビタミンなどの必要量は，エネルギー必要量および生体組織の貯蔵量や半減期，栄養素相互のバランスによる．

キーワード 基礎代謝，ストレス係数，NPC/N 比，水分欠乏量

1. エネルギー

▶生体が必要とするエネルギー量は，消費エネルギーを充足する量であり，成人の場合，エネルギー消費量＝エネルギー必要量とされている．WHO では，「ある身長・体重と体組成の個人が，長期間に良好な健康状態を維持する身体活動レベルのとき，エネルギー消費量との均衡が取れるエネルギー摂取量」と定義している．エネルギー必要量は，成人では，基礎代謝量に身体活動レベルによる係数ならびにストレス係数を乗じて求める．乳幼児，小児などでは組織増加に必要なエネルギーを加算する．

> 推定エネルギー必要量＝
> 基礎代謝量(性，年齢，体重，身長)×
> 身体活動レベル×ストレス係数

A 基礎代謝(basal metabolism：BM)

▶基礎代謝とは「身体的にも精神的にも安静な状態で生命を維持するのに必要な生理的に最小のエネルギー代謝量」と定義される．基礎代謝量は，直接・間接熱量計で実測するか，性，年齢，

表1　基礎エネルギー消費量の推定

ハリス・ベネディクトの式
男性：66.5＋13.75×体重(kg)＋5.0×身長(cm)
　　　　－6.75×年齢(歳)
女性：655.1＋9.56×体重(kg)＋1.84×身長(cm)
　　　　－4.67×年齢(歳)

簡易式
男性：基礎代謝基準値*(kcal/kg/日)×体重(kg)
女性：基礎代謝基準値*(kcal/kg/日)×体重(kg)

*基礎代謝基準値(kcal/kg/日)

	18〜29歳	30〜49歳	50〜64歳	65〜74歳	75歳以上
男性	23.7	22.5	21.8	21.6	21.5
女性	22.1	21.9	20.7	20.7	20.7

身長，体重の関数により推定する(**表1**)．ハリス・ベネディクトの式は，日本人では**実態より過大な推定(特に全年齢階級の女性と 20〜49歳の男性)**となる傾向を考慮して用いる．

B 身体活動レベル

▶成人の身体活動レベルは，エネルギー消費量と推定基礎代謝量から求めた身体活動レベルを基に 3 種類の I (低い)，II (ふつう)，III (高い)の3 レベル(**表2**)が設定された．

第4章 ● 栄養アセスメントとケアプラン

表2 身体活動およびストレス

	状態	係数	適応例
活動係数	寝たきり	1.0〜1.1	
	ベッド上安静	1.2	
	ベッド以外での活動	1.3	1日1時間程度の歩行
	低い(身体活動レベルⅠ)	1.4〜1.6	1日2時間程度の歩行や立位での活動
	ふつう(身体活動レベルⅡ)	1.6〜1.9	1日2時間程度の歩行および筋肉活動
	高い(身体活動レベルⅢ)	1.9〜2.2	1日2時間程度の歩行および重い筋肉活動
ストレス	手術 　(術後3日間) 　軽度 　中等度 　高度 　超高度	 1.2 1.4 1.6 1.8	 胆囊・総胆管切除,乳房切除 胃亜全摘,大腸切除 胃全摘,胆管切除 膵頭十二指腸切除,肝切除,食道切除
	肝移植	1.2	
	臓器障害 　4臓器以上	1臓器につき0.2増加 1.2 2.0	
	骨髄損傷	0.8〜0.9	
	アルコール依存症	0.85〜0.9	
	外傷 　骨折 　筋肉 　頭部損傷 　複合外傷 　ステロイド薬使用 　褥瘡	 1.35 1.25〜1.5 1.6 1.5〜1.7 1.6〜1.7 1.2〜1.6	 人工呼吸器使用の場合
	感染症 　軽度 　重症	 1.2〜1.5 1.5〜1.8	 流行性感冒など 敗血症など
	熱傷 　体表面積　〜20% 　体表面積21〜40% 　体表面積41〜100%	熱傷範囲10%ごとに0.2増加 1.0〜1.5 1.5〜1.85 1.85〜2.05	
	がん	1.1〜1.3	
	発熱 　37℃ 　38℃ 　39℃ 　40℃以上	36℃から1℃上昇ごとに0.2増加 1.2 1.4 1.6 1.8	

C ストレス係数

▶基礎代謝の亢進,逆に低下をきたす疾患や病態がある.**基礎代謝の亢進**は,甲状腺機能亢進症,副腎皮質機能亢進症(クッシング症候群),敗血症などの重症炎症性疾患,急性肝炎,劇症肝炎,肝硬変の代謝亢進期,心不全,白血病,悪性腫瘍,手術,外傷,火傷,発熱時などによる.

▶**基礎代謝の低下**は,下垂体および甲状腺機能低下症,神経性食欲不振症,低栄養状態,吸収不良症候群あるいは脳血管病変によるベッド上安静時である.

D 一般食患者の栄養基準量

▶入院患者の栄養摂取基準量は,原則として,性,年齢,体格,身体活動レベル,病状などによって算定する.

2. 糖質

A 糖質必要量の決定

▶脳，神経組織，赤血球，腎尿細管，精巣などは，グルコースのみをエネルギーとしている．また，脳は基礎代謝の約20％を消費するため生体には最低100 g/日の糖質必要量が推定される．

▶糖質摂取量は1日の総エネルギー量50〜65％が目標量とされている．

B 投与糖質の選択

▶糖質は，消化吸収障害の有無，耐糖能異常の有無を把握し選択する．静脈からの栄養時では，エネルギー源として速やかに利用されるグルコースが用いられる．

▶低栄養，食欲不振などの病態下に用いる濃厚流動食や経腸栄養剤には，浸透圧の上昇を抑えるデキストリンが用いられる．また，デキストリンはα-アミラーゼの分解を必要としないことから膵疾患患者にも使用される．低栄養状態や侵襲下では，体たんぱく質の保持効果を目的にグルコースを投与する．オリゴ糖は，小腸では分解されず，大腸の腸内細菌叢を改善し整腸作用を示す．

C 糖質投与時の留意点

▶糖質の過剰投与は肥満や脂肪肝の原因になる．また，糖質は代謝の過程でビタミンB₁を必要とするため，糖質投与量を増加した場合はビタミンB₁を増量投与する．

3. 食物繊維

▶食物繊維の物理的特性は，咀嚼の増大により満腹中枢を刺激し，胆汁酸の減少による総コレステロール値の低下，食物繊維の粘度による胃内停滞時間の遅延と小腸の吸収の遅れによる食後の血糖カーブの平坦化への影響である．膵酵素活性の阻害によるカルシウム，鉄，亜鉛，銅などのミネラルの吸収の抑制，腸内細菌の変動，腸管内通過時間の短縮，便容量の増大，腸内圧および腹圧の低下などの機能を有する．

A 摂取量

▶理想的には24 g/日以上あるいは14 g/1,000 kcalとされるが，日本人の食事摂取基準2025版では，$19.2(g/日)\times[$性・年齢区分ごとの参照体重$(kg)\div58.6(kg)]^{0.75}$を目標量としている．

B 摂取にあたり注意すべきこと

▶神経性食欲不振症・過食症，消化管の手術後など，消化吸収能力が低下している場合や膵炎では，食物繊維によりアミラーゼ，トリプシン，キモトリプシン，リパーゼの活性が低下するので，摂取量を考慮する．また，鉄やカルシウムなどの吸収を低下させるので，骨粗鬆症や貧血などには留意する．

▶各種の糖アルコール，難消化性オリゴ糖は難消化性を示し，適量の摂取により腸内細菌叢を形成する．一方，大量摂取により，大腸内浸透圧を高めて緩下作用を誘発する．このため難消化性オリゴ糖などの大量摂取となる加工食品では1回の摂取指示量を遵守する．

第4章 ● 栄養アセスメントとケアプラン

4. たんぱく質

▶たんぱく質は，組織構成たんぱく質（核酸，骨格筋，内臓，血漿たんぱく質，皮膚）や機能性たんぱく質（ホルモン，酵素）として体内に存在し，貯蔵形態を持たない．

▶過剰に摂取しても貯蔵形態を持たないため尿素として尿へ排出され，摂取量が不足すると，主に筋たんぱくを分解して必要なアミノ酸を供給する．

▶たんぱく質の代謝（turnover rate）は組織により異なり，腸粘膜，血清，肝臓，腎臓，膵臓などでは半減期が平均10日，筋肉，皮膚，軟骨では平均180日，細胞内たんぱく質のヘモグロビンは約120日となる．

A たんぱく質必要量の決定

▶窒素出納による算出は，たんぱく質異化作用の程度と栄養摂取の妥当性が評価できる．窒素出納の目標値は，通常1〜3gであり，24時間蓄尿で尿中尿素窒素（UUN）を測定する．窒素出納がマイナスでは体たんぱく質の崩壊を，プラスでは筋肉形成などでの蓄積を意味する．

窒素出納（g）
＝〔たんぱく質摂取量（g/日）÷6.25〕
－〔UUN（g/24時間）＋4（g）*〕
*：尿以外の窒素喪失量として4g

▶アミノ酸は十分なエネルギー投与がなければ，投与アミノ酸がエネルギー源として消費され，たんぱく質が合成されない．非たんぱく質エネルギー/窒素（non protein calorie/nitrogen：NPC/N）比（表3）は，投与されたアミノ酸以外の栄養素（糖質と脂質）から計算されるエネルギー量を投与アミノ酸に含まれる窒素量（g）で除した比である．これにより，エネルギー投与量に基づく窒素（あるいは，必要・投与窒素量に基づく投与エネルギー量）量を算出し，求めた必要窒素に6.25を乗じてたんぱく質の必要量を算出する（たんぱく質の必要量（g）＝窒素出納維持量（g）×6.25）．

▶健康成人は，窒素出納（平衡）が維持される0.66g/kg体重/日に，消化吸収率100/90を乗じ，これに個人間変動係数1.25を乗じ推奨量（g/kg/日）となる．たんぱく質の質は，ヒトのアミノ酸必要量パターンに近い動物性たんぱく質を全体たんぱく質の40%以上とする．

推奨量（g/kg体重/日）＝0.65×100/90×1.25
＝0.9
推奨量（g/kg体重/日）＝成人窒素平衡維持量*
（g/kg）×消化吸収率×
個人差補正
*：成人の窒素平衡維持量の平均は0.65g/kg体重/日である．

▶NPC/N比はたんぱく質必要量の指標である．健常成人では，NPC/N比＝150〜200に設定する．

表3 たんぱく質必要量基準

	窒素 （g/kg）	窒素 （g/日）	エネルギー/窒素 （NPC/N）[*1]	たんぱく質/体重 （g/kg/日）
健常成人	0.08〜0.13	5〜9	225	0.8
内科的病態（発熱・外傷なし）	0.13〜0.17	9〜12	165	1.1
外科的病態（合併症なし）	0.17〜0.25	12〜18	175〜185	1.1〜1.6
異化亢進の病態	0.25〜0.65	18〜48	120〜250[*2]	1.6〜4.2

*1：投与エネルギー量（kcal）÷〔エネルギー（kcal）/窒素（g）〕＝窒素必要量（g）
*2：侵襲時の至適NPC/N比は，経静脈栄養時：150〜200，経腸栄養時：120〜150．経腸栄養では吸収のロス＋腸管でのエネルギー源としてのロスにより投与窒素量がやや多くなり，静脈栄養時に比してNPC/N比が低くなる．

（日本静脈経腸栄養学会（編）．静脈経腸栄養ガイドライン，へるす出版，1998より引用）

B たんぱく質必要量に影響する要因

▶たんぱく質必要量は，摂取エネルギー量の影響を受ける．摂取エネルギー量によりたんぱく質の利用効率は異なり，エネルギー不足状態では，たんぱく質利用効率は低下し，推定平均必要量は大きくなる．また身体活動量の低下は骨格筋のたんぱく質代謝の低下により，推定平均必要量は大きくなる．

▶極端な精神的ストレスや発熱，手術などの身体的ストレス，外傷，急性感染症，摂取エネルギー量を低下させる減量時では必要量は増加する．一方，腎機能障害や肝予備能の低下した劇症肝炎や非代償性肝硬変などで血中アンモニア濃度が上昇し肝性脳症を起こす病態では，摂取量を制限する．

▶低温度環境では脂質代謝とたんぱく質の利用を亢進させ，高温度環境では糖質の利用を亢進させる．

▶加齢による，細胞内での同化抵抗によりたんぱく質の利用効率が低下するため，特に分岐アミノ酸の補給に考慮する．

5. 脂質

▶体内で合成できないリノール酸，α-リノレン酸は，その欠乏では成長発育障害，皮膚病変，免疫機能の低下を呈する．

A 脂質必要量

▶脂質エネルギー比率は，成人（18〜64歳未満）では30%を上限，20%を下限とし，飽和脂肪酸7.0%以下となる．n-6系脂肪酸は8〜11 g/日，n-3系脂肪酸は1.6〜2.2 g/日を目安量としている．n-6系脂肪酸欠乏症では，リノール酸7.4〜8.0 g/日あるいは2%エネルギー比率の投与，n-3系脂肪酸欠乏症では0.2〜0.3%エネル

ギー比率の投与あるいは1.3%エネルギー比率の投与とする．

▶膵疾患，クローン病や黄疸など膵外分泌酵素の減少，胆汁酸分泌の減少例では，脂質摂取量をコントロールする．

B 脂肪酸の特徴と投与

▶多価不飽和脂肪酸で二重結合が3個以上は，ビタミンC，E，β-カロテンなどが消費される．

▶コレステロールは，体内で12〜13 mg/kg/体重/日が合成され，肝臓での合成は末梢への補給を一定に保つフィードバック機構が働く．

▶中鎖脂肪酸トリグリセリド（炭素数6〜10）は，リパーゼの作用を受けずに門脈へ直接吸収され，肝臓でのエネルギー効率がよく，術後の栄養管理時や膵炎，吸収不全時の経腸栄養に適する．

▶静脈栄養用脂肪乳剤は，エネルギーと必須脂肪酸を供給することを目的に，大豆油をレシチンで乳化したものが用いられている．経腸栄養用の脂肪含有製剤には，中鎖脂肪酸トリグリセリド，n-3系脂肪酸を含有したものを用いる．

▶トランス型の二重結合を持つトランス脂肪酸は，一定量以上では冠動脈疾患のリスクを高め，認知機能を低下するため，摂取量は1%エネルギー比率未満にとどめる．

6. 水分

▶水は，細胞内液および細胞外液（血漿，間質液）を構成し，生化学反応に関与している．エネルギーの代謝水と外界からの摂取（食物由来51%，飲み物由来49%）した水分が体内利用される．

▶1日に必要とする水分量は，体重1 kgあたり21〜43 mL（平均32 mL）と簡易的に算出でき

る．また，摂取水分量と排泄量による体内水分量を把握して算出する方法もある．水分欠乏量(L)は，通常時体重(kg)×0.6×[(血清ナトリウム濃度－140)/140]で求められる．

7. ビタミン

A 脂溶性ビタミン

▶ビタミン A は耐容上限量があり，成人では肝臓障害発生を指標に 2,700 μgRAE/日，乳児では頭蓋内圧亢進発生を指標に 600 μgRAE/日とされている．

▶ビタミン D は肝臓，腎臓で代謝を受けた血中 25-ヒドロキシビタミン D として生理活性を発現する．血中 25-ヒドロキシビタミン D の正常濃度維持のための摂取目安量は 8.5 μg/日である．

▶ビタミン E は，α-トコフェロールの血中濃度を指標に摂取量を決め成人の摂取目安量は，5.0〜7.0 mg/日である．

▶ビタミン K は，血液凝固因子を活性化し，血液の凝固を促進する．骨に存在するたんぱく質オステオカルシンを活性化し，骨の形成を促す．成人の摂取目安量は 150 μg/日である．

B 水溶性ビタミン

▶ビタミン B_1：エネルギー代謝に関与するビタミンで，体内プールの飽和により尿中に排泄される．推奨量は 0.54 mg/1,000 kcal（推定平均必要量×1.2）である．

▶ビタミン B_2：1〜69 歳の推定平均必要量は 0.60 mg/1,000 kcal とし推定エネルギー必要量を乗じて算定される．

▶ビタミン B_6：必要量は，摂取たんぱく質量に依存し，0.0228 mg/g たんぱく質で，成人の摂取推奨量は男性 1.4 mg/日，女性 1.2 mg/日で

ある．

▶ビタミン B_{12}：B_{12} の吸収には胃から分泌される糖たんぱく（キャッスルの内因子）が関与する．摂取推奨量は男性 2.4 mg/日，女性 2.4 mg/日である．

▶葉酸：母体の欠乏は胎児の神経管閉塞障害や無脳症を引き起こす．また血清ホモシステインの濃度を上昇させる．推奨量は 240 μg/日である．

▶ビタミン C：皮膚や細胞のコラーゲン合成に必須であり，抗酸化作用がある．消化管から速やかに吸収され，血漿濃度 400 mg/日で飽和する．成人の推奨量は 100 mg/日である．

8. ミネラル

A 多量ミネラル(電解質)

▶体内のナトリウムは 60 mEq/kg であり，骨に 40%，細胞外液に 50%，細胞内液に 10% 存在する．ナトリウムは細胞外液の浸透圧決定因子であり，酸・塩基平衡の調節にも重要な役割を果たしている．1 日の推定平均必要量は約 600 mg 食塩相当量 1.5 g/日）である．食塩相当量は次の式から求められる．

> 食塩相当量(g)＝ナトリウム(g)×2.54

▶クロールは，骨と結合組織に 40%，細胞外液に 50%，細胞内液に 10% 存在している．ナトリウムはクロールと約 14：10 の濃度比で細胞外液の浸透圧を一定に保っている．成人の摂取目安量は 150 μg/日である．

▶カリウムは 50 mEq/kg であり，細胞内液に 90% 存在し，下痢，多量の発汗，利尿剤の服用の場合以外は，カリウム欠乏は起こしにくい．平均維持量は 1,600 mg/日（23 mg/kg/日）日とされている．

▶カルシウムは，99% が骨・歯に，微量が細胞外

液に存在し，血液中のカルシウム濃度は8.5〜10.4 mg/dLの範囲に保たれている．

▶ リンは，約80％はカルシウムと結合し骨・歯に，10％は筋肉に，10％は結合組織として存在している．

▶ マグネシウムの成人の推定平均必要量は4.5 mg/kg体重/日とされている．

▶ 血清中においてカルシウムは約40％，マグネシウムは約35％がたんぱく質と結合している．また，カルシウムはリンと，リンはカルシウムやマグネシウムと密接に関連している．血中電解質濃度の異常により，意識障害や脱力，痙攣，不整脈など，精神神経系や循環器系に様々な病態が出現する．

▶ 各栄養素についての最新の推定平均必要量，目安量などの詳細は，日本人の食事摂取基準を参照にされたい．

■ 文献

1) Harris JA, Benedict FG. A Biometric Study of Human Basal Metabolism. Proc Natl Acad Sci U S A 1918; **4**: 370-373　doi: 10.1073/pnas.4.12.370.

2) 勝川史憲ほか．日本人における基礎代謝量に関する系統的レビュー．厚生労働行政推進調査事業費補助金循環器疾患・糖尿病等生活習慣病対策総合研究事業　日本人の食事摂取基準（2025年版）の策定に資する各栄養素の最新知見の評価及び代謝性疾患等の栄養評価に関する研究（22FA2002）令和5年度総括・分担研究報告書，p.78-86，2024

3) Ishikawa-Takata K, et al. Physical activity level in healthy free-living Japanese estimated by doubly labelled water method and International Physical Activity Questionnaire. Eur J Clin Nutr 2008; **62**: 885-891

4) Tani Y, et al. The influence of season and air temperature on water intake by food groups in a sample of free-living Japanese adults. Eur J Clin Nutr 2015; **69**: 907-913

第4章　栄養アセスメントとケアプラン

第4章 ● 栄養アセスメントとケアプラン

---

6. 症例報告の書き方

- 病態栄養専門管理栄養士の受験・更新資格のひとつとして症例レポートの提出がある.
- 入院・外来において, 栄養療法・栄養指導の経過を要約し継続性を持たせることが大切である.

キーワード | 診療録, 症例報告

---

1. 診療録の書き方

A 基礎データ (data base)

▶患者から直接, 栄養情報を収集する. 患者自身も食生活上の問題点を認識させるのに有用である.

▶食歴：疾病との関連を念頭に, 過去の食生活掲示的変化のポイントを聞き取る. 体重歴も聞き取る.

▶食環境：食事パターン（食事時間, 規則性, 場所など）調理担当者, 外食習慣, 間食習慣, 嗜好, 食べ方などを聞き取る.

▶栄養評価に必要な項目：身長, 体重, 標準体重, BMI, 体重変化, 体液量測定, 運動習慣, 生活活動強度, 基礎エネルギー消費量などを測定・産出する. 経口摂取の可否, 咀嚼・嚥下状態などを評価する.

▶患者プロフィール：食生活の面から出身地, 職業, 習慣など患者の背景を捉える.

▶医師, 看護師などほかのスタッフからも栄養療法・栄養教育に必要な情報を収集する.

B 問題リスト (problem list)

▶データベースのなかから栄養療法・栄養教育を実施するにあたっての問題点を明らかにし, 問題リストを作成する.

▶食生活習慣：不規則な食事時間, 間食, 清涼飲料水の多飲, 外食, 早食い.

▶栄養素の過不足.

▶食環境因子：家族の関与, 食物入手の困難性など.

▶社会的背景など：単身赴任, 就業時間, 一人暮らし, 宗教的問題, 経済的問題.

C 初期計画 (initial plan)

▶最初に面談したときの個々の問題に対応する診断・治療・教育の計画を作成する.

D 経過記録 (progress notes)

▶叙述式記録は, それぞれの問題に応じて実施した栄養療法・栄養指導の内容を SOAP の4項目に分けて記載する.

▶S (subjective data)：主観的データで, 患者自身・家族が訴えた内容を記載する. 栄養療法・栄養教育を実施するのに関連した内容とする.

▶O (objective data)：客観的データで, 摂取エネルギー量, 摂取栄養素量, 身体測定値, 多職種による医療チームからの情報など, 栄養療法・栄養教育の内容などを記載する.

▶A (assessment)：実施された栄養療法や栄養教育の評価・考察を記載する. 血液検査結果な

6. 症例報告の書き方

症例	患者ID:　　　　/年齢:　　　　歳/　性別:　男・女
	初回指導日　　　　　年　　　月　　　日
	栄養管理を行った期間　　　年　　月　　日〜　　　　年　　月　　日

診断	プロブレムリスト(栄養管理に関するものを中心に)
#1	#1
#2	#2　栄養管理の問題点を記載
#3　カルテを確認し，医師の診断名	#3　例:食塩の過剰摂取
#4　（主病名，合併症名）を記載する．	#4　身体活動量不足
#5	#5　アルコールの過剰摂取

患者プロフィール(家族歴，既往歴，現病歴など)	介入時の主な身体所見と検査所見
家族歴：家族の病歴	症例の解説上，必要な所見，不可欠の所見は正常であっても記述する．
既往症：これまでに罹患した病気の経過	
現病歴：現在の状態にいたるまでの経過	記述されるべき項目の欠落，関連しない項目の記述は好ましくない．
（最初から現在にいたるまで）を明確に	単位の間違いはないように

経過と考察(栄養治療についての考察も記載)

　　治療あるいは観察開始から現在にいたるまでの臨床経過を経時的に，重要なことを中心にして簡潔に記述する．

　　栄養管理上の問題点を具体的に列挙し，それぞれについて具体的な対策とその結果を記述，考察も加える事．

　　考察の根拠となるものは文献として入れる

　　主治医のカルテをよく読み，理解できない点があれば主治医に確認する．

症例作成の注意点
　★自分自身が直接栄養管理を行った症例を選択する．
　★主治医に確認し，作成する．
　★すべての記入欄を記載する．
　★カルテを確認の上，身体所見，検査所見欄には具体的な値を単位
　　を付けて記載する．
　★誤字・脱字のないように作成する．

図1　病態栄養専門(認定)管理士の症例レポート

第4章　栄養アセスメントとケアプラン

第4章 ● 栄養アセスメントとケアプラン

ど診療録より得た情報，身体計測値などから患者の病態を把握し，計画に沿って実施した栄養療法の効果を病態栄養学的見地から専門的に評価する．

▶P（plan）：治療に関して問題点を明確にし，その問題解決のための具体的な方法を計画する．

　①栄養状態を把握するため，あるいは栄養療法・栄養教育の効果を評価するために必要な調査を計画．食事記入，病態把握のための検査を医師に依頼する計画

　②医師の指示に基づく栄養療法の具体的な計画

　③栄養教育の計画

2. 症例のまとめ方

▶栄養管理を実施した症例を「症例レポート」としてまとめる際には，「診療録の書き方」を参考にする．

▶日本病態栄養学会の「病態栄養専門（認定）管理栄養士」の症例レポートについては，図1に示す内容に変更としている．書き方については図1を参考にまとめる．

第5章 栄養補給法

1. 栄養療法総論(適応，禁忌，合併症) ―――――― 106

第 5 章 ● 栄養補給法

1. 栄養療法総論（適応，禁忌，合併症）

- 栄養の投与方法は，経腸栄養（経口摂取，経鼻栄養，経瘻孔栄養）と静脈栄養（末梢静脈栄養，中心静脈栄養）とに分けられる．
- 入院時食事療養において，病院で提供される食事は，「一般治療食」と「特別治療食」とに大別される．
- 咀嚼・嚥下の状態が低下した患者において，患者個々の認知，咀嚼，嚥下機能に配慮した嚥下調整食を提供することで誤嚥や窒息のリスクを低減することができる．
- 経腸栄養剤は，消化吸収機能を評価し，消化吸収機能が不十分との判断であれば，消化機能が低下していても吸収が容易な成分栄養剤や消化態栄養剤を使用する．消化吸収機能が十分であれば，半消化態栄養剤を用いる．
- 低栄養症例の栄養管理では，リフィーディング症候群の存在とその発症リスクを認識することが重要である．

キーワード 　経腸栄養，静脈栄養，治療食，嚥下調整食，リフィーディング症候群

1. 栄養投与法選択について（適応と禁忌）

▶栄養の投与方法は，経腸栄養と静脈栄養とに大きく分けられる．

▶経腸栄養は，経口摂取，経鼻栄養，経瘻孔栄養の3種類に分けられる（図1）．一方で，静脈栄養は末梢静脈栄養（peripheral parenteral nutrition：PPN）と中心静脈栄養（total parenteral nutrition：TPN）の2種類に分けられる．

▶経口摂取は文字どおり口から食物を摂取する栄養投与法である．経鼻栄養は，鼻からチューブを挿入し，食道を通り胃以降へ到達させ，そのチューブを用いて栄養剤を投与する栄養投与法である．チューブの先端は通常胃内に留置されるが，栄養剤の逆流などを考慮して，十二指腸内や空腸内に留置されることもある．経瘻孔栄

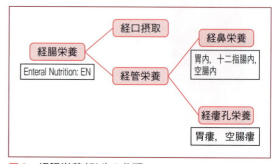

図1　経腸栄養（EN）の分類

養は，胃瘻，腸瘻を作成し，そこから経腸栄養剤を投与する栄養投与法である．

▶経腸栄養と静脈栄養の使い分けは原則として消化管が安全に使用できるかどうかで判断する．すなわち，**消化管が安全に使用できれば経腸栄養，使用できなければ静脈栄養の適応となる**（図2）．

▶経腸栄養において，栄養剤投与が約4週間以内

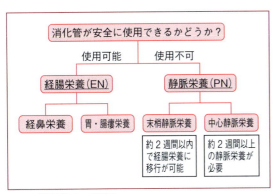

図2　栄養投与の選択

表1　病院食の分類

一般治療食
常食(幼児食，離乳食，調乳などを含む)
軟食(軟菜食，全粥食，7・5・3分粥食)
流動食
特別治療食
<u>加算可能食種</u>
腎臓食，肝臓食，糖尿食，胃潰瘍食，貧血食，膵臓食，脂質異常症食，痛風食，てんかん食，フェニールケトン尿症食，メープルシロップ尿症食，ホモシスチン尿症食，ガラクトース血症食，無菌食，治療乳，特別な検査食 注)加算可能な食種においても，算定要件を満たさない場合には非加算となる
加算の算定ができない食種
アレルギー対応食 嚥下調整食 その他

で経口摂取に移行できると見込まれる場合は，経鼻栄養を選択する．一方，栄養剤投与が4週間以上になりそうであれば，経瘻孔栄養を選択する．

▶静脈栄養の期間が比較的短期間(約2週間)で終了すると予想される場合には，PPNが選択される．ただし，投与可能なエネルギー量には限界があり，多くのエネルギー量投与を行う際には，投与水分量も多くなる．静脈栄養の期間が長期に及ぶと考えられる場合や，心疾患のように投与水分量に制限がある場合には，TPNが選択される．TPNは，十分なエネルギー投与が可能であるが，合併症のリスクが高くなる．

2. 経口摂取

A 経口栄養療法

▶入院時食事療養[1]において，病院で提供される食事は，「食事は医療の一環として提供されるべきものであり，それぞれ患者の病状に応じて必要とする栄養量が与えられ，食事の質の向上と患者サービスの改善をめざして行われるべきものである」と定義されている．この定義に基づき，病院食は「一般治療食」と「特別治療食」とに大別される(表1)．

▶一般治療食は，「患者個々に算定された医師の食事箋による栄養補給量または栄養管理計画に基づく栄養補給量を用いることを原則」としており，食事摂取基準に基づいて，摂取エネルギーおよび各種栄養素が適正に配分されていることが必要である．

▶特別治療食は，「疾病治療の直接手段として，医師の発行する食事箋に基づいて提供される患者の年齢，病状等に対応した栄養量および内容を有する治療食」として提供される．特別食加算は，入院時食事療養(Ⅰ)または入院時生活療養(Ⅰ)の届出を行った保険医療機関において，患者の病状等に対応して医師の発行する食事箋に基づき，適切な栄養量および内容を有する献立を作成し提供された場合に，1食単位で1日3食を限度として算定することが認められている．

B 治療食

▶一般治療食には，特殊な食事療法を必要としない常食(幼児食，離乳食，調乳を含む)や，軟食(軟菜食，全粥，7・5・3分粥食)，流動食などがある．

▶特別治療食には，特別食加算が算定できる食種

第5章 ● 栄養補給法

として，腎臓食，肝臓食，糖尿食，胃潰瘍食，貧血食，膵臓食，脂質異常症食，痛風食，てんかん食，フェニールケトン尿症食，メープルシロップ尿症食，ホモシスチン尿症食，ガラクトース血症食，無菌食，治療乳および特別な検査食がある．これらは，薬物療法や食事療法などにより，血液検査などの数値が改善した場合でも，医師が疾病治療の直接手段として特別食に係る食事箋の発行の必要性を認めなくなるまで算定することが可能である．

①腎臓食：腎臓食は，一般に腎炎食あるいはネフローゼ食といわれるもののことである．心臓疾患（食塩相当量が総量（1日量）6 g 未満の減塩食），妊娠高血圧症候群などに対して減塩食療法を行う場合（日本高血圧学会，日本妊娠高血圧学会などの基準に準ずる）は，腎臓食に準じて取り扱うことができる．ただし，高血圧症に対して減塩食療法を行う場合は認められない．

②肝臓食：肝庇護食，肝炎食，肝硬変食，閉鎖性黄疸食（胆石症および胆嚢炎による閉鎖性黄疸の場合も含む）などのことである．

③糖尿食：適正なエネルギー，バランスに配慮した食事であり，合併症を有する場合には合併症を考慮して調整する必要がある．

④胃潰瘍食：十二指腸潰瘍の場合も胃潰瘍食として取り扱ってよい．手術前後に与える高カロリー食は加算の対象とならないが，侵襲の大きな消化管手術の術後において胃潰瘍食に準ずる食事を提供する場合，特別食の加算が認められる．また，クローン病，潰瘍性大腸炎などにより腸管の機能が低下している患者に対する低残渣食については，特別食算定が可能である．ただし，流動食は加算対象とならない．

⑤貧血食：血中ヘモグロビン濃度が 10 mg/dL 以下であり，貧血の原因が鉄欠乏由来である場合に対象となる．

⑥膵臓食：膵庇護食であり，脂肪を制限し，良質のたんぱく質と炭水化物を中心としたものである．

⑦脂質異常症食：空腹時定常状態におけるLDL-コレステロール値が 140 mg/dL 以上または HDL-コレステロール値が 40 mg/dL 未満，もしくは中性脂肪値が 150 mg/dL 以上である患者が対象となる．また，高度肥満症（肥満度が＋70％以上または BMI が 35 以上）に対して食事療法を行う場合は，脂質異常症食に準じて取り扱うことができる．

⑧痛風食：尿酸塩の豊富な材料となるプリン体を制限したものである．

⑨てんかん食：難治性てんかん（外傷性のものを含む）の患者に対し，グルコースに代わりケトン体を熱量源として供給することを目的に炭水化物量の制限および脂質量の増加が厳格に行われた治療食のことである．グルコーストランスポーター1欠損症またはミトコンドリア脳筋症の患者に対し，治療食として当該食事を提供した場合も「てんかん食」として算定可能である．

⑩先天代謝異常症食：フェニールケトン尿症食，メープルシロップ尿症食，ホモシスチン尿症食，ガラクトース血症食が該当する．障害されている酵素の基質となる物質や，その前駆物質の摂取を制限し，エネルギーやビタミン・ミネラルは必要量を十分摂取する必要がある．

⑪治療乳：加算対象となる治療乳とは，乳児栄養障害（離乳を終えない者の栄養障害）に対して直接調製する治療乳のことである．既製の治療乳（プレミルクなど）を用いる場合および添加炭水化物の選定使用（ショ糖に代えて滋養糖その他の糖質を稀釈乳に添加するような場合など）は加算の対象とならない．

⑫無菌食：加算対象となる無菌食は，無菌治療室管理加算を算定している患者に提供されて

いる食事である．

⑬特別な検査食：潜血食や，大腸X線検査・大腸内視鏡検査のために特に残渣の少ない調理済食品を使用した場合，加算対象となる．

▶治療食として提供されても，特別食加算を算定できないものもある．

①アレルギー対応食：小児食物アレルギー食が栄養食事指導料の対象となっているが，特別加算食の対象とはなっていない．しかしながら，食物アレルギーの原因食材の除去は治療の中断などを引き起こさないために必要である．

②嚥下調整食：加齢や脳血管疾患などで嚥下状態が低下した患者において，患者個々の嚥下機能に配慮した食事の提供が必要となるが，特別加算食の対象とはなっていない．また，正式には，嚥下調整食は一般治療食・特別治療食のどちらの場合でも対応する食種であるとも考えられている．

C 嚥下調整食

▶加齢や脳血管疾患などで嚥下状態が低下した患者において，患者個々の認知，咀嚼，嚥下機能に配慮した食事を提供することで誤嚥や窒息のリスクを低減することができる．

▶現在，嚥下調整食には統一基準や統一名称がないため，日本摂食嚥下リハビリテーション学会では，嚥下調整食ととろみについて，段階分類を示している（表2，表3，図3）[2]．

① 嚥下調整食学会分類 2021（食事）

▶食事形態と食事量は個々に設定すべきものであるという点から，学会分類は段階のみ示されており，食事量や栄養量は設定されていない．

▶コード0と1は，細分類として，「j」と「t」が設定されている．jはゼリー状，tはとろみ状の略である．0jと1jに分けられているのは，ゼリー状の食品において，特別用途食品えん下困難者用食品の許可基準ⅠとⅡのように数値で定義さ

れていることや，訓練用のものと，食事用のものとの区別も行われているためである．

▶コード0jは嚥下訓練食として使用される．均質で，付着性が低く，凝集性が高く，硬さがやわらかく，離水が少ないゼリーであり，スライス状にすくうことが容易で，スプーンですくった時点で適切な食塊状となっているものである．

▶コード0tも嚥下訓練食として使用される．均質で，付着性が低く，粘度が適切で，凝集性が高いとろみの形態である．コード0jと並んで，最重度の嚥下障害者の嚥下機能評価や嚥下訓練を行う段階において推奨される形態である．

▶コード1jは，均質でなめらかかつ離水が少ないゼリー・プリン・ムース状であり，咀嚼に関連する能力が不要で，口腔内で既に適切な食塊状になっている食品のことである．

▶コード2は口腔内の簡単な操作で食塊状となるものであるが，食品の種類が多いため，不均質さの程度によって2-1，2-2と分かれている．コード2-1は均質でなめらかで，べたつかずまとまるものである．コード2-2はべたつかずまとまりやすいものではあるが，不均質なもの（粒がある）も含む形態である．

▶コード3は，形はあるが，歯や補綴物がなくても押しつぶしが可能（舌と口蓋間で押しつぶしが可能）で，食塊形成が容易であり，口腔内操作時に多量の離水がなく，一定の凝集性があって，誤嚥のリスク軽減に配慮されているものである．

▶コード4は，かたさ，ばらけやすさ，貼りつきやすさがなく，箸やスプーンで切れるやわらかさを持つ形態である．嚥下機能および咀嚼機能の軽度低下による誤嚥や窒息のリスクを考慮して，素材と調理方法を選択した嚥下調整食である．

② 嚥下調整食学会分類 2021（とろみ）

▶とろみの早見表は，とろみ付き液体を，薄いと

第5章 ● 栄養補給法

表2 学会分類2021（食事）早見表

コード[I-8項]	名称	形態	目的・特色	主食の例	必要な咀嚼能力[I-10項]	他の分類との対応[I-7項]
0j	嚥下訓練食品0j	均質で、付着性・凝集性・かたさに配慮したゼリー 離水が少なく、スライス状にすくうことが可能なもの	重度の症例に対する評価・訓練用 少量をすくってそのまま丸呑み可能 残留した場合にも吸引が容易 たんぱく質含有量が少ない		（若干の送り込み能力）	嚥下食ピラミッドL0 えん下困難者用食品許可基準I
0t	嚥下訓練食品0t	均質で、付着性・凝集性・かたさに配慮したとろみ水 （原則的には、中間のとろみあるいは濃いとろみ*のどちらかが適している）	重度の症例に対する評価・訓練用 少量ずつ飲むことを想定 ゼリー丸呑みで誤嚥したりゼリーが口中で溶けてしまう場合 たんぱく質含有量が少ない		（若干の送り込み能力）	嚥下食ピラミッドL3の一部（とろみ水）
1j	嚥下調整食1j	均質で、付着性、凝集性、かたさ、離水に配慮したゼリー・プリン・ムース状のもの	口腔外で既に適切な食塊状となっている （少量をすくってそのまま丸呑み可能） 送り込む際に多少意識して口蓋に舌を押しつける必要があり 0jに比し表面のざらつきあり	おもゆゼリー、ミキサー粥のゼリー など	（若干の食塊保持と送り込み能力）	嚥下食ピラミッドL1・L2 えん下困難者用食品許可基準II UDF区分 かまなくてもよい（UDF：ユニバーサルデザインフード）
2 / 1	嚥下調整食2-1	ピューレ・ペースト・ミキサー食など、均質でなめらかで、べたつかず、まとまりやすいもの スプーンですくって食べることが可能なもの	口腔内の簡単な操作で食塊状となるもの （咽頭では残留、誤嚥をしにくいように配慮したもの）	粒がなく、付着性の低いペースト状のおもゆや粥	（下顎と舌の運動による食塊形成能力および食塊保持能力）	嚥下食ピラミッドL3 えん下困難者用食品許可基準III UDF区分 かまなくてもよい
2 / 2	嚥下調整食2-2	ピューレ・ペースト・ミキサー食などで、べたつかず、まとまりやすいもので不均質なものも含む スプーンですくって食べることが可能なもの		やや不均質（粒がある）でもやわらかく、離水もなく付着性も低い粥類	（下顎と舌の運動による食塊形成能力および食塊保持能力）	嚥下食ピラミッドL3 えん下困難者用食品許可基準III UDF区分 かまなくてもよい
3	嚥下調整食3	形はあるが、押しつぶしが容易、食塊形成や移送が容易、咽頭でばらけず嚥下しやすいように配慮されたもの 多量の離水がない	舌と口蓋間で押しつぶしが可能なもの 押し込む口腔操作を要し（あるいはそれらの機能を賦活し）、かつ誤嚥のリスク軽減に配慮がなされているもの	離水に配慮した粥など	舌と口蓋間の押しつぶし能力以上	嚥下食ピラミッドL4 UDF区分 舌でつぶせる
4	嚥下調整食4	かたさ・ばらけやすさ・貼りつきやすさなどのないもの 箸やスプーンで切れるやわらかさ	誤嚥と窒息のリスクを配慮して素材と調理方法を選んだもの 歯がなくても対応可能だが、上下の歯槽堤間で押しつぶすあるいはすりつぶすことが必要で舌と口蓋間で押しつぶすことは困難	軟飯・全粥 など	上下の歯槽堤間の押しつぶし能力以上	嚥下食ピラミッドL4 UDF区分 舌でつぶせる および UDF区分 歯ぐきでつぶせる および UDF区分 容易にかめるの一部

学会分類2021は、概説・総論、学会分類2021（食事）早見表、学会分類2021（とろみ）から成り、それぞれの分類には早見表を作成した。
本表は学会分類2021（食事）早見表である。本表を使用するにあたっては必ず「嚥下調整食学会分類2021」の本文を熟読されたい。なお、本表中の[ ]表示は、本文中の該当箇所を指す。
＊上記0tの「中間のとろみ・濃いとろみ」については、学会分類2021（とろみ）を参照されたい。
本表に該当する食事において、汁物を含む水分には原則とろみを付ける。[I-9項]
ただし、個別に水分の嚥下評価を行ってとろみ付けが不要と判断された場合には、その原則を解除できる。[I-7項]
他の分類との対応については、学会分類2021との整合性や相互の対応が完全に一致するものではない。[I-7項]
『日本摂食嚥下リハ学会誌 25(2):135-149, 2021』または日本摂食嚥下リハ学会HPホームページ：https://www.jsdr.or.jp/wp-content/uploads/file/doc/classification2021-manual.pdf「嚥下調整食学会分類2021」をご参照ください。

1. 栄養療法総論（適応，禁忌，合併症）

表3 学会分類2021（とろみ）早見表

	段階1 薄いとろみ【Ⅲ-3項】	段階2 中間のとろみ【Ⅲ-2項】	段階3 濃いとろみ【Ⅲ-4項】
英語表記	Mildly thick	Moderately thick	Extremely thick
性状の説明（飲んだとき）	「drink」するという表現が適切なとろみの程度口に入れると口腔内に広がる液体の種類・味や温度によっては，とろみが付いていることがあまり気にならない場合もある飲み込む際に大きな力を要しないストローで容易に吸うことができる	明らかにとろみがあることを感じ，かつ「drink」するという表現が適切なとろみの程度口腔内での動態はゆっくりですぐには広がらない舌の上でまとめやすいストローで吸うのは抵抗がある	明らかにとろみが付いていて，まとまりがよい送り込むのに力が必要スプーンで「eat」するという表現が適切なとろみの程度ストローで吸うことは困難
性状の説明（見たとき）	スプーンを傾けるとすっと流れ落ちるフォークの歯の間から素早く流れ落ちるカップを傾け，流れ出た後には，うっすらと跡が残る程度の付着	スプーンを傾けるととろとろと流れるフォークの歯の間からゆっくりと流れ落ちるカップを傾け，流れ出た後には，全体にコーティングしたように付着	スプーンを傾けても，形状がある程度保たれ，流れにくいフォークの歯の間から流れ出ないカップを傾けても流れ出ない（ゆっくりと塊となって落ちる）
粘度（mPa·s）【Ⅲ-5項】	50-150	150-300	300-500
LST値（mm）【Ⅲ-6項】	36-43	32-36	30-32
シリンジ法による残留量（mL）【Ⅲ-7項】	2.2-7.0	7.0-9.5	9.5-10.0

学会分類2021は，概説・総論，学会分類2021（食事），学会分類2021（とろみ）から成り，それぞれの分類には早見表を作成した．本表は学会分類2021（とろみ）の早見表である．本表を使用するにあたっては必ず「嚥下調整食学会分類2021」の本文を熟読されたい．なお，本表中の【 】表示は，本文中の該当箇所を指す．
粘度：コーンプレート型回転粘度計を用い，測定温度20℃，ずり速度 $50\ s^{-1}$ における1分後の粘度測定結果【Ⅲ-5項】．
LST値：ラインスプレッドテスト用プラスチック測定板を用いて内径30 mmの金属製リングに試料を20 mL注入し，30秒後にリングを持ち上げ，30秒後に試料の広がり距離を6点測定し，その平均値をLST値とする【Ⅲ-6項】．
注1．LST値と粘度は完全には相関しない．そのため，特に境界値付近においては注意が必要である．
注2．ニュートン流体ではLST値が高く出る傾向があるため注意が必要である．
注3．10 mLのシリンジ筒を用い，粘度測定したい液体を10 mLまで入れ，10秒間自然落下させた後のシリンジ内の残留量である．
『日摂食嚥下リハ会誌 25（2）: 135-149, 2021』または 日本摂食嚥下リハ学会HPホームページ：https://www.jsdr.or.jp/wp-content/uploads/file/doc/classification2021-manual.pdf『嚥下調整食学会分類2021』を必ずご参照ください．

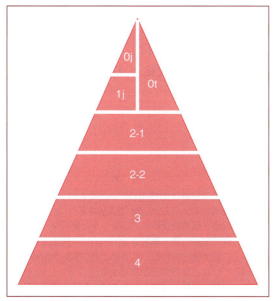

図3 学会分類2021 ピラミッド
『日摂食嚥下リハ会誌 25（2）: 135-149, 2021』または 日本摂食嚥下リハ学会HPホームページ：https://www.jsdr.or.jp/wp-content/uploads/file/doc/classification2021-manual.pdf『嚥下調整食学会分類2021』を必ずご参照ください．

ろみ（段階1），中間のとろみ（段階2），濃いとろみ（段階3）の3段階に分けて表示し，各段階の性状の説明，粘度計で測定した粘度，および，ラインスプレッドテスト（line spread test：LST）の値，シリンジ法による残留量を記している（表3）．

3. 経腸栄養

A 経腸栄養剤の分類

▶経腸栄養剤は，①窒素源による分類，②薬品か食品か，③粉末状か液状か，④高濃度か低濃度

第5章 ● 栄養補給法

か, ⑤どのような病態に適しているか, という分類ができる.

▶窒素源による分類により, 成分栄養剤, 消化態栄養剤, 半消化態栄養剤の3種類に分けることができる. 成分栄養剤は窒素源がすべてアミノ酸から成っている. 消化態栄養剤はアミノ酸が2つ(ジペプチド)または3つ(トリペプチド)まで結合したものが含まれている. 半消化態栄養剤は窒素源としてたんぱく質も含まれ, 組成が普通の食事に最も近い.

▶使用する経腸栄養剤が薬品か食品かというのは, どちらも成分的には大きく変わりはないが, 主に保険診療にかかわってくる. すなわち, 食品は自由に購入使用できるが, 入院中(入院中は食事療養費の自己負担分のみ)を除き全額自己負担となる. 一方で, 薬品は医師の処方箋が必要であるが, 健康保険が適用される.

▶液状の経腸栄養剤はそのまま使用できるが, 粉末状の経腸栄養剤は溶解, 調製して使用する必要がある. 一方で, 粉末状のものは持ち運びや輸送が楽であるというメリットがある. また通常は液体である経腸栄養剤の粘度を高め, マヨネーズほどの粘度とした半固形化タイプも用いられている.

▶経腸栄養剤の濃度は, 通常1kcal/mLとなっているが, 1.5～2.0kcal/mLに調製されているものもある. これにより水分調節や投与量の調節を行うことができる.

▶病態別栄養剤については後述する.

B 経腸栄養剤の投与方法

▶経腸栄養剤の投与方法には, 持続投与, 周期的投与, 間欠投与, ボーラス投与がある(表4). 消化管が慣れてくるにしたがって, 持続投与→周期的投与→間欠投与というように変化させていく. ボーラス投与は, 半固形化経腸栄養剤を胃瘻から投与する場合に行われる.

C 経腸栄養の合併症

▶経腸栄養に伴う合併症はたくさんあるが, 主なものはチューブ閉塞と消化器関連の合併症である.

▶経鼻経管チューブの閉塞はcurd化によるものが多い. curd化とは, たんぱく質の構造が変化してヨーグルトのように凝集してしまう現象である. 特に経鼻経管チューブの先端が腸内にある場合, チューブ先端に腸内細菌をはじめとして各種の細菌が付着する. このため, チューブ先端で発酵がおこり, 栄養剤中のたんぱく質が変性凝集する.

▶消化器関連の合併症としては, ①胃食道逆流・誤嚥, ②下痢, ③便秘, ④腹痛・腹部膨満といったものがある.

表4 経腸栄養剤の投与方法

名　称	投与方法	備　考
持続投与	・24時間かけて持続的に投与する. ・流速が遅い場合は注入ポンプが必要. ・20mL/hrから開始し, 12～24時間ごとに注入速度を上げ, 最終的に100mL/hr程度とする.	・腸管を最近まで使用していた場合は, 半消化態栄養剤を40～50mL/hrで開始する. ・腸管を長期間使用していなかった場合は, 成分栄養剤や消化態栄養剤を20mL/hrで開始する.
周期的投与	・16～20hr/日かけて持続的に投与する.	・経腸栄養を行わない時間帯に経口摂取訓練やリハビリなどを行うことができる. ・夜間に周期的投与を行うという方法もある.
間欠投与	・1日量を3～4回/日に分けて投与する. ・通常200～250mL/hrで注入する.	・通常の食事と同じリズムで投与できる. ・最大で400mL/hr程度まで速度上昇可能.
ボーラス投与	・シリンジなどを用いて半固形タイプの栄養剤を10～15分で投与する.	・注入圧の問題から適応は胃瘻となる.

D 病態別の経腸栄養剤の特徴

▶経腸栄養剤の選択は，消化吸収機能を評価し，その結果に基づいて行う（図4）．消化吸収機能が不十分と判断される場合は，消化機能が低下していても吸収が容易な成分栄養剤や消化態栄養剤を使用する．消化吸収機能が十分であれば，半消化態栄養剤を用いる．ほとんどの患者では，標準組成の半消化態栄養剤に忍容性があり，かつ栄養学的にも優れている．一方で，一部の疾患では特有の栄養障害や代謝異常を引き起こすことがある．これらの疾患に伴う栄養代謝異常の是正を目的に，栄養成分を調整した栄養剤が病態別経腸栄養剤である．

▶病態別栄養剤としては表5に示す通り，肝不全，腎機能障害，呼吸機能低下，耐糖能異常，免疫賦活，下痢といった病態に対応する栄養剤が市販されている．

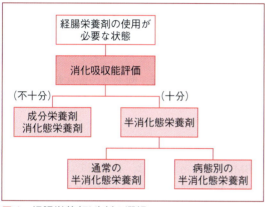

図4　経腸栄養（EN）剤の選択

4. 静脈栄養

▶静脈栄養に用いられる製剤はすべて医療用医薬品である．そのため法律上の観点からも医師，薬剤師，看護師が主に取り扱う．

▶栄養療法の基本として経口摂取・経腸栄養が第一選択となるため，静脈栄養はこれらが不能もしくは不十分な場合に適応となる（図2）．ま

表5　病態別経腸栄養剤の特徴

病態	特徴
肝不全	肝不全患者は分岐鎖アミノ酸の保有量が少なく芳香族アミノ酸が多くなり，血中アミノ酸のバランスが崩れている．そこで，これらの血中アミノ酸バランスを改善する組成になっている．たんぱく制限食と併用することによって肝性脳症を予防しながらエネルギーとたんぱく質の補給が可能である．
腎機能障害	腎機能低下患者は，水分，電解質の調節障害があり，また高たんぱくの摂取は腎機能をさらに悪化させるため，高エネルギー，低たんぱくで，さらにカリウム，リン，ナトリウムの含有量を抑えた組成となっている．
呼吸機能低下	慢性閉塞性肺疾患（COPD）と呼吸不全の患者では，血液中に二酸化炭素が蓄積し，酸素が不足状態となっている．そこで，脂肪のエネルギー比を高くし，糖質含有量を減らすことにより，体内での代謝による二酸化炭素産生を抑制する組成となっている．
耐糖能異常	血糖コントロールの改善を目的として，脂肪のエネルギー比を51％と，高くすることにより糖質の含有量を節約している組成のものと，脂肪のエネルギー比が30％と，通常の栄養剤とほぼ同様として，主な糖質に消化が遅く，吸収が緩やかなパラチノースを使用することで，血糖値の急激な上昇を抑えている組成のものとがある．
免疫賦活	侵襲時には臓器機能低下，創傷治癒遅延，免疫機能低下といったことが起こる．このため，侵襲時に低下する分岐鎖アミノ酸，グルタミン，アルギニンなどの成分を配合している．免疫力を増強させる成分としてグルタミン，アルギニン，n-3系多価不飽和脂肪酸，核酸，ビタミンC，ビタミンE，増殖因子などが報告されている．
下痢	経腸栄養剤の半固形化は，胃食道逆流や瘻孔からの逆流抑制，逆流抑制による誤嚥性肺炎の防止，注入時間の短縮，食後の過血糖やガストリンの過剰分泌の防止，胃からの排出を遅延することで下痢防止にも効果があるとされている． もともと粘度が高い栄養剤と胃内で粘度を高める栄養剤とがある．

第5章 ● 栄養補給法

た，意識障害や嚥下障害で経口摂取が不可能の場合には経鼻栄養が第一選択となるが，実地臨床の現場では静脈栄養が選択されることも多い．

▶静脈栄養を行っている際には腸管使用の可否にも注意を払うことが重要であり，腸管が使用可能と判断できれば，速やかに経腸栄養へ移行する．

▶ESPEN のガイドライン[3]では，術後患者において，「7 日間以上経口・経腸的に必要エネルギーが投与できない場合や必要量の 60％を賄えない場合」，ICU 患者において，「経腸栄養で 3 日以内に必要量が確保できない場合」，また栄養リスクのあるがん患者において「必要量の 60％未満の摂取が 10 日間以上継続する場合」には静脈栄養の適応となるといったことが述べられている．

▶静脈栄養には PPN と TPN の 2 種類がある．各々の特徴は表6 のとおりであり，それぞれの特徴を理解して適応を決定する必要がある．

▶静脈栄養の詳細については，日本病態栄養学会が刊行している「認定 NST ガイドブック 2023」を参照．

5. リフィーディング症候群 (refeeding 症候群)

▶リフィーディング症候群（RFS）とは，長期慢性的な低栄養状態にある患者に対して急激な栄養補給を行った際に生じる体内での水・電解質異常により引き起こされる様々な代謝疾患の総称である．

▶低栄養症例の栄養管理では，RFS の存在とその発症リスクを認識することが重要である．RFS を発症するリスクを判定する NICE criteria が提唱されている[4]（表7）．ただし，ここであげられている BMI は，欧米人の臨床経験から導き出されたものであるため，これらの数値を日本人にそのままあてはめることの妥当性については，検証や研究は行われていない．たとえば BMI 16 kg/m^2 未満は，わが国では高度の低栄養とまでは判定されない体格である．

▶RFS の病態生理と症状を表8 に示す．電解質異常は栄養投与開始後 2〜3 日以内，早い場合には数時間で出現する．また，循環器系合併症は 1 週間以内に，譫妄その他の神経症状はそれ以降に出現する．

表6　PPN と TPN の特徴

	末梢静脈栄養 （PPN）	中心静脈栄養 （TPN）
期間	短期 （約 2 週間以内）	長期 （約 2 週間以上）
投与可能エネルギー	500〜1,400 kcal/日	1,500〜3,000 kcal/日
配合組成の調節	制限あり	可能
手技	容易	複雑
合併症	少ない	重篤なものあり
体動	やや制限される	制限少ない
管理	比較的簡便	十分な管理が必要
医療費	安価	高価

表7　リフィーディング症候群を発症する高リスク症例を判定するNICE criteria

次の項目のひとつ以上を満たす患者
・BMI が 16 kg/m^2 未満
・意図しない体重減少が過去 3〜6 ヵ月で 15％を超える
・10 日間以上の栄養摂取がごくわずかであるか，もしくはまったくなし
・栄養投与を開始する前の血清カリウム，リン，マグネシウムのいずれかが低値

または，次の項目の 2 つ以上を満たす患者
・BMI が 18.5 kg/m^2 未満
・意図しない体重減少が過去 3〜6 ヵ月で 10％を超える
・5 日間以上の栄養摂取がごくわずかであるか，もしくはまったくなし
・アルコール依存症，またはインスリン，抗がん薬，制酸薬，利尿薬の服用

（Mehler PS, et al. J Nutr Metab 2010; **2010**: 625782[4] より引用）

1. 栄養療法総論(適応，禁忌，合併症)

表8　リフィーディング症候群の病態生理と症状

- ●水・電解質異常
  - ▶水の細胞間腔への移動，浮腫
  - ▶尿量の減少
- ●グルコースの代謝変動
  - ▶高血糖
  - ▶急激なグリコーゲン合成
  - ▶ピルビン酸のアセチル CoA への代謝障害
  - ▶乳酸の蓄積(乳酸アシドーシス)
- ●ビタミン欠乏
  - ▶ビタミン B 群の欠乏
- ●低リン血症
  - ▶譫妄，知覚異常，筋痛症
  - ▶筋力低下，呼吸困難，横紋筋融解症
  - ▶乳酸アシドーシス
  - ▶心不全，心停止
- ●低マグネシウム血症
  - ▶低カルシウム血症，低カリウム血症
  - ▶抑うつ・無欲，食欲不振，腹痛
  - ▶テタニー，運動失調，筋力低下，癲癇発作，振戦
  - ▶不整脈
    - ✓期外収縮，心室性頻拍，心室細動
    - ✓二次性 QT 延長症候群
- ●低カリウム血症
  - ▶麻痺，知覚異常
  - ▶呼吸抑制，筋力低下，横紋筋融解症
  - ▶不整脈，血圧低下，ジギタリス中毒，心停止

▌文献

1) 厚生労働省．入院時食事療養費に係る食事療養及び入院時生活療養費に係る生活療養の実施上の留意事項について．令和 2 年 3 月 5 日保医発 0305 第 14 号　https://www.mhlw.go.jp/content/12400000/000603914.pdf

2) 日本摂食嚥下リハビリテーション学会．日本摂食嚥下リハビリテーション学会嚥下調整食分類 2021．日摂食リハ会誌 2021; 25: 135-149

3) ESPEN Guidelines for adult parenteral nutrition. Clin Nutr 2009; 28: 359-479

4) Mehler PS, et al. Nutritional rehabilitation: practical guidelines for refeeding the anorectic patient. J Nutr Metab 2010; 2010: 625782

第6章 疾患における栄養療法

1. 消化器疾患 —————————————— 118
2. 代謝疾患 ———————————————— 148
3. 呼吸器疾患 —————————————— 203
4. 循環器疾患 —————————————— 215
5. 腎疾患 ————————————————— 238
6. 血液疾患 ——————————————— 268
7. 食物アレルギー ———————————— 275
8. 褥瘡 —————————————————— 283
9. 摂食障害（神経性やせ症，神経性過食症）— 288
10. リハビリテーションにおける栄養管理 —— 294
11. がん・悪液質の栄養療法 ———————— 298
12. 周産期医療 —————————————— 302
13. 集中治療における栄養管理 —————— 310
14. 周術期における栄養管理 ———————— 315
15. 災害と栄養管理 ———————————— 321

第6章 ● 疾患における栄養療法

1. 消化器疾患　①上部消化管疾患

- 上部消化管は咀嚼して嚥下した食物が通過する，あるいは貯留するため，疾患が存在すると経口摂取時の症状や摂取後の症状をきたしやすい．
- 食道がんや胃がんでは通過障害のみならず，治療に伴う低栄養のリスクがあることに留意する．手術後の解剖学的な変化を理解する．
- 胃切除後に生じる症状や合併症は胃切除後症候群と呼ばれ，患者の QOL に直結するため，十分な理解を得られるよう指導する必要がある．

キーワード	食道がん，胃がん，胃切除後症候群

1. 胃食道逆流症

A 病態

▶食道は上下 2 箇所の食道括約筋を有している．上部食道括約筋は呼吸に伴う空気の食道内流入や食道内容物の逆流・気管内誤嚥を防止する．下部食道括約筋（lower esophageal sphincter：LES）は胃酸や胃内容物の食道内逆流を防止する．

▶LES が弛緩し，胃酸が食道内へ逆流することにより胃食道逆流症（gastroesophageal reflux disease：GERD）を発症する．胸焼け・呑酸といった定型的食道症状のほか，非心臓性胸痛（食道症状）・咳嗽・喘息・喉頭炎・歯の酸蝕症（非食道症状）がみられる．GERD のうち，内視鏡的に食道炎を認めるものを逆流性食道炎と呼ぶ．

▶カルシウム拮抗薬や亜硝酸塩など一部の薬剤は LES 圧を低下させる．

B 診断

▶基本的には臨床診断となる．内視鏡で粘膜障害のない胃食道逆流症も存在する．

▶胃から食道への酸逆流を証明するために 24 時間 pH モニタリングを行うこともある．

C 治療

▶酸分泌抑制薬（プロトンポンプ阻害薬：PPI，カリウムイオン競合型アシッドブロッカー：P-CAB）による薬物治療が第一選択である．

▶酸分泌抑制薬に抵抗性の症例や長期的な薬物療法を必要とする症例，食道外症状を有する症例では外科的治療の適応となる．ニッセン手術やトゥーペ手術など腹腔鏡下逆流防止手術が行われる．

▶高脂肪食や胃の伸展刺激は一過性の LES 弛緩を起こすことから，高脂肪食や食べ過ぎ・飲み過ぎは GERD の誘因となる．就寝前に食事をすると長時間にわたり食道が酸に曝露され，GERD を誘発する．ストレス増加や睡眠時間短縮は食道知覚神経過敏を生じさせ，症状が起こりやすくなる．

▶生活習慣は誘発因子を避けることのほか，①肥満者に対する減量，②喫煙者に対する禁煙，③夜間症状発現者に対する a) 遅い夕食の回避，

118

b)就寝時の頭位挙上(25 cm 以上)といった指導は有効性が証明されている.

2. 食道がん

A 病態

▶本邦では 90％が扁平上皮がんで,男性に多く,60～70 歳代に好発する.喫煙・飲酒は危険因子で,双方の習慣があるとリスクが高まる.一方,腺がんは胃食道逆流症に生じるバレット食道を発生母地とすることが知られる.高 BMI や喫煙が腺がんの発生に関係するとされる.

▶早期がんでは無症状であることが多く,進行すると食物のつかえ感～経口摂取困難が生じる.

B 診断

▶食道がんの診断は症状や検診異常をきっかけに上部消化管内視鏡検査を行い,組織生検により診断される.他疾患診療中に食道壁の肥厚や縦隔リンパ節腫大をきっかけに発見・診断されることもある.

▶病期診断は TNM 分類が用いられる.深達度の診断は内視鏡や超音波内視鏡・MRI により行われるが,気管浸潤が疑われる場合には気管支鏡が行われることもある.リンパ節転移や遠隔転移の診断は CT や PET-CT により行われる.

C 治療

▶早期がんのうち粘膜固有層までにとどまる病変はリンパ節転移の頻度が低いことから,内視鏡的切除が可能である.切除範囲によっては治療後狭窄を呈することがある.

▶内視鏡的切除の適応外であるか,内視鏡的切除の結果リンパ節転移のリスクが判明した早期がんでは手術か,化学放射線療法が行われる.遠隔転移のない進行がんには,術前化学療法のの

ち外科的切除,あるいは化学放射線療法が行われる.切除不能進行・再発食道がんには化学療法が行われる.

▶食道がんに対する手術術式は占拠部位により異なるが,一般的には頸部・胸部・腹部の３つの領域に手術操作が及び,高度の侵襲となる.腹腔鏡下手術やロボット支援下手術といった侵襲低減への取り組みが行われている.切除後には胃管や小腸・大腸を用いた消化管再建が行われる.

▶化学療法では 5-FU やシスプラチン(CDDP),ドセタキセルなどを組み合わせて投与される.CDDP は中等度催吐性があり,対策を必要とする.近年,ニボルマブやペムブロリズマブといった免疫チェックポイント阻害薬も一次治療から使用されるようになった.免疫チェックポイント阻害薬は免疫関連有害事象(irAE)を呈することがあるため,適切なマネジメントを行う.

▶放射線治療では食道と縦隔リンパ節を中心に照射され,照射野の消化管粘膜障害をきたしうる(放射線食道炎).

D 栄養療法

▶食道がんは診断時すでに低栄養であることが多い.また,手術・放射線療法や化学療法など治療による侵襲とその副作用により,栄養状態が悪化するリスクがある.

▶食道がんでは経口摂取が困難な場合でも消化吸収能は保たれているため,経腸栄養が適応となる.腫瘍による通過障害や他臓器との瘻孔がみられることもあり,病態を把握して栄養療法を行う.

▶腫瘍による通過障害に対しては,経鼻チューブないし胃瘻を造設して栄養管理を行う.根治的治療が困難で腫瘍による通過障害がある場合に,食道ステントで狭窄部を拡張させることにより姑息的に経口摂取を可能にさせることもある.

第 6 章 ● 疾患における栄養療法

▶食道肺瘻（気管瘻）により気道との交通がある場合には，瘻孔が唾液や食物に曝露されないよう処置が行われる場合がある．胃瘻や腸瘻を用いて経腸栄養を行うが，経腸栄養を行うことが困難な場合には中心静脈栄養が行われる．

▶術後合併症は反回神経麻痺・縫合不全・吻合部狭窄が重要である．反回神経麻痺による嚥下障害には，経腸栄養を行いながらリハビリテーションを行う．縫合不全時には吻合部が食物に曝露されないよう，経鼻チューブや腸瘻を使用して経腸栄養を行う．吻合部狭窄に対しては内視鏡的処置が必要である．

▶切除後は胃貯留能が失われるため経口摂取量は減少する．また，逆流防止機構がないため，摂食後に臥位になると食事内容や消化液が逆流し，誤嚥をきたす可能性があり，頭位を挙上するように指導する．

3. 食道静脈瘤

A 病態

▶肝硬変などにより肝臓内の血流が障害されるために門脈圧が亢進し，側副血行路として胃から食道へ向かう静脈血流が増加することで，食道の静脈が怒張し静脈瘤を形成する．通常無症状だが，破裂すると大量出血を呈する．

B 診断

▶食道静脈瘤の診断は上部消化管内視鏡により行われる．静脈瘤の形態や色調，発赤などにより出血のリスクを判断する．

C 治療

▶カルベジロールをはじめとするβ遮断薬は門脈血流量を減少させ，イソソルビドは肝臓内の血管抵抗を減少させることで静脈瘤内圧を下げる

作用が示されている．しかしながらいずれの薬剤も本邦では保険適応用外である．

▶静脈瘤出血のリスクが高い場合，出血をきたした場合には，内視鏡的食道静脈瘤硬化療法（EIS），内視鏡的食道静脈瘤結紮術（EVL）が行われる．

▶経口食は通常食でよい．経腸栄養に先立って経鼻チューブを挿入する際には，静脈瘤の出血リスクを考慮してその適応を決定する．肝硬変を併存する症例の栄養療法は「肝硬変」（p.137-138）の項を参照されたい．

4. 胃・十二指腸潰瘍

A 病態

▶胃酸や消化酵素により胃・十二指腸の粘膜が障害され，粘膜が欠損した状態を潰瘍と定義される．ヘリコバクター・ピロリ菌と非ステロイド抗炎症薬が消化性潰瘍の 2 大リスク因子である．上腹部痛や悪気，胸焼けなどの不快症状を呈する．出血・穿孔・狭窄が注意すべき合併症である．

B 診断

▶胃潰瘍の診断は，症状をきっかけに上部消化管内視鏡検査を行い診断する．検診で行われる上部消化管造影で診断されることもある．胃がんにより胃潰瘍をきたしていることもあるため，組織生検が行われることもある．

C 治療

▶胃酸分泌抑制薬（P-CAB, PPI, H_2 受容体拮抗薬）が第一選択である．胃粘膜保護剤を併用することも多い．ヘリコバクター・ピロリ菌陽性例には除菌療法が行われる．

▶急性出血した症例に対しては内視鏡的，あるい

1. 消化器疾患　①上部消化管疾患

はIVR（interventional radiology）により止血処置が行われる．穿孔性腹膜炎を呈した場合は主に腹腔鏡下手術による外科的治療が適応されるが，若年で腹膜炎が軽度の場合，絶食・胃内減圧を行い，補液と抗菌薬・酸分泌抑制薬を投与することもある．

▶脂質摂取により胃内食物滞留時間が長くなり胃液分泌が増加するため，急性期には脂質の摂取を減らす，刺激物・アルコールの摂取を避けるよう指導する．潰瘍治癒時には通常食でよいが，再発予防に禁煙を指導する．

5. 胃がん

A 病態

▶胃がんの罹患率は40歳代後半以降に高くなる．喫煙，高食塩食の過剰摂取，野菜や果物の摂取不足なども胃がんの発生リスクを高める．わが国では従来ヘリコバクター・ピロリ菌感染による萎縮性胃炎を背景とした胃がんが多かったが，除菌療法の普及に伴い胃がんの総数は減少傾向にある一方，噴門部に発生する胃がんの比率が増加している．

▶早期胃がんは無症状であることが多い．進行胃がんでは心窩部痛・不快感や悪心・胸焼け・食欲不振などがみられる．腫瘍による通過障害を原因とする嘔吐・体重減少や貧血・黒色便が発見の契機になることもある．

B 診断

▶胃がんの診断は症状や検診異常をきっかけに上部消化管内視鏡検査を行い，組織生検により診断される．進行胃がんでは他疾患診療中に胃壁の肥厚を指摘されて発見・診断されることもある．

▶病期診断はTNM分類が用いられる．深達度の

診断は内視鏡や超音波内視鏡により，リンパ節転移や遠隔転移の診断はCTやPET-CTにより行われる．

C 治療

▶早期胃がんのうち，病変が粘膜内にありリンパ節転移の危険性が1%未満と推定される場合，内視鏡的切除が可能である．内視鏡的切除後の急性期の合併症には後出血（4.4%），穿孔（2.7%）があり，発症時には禁食とする必要がある．遠隔期で瘢痕治癒が得られたら通常食でよい．

▶内視鏡的切除の適応外である早期がん，および遠隔転移のない進行胃がんには外科的切除が行われる．定型的には幽門側胃切除術あるいは胃全摘術が行われるが，噴門側胃切除術や幽門保存胃切除術などの縮小手術や，腹腔鏡下手術やロボット支援手術といった低侵襲手術が行われてきている．

▶胃切除後の再建法は術式ごとに異なる（図1）．**食事内容物が十二指腸を通過する再建法と通過しない再建法がある**．近年噴門側胃切除において逆流防止機構を付加して食道と残胃を吻合する再建法が行われている．

▶胃がんを切除した病理結果により，術後補助化学療法が行われることがある．また，進行胃がんの一部には術前化学療法が行われることがある．切除不能進行・再発胃がんには全身化学療法が行われる．化学療法に使用される薬剤は殺細胞性抗がん薬のほか，分子標的治療薬や免疫チェックポイント阻害薬などがあり，個々の薬剤による有害事象に注意する．

▶胃がんに対する放射線治療は一般的には行われず，症状緩和を目指した姑息的治療として行われる．

D 栄養療法

▶早期胃がんでは低栄養をきたすことはまれである．進行胃がんの場合，腫瘍による通過障害が

第6章　疾患における栄養療法

121

第6章 ● 疾患における栄養療法

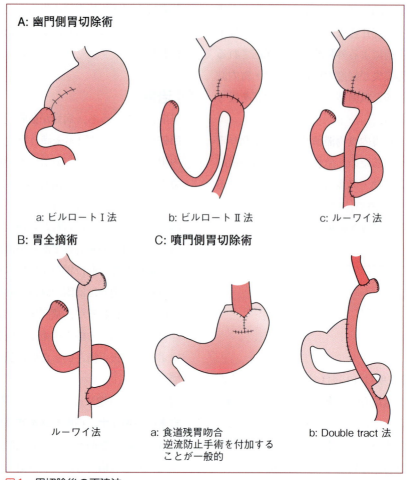

図1　胃切除後の再建法

あると低栄養をきたしやすい．また，**手術侵襲や化学療法の副作用により，栄養状態が悪化するリスクがある**ことに注意する．

▶胃がんでは消化吸収能は保たれているため，腫瘍による通過障害を有する場合には経鼻チューブを狭窄部より深部に留置して経腸栄養を行う．腫瘍による通過障害に対してステントで狭窄部を拡張させるか，胃空腸バイパス術を行うことがある．

▶胃切除後に生じる様々な合併症は**胃切除後症候群**と呼ばれる（後述）．**胃切除後の患者に対する栄養食事指導**では，食物が十二指腸を通過する再建法か，噴門側胃切除では食道と残胃・空腸いずれを吻合されているかなど，**胃切除後の再建方法を確認することが望ましい**．

6. 胃切除後症候群

A 小胃症状

▶胃切除により胃の容積が減少する，あるいは喪失することにより，食事摂取量が減少する．残胃容積に比して過剰に摂取すると膨満感・腹痛・悪心などがみられる．遠隔期には食事摂取量は増加することが多い．1回食事量を少なく，ゆっくり摂取するように指導する．

1. 消化器疾患　①上部消化管疾患

B 体重減少

▶胃切除後は体重減少がみられ，術式によりその程度は異なる．幽門側胃切除術では術前体重の6〜8％，胃全摘術では10〜15％減少する．小胃による摂取量減少，ダンピング症候群に伴う吸収不良，食欲不振，再建術の影響で胆汁と膵酵素が十分に作用しないなどの理由による．

C ダンピング症候群

▶ダンピング症候群は胃術後患者の50％でみられ，早期と後期に分類される．予防は少量頻回食としてゆっくり摂取する，低糖質・高たんぱく質食として水分量を減らす，単純糖質（二糖類・単糖類）の摂取を避ける，冷たいものを避ける，食後は30分程度安静を保つ，などを行う．薬物療法が行われることもある．

① 早期ダンピング

▶食後30分以内に動悸，冷汗，めまい，倦怠感，脱力感，しびれなどの全身症状と，下痢，悪心，腹痛，腹部膨満感などの腹部症状をきたす．これは高浸透圧の食物が小腸内に急速に流入すると，小腸が拡張するとともに細胞外液が腸管内に移行する．末梢血管が拡張することで循環血液量が減少すること，腸蠕動が亢進すること，などにより症状をきたす．消化管ホルモンや体液性因子の関与も指摘されている．

② 後期ダンピング

▶食後2〜3時間後に，倦怠感，脱力感，冷汗，頻脈，頻呼吸，意識消失発作などを生じる．腸管から吸収された糖質による高血糖に対してインスリンが過剰に分泌され，反応性に低血糖発作を起こすことによる．発症時には糖質を補給することで対応する．

D 下痢

▶胃切除後の消化吸収能低下，小腸内への食物の急速な流入による腸蠕動亢進，胃酸分泌減少による腸内細菌叢の変化，などにより浸透圧性の下痢をきたす．予防は少量頻回食として消化の良いものをゆっくり摂取すること，腸内環境を整える食品（ヨーグルト・オリゴ糖）を摂取することである．

E 貧血

▶胃酸分泌の減少により鉄の吸収に必要な鉄イオン化が阻害され，鉄欠乏性貧血をきたす．鉄剤の内服や注射により鉄を補充する．ビタミンCは還元剤として鉄吸収に促進的に働くことから併用が勧められる．

▶胃切除後晩期には，胃壁細胞から分泌される内因子が欠乏することにより，ビタミンB_{12}欠乏をきたし，巨赤芽球性貧血（悪性貧血）を生じる．ビタミンB_{12}欠乏は亜急性連合性脊髄変性症もきたしうるため注意が必要である．治療はビタミンB_{12}の経口投与あるいは注射を行う．

F 骨代謝障害

▶骨代謝異常は胃切除後の摂取量不足に加えて，胃酸減少や小腸の細菌叢の変化によるカルシウム吸収不良や，脂肪吸収障害によるビタミンD吸収障害により生じる．胃切除後に長期間経過してから気づかれることが多い．カルシウムやビタミンDを多く含む食品の摂取を勧めるほか，運動療法が有効とされる．

G 輸入脚症候群

▶ビルロートⅡ法またはルーワイ法による再建後，盲端となる十二指腸（輸入脚）が閉塞し，胆汁・膵液を含む十二指腸液が貯留して十二指腸が拡張した状態．腹痛・背部痛や，消化液が残胃へ逆流して嘔吐をきたす．また，輸入脚内で異常増殖した腸内細菌により，リパーゼ不活性化や胆汁酸脱抱合により脂肪や脂溶性ビタミンの吸収が低下する．治療は輸入脚の閉塞機転を解除する必要があり，手術を行うことも多い．

第6章　疾患における栄養療法

123

第 6 章 ● 疾患における栄養療法

■文献

1）日本消化器病学会（編）．胃食道逆流症（GERD）診療ガイドライン 2021（改訂第 3 版），南江堂，東京，2021

2）日本食道学会（編）．食道癌診療ガイドライン 2022 年版，金原出版，東京，2022

3）日本胃癌学会（編）．胃癌治療ガイドライン　2021 年 7 月改訂　第 6 版，金原出版，東京，2021

4）「胃癌術後評価を考える」ワーキンググループ/胃外科・術後障害研究会（編）．外来診療・栄養指導に役立つ　胃切除後障害診療ハンドブック　南江堂，東京，2015

1. 消化器疾患 ②下部消化管疾患

- 下部消化管は栄養素の吸収という役割を担い，生命の維持のために非常に重要な臓器である．
- 下部消化管の障害により，様々な腹部症状をきたし，患者の生活の質を低下させる．
- 下部消化管に障害をきたす疾患は多岐にわたり，病変部に応じて吸収障害が起こるため，その病変部の主座と欠乏栄養素を明確にすることが必要である．

| キーワード | 炎症性腸疾患，吸収不良症候群，大腸がん，過敏性腸症候群 |

1. 炎症性腸疾患

A 病態

▶ 炎症性腸疾患(inflammatory bowel disease：IBD)は再燃と寛解を繰り返しながら経過する難治性の消化管慢性疾患である．

▶ 狭義の IBD には，大腸において連続性に炎症が拡がり，粘膜に障害を呈する潰瘍性大腸炎（ulcerative colitis：UC)と，全消化管に炎症をきたし，進行性の潰瘍・腸管変形・狭窄などを生じるクローン病(Crohn's disease：CD)が含まれる．

▶ IBD の発症には遺伝的な要因，腸管細菌叢の変化，ライフスタイルの西洋化などの様々な要因が複雑に絡んでいると考えられているが，いまだに解明されていない．

▶ 両疾患には，症状を呈する「活動期」と症状が消失する「寛解期」があり，しばしば繰り返し，患者の生活の質を低下させる．

▶ 病変の範囲により，UC は直腸炎型・左側大腸炎型・全大腸炎型に分類され，CD で，小腸型・大腸型・小腸大腸型に分類される．

▶ 複数回の腸切除により，腸管の機能が不十分となり吸収不全をきたす短腸症候群を発症することがある．

B 治療

▶ BD の主たる治療法には，栄養療法，薬物療法，外科治療，血球成分除去療法がある．

以下に IBD の薬物，外科治療を示す．

① 薬物療法

▶ UC 直腸炎型では 5-ASA(5-アミノサリチル酸)製剤の経口薬または坐薬あるいは注腸薬による治療を行う．ステロイドを含む製剤については，局所療法でも長期投与は行わない．直腸炎型以外で中等度以上の症例では，経口ステロイド製剤が用いられ，さらに重症あるいはステロイド依存，抵抗性を示す難治症例では，カルシニューリン阻害薬や生物学的製剤，JAK 阻害薬も用いられる．近年生物学的製剤が多く開発されており，保険適用となっている．IBD で用いられる生物学的製剤には抗 TNF-α 抗体製剤，抗 IL-12/23 抗体製剤，抗 IL-23 抗体製剤，抗 $\alpha_4\beta_7$ インテグリン抗体製剤が含まれる．

▶ CD の治療薬は UC の治療薬と重複することも多く，軽症から中等度の CD の寛解導入時には，ブデゾニドや 5-ASA 製剤，中等度以上の症例には経口ステロイドが用いられる．さらに

第6章 ● 疾患における栄養療法

重症例では生物学的製剤，JAK 阻害薬の投与が推奨される．CD の寛解維持療法については，チオプリン製剤，生物学的製剤や JAK 阻害薬を考慮する．

▶短腸症候群に対しては，GLP-2 アナログ(teduglutide)の投与が考慮され，小腸の吸収と栄養状態の改善がみられたと報告されている．

② 外科治療

▶潰瘍性大腸炎，クローン病で手術が考慮される場合は以下のとおりである．

　(a) 絶対的手術適応

▶消化管穿孔，大量出血，中毒性巨大結腸症

▶重症型，劇症型で強力な内科治療が無効な例

▶内科治療で改善しない腸閉塞，膿瘍(腹腔内膿瘍，後腹膜膿瘍)

▶大腸がんおよび high-grade dysplasia，小腸がん，大腸肛門管がん(痔瘻がんを含む)

　(b) 相対的手術適応

▶難治例：内科的治療で十分な効果がなく，日常生活，社会生活が困難な QOL 低下，内科的治療で重大な副作用が発現，または発現する可能性が高い例．

▶難治性腸管狭窄

▶内瘻(腸管腸管瘻，腸管膀胱瘻など)，内科治療が無効な難治性外瘻(腸管皮膚瘻)

▶大腸合併症：狭窄，瘻孔，low-grade dysplasia のうち癌合併の可能性がある例

▶狭窄や瘻孔を伴わない活動性腸管病変(上皮化のない縦走潰瘍など)

▶難治性肛門部病変(複雑痔瘻，直腸腟瘻，肛門狭窄など)，直腸肛門病変による排便障害(頻便，失禁など QOL 低下例)

▶腸管外合併症：保存的治療に抵抗する壊疽性膿皮症など．

▶小児の成長障害

C 栄養療法

▶IBD の患者では，その病期によって推奨される食事内容が異なる．寛解期であれば比較的制限なく食事を摂取することが可能であり，バランスよく栄養素を摂取することが重要である．

▶これに対して，IBD の活動期であれば，その炎症によりたんぱく質の消費が亢進するため，より多くのたんぱく質の摂取を要する．また，脂質や食物繊維は分解，吸収に時間を要し，腸管の負担となるため，摂取を制限する．脂質は消化管運動を亢進させるため，一度に多量に摂取することで下痢や腹痛を惹起するため注意する．脂質は1日あたり30〜40 g が目安であり，炎症を悪化させる n-6 系脂肪酸や飽和脂肪酸を控え，炎症を抑える n-3 系脂肪酸を積極的に摂るようにする．n-3 系脂肪酸は，サバ，イワシなどの青魚やアマニ油に多く含まれる．

▶UC 患者における栄養療法の治療効果は限定的であり，主に腸管安静や摂取カロリーを補う目的に施行されることが主体である．

▶栄養療法は，IBD のなかでも特に CD に有用であり，治療指針でもその重症度にかかわらず，ほかの治療法と併用することが推奨されている．栄養剤として用いられる成分栄養剤(エレンタール®)は，炎症の発症・維持に関与する遺伝子の発現抑制に働き，抗炎症作用を示すことが報告されている．ほかに栄養剤として消化態栄養剤(ツインライン®など)が用いられる．

▶成分栄養剤では，糖質がデキストリン，窒素源がアミノ酸で構成され，脂肪の含有は非常に少ない．構成成分を表1 に示す．投与量として体

表1　栄養剤構成成分(100 kcalあたり)

	成分栄養剤	消化態栄養剤
	エレンタール®	ツインライン®
たんぱく質	アミノ酸 4.7 g	乳タンパク加水分解物 4.1 g
糖質	デキストリン 21.2 g	デキストリン 14.7 g
脂質	大豆油 0.17 g	サフラワー油 トリカプリリン 2.8 g

重1kgあたり30kcal以上を目標として投与する．成分栄養剤のみで栄養管理を行う場合には10〜20％脂肪乳剤200〜500mLを週1〜2回点滴静注する．また亜鉛や銅，ビタミンB_{12}，セレンなどの微量元素欠乏にも注意する．成分栄養剤は小腸ですべて吸収されるため，狭窄がある症例でも問題なく投与できるが，一方でその特有の味やにおいによって，患者の好みに合わず負担となる場合がある．フレーバーによる味つけや，冷やす，ゼリー状にするなど摂取方法には工夫が必要である．また半消化態栄養剤（ラコール®など）でもその効果は報告されており，成分栄養剤の摂取が難しい場合には選択肢のひとつである．

2. 吸収不良症候群

A 病態

▶吸収不良症候群は，消化管での脂肪，たんぱく質，炭水化物の消化・吸収が障害され，各種の栄養素の欠乏が惹起されることにより下痢，脂肪便，体重減少，るいそう，貧血，倦怠感，腹部膨満，浮腫などの様々な症状が出現する疾患群のことである．ビタミン類，脂質，カルシウム，マグネシウム，鉄などは十二指腸や上部空腸，アミノ酸，糖質，脂肪などは空腸，ビタミンB_{12}，胆汁酸，電解質などは回腸で主に吸収されるため，消化管での障害部位に応じて，栄養素の消化・吸収障害が生じる．

▶主な原因は，セリアック病やクローン病，アミロイドーシス，感染症など小腸粘膜の障害により吸収が阻害される病態や，膵切除後，胆嚢摘出術後，胃切除後など消化液の分泌不全に伴う病態があげられる．ほかにクローン病や悪性腫瘍などで小腸を広範囲に切除した場合や薬剤によって吸収不良をきたす場合もある．

表2 吸収不良症候群をきたしうる疾患

消化管疾患	クローン病，セリアック病，乳糖不耐症，短腸症候群，小腸内細菌異常増殖症
肝胆膵疾患	慢性膵炎による外分泌膵機能不全，原発性胆汁性胆管炎，原発性硬化性胆管炎
医原性	消化管切除による短腸症候群，胃手術またはバイパス術，膵切除による外分泌膵機能不全，胆嚢切除後，肥満手術，回腸切除術，放射線性腸炎およびその後遺症
感染症	結核菌，エルシニア・エンテロコリチカほか多数の感染性疾患
薬剤性	下痢などをきたす薬剤
まれな疾患	アミロイドーシス，ゾリンジャー・エリソン症候群，囊胞性線維症，たんぱく漏出性胃腸症，好酸球性胃腸炎，肥満細胞症，ウィップル病

▶不足する栄養素によって，貧血，末梢神経障害，病的骨折，舌炎，浮腫，手足の攣縮，出血傾向など様々な症状をきたす．吸収不良症候群をきたしうる疾患を表2に示す．疾患は多岐にわたるため，欠乏する栄養素や症状から疾患の鑑別が必要である．

B 治療

▶原因となる疾患や病態を解明し，その疾患に対する特異的な治療法を行う，あるいは病態に対応した治療を行う．原因が不明の場合は，欠乏している栄養素を補充する対症療法を行う．乳糖不耐症には，乳糖制限食と代替乳製品の使用が推奨される．セリアック病に対しては，グルテン除去食，膵外分泌不全の管理では，膵酵素補充療法と脂溶性ビタミンの補充が主な治療法である．小腸内細菌異常増殖症の治療は，好気性および嫌気性腸内細菌の両方をカバーする経口抗菌薬の投与である．ほか，各疾患に応じて治療介入し，症状改善に努める．

C 栄養療法

▶本疾患による栄養障害について評価を行い，欠乏した栄養素を補充することが重要である．吸

第6章 ● 疾患における栄養療法

収障害を起こしている部位を特定し，**腸管への負担が大きい場合は経静脈での栄養素補充を考慮する**．経静脈栄養のみでの補充が長期にわたると，消化管機能の低下をきたすため，**可能な限り消化管機能を利用する経腸栄養を投与**し，消化管の負担を軽減する目的で，**成分栄養剤や消化態栄養剤などの経腸栄養剤投与を検討する**．

▶代謝が異化状態であるためたんぱく質摂取強化が必要であり，摂取量は健常であったときの体重1kgあたり1.5gに設定する．脂肪はエネルギー投与量の20％に設定し，炭水化物はエネルギー投与量からたんぱく質と脂肪の投与量を減じて算出する．腸管への負担を考慮し，各栄養素投与として，アミノ酸輸液，脂肪乳剤の輸液，グルコース含有の輸液製剤など非経口的投与で開始する．

3. 大腸がん

A 病態

▶大腸がんは，**大腸の粘膜に発生する悪性腫瘍**であり，進行すると大腸の壁に深く侵入し，リンパ節や他臓器への転移をきたす．早期の段階では無症状であり，検診で偶発的に発見されることが多い．進行すると血便や便秘，便性状の狭小化などをきたすことがあり，腫瘍の大きさによっては腸閉塞をきたすこともある．

B 治療

▶大腸がんの治療は，**がんの進行の程度を示すステージ（病期）やがんの性質，全身状態などに基づいて検討**する．病期はがんの深さを示す深達度，リンパ節への転移，他臓器への転移の有無により Stage 0〜Stage Ⅳ まで分類される．Stage 0〜Stage Ⅲ の大腸がんの治療方針は，リ

ンパ節転移の可能性がほとんどなく，腫瘍が一括切除できる大きさと部位にある場合は内視鏡治療が，内視鏡での切除が困難，リンパ節への転移が認められる場合には手術療法が選択される．また，Ⅲ期もしくは再発リスクが高いⅡ期の場合は，手術のあとに薬物療法を行うことが勧められる．Stage Ⅳの治療は，ほかの臓器に転移したがん（遠隔転移巣）が切除できるかどうかを判断する．遠隔転移巣，原発巣ともに切除可能な場合は，手術が勧められ，遠隔転移巣が切除可能であっても原発巣の切除ができない場合は，原則として，薬物療法，放射線治療などの手術以外の治療法が選択される．

C 栄養療法

▶大腸がんでは吸収能は保たれており，経口摂取は可能である．腫瘍の部位や大きさによっては，便の通過障害をもたらすことがあり，下剤による排便コントロールが必要である．同時に**食事については消化のよいものを摂取するように心がける**．また，治療方針によってそれぞれ留意するべきである．

▶内視鏡治療，手術後では，特に食事制限はない．しかしながら手術後1〜3ヵ月くらいの間は，術後の影響で腸の蠕動が低下し，排便状況が安定しないことが多いため，消化のよい食品を選んで摂取することが重要である．**消化の悪い食品や食物繊維の多い食品は，腸閉塞のリスクとなるため控える．たんぱく質を多く含む肉類や魚類，大豆製品，卵，乳製品などは栄養価が高いため毎食取り入れる**．また，一度に食べ過ぎないことも重要である．

▶薬物治療では，投与されている薬剤の副作用によって，下痢，悪心，嘔吐，食欲不振，口内炎など消化管由来の症状をきたしうる．これらの症状により，食事摂取が進まず，体重減少，ADLの低下など治療継続が困難になる状況は避けなければならない．このためにも，薬物治

療中での栄養療法は重要である.

▶ **胃腸の負担になる食品(脂質,香辛料など)を避ける**こと,温かく,消化のよい食品を中心に摂取すること,こまめに水分補給をすること,**不溶性と水溶性の食物繊維をバランスよく摂取する**こと,腸内環境を整える乳酸菌食品(ヨーグルトなど)の摂取が推奨される.

▶ また悪性腫瘍のため,貧血が進行する場合もあり,**たんぱく質の積極的な摂取や鉄分の豊富な食品(赤身肉やあさりなど)を取り入れる**ことも必要である.

4. 過敏性腸症候群

A 病態

▶ 過敏性腸症候群(irritable bowel syndrome:IBS)とは腸管粘膜に明らかな器質的異常がないにもかかわらず,腹痛を伴う慢性的な下痢,便秘を繰り返す疾患群のことであり,**精神的なストレスや自律神経バランスの乱れなどによって消化管の蠕動運動などの機能が損なわれ,症状を引き起こす.**

▶ 症状の主体が下痢であるものを下痢型IBS(IBS-D),便秘が主体であるものを便秘型IBS(IBS-C),便秘下痢が交替制でみられる混合型IBS(IBS-M),そのほかいずれにもあてはまらない分類不能型に分類される.

B 治療

▶ IBSの治療は特異的な症状に対して行われる.

▶ 生命にかかわる疾患ではないものの,長期にわたり症状が継続し,生活の質を低下させる可能性があるため,適切な治療介入が必要である.**疾患についての患者教育や,適切な治療目標を確立すべきである.**

表3 IBS症状に有効である主な薬剤

薬 剤	効 果
抗コリン薬(ブチルスコポラミン臭化物)	鎮痙作用により過剰な腸管運動を抑制する
高分子重合体(ポリカルボフィルカルシウム)	頻回の便意を改善 便形状や腹痛の程度の有意な改善 IBS-D,IBD-C両者に効果あり
消化管運動調律薬(トリメブチンマレイン酸)	アドレナリン分泌抑制やアセチルコリン分泌抑制の二面性より消化管運動を亢進,抑制することができ,便秘,下痢,腹痛に効果あり
5-HT$_3$拮抗薬(ラモセトロン)	IBS-D患者の便意切迫,便通回数,下痢を改善する.
止痢薬(ロペラミド塩酸塩,タンニン酸アルブミン)	便回数,便性状を改善する.
粘膜上皮機能変容薬(ルビプロストン,リナクロチド)	腸管の水分分泌を増加させ,便の柔軟化や腸管内輸送が促進し便秘が改善する.
プロバイオティクス	腸内細菌のバランスを整え,腸内環境を整えることで症状を改善する.

① 生活習慣の改善

▶ **運動はIBS症状を改善する**と報告されており,適度な運動目標を設定しながら,日常生活に取り入れることを推奨する.また喫煙やアルコール摂取などの生活習慣については明確なエビデンスはない.

② 薬物療法

▶ IBS症状に用いられる主な薬物について表3に示す.

C 栄養療法

▶ IBS症状を軽減するための一般的な食事指導は,規則的な食事摂取,十分な水分摂取(非カフェイン類)があげられる.**症状を増悪させる食品として,脂質,カフェイン類,香辛料,乳製品があげられ,**カフェインは大腸の蠕動運動を,香辛料は消化管運動を亢進させ,本疾患の症状を増悪させることが報告されている.**乳糖不耐症のある本疾患の患者においては,ミルク**

第 6 章 ● 疾患における栄養療法

や乳製品を摂取することで下痢が誘発される.
本疾患では，これらの食品を避けることが症状
改善に寄与する.

▶欧米では短鎖炭水化物，オリゴ糖，二糖類，単
糖類，糖アルコールを多く含む食品を避けるこ
とが症状改善につながるとの報告があり，本邦
でもその有効性について検討が必要である.

▶食物繊維は IBS の症状緩和に有効であるとの報
告があり，特に可溶性食物繊維についてはその
摂取が推奨される. 一方で不溶性食物繊維につ
いては明確な有用性が示されていない.

■文献

1) 厚生労働科学研究費補助金 難治性疾患政策研究事
業「難治性炎症性腸管障害に関する調査研究」
（久松班）. 令和 5 年度　潰瘍性大腸炎・クローン
病　診断基準・治療指針

2) 橋本雅棋ほか. マウス慢性腸炎モデルを用いた成

分栄養剤の治療効果の検討. 日本消化器病学会雑
誌 2004; **101**: A747

3) 佐々木雅也. 経腸栄養剤の種類と特徴. 静脈経腸
栄養 2012; **27**(2): 3-8

4) Jeppesen PB, et al. Glucagon-like peptide 2 im-
proves nutrient absorption and nutritional status
in short-bowel patients with no colon. Gastroen-
terology 2001; **120**: 806-815

5) 宗 祐人ほか. 活動期クローン病患者に対する半消
化態栄養剤（Racol®）の短期的治療効果. 日本大腸
肛門病会誌 2008; **61**: 509-515

6) 福田 能啓. 吸収不良症候群. 静脈経腸栄養 2012;
27(1): 5-17

7) 大腸癌治療ガイドライン医師用 2022 年版

8) 日本消化器病学会. 機能性消化管疾患診療ガイド
ライン 2020―過敏性腸症候群（IBS）（改訂第 2
版），南江堂，東京，2020

9) Moayyedi P, et al. The effect of fiber supplementa-
tion on irritable bowel syndrome: a systematic re-
view and meta-analysis. Am J Gastroenterol 2014;
109: 1367-1374.

1. 消化器疾患　③肝疾患

- 肝臓は腸管から吸収された栄養素が門脈を通じて最初に流入する臓器であり，生体における栄養代謝の中心である．
- 肝疾患では糖代謝，脂質代謝，アミノ酸代謝のみならず，ビタミン，ミネラル，微量元素など多岐にわたる栄養・代謝障害が起きることが知られている．
- 身体計測や血液生化学検査などを用いて栄養アセスメントを実施し，適切な栄養療法を提供することにより肝疾患患者の予後が改善する．

キーワード	分岐鎖アミノ酸, metabolic dysfunction-associated steatotic liver disease (MASLD), たんぱく・エネルギー低栄養状態, サルコペニア, late evening snack

1. 急性肝炎，急性肝不全

A 概念

▶急性肝障害には，肝炎を呈するウイルス，薬物，自己免疫疾患などの急性肝炎と，肝炎を伴わないアセトアミノフェン中毒，循環障害，悪性疾患の肝浸潤などがある．

▶初発症状は全身倦怠感，食思不振，悪心・嘔吐などの消化器症状や，発熱などの感冒様症状をきたすが，特徴的な症状はない．黄疸を伴う場合があり，その際には褐色尿や，眼瞼結膜および皮膚の黄染が出現する．

▶血液検査では肝障害の程度に応じて，AST，ALTの上昇，ビリルビンや肝胆道系酵素の上昇，肝予備能（肝臓の残された機能）の低下によりプロトロンビン時間（prothrombin time：PT）の延長やアンモニアの上昇などがみられる．

▶一部は高度の肝予備能の低下を伴い，急性肝不全に移行する．

▶初発症状出現から8週間以内にPTの活性値が40％以下もしくはPT-INR 1.5以上を呈するものを急性肝不全と呼ぶ．そのなかに，肝性脳症Ⅱ度以上を呈する昏睡型と，それ以外の非昏睡型がある．また，従来の劇症肝炎は昏睡型のうち，肝炎ウイルスや自己免疫性，薬物性などで肝炎を呈するものを指す．

▶昏睡型は，発症から肝性脳症出現までの日数により，急性型（10日以内）と亜急性型（11日〜8週）にわけ，とりわけ8週以後に急性肝不全昏睡型の定義を満たす症例を遅発性肝不全と呼び，予後は極めて不良である．

▶急性肝不全昏睡型は，肝移植を必要とすることも多い．

B 診断

▶急性肝障害の診断には病歴が重要である．薬物，アルコール摂取，海外渡航の有無のほか，職業（有機溶剤の使用）なども聴取する必要がある．サプリメント，健康食品についても聴取する．B型肝炎やC型肝炎は，性交渉，刺青，違法薬物静注，鍼治療，輸血歴，A型肝炎では貝類（特に二枚貝）の摂取，E型肝炎では加熱不十分なイノシシ，シカ，ブタなどの獣肉摂取歴が鍵となる．

第6章 ● 疾患における栄養療法

▶成因の同定には，肝炎ウイルスマーカー（IgM-HA抗体，IgM-HBc抗体，HCV RNA，IgA-HEV抗体），ヘルペスウイルス，EBウイルス，自己抗体の測定が有用である．

C 栄養アセスメント

▶急性疾患であり，静的アセスメントは発症前の栄養状態を反映する．

▶重症例では浮腫，腹水，肝性脳症を伴うことがある．

▶食思不振，悪心・嘔吐を伴うことがあり，経口で十分な栄養摂取が可能か評価する．

▶急性期のたんぱく合成能は，PT，代謝回転の速い尿素窒素，レチノール結合たんぱく(retinol binding protein：RBP)，プレアルブミンを指標とする．

▶重症例ではたんぱくの異化が亢進し，同化障害とアンモニア代謝の遅延により高アミノ酸血症，高アンモニア血症を呈し，肝性脳症を誘発する．また，肝臓での芳香族アミノ酸(aromatic amino acid：AAA)代謝が遅延し血中濃度は増加する．分岐鎖アミノ酸(branched chain amino acid：BCAA)は脳や骨格筋で利用され，血中では減少から正常にとどまることが多い．

▶アミノ酸インバランスは，フィッシャー比やBTR(BCAAチロシンモル比)を用いて評価する．

▶重症例では肝細胞の減少によるグリコーゲン貯蔵量の低下，糖新生の破綻，インスリン感受性の低下が生じる．この結果，高血糖になりやすい反面，高インスリン血症による反応性の低血糖を容易に生じるため，血糖測定を行う．

▶糖質利用の低下により，代替の燃焼基質として内因性脂肪が動員されることで，ケトン体が出現することがある．

D 治療

▶急性肝障害の多くは安静のみで軽快する．

▶栄養は経口摂取が原則であり，標準体重あたり30〜35 kcal/kg/日，たんぱく1.0〜1.5 g/kg/日程度の設定とする．消化器症状で摂取が困難な場合は，経静脈栄養を追加する．

▶重症例ではエネルギー代謝が亢進しており，必要エネルギー量の設定時にはハリス・ベネディクトの式から求めた予測値よりも安静時エネルギー消費量(resting energy expenditure：REE)を20〜25％増量して算出する．

▶急性肝不全では経口摂取が不良になることが多く，早期より経静脈栄養および中心静脈栄養の併用を必要とすることが多い．

▶非吸収性抗菌薬や合成二糖類を用いて肝性脳症を予防する．これらの治療でもアンモニア高値が持続する場合は低たんぱく食や中心静脈栄養への移行を考慮する．

▶脂肪代謝やアミノ酸代謝が障害されているため，ブドウ糖に電解質や微量栄養素，脂溶性ビタミンを加えた輸液を主に用いる．

▶急性期には窒素源となりアンモニア上昇の原因となることやアミノ酸インバランスを助長するため，特殊組成(肝不全用)アミノ酸輸液や脂肪乳剤は使用しない．

▶短期間に改善，増悪がみられるため，医師とのコミュニケーションにより病態をリアルタイムに把握するとともに，病態に応じた週1〜2回の栄養アセスメントが必要である．

▶PT，尿素窒素，アンモニアなどからアミノ酸合成能および処理能を推定し，たんぱく摂取を再開する時期を決定する．

2. steatotic liver disease(SLD)

A 概念

▶脂肪肝は肝臓にトリグリセリドが過剰に蓄積した状態であり，肝細胞の脂肪沈着が5％以上と

1. 消化器疾患 ③肝疾患

定義される.

▶2023 年に米国・欧州肝臓学会などが中心となり，様々な脂肪性肝疾患を包括する名称として脂肪性肝疾患（steatotic liver disease：SLD）が提唱された[1].

▶SLD には従来の非アルコール性脂肪性肝疾患（NAFLD）/非アルコール性脂肪肝炎（NASH）に概ね該当する代謝機能障害関連脂肪性肝疾患（metabolic dysfunction-associated steatotic liver disease：MASLD）/代謝機能障害関連脂肪肝炎（metabolic dysfunction-associated steatohepatitis：MASH），中間飲酒群の代謝機能障害アルコール関連肝疾患（MASLD and increased alcohol intake：MetALD），アルコール性肝障害であるアルコール関連肝疾患（alcohol-associated liver disease：ALD）などが含まれている（図1）.

▶MASLD（NAFLD）のエタノール摂取量は男性30 g/日，女性20 g/日未満と定義され，アルコール性肝障害（ALD）はエタノール 60 g/日超と定義されているため，その間の中間飲酒群を新た

にMetALDと分類した.

▶MASLD は NAFLD の基準を満たすが，NAFLDの 5%程度は MASLD の基準を満たさないことがある．NASH はほぼ MASH に相当する.

▶日本の検診受診者の約3割が MASLD と見積もられている.

▶わが国では，BMI が 23 kg/m² 未満の肥満を伴わない lean MASLD が MASLD の約2割を占めている．その場合は，糖尿病などの合併症を精査する必要がある.

B 診断

▶脂肪肝の拾い上げに，腹部超音波検査が簡便で有用である．肝実質輝度の上昇，肝腎コントラスト陽性，深部減衰，脈管不明瞭化などの所見があれば，脂肪肝と判定する．ただし，超音波検査では脂肪肝の定義である5%以上から20%の軽度の肝脂肪化の検出は困難であり，その検出には MRI-PDFF（proton density fat fraction）検査が有用である.

▶脂肪肝では CT で肝 CT 値の低下がみられる.

日本語表記	英語表記	飲酒量		注釈
		男	女	
代謝機能障害関連脂肪性肝疾患	Metabolic dysfunction-associated steatotic liver disease：MASLD	210 g/週未満（30 g/日未満）	140 g/週未満（20 g/日未満）	これまでの NAFLD/NASH 下記の代謝危険因子を少なくとも1つ満たす
代謝機能障害関連脂肪肝炎	Metabolic dysfunction-associated steatohepatitis：MASH			
代謝機能障害アルコール関連肝疾患	MetALD（MASLD and increase alcohol intake：MetALD）	210〜420 g/週（30〜60 g/日）	140〜350 g/週（20〜50 g/日）	これまで該当する疾患名なし
アルコール関連肝疾患	Alcohol-associated liver disease：ALD	420 g/週超（60 g/日超）	350 g/週超（50 g/日超）	アルコール性脂肪肝
特定成因脂肪性肝疾患	Specific aetiology SLD Drug-induced liver injury Monogenic diseases Miscellaneous	規定なし	規定なし	特定の原因による脂肪肝 薬物：タモキシフェンなど 遺伝性疾患：ウィルソン病，ライソゾーム酸性リパーゼ欠損症，低βリポたんぱく血症など その他：C 型肝炎，低栄養など
成因不明脂肪性肝疾患	Cryptogenic SLD	規定なし	規定なし	原因不明の脂肪肝

			男	女
☐ 内臓脂肪		☐ BMI	≧25 kg/m²（アジア人は≧23 kg/m²）	
		☐ ウエスト周囲長	>94 cm	>80 cm
		☐ 人種などにより上記に相当すると判断される場合		
☐ 耐糖能異常		☐ 空腹時血糖	≧100 mg/dL	
		☐ 食後2時間血糖値	≧140 mg/dL	
		☐ HbA1c	≧5.7%	
		☐ 2型糖尿病		
		☐ 糖尿病治療中		
☐ 高血圧		☐ 血圧	≧130/85 mmHg	
		☐ 降圧薬治療中		
☐ 高中性脂肪血症		☐ 中性脂肪	150 mg/dL 以上	
		☐ 治療中		
☐ 低 HDL コレステロール血症		☐ HDL コレステロール	≦40 mg/dL	≦50 mg/dL
		☐ 治療中		

MASLD/MASH の代謝危険因子
内臓脂肪など5項目のうち1項目以上を満たす必要がある.

図1 脂肪性肝疾患（steatotic liver disease：SLD）に含まれる疾患群と定義
（Rinella ME, et al: J Hepatol 2023; **79**: 1542-1556[1] を参考に作成）

第6章 疾患における栄養療法

133

第6章 ● 疾患における栄養療法

肝/脾CT値＜1.0であれば脂肪肝があると判定する．ただし，鉄過剰症やアミオダロン沈着などでも肝CT値は低下するため注意が必要である．

▶わが国で保険収載されている肝脂肪化の定量評価法として，超音波減衰法であるCAP（controlled attenuation parameter），ATT（iATT）（attenuation coefficient），MRIを用いたMRI-PDFFがある．ATT（iATT）はCAPに比べて，より微量な肝脂肪量の正確な定量が可能である．

▶MASLD/MASHの非侵襲的な肝線維化評価法として，FIB-4 index，ELFテストの有用性が報告されている．また，サイトケラチン-18フラグメント（CK-18F）はNAFLDの患者に対してNASHの診断補助を目的として実施した場合に算定可能である．

▶MASH（NASH）は，病理学的に脂肪変性（steatosis），小葉内炎症（lobular inflammation），肝細胞風船様変性（ballooning）が特徴であり，これら3項目をスコア化したNAFLD activity score（NAS）を用いて活動性を評価する．また，肝線維化を伴い，線維化進展の程度が肝硬変，肝細胞がん発生のリスク，合併症および予後に関連する．

▶肝線維化の評価法として，肝生検が有用だが，より簡便に肝硬度を画像で診断することが可能である．フィブロスキャン®などの超音波エラストグラフィー，MRIによるMRエラストグラフィーで評価できる．

▶代表的な遺伝子多型として，patatin-like phospholipase domain containing 3 protein（PNPLA3）（rs738409C＞G）が知られており，GアレルはMASLD/MASHの発症，線維化進展のみならず肝発がんにも寄与するとされる．

C 栄養評価

▶多くの場合，過栄養やアルコールに伴う脂肪肝であり生活歴の聴取が重要である．

▶身体計測による肥満，筋肉量の評価を行う．生体インピーダンス法による体組成評価も有用である．

▶内臓脂肪量は肝脂肪量と正の相関がある．肥満のない場合も，正常体重肥満/隠れ肥満（normal weight obesity：NWO）を念頭に置いた内臓脂肪量の評価を要する．

▶肥満，2型糖尿病，インスリン抵抗性，メタボリックシンドロームの合併はMASLD/MASHの病態進展に強い影響を及ぼしており，評価を行う．

▶食事については炭水化物の過剰摂取，欠食や夜食，間食の有無，清涼飲料水やスナック菓子などの嗜好食品，アルコール摂取，果糖の摂取状況を把握する．

▶飽和脂肪酸，コレステロールなどの脂質の過剰摂取は，肝臓への遊離脂肪酸流入の増加や酸化ストレスの増悪などによりMASLDの病態進展に関与しており，脂質の摂取状況も必ず聴取する．

▶活動量についても問診し，ライフスタイルを明らかにする．

D 治療

▶本邦の診療ガイドライン[2]では，MASLDの基本的な治療として，生活習慣の改善，基礎疾患，合併症の治療をあげている．

▶7％の減量で脂肪肝の改善，10％の減量でMASHの肝線維化の改善が得られる．一方で，10％の減量を達成するのは約10％のみであり，食事・運動療法による体重減少は7％を目標とする．非肥満例では3〜5％の減量で同等の効果が期待できる可能性がある．

▶エネルギー比率は，炭水化物50〜60％，脂質20〜25％として炭水化物，脂質を制限し，フルクトース（果糖）摂取が過剰にならないようにする．

1. 消化器疾患　③肝疾患

▶世界的には炭水化物が少なく，不飽和脂肪酸が多い地中海食が推奨されている．

▶有酸素運動，レジスタンス運動のいずれも肝脂肪化を改善することが報告されており，サルコペニア防止の観点からも運動療法の併用が重要である．

▶食事・運動療法の継続には，理学療法士に加えて，管理栄養士，臨床心理士などから構成される多職種協働による肝臓リハビリテーションの有用性が提唱されている．

▶非肥満例，食事・運動療法の効果が不十分な肥満例は，糖尿病や脂質異常症などの基礎疾患があれば，それぞれの薬物治療を追加する．基礎疾患がない場合はビタミンE投与の有用性が報告されている（MASHの保険適用にはなっていない）．

▶高度の肥満がある場合，胃スリーブ術などの減量手術を考慮する．また，GLP-1受容体作動薬がMASLDを含めた生活習慣病を合併する高度肥満症に対して保険収載された．

3. 慢性肝障害・肝硬変

A 概要

▶慢性肝障害は肝臓の炎症（ALT値の上昇）が6ヵ月以上持続するもので，原因としてB型・C型肝炎ウイルス，MASH，アルコール摂取，自己免疫性肝疾患などがある．

▶肝硬変は，壊死・炎症と再生を繰り返すなかで，肝臓の線維化が進行し，正常な機能を果たせなくなる状態と定義され，病理組織学的には肝細胞を線維で取り囲む結節形成を特徴とする．数的・機能的肝細胞の減少，肝類洞の毛細血管化などによる血流改変，門脈圧亢進症に伴う側副血行路形成などがみられる．

▶肝硬変は臨床的に肝予備能が保たれ症状がない

代償性肝硬変と，腹水・浮腫，黄疸，肝性脳症，食道静脈瘤からの出血などの肝不全症状を合併する非代償性肝硬変に分類される．

▶肝硬変ではたんぱくとエネルギーの双方が不足しており，たんぱく・エネルギー低栄養状態（protein-energy malnutrition：PEM）にあることが多い．

▶肝硬変は加齢によらない二次性サルコペニアを高頻度に合併する．

▶治療の目標は肝硬変の進展と，肝細胞がんなど肝関連合併症を抑制することで，肝関連死亡を回避することである．

▶本邦における肝硬変の成因別頻度は大きく変化している．2023年の全国調査では，アルコール性が35.4％と最も頻度が高く，半数以上を占めていたウイルス性は31.5％（C型23.4％，B型8.1％）と頻度が低下していた．脂肪肝炎の頻度は14.6％であった[3]．

▶肝硬変に生じる急性病変として，acute-on-chronic failure（ACLF）がある．Child-Pugh（チャイルド・ピュー）分類BまたはCの肝硬変が，アルコールの多飲や感染症，消化管出血などを契機に急性増悪をきたした状態であり，様々な臓器不全を合併し，予後不良である[4]．

B 診断

① 肝線維化・肝硬変の診断

▶侵襲的な肝生検に代わり，非侵襲的な肝線維化評価が行われることが多い．

▶血液生化学検査として，血小板数の低下と線維化マーカー（ヒアルロン酸，Ⅳ型コラーゲン・7S，P-Ⅲ-P，M2BPGi，オートタキシンなど）の上昇がみられる．また，FIB-4 indexや，APRI，ELFスコアなどのスコアリングシステムが有用である．

▶本邦では，超音波とMRIのエラストグラフィーを用いた肝硬度測定が診療報酬算定の対象となっている．

第6章　疾患における栄養療法

135

第6章 ● 疾患における栄養療法

▶肝硬変では，肝表面不整，肝辺縁鈍化，脾腫，側副血行路などの画像所見がみられる．

② 肝予備能の評価・診断

▶肝予備能の指標として Child-Pugh 分類のほか，modified-ALBI（mALBI）grade, MELD score, MELD-Na score などが用いられている（表1）．

表1 肝予備能の評価方法

Ⅰ．Child-Pugh 分類

項　目		1点	2点	3点
脳症		なし	軽度（Ⅰ～Ⅱ度）	重度（Ⅲ度以上）
腹水		なし	少量	中等量以上
血清ビリルビン値（mg/dL）		2.0 未満	2.0～3.0	3.0 超
血清アルブミン値（g/dL）		3.5 超	2.8～3.5	2.8 未満
プロトロンビン時間	活性値（%）	70 超	40～70	40 未満
	INR	1.7 未満	1.7～2.3	2.3 超

チャイルド・ピュー　class A：5～6点，class B：7～10点，class C：11～15点

Ⅱ．modified-ALBI（mALBI）grade

ALBI score＝（log 10（17.1×総ビリルビン値 [mg/dL]）×0.66）＋（10×血清アルブミン値 [g/dL]×10×−0.085）

重症度	点　数
Grade 1	−2.6 点以下
Grade 2a	＞−2.6～＜−2.27 点
Grade 2b	≧−2.27～≦−1.39 点
Grade 3	＞−1.39 点

ALBI score が 0 に近づくほど肝予備能が低下している．

Ⅲ．Model for End-Stage Liver Disease（MELD）score

MELD＝9.57×ln（血清クレアチニン値）＋3.78×ln（総ビリルビン値）＋11.2×ln（PT-INR）＋6.43
※MELD スコアは，四捨五入して整数として算出する．
※各検査値は，四捨五入し，小数点第1位まで入力する．
※各入力値の範囲
　血清クレアチニン値：1.0～4.0（過去7日以内に2回以上の透析治療または持続的血液透析を実施している場合は4.0）
　総ビリルビン値：1.0～999.9
　PT-INR：1.0～999.9

Ⅳ．MELD-Na score

MELD-Na＝MELD score＋1.32×（137−血清 Na 値）−{0.033×MELD score×（137−血清 Na 値）}

③ 肝硬変合併症の評価・診断

▶上部消化管内視鏡検査による胃・食道静脈瘤および門脈圧亢進症性胃・腸症の評価を定期的に実施する．

▶肝硬変では肝細胞がん発生のリスクが高い．腫瘍マーカー（AFP, AFP-L3 分画，PIVKA-Ⅱ），腹部超音波検査，肝ダイナミック CT, Gd-EOB-DTPA-MRI（EOB-MRI）を組み合わせた肝細胞がんのスクリーニングを定期的に実施する．

▶筋痙攣（こむら返り），睡眠障害，皮膚瘙痒感を合併することが多いので聴取する．

▶腹水は，画像でのみ指摘できる grade 1（少量），理学的に腹水を指摘可能な grade 2（中等量），腹部の膨隆を伴う grade 3（高度）に分類される．

▶腹痛・発熱があれば特発性細菌性腹膜炎を疑い，腹水培養，腹水中の好中球数の測定を実施する．

▶肝性脳症は，犬山分類，West Heaven 基準（WHC），International society for hepatic encephalopathy and nitrogen metabolism（ISHEN）分類を用いて評価する．ISHEN では不顕性（covert）と顕性（overt）があり，不顕性は犬山分類のⅠ度以下，WHC の minimal と grade 1 に相当する．

▶交通事故，QOL，予後との関連が報告されている不顕性肝性脳症は，ストループテストによる診断が有用である．日本人の年代別の基準値が設定されている neuro-psychological tests（NP-test）を用いて検査を実施することが多い．

▶門脈圧は，肝静脈圧格差（hepatic venous pressure gradient：HVPG）で評価可能だが，観血的なカテーテル検査であるため，代替指標としてエラストグラフィーによる肝・脾硬度から HVPG を推定する方法が報告されている．

▶息切れ，BNP 高値の症例は門脈肺高血圧症（portopulmonary hypertension：PoPH），起坐呼吸困難や SpO_2 低値例では肝肺症候群

（hepatopulmonary syndrome：HPS）を疑って，心臓超音波検査など精査を進める.

▶ 肝腎症候群（hepatorenal syndrome：HRS）は門脈圧亢進や低アルブミン血症などが誘因となり，相対的な有効循環血流量の減少から腎血管攣縮が生じる病態である.

▶ 急速に腎機能の悪化する1型（HRS-AKI）の予後は不良である.

▶ サルコペニアは肝疾患におけるサルコペニア診断基準[5]により評価する.指輪っか法や加齢性サルコペニアの問診であるSARC-Fを用いたスクリーニングが有用である.

C 栄養評価

① 肝硬変の栄養状態

▶ エネルギー代謝は糖質の利用低下と，安静時エネルギー消費量（REE）の亢進，非たんぱく呼吸商（non-protein respiratory quotient：npRQ）の低下を示す.

▶ 糖質の燃焼比率低下は肝臓におけるグリコーゲン貯蔵量減少とインスリン抵抗性，高グルカゴン血症，カテコラミンやコルチゾールの増加によると考えられている.

▶ 肝硬変では長時間の絶食により，肝臓のグリコーゲンを枯渇し，容易に飢餓状態に陥ることで，脂肪・筋肉の異化が亢進し筋肉の減少がみられる.

▶ BCAAは骨格筋での燃焼基質となる.さらに，骨格筋でのアンモニア代謝にBCAAが必要であり，肝硬変ではBCAA消費が亢進するため，血中濃度は低下している.一方，AAAは肝臓での処理能低下により血中濃度が上昇しており，BTRを用いてアミノ酸バランスの評価を行う.

▶ 亜鉛，カルニチンの欠乏は尿素回路の遅延をもたらすことで，高アンモニア血症の原因となる.

② 栄養評価

▶ すべての肝硬変患者が栄養評価の対象となる.

▶ 食事間隔および，BCAA製剤，亜鉛製剤，カルニチン製剤，非吸収性抗菌薬や合成二糖類などの内服の状況，排便，睡眠，こむら返りについても聴取する.

▶ 「肝硬変診療ガイドライン2020」（肝硬変GL）[6]では，たんぱく低栄養（血清アルブミン値3.5 g/dL以下），Child-Pugh分類BまたはC，サルコペニアのいずれかがあれば，肝疾患に特化した栄養食事療法の対象としている.

▶ 生体インピーダンス法を用いた体組成評価は，浮腫・腹水による筋肉量の過大評価が生じる可能性があるので注意を要する.

▶ 間接熱量測定計によるnpRQの測定が可能な施設は限られており，肝硬変GLではエネルギー低栄養の評価を必須の項目としていない.

▶ %上腕周囲径（arm circumstance：AC）<95や，空腹時遊離脂肪酸（FFA）>660 μEq/Lが，npRQ<0.85に相当することが報告されている.

▶ 栄養アセスメントとして，主観的包括的評価（subjective global assessment：SGA），Global leadership initiative on malnutrition（GLIM）criteria，Royal Free Hospital-global assessment（RFH-GA）が有用である.

▶ 腹水や肝性脳症など肝硬変合併症の有無，たんぱく質および塩分摂取量の評価も重要である.

▶ 肝細胞の崩壊により細胞内カルニチンが血中プールに流出し，肝硬変の血中カルニチン濃度は健常人と同等から高値となることが多く，血中濃度では欠乏の有無を正確に診断できない.そのため，カルニチン欠乏症は高アンモニア血症や倦怠感など臨床症状により診断する.

D 治療（図2）

① 栄養の設定

▶ エネルギー必要量の設定は25〜35 kcal/kg（標準体重）/日として，肥満や耐糖能異常の合併により調節する.

▶ たんぱく必要量は，たんぱく不耐がない場合は

1.0〜1.5 g/kg（標準体重）/日（BCAA 顆粒製剤含む）とする．たんぱく不耐がある場合は 0.5〜0.7 g/kg（標準体重）/日に肝不全用栄養剤を加える．
- BCAA 製剤や非吸収性抗菌剤や合成二糖類，排便コントロールなど適切な対応を行ってアンモニアの上昇を避けつつ，なるべくたんぱく摂取量を維持することを目標とする．

② たんぱく低栄養，Child-Pugh 分類 B または C，サルコペニア非合併例
- BMI≧25 kg/m² の肥満では，生活習慣の改善と肥満の解消を目指した指導を行う．
- BMI＜18.5 kg/m² のやせは，PEM およびサルコペニアの高リスク群であり，BCAA 比率の高い一般栄養剤の併用を考慮する．
- 定期的に再評価を行い，食事栄養指導の内容を見直す．

③ たんぱく低栄養，Child-Pugh 分類 B または C，サルコペニア合併例
- 上記のいずれかを満たす場合は，慢性肝疾患に対する栄養食事療法を提供する．
- 約 200 kcaL の就寝前軽食（late evening snack：LES），3〜5回/日の分割食を導入する．
- 食事摂取が良好な低アルブミン血症合併例では，BCAA 顆粒製剤の投与を行う．
- 食事摂取量が減少した肝性脳症や腹水合併例では肝不全用栄養剤の投与を行う．
- 2ヵ月ごとに再評価を行い，栄養食事療法の見直しや指導を繰り返していく．

④ 肝硬変合併症の治療
- 肝性浮腫・腹水合併例では 5〜7 g の減塩食とする．ループ利尿薬やスピロノラクトンは少量にとどめ，効果不十分であればトルバプタンの早期導入を考慮する．
- 肝性脳症には，非吸収性抗菌薬，合成二糖類のいずれかを第一選択で使用する．BCAA 製剤，酢酸亜鉛製剤やカルニチン製剤も有効であり病態に応じて使用する．
- サルコペニアに対する BCAA 製剤，カルニチン製剤，運動療法の有効性が報告されている

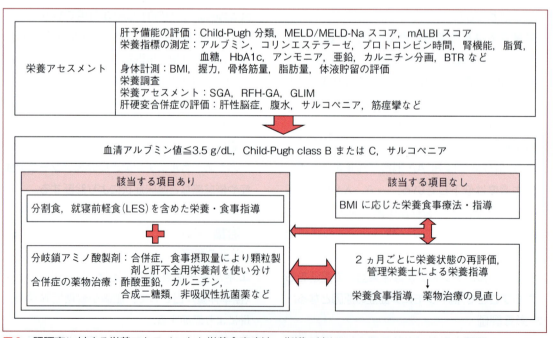

図2　肝硬変に対する栄養アセスメントと栄養食事療法・指導の流れ

が，肝疾患に対する運動療法の方法，強度については統一されていない．

4. 肝がん

A 概要
▶原発性肝がんのうち肝細胞がんが約90％を占めており，背景に慢性肝疾患，特に肝硬変を有することが多い．
▶B型，C型肝炎による肝細胞がんは減少傾向にあり，非B非C型が半数以上を占めている．原因として，MASHやアルコールによるものが増加している．

B 診断
▶腹部造影肝ダイナミックCT検査，EOB-MRI検査，血管造影検査など，画像検査により大半は診断可能である．
▶腫瘍マーカーとして，肝細胞癌ではAFP，AFP-L3分画，PIVKA-Ⅱ，肝内胆管がんではCEA，CA19-9が上昇する．

C 栄養評価と治療
▶背景にある慢性肝疾患に準じて栄養状態を評価する．
▶内科的治療は局所治療（ラジオ波焼灼術，マイクロ波凝固療法など），肝動脈化学塞栓療法，動注化学療法，免疫チェックポイント阻害薬を含む分子標的治療があり，ほかに外科治療（肝切除，肝移植），重粒子線による放射線治療がある．
▶外科的治療では術後早期プログラム（enhanced recovery after surgery：ERAS）として，手術前後の長時間絶食の是正などの栄養介入が行われている．
▶治療後に発熱，食思不振がみられることがあり，栄養評価を頻回に行って食事摂取量の維持と，場合によっては経腸栄養剤の追加などを検討する必要がある．

文献
1）Rinella ME, et al. A multisociety Delphi consensus statement on new fatty liver disease nomenclature. J Hepatol 2023; **79**: 1542-1556
2）日本消化器病学会・日本肝臓学会（編）．NAFLD/NASH 診療ガイドライン 2020（改訂第2版）．https://www.jsge.or.jp/committees/guideline/guideline/nafld.html
3）日本肝臓学会・吉治仁志（監修）．肝硬変の成因別実態 2023，文光堂，東京，2024
4）持田　智ほか．わが国における acute-on-chronic liver failure（ACLF）とその関連病態の診断基準．肝臓 2022；**63**: 219-223, 2022
5）日本肝臓学会．肝疾患におけるサルコペニア判定基準（第2版）https://www.jsh.or.jp/medical/guidelines/jsh_guidlines/sarcopenia.html
6）日本消化器病学会・日本肝臓学会（編）．肝硬変診療ガイドライン 2020（改訂第3版）https://www.jsge.or.jp/committees/guideline/guideline/kankohen.html

第6章 ● 疾患における栄養療法

1. 消化器疾患　④胆道・膵疾患

- 胆道，膵臓は摂取した食物の消化における中心的な役割を持つため，胆・膵疾患の治療や予防にとって栄養療法は不可欠である．
- 胆道疾患では胆汁うっ滞に起因する脂質，脂溶性ビタミンの吸収障害，膵疾患では消化吸収障害（膵外分泌機能不全）による脂肪便，栄養障害，体重減少や膵性糖尿病（膵内分泌機能不全）がみられる．
- これらの対応には個々の病態に合わせて栄養療法や薬物療法を選択することが重要である．

| キーワード | 胆石症，急性膵炎，慢性膵炎，膵癌，膵外分泌機能不全，膵内分泌機能不全 |

1. 胆嚢・胆管の疾患

▶胆道は肝臓で産生された胆汁の通り道であり，胆汁には胆汁酸塩，ビリルビン（胆汁色素），コレステロール，リン脂質などが含まれる．胆汁酸塩の機能は，摂取された脂肪や脂溶性ビタミンを可溶化し，それらの消化吸収を促進することである．

▶胆汁は胆管を通って胆嚢内に貯留し，絶食中は胆嚢により胆汁の水分が吸収され（最大90％），濃縮された胆汁が胆嚢内に貯蔵される．食物を摂取すると消化管ホルモンが分泌され，胆嚢が収縮するとともに十二指腸乳頭部のオッディ括約筋が弛緩し，その結果，胆嚢に貯蔵された胆汁が十二指腸に放出される．

A 胆石症，急性胆嚢炎，胆管炎
① 概念

▶胆石とは胆嚢や胆管にできる石で，部位により**胆嚢結石，総胆管結石，肝内結石**に分けられる（図1）．胆石はその成分により，**コレステロー**

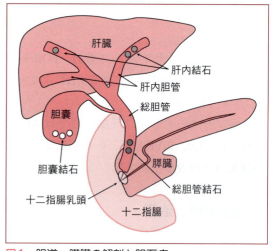

図1　胆道・膵臓の解剖と胆石症

ル胆石（純コレステロール石，混合石，混成石）と**色素胆石**（ビリルビンカルシウム石と黒色石），まれな胆石に分類される．

▶コレステロール胆石の形成には胆汁中コレステロールの過飽和，結晶化，胆嚢収縮能の低下が関与する．コレステロールは水に溶けないため，胆汁酸，リン脂質と混合ミセルを形成して胆汁中に溶けているが，過飽和コレステロールはビリルビンなどとともに結晶化し胆泥を形成

し，結石へと成長する．また，胆囊収縮能の低下は胆泥の停滞により結石形成を引き起こす．ビリルビンカルシウム石の主な成因は胆道感染である．一方，黒色石もビリルビンを主成分とするが，感染を伴わない胆囊で形成される．

② 診断

▶「胆石症診療ガイドライン 2021」[1] に基づいて診療を行う．

（a）症状

▶胆囊結石は無症状であることも多い．症状は胆石発作や急性胆囊炎を発症したときにみられる．胆石発作は右季肋部や心窩部の疼痛や違和感がみられ，持続時間は 15～30 分以上で右の肩甲骨から肩にかけての放散痛があり，悪心・嘔吐をしばしば伴う．症状は食後数時間で発症することが多く，**高脂肪食で誘発される**．急性胆囊炎を合併すると発熱を伴うようになる．

▶総胆管結石は下部胆管や十二指腸乳頭部への嵌頓により胆汁うっ滞の原因となり，急性胆管炎を合併すると，腹痛や背部痛，発熱，黄疸，悪心・嘔吐などの症状を引き起こす．

（b）検査

▶急性胆囊炎では，炎症反応（白血球数の増加，CRP の上昇）がみられ，急性胆管炎では炎症反応とビリルビンや肝胆道系酵素（AST，ALT，ALP，γ-GT）の上昇がみられる．

▶腹部超音波検査，コンピュータ断層撮影（CT），MRCP などで胆囊や胆管内の胆石を確認する．急性胆囊炎では胆囊の腫大や壁の肥厚，周囲の滲出液貯留を認める．内視鏡的逆行性胆道造影（ERC）は総胆管結石の診断と治療を兼ねて行う．

③ 治療

▶**無症状胆囊結石は基本的に経過観察**とする．

▶胆石発作時の疼痛緩和として NSAIDs やフロプロピオン，ブチルスコポラミンが有効である．ウルソデオキシコール酸（UDCA）の服用が胆囊結石のリスクを低下させる可能性がある．

▶胆囊結石による**急性胆囊炎は入院として，絶食，輸液管理，抗菌薬を投与し，早期に腹腔鏡下胆囊摘出術を検討する**．

▶総胆管結石による急性胆管炎は初期治療として抗菌薬を投与し，重症度に応じて早期・緊急の**胆管ドレナージ**を施行する．総胆管結石は内視鏡的乳頭切開術（EST）やバルーン拡張術（EPBD）で十二指腸乳頭部を拡張し，採石具や砕石具を使用して総胆管から除去する．

④ 栄養管理

（a）栄養病態

▶**コレステロール胆石形成の危険因子はカロリー・動物性脂肪の過剰摂取，高脂血症，ホルモン補充療法，経口避妊薬の使用，長時間の絶食，急激な体重減少，肥満などである**．一方でリスク軽減効果は魚油，野菜，ナッツ，植物性たんぱくなどの食材，適度なカフェイン（コーヒー）やアルコール摂取（飲酒），ダイエット中の脂肪摂取などに期待される．また，ジョギングや自転車などのレクリエーションが胆囊結石のリスクを低下させる．

（b）栄養指導

▶胆石予防のために食物繊維が多い食材（海藻類，果物，野菜）や魚油を含む青魚を積極的に摂取し，油の多い動物性肉やコレステロールを多く含む食品（肉や魚の内臓や卵）を控えるように指導する．また，規則正しい食事時間を守り，適度な運動を行うよう指導する．

2. 膵臓の疾患

▶膵臓の機能は外分泌機能と内分泌機能に分けられる．外分泌機能はアミラーゼ（炭水化物を分解），トリプシン（たんぱくを分解），リパーゼ（脂質を分解）などの消化酵素を産生し，膵液を十二指腸に分泌する働きである．膵液は主膵管

第6章 ● 疾患における栄養療法

表1 膵臓の役割

	膵外分泌機能	膵内分泌機能
主体	消化酵素を含むアルカリ性の膵液	血糖値を調節するホルモン
膵臓が産生する消化酵素，ホルモン	アミラーゼ：炭水化物分解酵素 リパーゼ：脂肪分解酵素 トリプシン：たんぱく分解酵素	インスリン：血糖値を下げる グルカゴン：血糖値を上げる その他複数のホルモン
産生する細胞	腺房細胞：消化酵素 導管細胞：水とアルカリ	β細胞：インスリン α細胞：グルカゴン
役割	十二指腸に分泌された消化酵素が胃から出てきた粥状食物を分解し，小腸粘膜から吸収できるようにする	肝臓，骨格筋，脂肪細胞などに作用して血糖値を調節する
機能低下による症状	消化吸収不全 ・低栄養，体重減少，脂肪便	膵性糖尿病 ・コントロール困難な糖尿病

から十二指腸に流出し，食物を分解する．膵液で分解された消化物は小腸の微絨毛に存在する膜酵素で最終分解を受け，小腸から吸収される．

▶内分泌機能は血糖を調節するインスリンやグルカゴンを産生し，血中に分泌する（**表1**）．

A 急性膵炎

① 概念

▶急性膵炎とは膵臓に浮腫，壊死が生じ，膵周囲への炎症や他臓器の障害をきたす疾患である．軽症と重症に分けられ，重症では多臓器不全，敗血症，播種性血管内凝固症候群（DIC）の合併率が高く，致死率が上昇する．

▶成因は男性ではアルコール性，女性では胆石性が最も多い．その他，膵腫瘍，脂質異常症，甲状腺機能亢進症，薬剤性，膵臓の形態異常，虚血，外傷，手術，内視鏡的逆行性胆管膵管造影検査（ERCP）などが成因となる．

② 診断

▶「急性膵炎診療ガイドライン2021」[2]に基づいて診療を行う．

（a）症状

▶急性の上腹部痛，悪心・嘔吐，背部痛，食欲不振，発熱，腹部膨満など非特異的な症状で発症することが多い．重症化するほど腹痛は広範囲に強くみられ，仰臥位で痛みが増強するために胸膝位をとる．

▶脱水，頻脈，低血圧，意識障害，側腹部や臍周囲の皮下出血，腹水は重症化のサインである．

（b）検査

▶血液検査では血中リパーゼの測定が推奨される．リパーゼ測定が困難な場合には血中アミラーゼを測定する．

▶腹部超音波検査やCT検査で膵腫大，膵周囲の滲出液貯留がある．膵壊死の診断には造影CTを施行する．

③ 治療

▶初期治療の基本として，①膵の安静，②急性膵炎極期，重症急性膵炎発症時は細胞外液の輸液，③疼痛治療，④多臓器不全の予防と治療，⑤早期経腸栄養などを行う．

▶重症の場合は集中治療室で呼吸・循環動体をモニタリングしながら，呼吸・循環動体を維持する．

▶急性膵炎後期合併症の被包化壊死に対しては壊死物質を除去するために必要に応じてネクロセクトミーが行われる．

④ 栄養管理

（a）栄養病態

▶急性膵炎では代謝・異化が亢進し，エネルギー必要量が増加する．また，強いストレスによるコルチゾールやカテコールアミン分泌の増加，サイトカインによるインスリン抵抗性の増加，膵β細胞の障害などから糖新生が亢進し，高血糖状態となる．

▶重症急性膵炎に伴う代謝異常は高度侵襲に対する生体反応としての代謝と異化の亢進が特徴で安静時エネルギー消費量は基礎代謝量の1.5倍になることが知られている．また，たんぱく

質の異化亢進による血中尿素窒素（BUN）の上昇，分岐鎖アミノ酸（BCAA）の低下と芳香族アミノ酸（AAA）の上昇からフィッシャー比（BCAA/AAA）が低下する．長期の完全中心静脈栄養は消化管粘膜の萎縮をきたし，**腸内細菌の血中移行（bacterial translocation）の原因**となり，重症急性膵炎の予後に悪影響を与える．

（b）栄養療法

▶軽症急性膵炎：これまで腹痛がなくなり，膵炎の症状や検査所見が改善してから低脂肪食から開始することが広く行われてきたが，近年の報告では急性膵炎後に腸蠕動が回復すれば直ちに通常食を開始しても有害事象は増加せず，在院日数短縮につながるとされる．そのため，**軽症であれば腹痛が残存していても腸蠕動が改善していればできる限り早く食事を再開する**．

▶重症急性膵炎：**栄養補給経路として完全静脈栄養（total parenteral nutrision：TPN）と経腸栄養（enteral nutrition：EN）がある．EN は TPN と比較して致命率，合併症発生率，多臓器不全の発生率を低下させる**．EN は消化管粘膜の機能を保持し，腸内細菌の血中移行（bacterial translocation）の感染予防につながる．さらにできる限り早期（入院後 48 時間以内）に EN を開始することが致命率の低下に貢献することが示されており，経腸栄養の禁忌条件（高度の腸閉塞，消化管穿孔，重篤な下痢，難治性嘔吐，活動性消化管出血，汎発性腹膜炎，膵性胸腹水）に注意しながら，少量からでも EN を開始することが有用である．EN の経路として，空腸管と胃管どちらも致命率や臓器障害合併率には差がない．胃管からの栄養には胃食道逆流による誤嚥などの合併症の可能性があり，少量から慎重に開始する．経腸栄養剤は消化態栄養剤，半消化態栄養剤，成分栄養剤などに分類されるが，いずれの栄養剤を使用しても大きな差はない．

表2　慢性膵炎の病期

	代償期	非代償期
症状	疼痛（腹痛，背部痛）	膵機能不全（体重減少，脂肪便，糖尿病）
基本的治療	禁酒と脂肪制限食腹痛，膵炎のコントロール	膵外分泌機能の補助糖尿病のコントロール
薬物療法	鎮痛薬たんぱく分解酵素阻害薬	膵消化酵素補充療法インスリン，経口血糖降下薬
栄養療法	低脂肪食（30〜35 g/日の脂肪摂取量）低脂肪性の経腸成分栄養剤	総カロリー：標準体重（kg）×30〜35 kcal 炭水化物：総エネルギー量の 45〜50% たんぱく質：標準体重（kg）×1.0〜1.2 g 残りを脂質として脂肪制限は行わない

B 慢性膵炎

① 概念

▶慢性膵炎は遺伝的や環境要因，その他の危険因子を有し，膵実質への傷害やストレスに対して持続的な病的反応によって引き起こされる**膵臓の病的線維化炎症症候群**である．膵臓の内部に不規則な線維化，炎症細胞浸潤，実質の脱落，肉芽組織，膵石の形成，膵管の不規則な拡張などの慢性変化が生じ，進行すると膵外分泌・内分泌機能の低下を伴う疾患である．

▶**男性ではアルコール性，女性では特発性が多く成因に性差がみられる**．

▶**慢性膵炎の病期は，代償期，移行期，非代償期もしくは初期，後期に分けられる**．代償期（初期）は膵機能が保たれ，腹痛や背部痛，急性増悪（急性膵炎）を繰り返す．移行期は膵内外分泌機能障害の進行と腹痛の軽減がみられる．非代償期（後期）には膵実質の脱落と線維化の進行により膵機能が低下し，疼痛はさらに軽減するものの消化吸収障害（膵外分泌機能不全）による脂肪便，栄養障害，体重減少や膵性糖尿病（膵内分泌機能不全）がみられる（**表2**）．

第 6 章 ● 疾患における栄養療法

② 診断

(a) 症状

▶代償期では飲酒後や脂質の多い食事をとったあとに上腹部痛や背部痛を生じることが多い.

▶非代償期では膵臓が萎縮,荒廃する.膵外分泌機能不全により脂肪便,栄養障害,体重減少,悪臭を伴う放屁や排便回数の増加がみられ,膵内分泌機能不全により膵性糖尿病が引き起こされる.膵性糖尿病は膵臓のランゲルハンス島自体の減少により血糖を下げるインスリンと血糖を上げるグルカゴン分泌の両方が低下するため,血糖コントロールが難しく,インスリン治療で低血糖になってもグルカゴンが作用しないために低血糖になりやすい.

(b) 検査

▶「慢性膵炎診療ガイドライン 2021」[3]に基づいて診療を行う.

▶膵外分泌腺組織が保たれている間は血中・尿中膵酵素の上昇がみられるが,膵外分泌機能不全が生じると血中アミラーゼやリパーゼの異常低値を呈することがある.

▶慢性膵炎の病期判定には腹部超音波検査,CT,腹部 MRI,ERCP,超音波内視鏡検査などの画像検査が有用であり,膵の変形や萎縮,膵石,主膵管や分枝膵管の形態異常がみられる.

▶保険診療適用下で実施可能な膵外分泌機能検査は BT-PABA 試験(PFD 試験)と便ズダンⅢ染色があり,BT-PABA 試験は膵外分泌機能低下時に低値を示し,便ズダンⅢ染色は脂肪便の確認に行われる.

③ 治療

▶**禁酒,禁煙が基本**である.飲酒はアルコール性急性膵炎から再発性急性膵炎,そして慢性膵炎へと病態を進行させる危険因子であり,断酒により急性膵炎再燃や慢性膵炎への進行を抑制できる可能性がある.喫煙は慢性膵炎の発症および進行に関与する因子であるため,禁煙指導を行うことが推奨される.

▶腹痛発作を繰り返す代償期には脂肪を制限した食事療法を基本として,非ステロイド抗炎症薬(NSAIDs)を投与し,無効例には弱オピオイドを用いる.それでも効果が不十分な場合は強オピオイドの投与を考慮する.

▶膵炎再燃の治療と腹痛に対して経口たんぱく分解酵素阻害薬,膵外分泌刺激の抑制目的に抗コリン薬や膵消化酵素薬が用いられる.

▶保存的治療で制御できない場合や膵石,膵管狭窄,膵仮性嚢胞などの合併症に対して,膵石除去術や膵管ステント留置などの内視鏡的治療,体外衝撃波結石破砕療法(ESWL),外科的治療の適応となる.膵仮性嚢胞に対しては経乳頭的嚢胞ドレナージ術や超音波内視鏡下嚢胞ドレナージ術が適応となる.

④ 栄養管理

(a) 栄養病態

▶**非代償期では膵外分泌機能低下によって消化吸収障害が生じる**.脂肪の消化吸収障害が最も重要で頻度が高く,膵リパーゼ活性が 10%以下になったとき,脂肪便が顕性化する.また,膵内分泌機能の低下により膵性糖尿病を発症する.

▶慢性膵炎患者では栄養障害を反映して血清アルブミン,プレアルブミン,レチノール結合たんぱくが低値となる.また,吸収低下により脂溶性ビタミンが不足する.

▶膵消化酵素補充療法の治療効果判定には体重,BMI,血清アルブミン,プレアルブミン,レチノール結合たんぱく,総コレステロール,HDL コレステロール,LDL コレステロール,トランスフェリン,ビタミン A,25OH ビタミン D,ビタミン E などが用いられる.しかし,単一の項目で治療効果を判定することは困難であるため慢性膵炎患者における栄養状態の評価は身体診察と生化学的検査所見により多面的に行うことが推奨される.

1. 消化器疾患　④胆道・膵疾患

（b）栄養療法

▶栄養指導は病期を考慮して行うことが重要で，腹痛を有する代償期の患者には短期的な脂肪制限食が有効であるが，**腹痛のない非代償期の患者には十分な膵消化酵素薬補充療法を行ったうえで脂肪を制限しない食事摂取が望ましい**．

▶代償期の腹痛や背部痛の背景に膵刺激に対する過敏反応があることが知られており，膵外分泌刺激作用が最も強い栄養素である脂肪を制限することが疼痛低減に有効である．栄養指導としては炭水化物を中心とした1日の脂肪摂取量30～35gの低脂肪食とする．また，食事摂取で増悪・再燃する腹痛に対して短期的な脂肪成分をほとんど含まない成分栄養剤の投与は有効である可能性があるが，長期にわたる脂肪摂取制限は脂溶性ビタミン（A，D，E，K）や微量元素などの栄養素欠乏を引き起こすため避けるべきである．腹痛のない時期には栄養状態を評価しながらたんぱく質や脂肪の摂取量を増やす．

▶非代償期では膵外分泌機能不全による消化吸収障害と栄養不良に対して，総カロリーを標準体重（kg）×30～35 kcalとした食事療法とリパーゼ力価の高い腸溶型パンクレアチン製剤の投与を行う．基本的に総エネルギー量の45～50％を炭水化物で摂取し，たんぱく質は標準体重として1.0～1.2 g/kg，残りを脂肪とする．食物繊維は消化酵素活性を低下させる可能性があり，マメ科植物など消化困難な食材は避ける．

▶脂肪便の状態を確認し，脂肪含有量に対応する容量の高力価消化酵素薬を服用する．

▶必要に応じて脂溶性ビタミンを含むビタミン剤や微量元素を補充する．

▶内分泌機能不全（膵性糖尿病）による高血糖についてはインスリン療法で対応する．エネルギー代謝が健常者より亢進している場合がある膵性糖尿病においては過度なカロリー制限は栄養状態の低下や低血糖のリスクを助長する可能性があるため，一次性糖尿病に準じた一律なカロリー制限は行わず，個別に栄養状態を評価する必要がある．炭水化物や脂質を含む食事内容については血糖値や体重をモニターしながら調節する．

C 膵がん

① 概念

▶膵がんとは膵臓に発生する悪性腫瘍の総称で，最も一般的な組織型は浸潤性膵管がんである．膵がんは小さなリンパ管や血管に容易に浸潤し，リンパ節転移や遠隔転移をきたしやすい予後不良な悪性腫瘍のひとつである．

② 診断

▶「膵癌診療ガイドライン2022年版」[4]に基づいて診療を行う．

（a）症状

▶**膵がんは特徴的な症状がなく，検診での発見も難しいことから早期発見が難しい**．早期には腹部違和感や食欲不振，体重減少などがみられることがあるが，ほかの病気でも起こるような症状がほとんどである．進行すると膵管閉塞による閉塞性膵炎，胆管閉塞による閉塞性黄疸，十二指腸閉塞による消化管通過障害，腹膜播腫による腹水貯留などの症状が出現する．

（b）検査

▶膵がんの診断には超音波検査，CT，MRI，超音波内視鏡検査，PET-CTで腫瘍の局在や遠隔転移を同定し，内視鏡的逆行性胆管膵管造影検査（ERCP）や超音波内視鏡を使った組織診断が行われる．

▶血液検査：血清膵酵素（血清アミラーゼ，リパーゼ，エラスターゼ1，トリプシンなど）は膵がんに特異的ではない．各種腫瘍マーカーの膵がん検出感度はCA19-9，Span-1が70～80％，Dupan-2が50～60％，CEAが30～60％とされる．早期の膵がんでは各種腫瘍マーカーの陽性率は低く，早期診断には有用性は低い．近年，肝臓で産生される高比重リポたんぱくの構成成

第6章 ● 疾患における栄養療法

分であるアポリポたんぱく A2（APOA2）アイソフォームのうち，AT/TQ の二量体濃度が早期の膵がんから減少することが示された．APOA2 アイソフォームの測定は膵がんの診断補助に有用である．

▶画像検査：膵がんを疑う膵画像異常所見として腫瘤像，膵管拡張・狭窄，胆管拡張，囊胞，限局性膵萎縮があげられ，腹部超音波検査，造影 CT，腹部 MRI，ERCP，超音波内視鏡検査，FDG-PET が用いられる．

▶病理学的診断法は超音波内視鏡下組織採取（EUS guided tissue acquisition: EUS-TA）や ERCP 下膵液細胞診などがある．近年ゲノム情報に基づいた precision medicine が発展しており，膵がん診療においてもゲノム診断が注目される．

③ 治療

▶遠隔転移のない切除可能膵がんは膵切除術の適応となる．

▶膵切除術には膵頭十二指腸切除術，膵体尾部切除術，膵全摘術などの術式があり，腫瘍の局在に応じて切除範囲を決定する．

▶遠隔転移や局所進行による切除不能膵がんは化学療法の適応となる．

④ 栄養管理

（a）栄養病態

▶膵切除術後には膵容積の減少により膵内分泌，外分泌機能が低下する．切除不能膵がんでは膵機能の低下にがん性悪液質や化学療法による影響が加わり，栄養障害が助長される．悪液質は脂肪組織と骨格筋の両方が消耗する病態であり，腫瘍などによって産生されるサイトカインによって引き起こされる．

▶近年，消化器がん領域では術前の栄養評価や体組成（筋肉・筋肉量など）の評価が重要とされ，術後経過に影響する（表3）．血液生化学的所見を用いた非侵襲的栄養評価法として，血液中たんぱく成分を用いて栄養状態を評価する Glas-

表3 膵がん術前の栄養評価指標

血液生化学的所見による栄養評価	
Modified Glasgow prognostic score (mGPS)	
0 点	CRP 値≦1.0 mg/dL
1 点	CRP 値＞1.0 mg/dL かつアルブミン値≧3.5 g/dL
2 点	CRP 値＞1.0 mg/dL かつアルブミン値＜3.5 g/dL
Neutrophil-lymphocyte ratio (NLR)	好中球数 mm³/リンパ球数 mm³
Platelet-lymphocyte ratio (PLR)	血小板数 μL/リンパ球数 mm³
Lymphocyte-monocyte ratio (LMR)	リンパ球数 mm³/単球数 mm³
Prognostic nutritional index (PNI)	10×アルブミン値 g/dL＋0.005×リンパ球数 mm³
体組成による栄養評価	
Total abdominal muscle area (TAMA)	全骨格筋断面積 mm²
Normalized total psoas muscle area (nTPA)	左右大腰筋面積 mm²/（身長 m）²
Visceral fat area (VFA)	内臓脂肪面積 mm²
Mean CT value of psoas muscle	大腰筋 CT 値 HU

（日本膵臓学会膵癌診療ガイドライン改訂委員会（編）．膵癌診療ガイドライン 2022 年版，金原出版，2022[4]）より作成）

gow prognostic score（GPS），modified GPS（mGPS），血液細胞成分を用いて評価する neutrophil-lymphocyte ratio（NLR），platelet-lymphocyte ratio（PLR），lymphocyte-monocyte ratio（LMR），両者を合わせて評価する prognostic nutritional index（PNI）などがある．体組成の評価法として，腹部 CT 画像を用いて第3腰椎レベルや臍レベルの大腰筋・骨格筋の断面性・CT 値や内臓脂肪断面積を評価する方法が用いられる．

▶これらの指標を用いた栄養評価や体組成評価は膵がん切除術後の長期予後予測の指標になる可能性がある．栄養状態が良好な患者，筋肉量が多い患者の良好な予後が期待でき，患者が自らの栄養状態や体組成を把握することにより，それを改善する努力を術前に行うことができる．

（b）栄養療法

▶膵がんによる膵液流出障害，膵切除により，膵

内分泌・外分泌機能が減少するため，栄養状態の維持には**適切な補充療法が不可欠**となる．**内分泌機能不全に対してはインスリン補充療法，膵外分泌機能不全(pancreatic exocrine insufficiency：PEI)に対しては膵酵素補充療法(pancreatic enzyme replacement therapy：PERT)が必要**であり，高力価パンクレリパーゼ製剤が使用される．

▶特に膵全摘術後はインスリン作用に拮抗するべきグルカゴンが欠落するため，インスリン補充療法時に低血糖に留意する必要がある．また，脂肪の消化吸収には膵外分泌が不可欠であるため，膵全摘術後は顕著な脂肪便をきたしやすく，膵酵素補充療法が必須である．

▶アナモレリン塩酸塩は成長ホルモン放出促進因子受容体タイプ1a(GHS-R1a)の内因性リガンドであるグレリンと同様の薬理作用を有する経口投与可能な低分子薬剤である．近年，食欲不振を伴う体重減少がみられるがん悪液質(膵がん，大腸がん，胃がん)の治療薬として，アナモレリン塩酸塩による体重減少の改善や食欲改善の有用性が報告されている．

■ 文献

1) 日本消化器病学会(編). 胆石症診療ガイドライン2021(改訂第3版)，南江堂，東京，2021
2) 急性膵炎診療ガイドライン改訂出版委員会(編). 急性膵炎診療ガイドライン2021(第5版)，高田忠敬(編)，金原出版，東京，2021
3) 日本消化器病学会(編). 慢性膵炎診療ガイドライン2021(改訂第3版)，南江堂，東京，2021
4) 日本膵臓学会膵癌診療ガイドライン改訂委員会(編). 膵癌診療ガイドライン2022年版，金原出版，東京，2022

第6章 ● 疾患における栄養療法

2. 代謝疾患　①糖尿病

- 糖尿病における栄養管理は最初に行う最も重要な治療であり，適正な摂取エネルギー，栄養素バランスの設定により代謝状態を改善し，糖尿病治療目的である合併症の発症ならびに進展の予防と抑制を達成することにある．
- 糖尿病合併症・併発症には細小血管障害（網膜症・腎症・神経障害），大血管障害（心筋梗塞・脳梗塞）に加えて，がん，認知症，サルコペニアなどがあり，健康寿命を確保するうえで，糖尿病治療の重要性は増すばかりである．
- 根気よく栄養療法を実践するためには，一律の食事療法ではなく，個々の生活習慣に配慮した個別の栄養管理・指導が求められる．現在，日本糖尿病学会において食事療法の見直しが検討されている．

キーワード	糖尿病，食事療法，炭水化物，カーボカウント，食品交換表，思春期糖尿病

1. 糖尿病の成因・病態と診断

A 成因・病態

▶糖尿病は，**インスリン作用の不足による慢性高血糖**を主徴とし，代謝異常を伴う疾患群である．その発症には遺伝因子と環境因子がともに関与する．成因は**1型，2型，その他の特定の機序，疾患によるもの，妊娠糖尿病**に分類される（**表1**）[1]．1型糖尿病はインスリンを合成・分泌する膵β細胞の破壊によってインスリン欠乏が生じることによって起こる．2型糖尿病は日本人における糖尿病の90〜95％を占め，**インスリン分泌不全とインスリン抵抗性**の2つの機序が関与している（**図1**）．インスリン分泌不全には主に遺伝因子が関与し，インスリン抵抗性には遺伝因子に加えて高脂質食，運動不足などの環境因子が関与すると考えられる．2型糖尿病ではこれらが増悪しインスリンの相対的作

表1　糖尿病と糖代謝異常[注1]の成因分類[注2]

Ⅰ．1型　膵β細胞の破壊，通常は絶対的インスリン欠乏にいたる
　　A．自己免疫性
　　B．特発性
Ⅱ．2型　インスリン分泌低下を主体とするものと，インスリン抵抗性が主体で，それにインスリンの相対的不足を伴うものなどがある
Ⅲ．その他の特定の機序，疾患によるもの
　　A．遺伝因子として遺伝子異常が同定されたもの
　　　（1）膵β細胞機能にかかわる遺伝子異常
　　　（2）インスリン作用の伝達機構にかかわる遺伝子異常
　　B．他の疾患，条件に伴うもの
　　　（1）膵外分泌疾患
　　　（2）内分泌疾患
　　　（3）肝疾患
　　　（4）薬剤や化学物質によるもの
　　　（5）感染症
　　　（6）免疫機序によるまれな病態
　　　（7）その他の遺伝的症候群で糖尿病を伴うことの多いもの
Ⅳ．妊娠糖尿病

注1：一部には，糖尿病特有の合併症をきたすかどうかが確認されていないものも含まれる．
注2：現時点では上記のいずれにも分類できないものは分類不能とする．
（清野　裕ほか．糖尿病の分類と診断基準に関する委員会報告（国際標準化対応版）．糖尿病 2012; 55: 490[1] より引用）

用不足をきたし，最終的に高血糖，糖尿病へと進展する．
▶ 1型，2型いずれの糖尿病でもインスリン作用不足の程度は様々であり，経過によって病態は変化する．インスリン作用不足を正常領域から

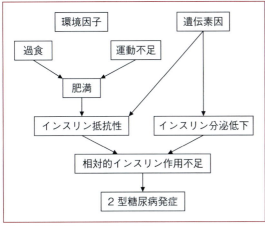

図1　2型糖尿病の成因・病態

インスリン依存状態までの5段階に分け，成因との関係を図2[1]に示す．1型糖尿病であっても緩徐進行1型糖尿病のように発症初期には食事・運動療法で良好な血糖コントロールが得られることもあれば，2型糖尿病であっても，長期の罹病期間がありインスリン分泌が枯渇している例や糖入り飲料の多量摂取により高血糖，ケトアシドーシスにいたった例はインスリン治療が必要なインスリン依存状態にある．

B 診断

① 糖代謝異常の判定区分

▶ 糖尿病の診断は，慢性的な高血糖状態を確認することが必要である．**血糖値**と **HbA1c** を使って，糖尿病の診断を進める．血糖値を用いた糖代謝の判定区分は，「糖尿病型」，「正常型」，「境界型」に分ける．「糖尿病型」とは，①空腹時血糖値≧126 mg/dL，②75 g 経口糖負荷試験

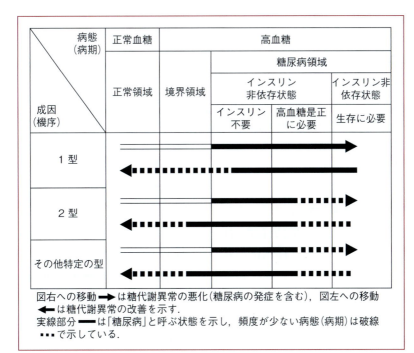

図2　糖尿病における成因（発症機序）と病態（病期）の概念
（清野　裕ほか．糖尿病の分類と診断基準に関する委員会報告（国際標準化対応版）．糖尿病 2012; 55: 489[1]より引用）

第6章 ● 疾患における栄養療法

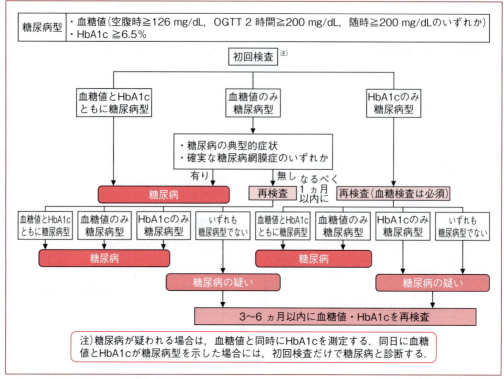

図3 糖尿病の臨床診断の流れ
(清野 裕ほか．糖尿病の分類と診断基準に関する委員会報告（国際標準化対応版）．糖尿病 2012; 55: 494[1]より引用・一部改変)

(oral glucose tolerance test：OGTT) 2時間値≧200 mg/dL，あるいは③随時血糖値≧200 mg/dL，④HbA1c≧6.5％のいずれかを満たした場合に判定する．「正常型」は空腹時血糖値＜110 mg/dL かつ75 g OGTT 2時間値＜140 mg/dL を満たす場合で，「境界型」は糖尿病型でも正常型でもないものを指す．

② 診断（図3）[1]
▶初回検査で「糖尿病型」と判定され，さらに別の日に再検査を行い，再び「糖尿病型」が確認されれば糖尿病と診断する．ただし，HbA1cのみの反復検査による診断は不可とする．同一採血で血糖値とHbA1cが糖尿病型であれば，初回検査だけで糖尿病と診断できる．
▶血糖値が糖尿病型（判定区分①～③）のいずれかを示し，かつ次のいずれかの条件が満たされた場合は，初回検査だけでも糖尿病と診断できる．

・典型的な糖尿病症状（口渇，多飲，多尿，体重減少）の存在
・確実な糖尿病網膜症の存在
▶過去において，糖尿病型を満たした検査データがある場合や，上記の典型的な糖尿病症状，または確実な糖尿病網膜症が確認できる場合には，現在の血糖値やHbA1cの検査値が糖尿病型の基準に合致しなくても，糖尿病の疑いを持って対応する必要がある．

③ 糖尿病慢性合併症
▶慢性合併症には**細小血管症（網膜症・腎症・神経障害）**と，**大血管症**（冠動脈疾患・脳血管障害・末梢動脈疾患）に分類される．糖尿病性腎症から末期腎不全にいたり透析療法を導入される患者数は増加の一途をたどっており，慢性糸球体腎炎を抜いて新規透析療法導入の原疾患の1位となっている．心筋梗塞，脳梗塞ともに糖

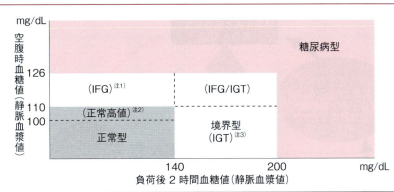

図4 空腹時血糖値および75g OGTTによる判定区分
（日本糖尿病学会（編・著）．糖尿病治療ガイド2024，文光堂，p.18，2024[2]）より引用）

尿病はその発症リスクを2〜3倍高くする危険因子として報告されている．大血管障害は高血糖と並んで高血圧，喫煙，肥満，脂質代謝異常が危険因子であり，発症・進展予防には血糖を含めたこれらすべての危険因子のコントロールが重要である．近年では，**がん，認知症，骨折，サルコペニア**も糖尿病患者で発症リスクが高い併発症であるとされている．

▶1型糖尿病は発症時に明確な糖尿病症状を認めることが多く発症時点を推定することが可能であるが，2型糖尿病は症状が軽微なことが多く，診断時すでに長期の罹病期間があり合併症を有している場合がある．合併症の病期によって治療方法が異なるため，診断時には合併症の有無と程度の評価が必要である．

④ 境界型
▶境界型とは75g OGTTの判定基準で，正常型にも糖尿病型にも属さない血糖値を示す群である．境界型にはWHOの分類（図4）[2]）による空腹時高血糖（impaired fasting glucose：IFG）と耐糖能異常（impaired glucose tolerance：IGT）が含まれている．

⑤ メタボリックシンドローム
▶肥満，内臓脂肪の蓄積によりインスリン抵抗性が増大し，糖尿病や動脈硬化性疾患を発症しやすい病態である．日本の診断基準では，内臓脂肪型肥満が必須項目であり，脂質異常，高血圧，高血糖の2項目以上を満たした場合にメタボリックシンドロームと診断する（第6章-2-③「肥満症・メタボリックシンドローム」参照）．

2. 糖尿病治療

A 治療概論
① 治療戦略
▶糖尿病治療の目標は，長期にわたる良好な血糖コントロールを維持し，併せて体重，血圧，血清脂質も良好にコントロールすることによって

第6章 ● 疾患における栄養療法

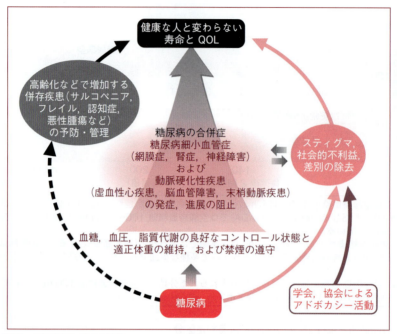

図5　糖尿病治療の目標
（日本糖尿病学会（編・著）．糖尿病治療ガイド2024，文光堂，p.21，2024[2]）より引用）

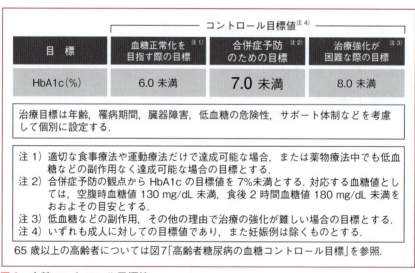

図6　血糖コントロール目標値
（日本糖尿病学会（編・著）．糖尿病治療ガイド2024，文光堂，p.23，2024[2]）より引用）

細小血管症(網膜症・腎症・神経障害)および動脈硬化性疾患(虚血性心疾患，脳血管障害，末梢動脈疾患)の発症，進展を抑制し，健常人と変わらぬQOLを維持し，寿命を確保することである(図5)[2]．実際に，発症初期から厳格な血糖コントロールを行うことで，細小血管症の発症抑制ばかりでなく，長期的にも大血管症の発症・進展の抑制に効果があることが大規模臨

2. 代謝疾患　①糖尿病

患者の特徴・健康状態[注1]		カテゴリーⅠ ①認知機能正常 かつ ②ADL自立		カテゴリーⅡ ①軽度認知障害～軽度 認知症 または ②手段的ADL低下, 基本的ADL自立	カテゴリーⅢ ①中等度以上の認知症 または ②基本的ADL低下 または ③多くの併存疾患や 機能障害
重症低血糖が危惧される薬剤(インスリン製剤, SU薬, グリニド薬などの使用)	なし[注2]	7.0%未満		7.0%未満	8.0%未満
	あり[注3]	65歳以上 75歳未満 7.5%未満 (下限6.5%)	75歳以上 8.0%未満 (下限7.0%)	8.0%未満 (下限7.0%)	8.5%未満 (下限7.5%)

治療目標は, 年齢, 罹病期間, 低血糖の危険性, サポート体制などに加え, 高齢者では認知機能や基本的ADL, 手段的ADL, 併存疾患なども考慮して個別に設定する. ただし, 加齢に伴って重症低血糖の危険性が高くなることに十分注意する.

注1) 認知機能や基本的ADL(着衣, 移動, 入浴, トイレの使用など). 手段的ADL(IADL: 買い物, 食事の準備, 服薬管理, 金銭管理など)の評価に関しては, 日本老年医学会のホームページ(www.jpn-geriat-soc.or.jp/)を参照する. エンドオブライフの状態では, 著しい高血糖を防止し, それに伴う脱水や急性合併症を予防する治療を優先する.

注2) 高齢者糖尿病においても, 合併症予防のための目標は7.0%未満である. ただし, 適切な食事療法や運動療法だけで達成可能な場合, または薬物療法の副作用なく達成可能な場合の目標を6.0%未満, 治療の強化が難しい場合の目標を8.0%未満とする. 下限を設けない. カテゴリーⅢに該当する状態で, 多剤併用による有害作用が懸念される場合や, 重篤な併存疾患を有し, 社会的サポートが乏しい場合などには, 8.5%未満を目標とすることも許容される.

注3) 糖尿病罹病期間も考慮し, 合併症発症・進展阻止が優先される場合には, 重症低血糖を予防する対策を講じつつ, 個々の高齢者ごとに個別の目標や下限を設定してもよい. 65歳未満からこれらの薬剤を用いて治療中であり, かつ血糖コントロール状態が図の目標や下限を下回る場合には, 基本的に現状を維持するが, 重症低血糖に十分注意する. グリニド薬は, 種類・使用量・血糖値などを勘案し, 重症低血糖が危惧されない薬剤に分類される場合もある.

【重要な注意事項】糖尿病治療薬の使用にあたっては, 日本老年医学会編「高齢者の安全な薬物療法ガイドライン」を参照すること. 薬剤使用時には多剤併用を避け, 副作用の出現に十分に注意する.

図7　高齢者糖尿病の血糖コントロール目標(HbA1c値)
(日本老年医学会・日本糖尿病学会(編・著). 高齢者糖尿病診療ガイドライン2023, 南江堂, p.94, 2023[3]より許諾を得て転載)

床試験によって明らかにされている.

▶細小血管症の発症予防や進展の抑制にはHbA1c 7.0%未満を目標とするが, 治療目標は年齢, 罹病期間, 臓器障害, 低血糖の危険性, サポート体制などを考慮して個別に設定する(図6)[2]. 特に65歳以上の高齢者については, 厳格なコントロールにより重症低血糖の危険性が高い場合には, より緩いコントロール目標とすることが許容される(図7)[3].

▶治療開始にあたり成因・病態を把握することが重要である. 食事や運動などのライフスタイルの評価に合わせ, 血液検査にてインスリン分泌能, インスリン抵抗性を評価する. インスリン依存状態にあれば, インスリン治療を直ちに開始する必要がある. インスリン分泌が保たれインスリン抵抗性が主体の病態に対しては, 適切な食事療法と運動療法を行い, 目標の血糖値を達成できない場合には, 経口血糖降下薬または注射薬〔インスリン, GLP-1(glucagon-like peptide-1)受容体作動薬〕を用いる. インスリン抵抗性, インスリン分泌能の評価に用いられる指標としては血中インスリン値, C-ペプチ

第6章 疾患における栄養療法

第6章 ● 疾患における栄養療法

ド値に加えて HOMA（homeostasis model assessment）-R（インスリン抵抗性），HOMA-β（インスリン分泌）があり，次の式にて算出される．

HOMA-R＝空腹時血糖値（mg/dL）
　　　　×空腹時インスリン値（μU/mL）
　　　　÷405（正常：1.6 以下，抵抗性あり：2.5 以上）
HOMA-β＝360×空腹時インスリン値（μU/mL）
　　　　÷［空腹時血糖値（mg/dL）－63］
　　　　（正常：40～60，分泌低下あり：30 未満）

---

② 食事療法・運動療法

▶糖尿病治療は，食事療法，運動療法，薬物療法によって行われるが，そのなかでも食事療法は最も基本的かつ重要な治療である．食事療法は糖尿病患者のみならず，肥満症，耐糖能異常，高血圧，脂質異常症など生活習慣に起因する疾患すべてに適応となる．

▶インスリンの作用は糖代謝のみならず，脂質やたんぱく質代謝など多岐に及んでいる．適切な食事療法は肥満，インスリン抵抗性の解消につながり，動脈硬化性疾患の一因となる高血圧や脂質異常症の改善にも有効である．

▶適度な運動は短期的にはグルコースが消費され血糖値が低下し，長期的には肥満の改善，インスリン抵抗性の改善につながる．筋萎縮，骨粗鬆症の予防，心肺機能の向上が望め日常生活のQOL を高める効果がある．

▶運動は，**有酸素運動**と**レジスタンス運動**に分類される．前者は酸素の供給に見合った強度の運動であり，継続して行うことでインスリン感受性が増大する．歩行，ジョギング，サイクリング，水泳などの全身運動が該当し，心肺機能を高める効果がある．後者は，腹筋，腕立て伏せ，スクワットなどがあり，抵抗負荷に対して行う運動で，筋肉量を増加し，筋力増強効果が期待できる．糖尿病の運動療法はこの2つを組み合

わせて行うのが理想的とされているが，著しい高血糖がある場合や，運動で増悪する合併症がある場合には運動は制限もしくは中止したほうがよい．運動開始時には，著しい糖代謝不良状態（空腹時血糖値 250 mg/dL 以上または尿ケトン体中等度以上陽性），糖尿病網膜症，心肺機能障害，腎機能障害，関節疾患がないことを確かめる必要がある．

▶一般的に推奨される運動療法は，糖質と脂肪酸の効率のよい燃焼のために 20 分以上の持続が望ましい．有酸素運動は強度が中等度で週 150分かそれ以上，週に 3 回以上行い，レジスタンス運動は週 2～3 回行うことが勧められ，禁忌でなければ両方の運動を行う．中等度の有酸素運動とは，心拍数を 50 歳未満では 1 分間 100～120 拍，50 歳以上では 1 分間 100 拍以内に留めることをいう．歩行運動では 1 日の運動量として歩数は約 1 万歩程度が適当である．特別に運動療法を実施する時間がない場合でも，日常生活活動によるエネルギー消費（non-exercise activity thermogenesis：NEAT）を増やす．具体的には階段を使う，通勤時に歩行するなど日常生活のなかに運動を取り入れる．

③ 薬物療法

▶患者のインスリン分泌能やインスリン抵抗性，あるいは副作用の可能性を考慮して，インスリンあるいは経口血糖降下薬が選択される．1 型糖尿病に対してはインスリン療法が原則必須であり，インスリン以外の薬物療法は主に 2 型糖尿病に対して用いられる．

（a）経口血糖降下薬

▶インスリン非依存状態で，食事療法，運動療法を 2～3 ヵ月行っても良好な血糖コントロールが得られない場合に適応となる．図8 に示すとおり，作用機序は大きくインスリン分泌非促進系，インスリン分泌促進系（血糖依存性，血糖非依存性）に分かれる．SGLT2 阻害薬が心血管イベント抑制，腎保護に働くことが大規模臨床

試験で示され，欧米では心血管疾患，心不全，慢性腎臓病（CKD）を合併している場合やそのリスクが高い場合にはメトホルミンの使用とは無関係に第一選択薬のオプションとして推奨されている.

(b) GLP-1 受容体作動薬

▶GLP-1 は，消化管ホルモンのひとつで食事摂取後に腸管から分泌され，膵臓に働きグルコース濃度依存性にインスリン分泌を増強させる．GLP-1 受容体作動薬は，SGLT2 阻害薬と同様に心血管イベント，腎イベント抑制効果が示されている.

(c) GIP/GLP-1 受容体作動薬

▶GIP も GLP-1 同様にグルコース依存性にインスリン分泌刺激させる．本剤は GIP および GLP-1 の両受容体に結合・活性化し，血糖に応じてインスリン分泌を促すことで血糖降下作用をあらわす.

▶また，GLP-1 は視床下部に作用して食欲抑制作用を有するが，一方で GIP は脂肪細胞に作用してレプチンという抗肥満作用を有するホルモンの分泌を促進する．そのため GIP/GLP-1 受容体作動薬は強力に体重を抑制する.

(d) インスリン療法

▶インスリン治療の絶対的適応は，インスリン依存状態，糖尿病昏睡（糖尿病ケトアシドーシス，高血糖高浸透圧症候群），重症の肝障害・腎障害の合併，重症感染症の併発，中等度以上の外科手術の際，高カロリー輸液時，糖尿病合併妊娠であり，相対的適応としては，インスリン非依存状態であるが著明な高血糖を呈する場合（空腹時血糖値 250 mg/dL 以上，随時血糖値 350 mg/dL 以上），経口血糖降下薬を用いても血糖コントロール不良な場合がある.

▶インスリン療法の基本は，健常人のインスリン分泌パターンを再現することにある（図9a）．インスリン製剤は，作用発現，ピーク，持続時間の違いから，超速効型，速効型，中間型，混合型/配合型，持効型に分類される（図9b）．超速効型・速効型は主に食後のインスリン追加分泌を補う役割を担い，持効型，中間型は主にインスリン基礎分泌を補う役割がある．患者の病態や生活スタイルに合わせて，様々なインスリン製剤を組み合わせて治療を行うことができる.

▶インスリン療法には，①持効型製剤の1日1回注射，②中間型・混合型製剤の1日2～3回注射，③超速効型の1日3回各食直前注射，④強化インスリン療法（持効型製剤を1日1回，超速効型製剤を各食直前に注射：図9c，インスリンポンプ）などがある．患者の病態，ライフスタイルにより注射方法を選択する．1型糖尿病やインスリン分泌の低下した2型糖尿病では，インスリン強化療法が望ましい．持効型インスリンと GLP-1 受容体作動薬の配合注射での治療法も可能である.

3. 栄養療法の実際

▶食事療法の目標として大きく以下の4つがあげられる.

①健康状態を改善し，目標体重の達成と維持，個別の血糖値，血圧，脂質の目標を達成し，糖尿病の合併症の発症・進展を予防する.

②特定の栄養素に偏ることのない健康的な栄養摂取を提案する.

③個人の希望や好みに基づき栄養摂取法を考案し，栄養管理に対する意欲を引き起こす.

④食事の際に迷うことやためらうことのないように明確な食事摂取法を提案し，食の楽しみを維持する.

第 6 章 ● 疾患における栄養療法

機　序		種　類	主な作用	単独投与による低血糖のリスク
インスリン分泌非促進系		α-グルコシダーゼ阻害薬（α-GI）	腸管での炭水化物の吸収分解遅延による食後血糖上昇の抑制	低
		SGLT2 阻害薬	腎臓でのブドウ糖再吸収阻害による尿中ブドウ糖排泄促進	低
		チアゾリジン薬	骨格筋・肝臓でのインスリン抵抗性改善	低
		ビグアナイド薬	肝臓での糖産生抑制	低
インスリン分泌促進系	血糖依存性	イメグリミン	血糖依存性インスリン分泌促進インスリン抵抗性改善作用	低
		DPP-4 阻害薬	GLP-1 と GIP の分解抑制による血糖依存性のインスリン分泌促進とグルカゴン分泌抑制	低
		GLP-1 受容体作動薬	DPP-4 による分解を受けずに GLP-1 作用増強により血糖依存性のインスリン分泌促進とグルカゴン分泌抑制	低
		GIP/GLP-1 受容体作動薬	DPP-4 による分解を受けずに GLP-1 と GIP の作用増強によりインスリン分泌促進とグルカゴン分泌抑制	低
	血糖非依存性	スルホニル尿素（SU）薬	インスリン分泌の促進	高
		速効型インスリン分泌促進薬（グリニド薬）	より速やかなインスリン分泌の促進・食後高血糖の改善	中
製剤	インスリン	① 基礎インスリン製剤（持効型溶解インスリン製剤，中間型インスリン製剤） ② 追加インスリン製剤（超速効型インスリン製剤，速効型インスリン製剤） ③ 超速効型あるいは速効型と中間型を混合した混合型インスリン製剤 ④ 超速効型と持効型溶解の配合溶解インスリン製剤	超速効型や速効型インスリン製剤は，食後高血糖を改善し，持効型溶解や中間型インスリン製剤は空腹時高血糖を改善する	高

> 食事，運動などの生活習慣改善と 1 種類の薬剤の組み合わせで効果が得られない場合，2 種類以上の薬剤の併用を考慮する．
> 作用機序の異なる薬剤の組み合わせは有効と考えられるが，一部の薬剤では有効性および安全性が確立していない組み合わせもある，詳細は各薬剤の添付文書を参照のこと．

図8　2型糖尿病の血糖降下薬の特徴

2. 代謝疾患　①糖尿病

体重への影響	主な副作用	禁忌・適応外	使用上の注意	主なエビデンス
なし	胃腸障害，放屁，肝障害	経口血糖降下薬に共通する禁忌*	① 低血糖時にはブドウ糖などの単糖類で対処する ② 1型糖尿病患者において，インスリンとの併用可能	
減少	性器・尿路感染症，脱水，皮疹，ケトーシス	一部の製剤は1型糖尿病では適応外，経口血糖降下薬に共通する禁忌*	① 1型糖尿病者において，一部の製剤はインスリンとの併用可能 ② eGFR 30未満の重度腎機能障害の患者では，血糖降下作用は期待できない	① 心・腎の保護効果がある ② 心不全の抑制効果がある
増加	浮腫，心不全	心不全，心不全既往，膀胱癌治療中，1型糖尿病，重篤な肝機能障害，重篤な腎機能障害，経口血糖降下薬に共通する禁忌*	① 体液貯留作用と脂肪細胞の分化を促進する作用があり，体重増加や浮腫を認める ② 閉経後の女性では骨折のリスクが高まる	
なし〜減少	胃腸障害，乳酸アシドーシス，ビタミンB$_{12}$低下	乳酸アシドーシスを起こしやすい患者[乳酸アシドーシスの既往，重度の腎機能障害（eGFR 30未満），透析，重度の肝機能筆害，心血管系・肺機能の高度の障害（ショック，心不全，心筋梗塞，肺塞栓等），低酸素血症を伴いやすい状態，脱水症，脱水状態の懸念（下痢，嘔吐等の胃腸障害，経口摂取が困難），過度のアルコール摂取），低血糖が懸念される場合（栄養不良状態，飢餓状態，衰弱状態，脳下垂体機能不全，副腎機能不全），1型糖尿病，経口血糖降下薬に共通する禁忌*]	① eGFR ごとのメトホルミン最高用量の目安（30≦eGFR<45; 750 mg，45≦eGFR<60; 1,500 mg） ② eGFR 30〜60の患者では，ヨード造影剤検査の前あるいは造影時にメトホルミンを中止する．ヨード造影剤投与後48時間はメトホルミンを再開せず，腎機能の悪化が懸念される場合にはeGFRを測定し腎機能を評した後に再開する	肥満2型糖尿病患者に対する大血管症抑制効果がある
なし	胃腸障害	1型糖尿病，経口血糖降下薬に共通する禁忌*	① eGFR<45の患者には推奨されない ② メトホルミンとの併用で消化器症状の頻度増加	
なし	SU薬との併用で低血糖増強，胃腸障害，皮膚障害，類天疱瘡	1型糖尿病，経口血糖降下薬に共通する禁忌*	① SU薬やインスリンとの併用は，低血糖の発症頻度を増加させる可能性があるため，SU薬やインスリンの減量を考慮する	
減少	胃腸障害，注射部位反応（発赤，皮疹など）	1型糖尿病，経口血糖降下薬に共通する禁忌*	① SU薬やインスリンとの併用は，低血糖の発症頻度を増加させる可能性があるため，SU薬やインスリンの減量を考慮する	心・腎の保護効果がある
減少	胃腸障害，注射部位反応（発赤，皮疹など）	1型糖尿病，経口血糖降下薬に共通する禁忌*	① SU薬やインスリンとの併用は，低血糖の発症頻度を増加させる可能性があるため，SU薬やインスリンの減量を考慮する	
増加	肝障害	1型糖尿病，重篤な肝機能障害，重篤な腎機能障害，下痢・嘔吐等の胃腸障害（低血糖の懸念），経口血糖降下薬に共通する禁忌*	① 高齢者では低血糖のリスクが高いため少量から投与開始する ② 腎機能や肝機能障害の進行した患者では低血糖の危険性が増大する	
増加	肝障害	1型糖尿病，経口血糖降下薬に共通する禁忌*	① SU薬とは併用しない	
増加	注射部位反応（発赤，皮疹，浮腫，皮下結節など）	当該薬剤に対する過敏症の既往	① 超速効型インスリン製剤は，食直前に投与 ② 速攻型インスリン製剤は，食前30分前に投与	

*経口血糖降下薬に共通する発忌：
重症ケトーシス，意識障害，重症感染症，手術前後，重篤な外傷，妊婦または妊娠している可能性，当該薬剤に対する過敏症の既往

（日本糖尿病学会（編・著）．糖尿病治療ガイド2024，文光堂，p.28-29，2024[2]）より引用）

第6章 ● 疾患における栄養療法

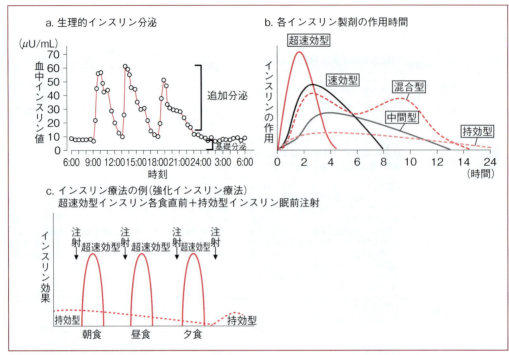

図9　生理的インスリン分泌とインスリン治療

（a は Polonsky KS et al：J Clin Ivest **81**: 442, 1988 より引用）

A 栄養処方

① 1日摂取エネルギーの算定

▶適正な摂取エネルギーの設定は，年齢，性別，肥満度，身体活動量，病態，患者のアドヒアランスを考慮し決定する．糖尿病治療開始時の摂取エネルギー量は，<u>目標体重とエネルギー係数の積</u>で算出される（図10）[2]．食事療法を開始したあとも，血糖値や体重の変化，日常生活が十分に行えているかどうかなどを評価し，必要に応じて設定エネルギーを増減し修正していく必要がある．

② 各栄養素の構成

▶糖尿病患者の病態・治療や嗜好を考慮し，体重，血圧，検査所見などを参考に栄養素の組成を決定する．一般に，初期設定の摂取エネルギーの<u>40～60％を炭水化物</u>から摂取し，さらに食物繊維が豊富な食物を選択する．<u>たんぱく質は20％</u>までとし，残りを<u>脂質</u>とするが，<u>25％を超えないよう</u>に配慮する．

（a）炭水化物

▶摂取される炭水化物の量は，食後血糖上昇の決定因子であり，食後高血糖のコントロールのために炭水化物の摂取量を把握しコントロールすることが重要である．摂取エネルギーの40～60％を炭水化物から摂取することが推奨されている．実際にその値は日本人の一般的な栄養素摂取比率に合致することから，嗜好性あるいは遵守性を担保しうる．同じ炭水化物であっても血糖上昇の度合い（GI値：glycemic index）が低い食事が理想的である．GI値はブドウ糖50gを摂取した際の血糖値上昇の曲線下面積を100とし，食品ごとに炭水化物50gを摂取した際の血糖上昇の程度を指数化した指標である．食事療法を行ううえで低GI食を選択することも重要になる．低GI食品として大麦，マメ科植物，リンゴ，オレンジ，ヨーグルトなどがある．

▶日本人2型糖尿病患者において，約130g/日の炭水化物制限によって有害事象なく6カ月後

2. 代謝疾患　①糖尿病

目標体重（kg）の目安－総死亡が最も低い BMI は年齢によって異なり，一定の幅があることを考慮し，以下の式から算出する．
65 歳未満　　　　　　　　　　：[身長(m)]^2×22
前期高齢者(65～74 歳)　　　：[身長(m)]^2×22～25
後期高齢者(75 歳以上)　　　：[身長(m)]^2×22～25※

※：75 歳以上の後期高齢者では現体重に基づき，フレイル，（基本的）ADL 低下，合併症，体組成，身長の短縮，摂食状況や代謝状態の評価を踏まえ，適宜判断する．

エネルギー係数は身体活動レベルならびに病態に基づいたエネルギー必要量(kcal/kg 目標体重)．高齢者のフレイル予防では，身体活動レベルより大きい係数を設定できる．また，肥満で減量を図る場合には，身体活動レベルより小さい係数を設定できる．いずれにおいても，目標体重と現体重との間に大きな乖離がある場合は，下記の目安を参考に柔軟に係数を設定する．
肥満者の場合には，まず 3%の体重減少を目指す．

エネルギー係数の目安

軽い労作（大部分が座位の静的活動）	25～30 kcal/kg 目標体重
普通の労作（座位中心だが通勤・家事，軽い運動を含む）	30～35 kcal/kg 目標体重
重い労作（力仕事，活発な運動習慣がある）	35～　　 kcal/kg 目標体重

図10　摂取エネルギーの算出と栄養素配分
（日本糖尿病学会（編・著）．糖尿病治療ガイド 2024，文光堂，p.38，2024[2]）より引用）

の HbA1c の改善を認めており，総エネルギー摂取量が適切であれば短期間の緩やかな炭水化物制限は 2 型糖尿病の血糖コントロールに有効である可能性がある．しかし，総エネルギー摂取量を制限せずに炭水化物のみを極端に制限することによって体重や HbA1c の改善を図ることはその効果のみならず長期的な食事療法としての遵守性や安全性などの重要な点について科学的根拠が不足しており，現時点では勧められない．

▶食後血糖上昇は，炭水化物摂取量に起因することから，インスリン治療中の患者においては摂取する炭水化物量を算出し（カーボカウント），摂取量に応じてインスリン注射量を調整する手法が用いられることがある．カーボカウントについては後述する．

（b）たんぱく質

▶糖尿病性腎症のない患者では，摂取エネルギーの 20%までに調整する．動脈硬化予防の観点から，動物性たんぱく質を控えめにして，むしろ植物性たんぱく質（大豆製品など）を摂取する

ことが勧められている．糖尿病性腎症に対してはたんぱく制限が行われる．顕性たんぱく尿を有する患者の場合，腎機能障害の程度に応じてたんぱく質は 0.6～1.0 g/kg 目標体重/日程度の制限が一般的に行われる．ただし，高齢者にたんぱく質制限を行う際には，筋肉量の低下に注意が必要である．

（c）脂質

▶脂質摂取量は摂取エネルギーの 25%以内とし，飽和脂肪酸は 7%以内，多価不飽和脂肪酸10%以内におさめることが推奨されている．コレステロール摂取量は 200 mg/日以下に抑える．不飽和脂肪酸に関しては，n-3 系多価不飽和脂肪酸の摂取を勧め，トランス脂肪酸については摂取を避ける．飽和脂肪酸とトランス脂肪酸を含む食物を，一価不飽和脂肪酸と多価不飽和脂肪酸を含む食物に替えることが推奨されている．多価不飽和脂肪酸および一価不飽和脂肪酸が豊富な地中海食パターンが，血糖コントロールと血中脂質の両方を改善させることが報告されている．

第 6 章　疾患における栄養療法

第6章 ● 疾患における栄養療法

(d) 食塩

▶合併症の発症・進展予防には血糖と併せて血圧のコントロールが重要であり，糖尿病患者の降圧目標は 130/80 mmHg 以下となっている．食塩の過剰摂取は，血圧上昇による血管障害を引き起こすことや食欲を亢進させるので，食塩摂取量は**男性 7.5 g/日未満，女性 6.5 g/日未満**にしておくことが重要である．高血圧合併患者では **6 g/日未満**が推奨される．腎症合併患者での塩分摂取は病期により異なってくる．

(e) 食物繊維

▶食物繊維は 1 日 20 g 以上を目標に摂取する．食後高血糖の抑制効果や，便通を良好にする効果がある．水溶性食物繊維は血中コレステロールの上昇を防ぐ作用がある．食物繊維摂取のためにも野菜は **1 日 350 g 以上**とすることが望ましい．

(f) アルコール

▶アルコールはエネルギーを有する（約 7 kcal/g）が栄養素に乏しいことによりほかの食品と置き換えることはできない．高血糖や高トリグリセリド血症の原因となるため，血糖コントロールが不良な患者や高トリグリセリド血症を合併している患者では禁酒が必要である．糖尿病合併症や肝疾患などがなく決められた上限を守ることができ血糖コントロールが良好な症例では，飲酒を許可することがある．毎日は飲酒しないように指導し，アルコール摂取量は 1 日 25 g を上限とする．ビールで 500 mL，日本酒では 180 mL が上限である．アルコールは肝臓での糖新生を抑制するので，インスリン治療中，スルホニル尿素薬を使用している例では低血糖に注意が必要である．

B 食品交換表による糖尿病食事療法の実際

▶糖尿病食事療法の指導・実践は食品交換表を用いて行われる．患者が日常の食生活のなかで容易に実践できるように作成されている．簡便で使いやすく，様々な食習慣に対応が可能で，外食時にも使え，適切な食事療法の原則を理解するのに役立つ．食品交換表は，日常用いられることの多い食品を，主に含まれている栄養素により 4 群 6 表に分類し，エネルギー量 80 kcal を 1 単位とし，同じ表に載っている食品同士は同一単位で交換することが可能になっている．「食品交換表」第 7 版では，炭水化物の割合として指示エネルギーの 60%，55%，50% の 3 通りが示され，各々について各栄養素における 1 日の指示単位の配分例が掲載されている．炭水化物の割合は，患者の嗜好，合併症，肥満度に応じて選択することで，それぞれの患者に応じた柔軟な対応が可能となっている．

▶各栄養素に過不足がない食事になるように 1 日の指示単位を表1〜6 ならびに調味料の 7 つのカテゴリーにバランスよく配分する．1 日の指示エネルギーが 1,600 kcal の場合，1 日 20 単位となり，この単位を各栄養素に配分している（**図11**）[4]．炭水化物 55% を選択すると，表1（穀類，芋類など）：9 単位，表2（果物）：1 単位，表3（魚介類，大豆製品，卵，肉，チーズ）：5単位，表4（牛乳など）：1.5 単位，表5（油脂類）：1.5 単位，表6（野菜，海藻，きのこなど）：1.2 単位，調味料（味噌，砂糖，みりんなど）：0.8単位となる．また，表1，表3，表6 の食品は 1 日の指示単位を 3 食にほぼ均等に分けるようにする．

① カーボカウントによる食事療養

▶食事のなかに含まれる炭水化物（糖質）の摂取量をあらかじめ知ることは，血糖コントロールを安定させるうえで重要である．基礎カーボカウントは，毎回の食事の炭水化物量を可能な限り一定にすることで血糖コントロールを行う方法であり，応用カーボカウントは，炭水化物量に応じて速効型ないし超速効型インスリン注射量を調整する方法である．1 型糖尿病患者で血糖

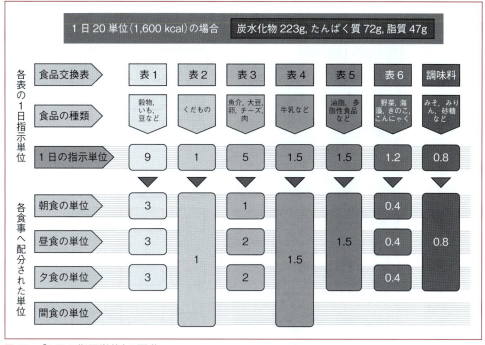

図11 「1日の指示単位」の配分
（日本糖尿病学会（編・著）．糖尿病食事療法のための食品交換表，第7版，日本糖尿病協会・文光堂，p.31，2013[4]）より許諾を得て転載）

変動が大きく血糖コントロールがうまくいかないとき，また外食や間食で投与するインスリン注射量を決める際に有用である．カーボカウントを行う際の注意点としては，三大栄養素のバランスに注意が行きにくくなることや，食後高血糖を抑えるために過度の炭水化物制限に傾きやすい点がある．

▶基礎カーボカウント：食品交換表では1日分の食事のなかの各栄養素の総量が算出され，単位分配表の右上に記載されている（図11）．また代表的な食品に含まれる炭水化物量についても記載されている．各栄養素における平均炭水化物含有量が図12[4]のように示されており，各栄養素の1日単位数との積で1日炭水化物摂取量を算出できる．1,600 kcal（20単位），炭水化物55％の場合の炭水化物量は，表1 162 g（18 g×9単位），表2 19 g（19 g×1単位），表3 5 g（1 g×5単位），表4 10.5 g（7 g×1.5単位），表6 16.8 g（14 g×1.2単位），調味料 9.6 g（12 g×0.8単位），合計 222.9 g となる．3食に分配すると1食あたり約74 gの炭水化物を摂取していることになる．

▶応用カーボカウント：食事から摂取される糖質（炭水化物）の算出量と食前に測定した血糖値から，その都度追加するインスリンの投与量を決定して食後血糖を安定化させる方法である．食事の自由度を高めながら，食後血糖値を適切にコントロールすることが可能となる．追加インスリン投与量を決めるためには2つの指標を用いる．①糖質／インスリン比（g／単位）（インスリン1単位で処理できる糖質量を示す，10前後が多い），②インスリン効果値（mg/dL／単位）（インスリン1単位で血糖値がどれだけ下げられるのかを示す，50前後が多い）であり，追加インスリン量は①と②の合計として計算する．①を用いこれから食べる糖質に対するインスリン注射量を決定する．食事中の糖質が70 gで糖質／インスリン比が10の場合は，70÷10＝7

第6章 ● 疾患における栄養療法

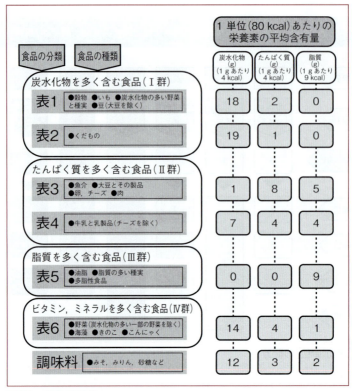

図12　食品分類表
(日本糖尿病学会（編・著）．糖尿病食事療法のための食品交換表，第7版，日本糖尿病協会・文光堂，p.13, 2013[4]より許諾を得て転載)

単位となる．②を用い現在の血糖値を補正するためのインスリン注射量を決定する．食前の血糖が 200 mg/dL で，次の食前血糖の目標が 150 mg/dL，インスリン効果値が 50 の場合には(200−150)÷50＝1 単位となる．①と②の合計で 8 単位を追加インスリンとして注射することとなる(図13)[5]．

C 小児・思春期糖尿病

▶小児糖尿病の治療目標は，**非糖尿病児と同等の発育とQOL**を保つことであり，食事療法では成長に必要なエネルギーと栄養素をバランスよく摂取することを心がける．1型糖尿病では，食事制限は必要ではなくインスリンを十分に投与して血糖コントロールを行う．摂取エネルギーは，厚生労働省の食事摂取基準に各年齢の

適正な1日摂取エネルギーが記載されており参考とする(表2)．3大栄養素のエネルギー比率は成人とほぼ同様で炭水化物50〜60％，たんぱく質13〜20％，脂質20〜30％とする．患者の生活様式に合わせてインスリンを使用するようにし，カーボカウントによるインスリン使用量の調整は有用である．2型糖尿病においても，健全な成長のために過度のエネルギー制限は行わないほうがよい．1型と同様に各年齢の食事摂取基準を参考に摂取エネルギーを設定する．小児糖尿病の約8割は肥満2型糖尿病であるが，肥満を伴う場合は摂取エネルギーを同年齢の摂取基準の90〜95％に調整する．

▶思春期では成長ホルモンや性ホルモンの影響により「生理的インスリン抵抗性」が増大するほか，思春期特有の精神的葛藤も強く影響し，女

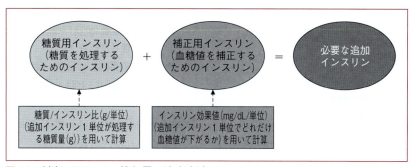

図13 追加インスリン投与量の決定方法
（日本糖尿病学会（編・著）．医療者のためのカーボカウント指導テキスト「糖尿病食事療法のための食品交換表」準拠，文光堂，p.38，図Ⅲ-1，2017[5]）より許諾を得て転載）

表2 必要エネルギー量

年齢	男性 身体活動レベル 低い	男性 身体活動レベル ふつう	男性 身体活動レベル 高い	女性 身体活動レベル 低い	女性 身体活動レベル ふつう	女性 身体活動レベル 高い
0〜5 （月）	—	550	—	—	500	—
6〜8 （月）	—	650	—	—	600	—
9〜11 （月）	—	700	—	—	650	—
1〜2 （歳）	—	950	—	—	900	—
3〜5 （歳）	—	1,300	—	—	1,250	—
6〜7 （歳）	1,350	1,550	1,750	1,250	1,450	1,650
8〜9 （歳）	1,600	1,850	2,100	1,500	1,700	1,900
10〜11 （歳）	1,950	2,250	2,500	1,850	2,100	2,350
12〜14 （歳）	2,300	2,600	2,900	2,150	2,400	2,700
15〜17 （歳）	2,500	2,800	3,150	2,050	2,300	2,550

（厚生労働省策定　日本人の食事摂取基準（2025年版）より作成）

子では月経周期の影響も加わる．食事で摂取すべきエネルギー量は思春期に最大となる（表2）．食事療法を行う場合は発育を身体計測（身長，体重，腹囲，血圧，性成熟度）の性・年齢の基準に従って評価しながら行い，成長に必要な栄養素やエネルギー量が不足しないように注意する．

D 糖尿病合併妊娠，妊娠糖尿病

▶妊娠中の血糖コントロール悪化は，母体における流産リスクの増大や糖尿病網膜症・腎症の発症・増悪などの危険性のみならず，胎児や新生児に先天奇形，巨大児，新生児低血糖，呼吸窮迫症候群，多血症など様々な合併症を引き起こす．妊娠中の食事療法の目的は，<u>十分な栄養を摂り胎児の健全な発育を保つ</u>ことと，<u>母体の良好な血糖コントロール</u>，<u>適正な体重増加</u>を目指すことである．摂取エネルギーの設定は，目標体重（kg）×30 kcalに胎児の成長に応じてエネルギー量を付加する．付加量としては，妊娠初期（16週未満）は50 kcal/日，中期（16〜28週未満）は250 kcal/日，後期（28週以降）は450 kcal/日とする．肥満妊婦に対しては，原則としてエネルギー付加を行わない．経過にて体重減少や尿ケトンを認める場合は制限を緩める．また，妊娠中の血糖変動の特徴として，食前低血糖，

第 6 章 ● 疾患における栄養療法

食後高血糖があり，これらを予防するために 1 回の食事量を抑え，回数を増やす 6 回分食などの分割食が勧められる．

E 食事療法遵守の評価

▶食事療法，指示摂取エネルギーが守られているかどうかを評価することは，効果判定や糖尿病治療薬の増減を決定するうえで重要な事項である．簡便には，体重と患者自身が記録した食事記録表が参考となる．定期的な体重測定とともに，数日間の摂取した食品とその重さ・量を食事記録表に記載するように指導を行う．

▶食塩摂取量を尿中ナトリウム排泄量にて，たんぱく質摂取量を体内のたんぱく質代謝量（たんぱく異化率）にて以下の式を用いて算出することで把握できる（第 4 章-4「臨床検査値の評価」も参照のこと）．これらの値から，食事療法の遵守状況を推定することも可能である．

$$1 日食塩摂取量(g/日)＝尿 Na(mEq/L)$$
$$×蓄尿量(L/日)÷17$$
$$たんぱく質摂取量(g/日)＝〔尿中尿素窒素(mg/dL)$$
$$×1 日尿量(dL)＋31×体重(kg)〕×0.00625$$

▶糖尿病の食事療法は，糖尿病治療の根幹をなし一生継続しなければならない．より良好な食事療法遵守のためには，個人の生活習慣，嗜好に合わせ自由に献立できるようにし，食の楽しみを維持することも重要である．

■文献

1) 清野　裕ほか．糖尿病の分類と診断基準に関する委員会報告（国際標準化対応版）．糖尿病 2012; 55: 485-504
2) 日本糖尿病学会（編・著）．糖尿病治療ガイド 2024，文光堂，2024
3) 日本老年医学会・日本糖尿病学会（編・著）．高齢者糖尿病診療ガイドライン 2023，南江堂，2023
4) 日本糖尿病学会（編・著）．糖尿病食事療法のための食品交換表，第 7 版，日本糖尿病協会・文光堂，2013

2. 代謝疾患 ②脂質異常症

- 脂質異常症は冠動脈疾患を中心とする動脈硬化性疾患(atherosclerotic cardiovascular disease：ASCVD)の予後を決定する重要な危険因子である.
- コレステロールは体内で合成され，細胞膜や胆汁酸などの原料であり，エネルギー源ではない. LDL コレステロール値はコレステロールや飽和脂肪酸の過剰摂取で上昇する.
- 脂肪は，エネルギー源であり，脂肪摂取のほか，糖質からも合成される. トリグリセライド値は脂肪や糖質の摂取過剰で上昇する.
- 日本食パターン，地中海食，dietary approach to stop hypertension diet(DASH 食)の特徴を知って，栄養食事指導に活かす.

キーワード	脂質異常症，コレステロール，トリグリセライド，脂肪酸，食事療法

1. 脂質異常症の概説

▶脂質異常症とは血清脂質濃度の異常であり，従来「高脂血症」と称されているが，表1 のように低 HDL コレステロール血症なども含めるために脂質異常症と改訂された. 今でも保険病名に使われており，高 LDL コレステロール(LDL-C)血症や高トリグリセライド(TG)血症の場合は使用してもよい. なお脂質(lipid)とは脂肪(fat)とコレステロールを合わせたものである.

▶脂質異常症の診断基準を表1 に示す[1].

▶動脈硬化性疾患予防からみた脂質管理目標値設定のためのフローチャートを図1 に示す. また図2 に，このフローチャートのもとになる久山町スコアによる動脈硬化性疾患発症予測モデル，そしてアプリで算出する QR コードを記載する[1]. これらをもとに作成した動脈硬化性疾患予防からみたリスク区分別脂質管理目標値(表2)を示す[2].

表1 脂質異常症診断基準

LDL コレステロール	140 mg/dL 以上	高 LDL コレステロール血症
	120〜139 mg/dL	境界型高 LDL コレステロール血症**
HDL コレステロール	40 mg/dL 未満	低 HDL コレステロール血症
トリグリセライド	150 mg/dL 以上(空腹時採血*)	高トリグリセライド血症
	175 mg/dL 以上(随時採血*)	
Non-HDL コレステロール	170 mg/dL 以上	高 non-HDL コレステロール血症
	150〜169 mg/dL	境界型高 non-HDL コレステロール血症**

* 基本的に 10 時間以上の絶食を「空腹時」とする. ただし水やお茶などカロリーのない水分の摂取は可とする. 空腹時であることが確認できない場合を「随時」とする.

** スクリーニングで境界域高 LDL-C 血症，境界域高 non-HDL-C 血症を示した場合は，高リスク病態がないか検討し，治療の必要性を考慮する.

- LDL-C は Friedewald 式(TC−HDL-C−TG/5)で計算する(ただし空腹時採血の場合のみ). または直接法で求める.
- TG が 400 mg/dL 以上や随時採血の場合は non-HDL-C(＝TC−HDL-C)か LDL-C 直接法を使用する. ただしスクリーニングで non-HDL-C を用いるときは，高 TG 血症を伴わない場合は LDL-C との差が＋30 mg/dL より小さくなる可能性を念頭においてリスクを評価する.
- TG の基準値は空腹時採血と随時採血により異なる.
- HDL-C は単独では薬物介入の対象とはならない.

(日本動脈硬化学会(編). 動脈硬化性疾患予防ガイドライン 2022 年版, 日本動脈硬化学会, p.22, 2022[1] より許諾を得て転載)

165

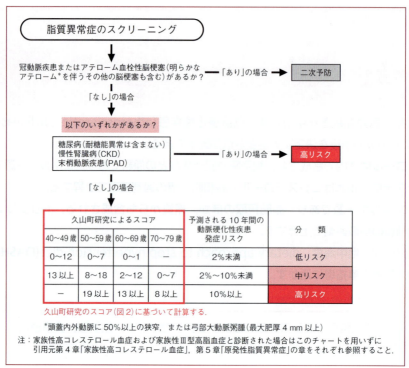

図1 動脈硬化性疾患予防から見た脂質管理目標値設定のためのフローチャート
(日本動脈硬化学会(編). 動脈硬化性疾患予防ガイドライン2022年版, 日本動脈硬化学会, p.69, 2022[1])より許諾を得て転載)

図2 久山町スコアによる動脈硬化性疾患発症予測モデル
動脈硬化性疾患発症予測・脂質管理目標設定アプリ
URL：https://www.j-athero.org/jp/general/ge_tool2/

(日本動脈硬化学会(編). 動脈硬化性疾患予防ガイドライン2022年版, 日本動脈硬化学会, p.69, 2022[1])より許諾を得て転載)

2. 代謝疾患　②脂質異常症

表2　リスク区分別脂質管理目標値

治療方針の原則	管理区分	脂質管理目標値(mg/dL)			
		LDL-C	non-HDL-C	TG	HDL-C
一次予防 まず生活習慣の改善を行った後薬物療法の適用を考慮する	低リスク	<160	<190	<150(空腹時)*** <175(随時)	≧40
	中リスク	<140	<170		
	高リスク	<120 <100*	<150 <130*		
二次予防 生活習慣の是正とともに薬物治療を考慮する	冠動脈疾患またはアテローム血栓性脳梗塞(明らかなアテローム****を伴うその他の脳梗塞を含む)の既往	<100 <70**	<130 <100**		

- * 糖尿病において，PAD，細小血管症(網膜症，腎症，神経障害)合併時，または喫煙ありの場合に考慮する．(引用元第3章5.2参照)
- ** 「急性冠症候群」，「家族性高コレステロール血症」，「糖尿病」，「冠動脈疾患とアテローム血栓性脳梗塞(明らかなアテロームを伴うその他の脳梗塞を含む)」の4病態のいずれかを合併する場合に考慮する．
- 一次予防における管理目標達成の手段は非薬物療法が基本であるが，いずれの管理区分においてもLDL-Cが180 mg/dL以上の場合は薬物治療を考慮する．家族性高コレステロール血症の可能性も念頭に置いておく．(引用元第4章参照)
- まずLDL-Cの管理目標値を達成し，次にnon-HDL-Cの達成を目指す．LDL-Cの管理目標を達成してもnon-HDL-Cが高い場合は高TG血症を伴うことが多く，その管理が重要となる．低HDL-Cについては基本的には生活習慣の改善で対処すべきである．
- これらの値はあくまでも到達努力目標であり，一次予防(低・中リスク)においてはLDL-C低下率20〜30%も目標値としてなり得る．
- *** 10時間以上の絶食を「空腹詩」とする．ただし水やお茶などカロリーのない水分の摂取は可とする．それ以外の条件を「随時」とする．
- **** 頭蓋内外動脈の50%以上の狭窄，または弓部大動脈粥腫(最大肥厚4 mm以上)．
- 高齢者については引用元第7章を参照．
（日本動脈硬化学会（編）．動脈硬化性疾患予防ガイドライン2022年版，日本動脈硬化学会，p.71，2022[1]より許諾を得て転載）

2. 脂質異常症の病態

A リポたんぱく質代謝とその異常(図3)[2]

①血液中の脂質成分はコレステロールやコレステロールエステル，TG，アポたんぱく質やリン脂質がリポたんぱく質粒子を形成して存在する．カイロミクロン(キロミクロン，CM)は，食事由来の脂質(主にTGでコレステロールも含む)を含んで小腸上皮細胞からリンパ管に分泌される．その後，胸管を経て大循環の血流に流れ込む．血管床にあるリポたんぱく質リパーゼ(LPL)の作用で，粒子内のTGが加水分解を受けて粒子径の小さいCMレムナントになる．TGは遊離脂肪酸とグリセリンになり，遊離脂肪酸は全身に配られてエネルギー源になる．CMレムナントは肝細胞に取り込まれるが，血管壁にも侵入できる．

②肝臓内でCMレムナント由来の脂質と肝臓で合成された脂質が合わさって，VLDLとして分泌される．肝静脈を経て大循環に入ってからLPLによるTG分解を受けてIDL分画に分布する粒子系の小さいVLDLレムナントとなり，組織や血管壁にも侵入する．さらに肝性リパーゼ(HL)によってTG分解を受けLDLになる．CMやVLDLおよびそれらのレムナントはTGに富むリポたんぱく質(TRL)である．LDLは主にLDL受容体を介して各組織の細胞に取り込まれ，主たる成分のコレステロールを運ぶ．

③以上から，TG高値は，血中にTRLが多いことを意味し，脂肪や糖質の摂取過剰，LPLの活性低下(糖尿病やメタボリックシンドローム，運動不足，遺伝性などによる)が主な原因である．LDL-C高値は，コレステロールや飽和脂肪酸の摂取過剰，LDL受容体発現低下などによる．

④HDLとコレステロール逆転送：HDLは末梢組織(血管や細胞)からコレステロールを引き抜

第6章 ● 疾患における栄養療法

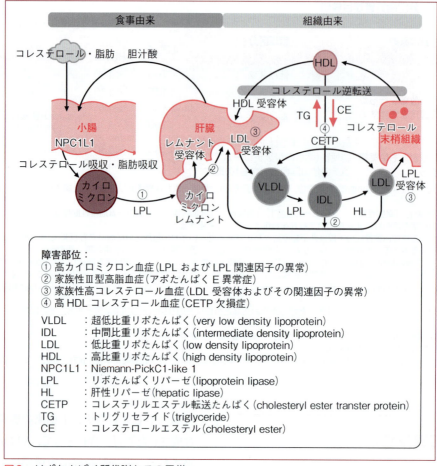

図3 リポたんぱく質代謝とその異常
(日本動脈硬化学会(編). 動脈硬化性疾患予防のための脂質異常症診療ガイド2023年版, 日本動脈硬化学会, p.40, 2023[2])より許諾を得て転載)

き, 大きなHDLとなって肝臓に戻る. これを**コレステロール逆転送**と呼ぶ.

▶早発性冠動脈疾患を起こす遺伝性脂質異常症として**家族性高コレステロール血症**がある. LDL受容体とその関連因子の異常により, 出生時から持続する**高LDL-C血症**を呈する. 腱黄色腫(特に**アキレス腱肥厚**)あるいは皮膚結節性黄色腫が特徴的で, 早期診断と適切な指導(栄養食事指導とスタチンを含む薬物治療)が重要である.

3. 脂質異常症の食事療法

A コレステロールの構造と働き[1,2]

▶コレステロールは細胞膜の構成成分, そしてステロイドホルモンや胆汁酸となる. またその前駆体からビタミンDができる. コレステロールを構成するステロイド骨格は安定な構造を持ち, **エネルギー源ではないため燃焼されない**. そして血液中のリポたんぱく質が過剰になれば血管壁に侵入するリポたんぱく質が増え, 血管

壁にコレステロールが蓄積してしまう.

B コレステロールの摂取と合成, 排泄[3]

▶食事由来のコレステロールは胆汁によってミセル化され, 平均で約50%が吸収される. しかし吸収率には個人差があり, およそ20〜80%程度の幅がある. コレステロールは皮膚や腸管など全身で合成されており, 肝臓が合成する割合は, ヒトでは身体全体の10%前後である.

▶肝臓ではコレステロールから胆汁酸が合成され, 胆汁として脂質をミセル化して吸収するために十二指腸に放出される. そして脂質と一緒に, あるいは単独で吸収されて, 肝臓に戻って胆汁に分泌される(腸肝循環). 肝臓はリポたんぱく質の出し入れによって血清コレステロールの約70%を調節している. 血清コレステロールの調整はこのように複合的である. 食事から摂取する量は200〜300 mg/日であるが, 摂取による合成抑制も限界があり, 個人差はあるものの血清脂質値に影響を及ぼすのが実際である.

C 中性脂肪の構造と合成

▶脂肪(中性脂肪)は主にエネルギー源の貯蔵物質である. 脂肪は, 食事からだけでなく体内で糖質からも合成される. 糖質(特に果糖)の過剰摂取はTG値を上昇させ脂肪肝を助長する.

▶動脈硬化性疾患予防のための食事療法は, 第6章-4-②「動脈硬化」を参照されたい.

4. 食事療法のポイント

A ポイント1:総エネルギー摂取量と脂肪エネルギー比率[1,2]

▶肥満者では動脈硬化性疾患発症のリスクが高くなる. 総エネルギー摂取量を減らすことで総死亡率が抑制されること, また体重減少を含めた生活改善は血清脂質や血圧を含む危険因子の改善に有効であることが明らかにされており, その結果として動脈硬化性疾患を抑制できると考えられている. ただし高齢者では現体重に基づき, フレイルなど考慮し, むやみに食べる量を減らすのではなく適宜判断すべきである.

▶非肥満者におけるエビデンスは乏しいが, 適切な体重維持を図ることが大切である. まず総エネルギー摂取量を適切にすることが前提であるが, 動脈硬化性疾患の抑制のためには, 脂肪エネルギー比率20〜25%, 炭水化物50〜60%を設定する. また間欠的に絶食する方法と食回数は普通にして全体のエネルギーを減らす方法と比べると, 3ヵ月ほどの短期では間欠的絶食法のほうが体重は減る報告はあるものの結論は一定せず, 長期の経過をみると差は認められていない[4].

▶ポイントとして, 血液検査でLDL-Cが高い人ではコレステロールおよび脂肪エネルギー比率を制限することが有効であり, TGが高い人では炭水化物エネルギー比率を50〜60%の設定のなかでやや低めに設定することが推奨される. 肉類はたんぱく質摂取源であることも配慮して, 赤身肉や加工肉の過剰摂取を控えて, 白身肉(鶏肉や魚)や植物性脂肪を摂取するようにする.

B ポイント2:脂肪酸[1,2]

▶適正な総エネルギー摂取量のもとで飽和脂肪酸(saturated fatty acid:SFA)を減らすこと, または SFA を多価不飽和脂肪酸(poly-unsaturated fatty acid:PUFA)に置き換えることは, LDL-C を減らすことに有効で, 動脈硬化性疾患予防のために勧められる. SFA を一価不飽和脂肪酸(mono-unsaturated fatty acid:MUFA)に置き換えることは, LDL-C を減らすが, PUFA よりは弱く, また動脈硬化性疾患予防効

第6章 ● 疾患における栄養療法

果は明らかでない．ポイントとして，どちらの不飽和脂肪酸でも摂り過ぎはエネルギー過剰となり，血清脂質の改善は期待できない．大さじ1杯（15 cc）は100 kcalを超えるため，料理にたくさん振りかけるよりは少しずつ浸けて食べる方法を勧める．またオレイン酸は肉や魚など多くの食材にも多く含まれるので，追加で摂り過ぎないよう注意する．PUFAでは，n-3系のEPAやDHAを含む魚油の摂取を増やすことが勧められる．n-6系ではSFAをリノール酸に置き換える．トランス脂肪酸は天然に含まれるもの（牛肉や羊肉，牛乳および乳製品など）と工業的に油脂を加工および精製する過程で生成されるものがある．天然由来のトランス脂肪酸を工業的に生成されたものと分けて考えるべきかどうかは断定できないが，少なくとも総トランス脂肪酸摂取量は総死亡リスクや動脈硬化性疾患死亡リスクを増やすことが明らかになっている．したがって，低脂肪乳製品（カリウムやカルシウム，乳製たんぱく質の摂取のためにも）を勧め，また乳脂肪やコレステロールなど脂質を多く含む菓子類の食べ過ぎなど偏った食事をするのは避ける．

C ポイント3：コレステロール[1~3]

▶食べたコレステロールが血液検査に及ぼす影響は複合的で個人差がある．コレステロールやその含有量の多い鶏卵で調べると，メタ解析ではLDL-Cを上昇させることが明らかにされているが，個々でみると上がりやすい人と上がりにくい人が存在することも明らかにされている．したがって，LDL-Cが多い人は減らすべきである．特に糖尿病患者の鶏卵摂取では動脈硬化性疾患発症が多い．最近の日本人の1日平均摂取量（令和5年国民健康・栄養調査20歳以上）は男性363 mg，女性314 mgと以前と比べて増加しており，これは米国人の平均より多い．ポイントは，LDL-Cが高い人には，コレステ

ロール200 mg/日未満（鶏卵でおよそ220〜240 mg/個を含むため，ほかの食材からのコレステロール摂取を考慮すると2〜3日に1個まで）とSFAを減らす（エネルギー比率で7%未満に）ことを勧める．

D ポイント4：日本食パターン，地中海食，dietary approach to stop hypertension diet（DASH食）[1,2]

① 日本食パターン

▶肉類の脂身や動物脂（牛脂，ラード，バター），加工肉を控え，大豆，魚，野菜，海藻，きのこ，果物を取り合わせ，雑穀や未精製穀類を取り入れる食べ方を日本食パターンとすると，日本食パターンは脂質代謝を改善し，動脈硬化性疾患予防に有用と考えられる．ポイントとして，食塩（ナトリウム）を減らし，野菜・果物・低脂肪乳製品でカリウム，カルシウムを摂るようにする．

② 地中海食

▶地中海食もこれに似ているが，近年の地中海食は脂質が過剰（脂肪エネルギーエネルギー比率40%，コレステロール300 mg/日以上）になっており，心筋梗塞発症抑制は認められていないことを認識しておく．

③ DASH食

▶DASH食（野菜，果物，全粒穀物，低脂肪乳製品が豊富で赤身肉，鶏卵，食塩を減らす）は，複数のコホート研究や横断研究のメタ解析およびRCTのメタ解析で，総死亡リスク，動脈硬化性疾患発症や死亡リスクを減少させた．危険因子に関しては，コホート研究のメタ解析やRCTのメタ解析で，血圧の低下作用や，TCとLDL-Cの低下との関連が報告されている．わが国では実際にASCVDの発症を検証したものはないが，減塩とカリウム，カルシウム，マグネシウムの摂取を勧めるうえで参考になる．

2. 代謝疾患　②脂質異常症

■文献

1) 日本動脈硬化学会(編). 動脈硬化性疾患予防ガイドライン 2022 年版, 日本動脈硬化学会, 2022

2) 日本動脈硬化学会(編). 動脈硬化性疾患予防のための脂質異常症診療ガイド 2023 年版, 日本動脈硬化学会, 2023

3) 厚生労働省. (2)脂質異常症. 日本人の食事摂取基準(2025 年版)策定検討会報告書. https://www.mhlw.go.jp/content/10904750/001316585.pdf

4) 日本肥満学会(編). 肥満症診療ガイドライン 2022, ライフサイエンス出版, 2022

5) 日本糖尿病学会(編・著). 医療者のためのカーボカウント指導テキスト「糖尿病食事療法のための食品交換表」準拠, 文光堂, 2017

第6章 ● 疾患における栄養療法

2. 代謝疾患 ③肥満症・メタボリックシンドローム

- 肥満症は BMI 25 以上で，肥満関連健康障害を有し，医学的に減量を必要とする状態であり，単に体重が重い状態である肥満とは区別する.
- 肥満症の治療では，まず食事，運動，行動療法を実施し，減量目標が達成されない場合は食事療法の強化や薬物療法の導入，さらに高度肥満症の場合は外科療法（減量・代謝改善術）を検討する.
- メタボリックシンドロームは，過食，運動不足などの生活習慣の乱れから生じる内臓脂肪組織の蓄積に糖代謝異常，高血圧，脂質異常症が加わり，動脈硬化性疾患を引き起こしやすい病態である.
- 本邦では 40 歳から 74 歳までの国民を対象に，メタボリックシンドロームの予防・改善に着目した特定健康診査・特定保健指導が行われている.

キーワード	肥満関連健康障害，内臓脂肪型肥満，特定健康診査・特定保健指導，食事療法，減量・代謝改善手術

1. 肥満症・メタボリックシンドロームの概念（病態）

A 肥満症

▶肥満とは脂肪組織に脂肪が過剰に蓄積した状態で体格指数（BMI＝体重〔kg〕/身長〔m²〕）25 以上を指し，そのうち BMI 35 以上を高度肥満と定義する.

▶単に体重が重い状態である「肥満」と，医学的に減量を必要とする「肥満症」は区別して考える.

B メタボリックシンドローム

▶脂肪組織はアディポカインと総称される生理活性物質を産生しているが，過栄養によって内臓脂肪細胞は肥大化すると，低酸素・高ストレス状態となり炎症細胞が浸潤し，炎症性サイトカイン・ケモカイン（TNF-α，IL-6，MCP-1）の増加や低アディポネクチン血症といったアディ

ポカインの産生・分泌異常が起こる.

▶過剰な内臓脂肪蓄積は，大量の遊離脂肪酸とグリセロールの肝臓への流入を引き起こし，脂質異常症や高血糖を惹起する.

▶このような機序により，メタボリックシンドロームは過栄養や運動不足などの生活習慣の乱れにより，肥満，特に内臓脂肪型肥満を生じ，糖代謝異常（高血糖），高血圧，脂質異常症などを引き起こし，心血管疾患，脳血管疾患などの動脈硬化性疾患を起こしやすい病態である.

2. 肥満症・メタボリックシンドロームの診断

A 肥満症

▶BMI 25 以上の者のうち①肥満関連健康障害（表1）[1]を有する場合，②腹部 CT 検査などによって内臓脂肪型肥満と診断された場合は，肥

2. 代謝疾患　③肥満症・メタボリックシンドローム

表1　肥満に起因ないし関連する健康障害

1. 肥満症の診断に必要な健康障害
    1) 耐糖能障害（2型糖尿病・耐糖能異常など）
    2) 脂質異常症
    3) 高血圧
    4) 高尿酸血症・痛風
    5) 冠動脈疾患
    6) 脳梗塞・一過性脳虚血発作
    7) 非アルコール性脂肪性肝疾患
    8) 月経異常・女性不妊
    9) 閉塞性睡眠時無呼吸症候群・肥満低換気症候群
    10) 運動器疾患（変形性関節症：膝関節・股関節・手指関節，変形性脊椎症）
    11) 肥満関連腎臓病
2. 肥満症の診断には含めないが，肥満に関連する健康障害
    1) 悪性疾患：大腸がん・食道がん（腺がん）・子宮体がん・膵臓がん・腎臓がん・乳がん・肝臓がん
    2) 胆石症
    3) 静脈血栓症・肺塞栓症
    4) 気管支喘息
    5) 皮膚疾患：黒色表皮腫や摩擦疹など
    6) 男性不妊
    7) 胃食道逆流症
    8) 精神疾患

（日本肥満学会（編）．肥満症診療ガイドライン2022，ライフサイエンス出版，p.1，2022[1]より許諾を得て転載）

▶満症と診断される．

▶肥満症の診断のフローチャートを図1に示す[1]．内分泌疾患や遺伝性疾患など二次性肥満は原疾患への対応を必要とする場合が多いため，まず原発性肥満と二次性肥満の判別を行う．その後，BMI 25以上35未満の肥満とBMI 35以上の高度肥満を区別する．

▶高度肥満症では，肥満関連疾患のみならず，心不全，呼吸不全，静脈血栓，閉塞性睡眠時無呼吸症候群，肥満低換気症候群，運動器疾患の合併に注意する．

B メタボリックシンドローム

▶**メタボリックシンドロームの診断基準の必須項目は内臓脂肪蓄積**であり，判定基準にはウエスト周囲長が用いられている（図2）[2]．男性は85 cm以上，女性は90 cm以上あれば内臓脂肪蓄積と判定する．

▶メタボリックシンドロームの診断基準を図3に

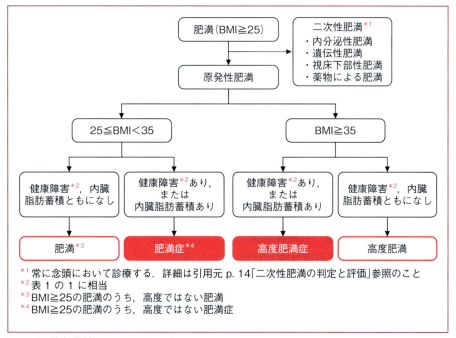

図1　肥満症診断のフローチャート
（日本肥満学会（編）．肥満症診療ガイドライン2022，ライフサイエンス出版，p.2，2022[1]より許諾を得て転載）

第6章 ● 疾患における栄養療法

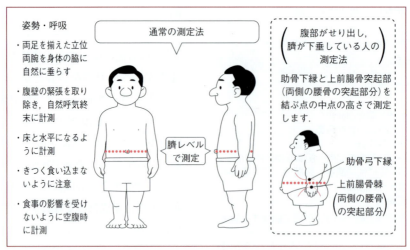

図2　ウエスト周囲長の測定方法
(メタボリックシンドローム診断基準検討委員会．メタボリックシンドロームの定義と診断基準．日内会誌 **94**: 794-809, 2005[2] より作成)

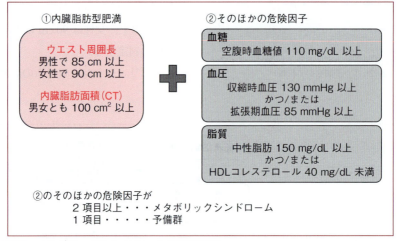

図3　メタボリックシンドロームの診断基準
(メタボリックシンドローム診断基準検討委員会．メタボリックシンドロームの定義と診断基準．日内会誌 **94**: 794-809, 2005[2] より作成)

示す[2]．まずは内臓脂肪型肥満の有無を確認し，さらに耐糖能異常，高血圧，脂質異常症の3項目のうち2項目が該当すればメタボリックシンドロームと診断される．また，1項目のみ該当する場合はメタボリックシンドローム予備群となる．

3. 肥満症・メタボリックシンドロームの治療

A 肥満症

▶肥満症の治療目的は，他疾患と同様に寿命や健康寿命に加え，QOL が肥満症によって損なわれることを防ぐことにある．肥満症の治療指針

2. 代謝疾患　③肥満症・メタボリックシンドローム

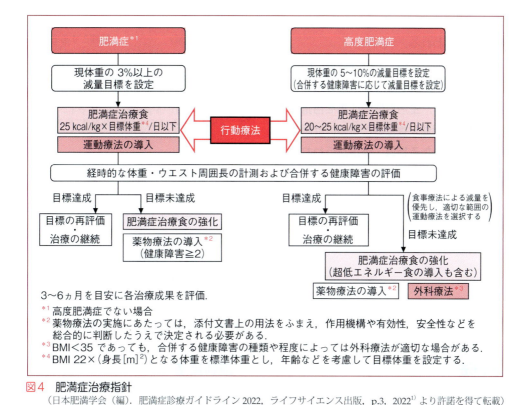

図4　肥満症治療指針
（日本肥満学会（編）．肥満症診療ガイドライン2022，ライフサイエンス出版，p.3，2022[1]）より許諾を得て転載）

を図4に示す[1]．

▶減量目標は，複数の健康障害が改善するというエビデンスに基づいて，肥満症では3％以上とし，高度肥満症では5～10％に設定する．

▶治療方法として，まず食事，運動，行動療法を実施する．減量目標が達成されない場合は食事療法の強化や薬物療法の導入，さらに高度肥満症の場合は外科療法（減量・代謝改善手術）を検討する．

▶肥満症患者はいったん減量に成功し健康障害の改善がみられても，リバウンドや健康障害の再燃をきたしやすい．そのため，行動療法により患者のパーソナリティを把握し，生活習慣の改善を促すことも重要である．

▶肥満者へのスティグマ（オベシティスティグマ）は，心理的負担や社会的不利益をもたらすため，患者と医療者が肥満症は治療対象となる疾患であるとの認識を深め，適切な治療機会を確保する．

▶高齢者では減量によりADL，変形性膝関節症による疼痛，QOLを改善するなどのメリットがある一方で，サルコペニア，骨量減少，認知機能低下のリスクを高める可能性があることから，減量は必要最低限にとどめる．

B　メタボリックシンドローム

▶メタボリックシンドロームの治療は，体重および内臓脂肪を減少させ，高血糖・高血圧・脂質異常を改善し，心・脳血管疾患などの動脈硬化性疾患の進展を予防することにある．

▶本邦では40歳から74歳までの国民を対象に，メタボリックシンドロームの予防・改善に着目した特定健康診査・特定保健指導が行われている．

▶特定健診の結果から，生活習慣病の発症リスクが高く，生活習慣の改善による効果が多く期待

第6章 ● 疾患における栄養療法

できると判定された人に対して特定保健指導（健康支援）が行われる.

▶ 健康支援は健診結果に応じて「積極的支援」,「動機づけ支援」,「情報提供」の3つに区分される.

▶ 「積極的支援」では，生活習慣の改善を目指して医師や保健師，管理栄養士らとともに計画を立て，3〜6ヵ月にわたる指導・支援が行われる.

▶ 減量目標は3〜6ヵ月で現体重の3%とする. メタボリックシンドロームの治療は肥満症の治療と重複する部分があり，以降の各治療法を参照されたい.

4. 各治療法の実際

A 食事療法

▶ 食事療法の目的は，体重や内臓脂肪量を減少させ，肥満に伴う種々の健康障害を改善させることである.

▶ 減量には摂取エネルギーを減らすことが有効であり，摂取エネルギー量は肥満症（25≦BMI＜35）の場合は25 kcal×目標体重 kg以下，高度肥満症（BMI≧35）では20〜25 kcal×目標体重 kg以下とする.

▶ 従来，摂取エネルギー量の設定に用いる目標体重にはBMI 22の標準体重が用いられてきたが，高齢者ではBMIの高値がむしろ死亡リスクの減少に作用するobesity paradoxが存在する可能性がある.

▶ 最も死亡率が低いBMIには一定の幅があり，年齢によっても異なるため，目標体重は年齢や個々の状況に応じて個別に設定する（表2）[1].

▶ 高度肥満症では減量目標が達成できない場合，超低エネルギー食（very low calorie diet：VLCD）も適応となるが，1日の食事量が1,000 kcalを下回ると様々な栄養素の摂取不足が生じやすく，VLCD療法中は低エネルギーでたんぱく

表2 目標体重の目安

年齢（歳）	目標とするBMIの目安
＜65	22
65〜74	22≦BMI＜25
≧75	22≦BMI＜25

（日本肥満学会（編）. 肥満症診療ガイドライン2022，ライフサイエンス出版，p.54，2022[1]より許諾を得て転載）

質，ビタミン，ミネラル，微量元素を含んだフォーミュラ食を併用するとよい.

▶ エネルギー産生栄養素の比率は，炭水化物50〜65%，たんぱく質13〜20%，脂肪20〜30%が目安となる. 糖質や脂質を制限した食事療法の効果が検討されているが，現在のところ長期的な減量効果が示された栄養素比率はない.

▶ 十分な食物繊維の摂取は減量に有用である.

B 運動療法

▶ 運動療法は肥満症の治療の基本として食事療法と併用して行うことが推奨されるが，体重減少への効果は限定的であり，減量後の体重維持や肥満予防に有用である.

▶ 運動療法のプログラムの原則を表3に示す[1]. 有酸素運動を中心に（レジスタンス運動の併用も望ましい），軽度から中強度の運動を，短時間の積み重ねでもよいので1日30分以上，毎日あるいは週150分以上，行うことが推奨される.

▶ 表3に示した時間と頻度が達成できない場合でも，運動療法により肥満症に関連する死亡や心血管疾患発症や重症化リスクが低下する.

▶ 近年，活動量を増やす取り組みのひとつとして座位行動（座り過ぎ）が注目されており，座位行動の減少により死亡や心血管疾患の発症や重症化リスク低下が示されている.

C 薬物療法

▶ 薬物療法の対象者は，食事・運動・行動療法による減量が不十分な場合に限られる.

2. 代謝疾患　③肥満症・メタボリックシンドローム

表3　運動療法のプログラムの原則

	原　則	実践のヒント
種類	・肥満症ではエネルギー消費量を増やすことが重要であるため，「有酸素運動」を中心に実施する.	・レジスタンス運動（筋力トレーニング）を併用すると，サルコペニア肥満の予防・改善に効果的である. ・座位行動（座りすぎ）を減らすことも運動療法のひとつと考える.
強度	・低〜中強度（最大酸素摂取量の40〜60％程度），ボルグスケールの11〜13（「楽である〜ややきつい」）以上を推奨する.	・導入段階では，あまり強度を強調しない. ・運動に慣れてきたら強度を上げることも考慮する.
時間・頻度	・1日30分以上（短時間の運動を数回に分け，合計30分でもよい）. ・毎日（週5日以上）あるいは週150分以上. ・運動に慣れてきたら1日60分以上，週300分以上としてもよい.	・運動の急性効果を期待しなくてもよい場合，運動量が十分であれば，週5日未満でまとめて運動してもよい.
その他	・運動の強度や時間を強調せず，「座位行動（座りすぎ）を減らすこと」「細切れでもよいので今より1日10分（1000歩）歩行を増やすこと」を呼びかける. ・近年，仕事上の高強度身体活動は心血管イベントを増加させるとの報告もあり，仕事上の身体活動が多いにもかかわらず健康障害を有する人々には，余暇時間のリラックスした状態での運動（散歩など）を呼びかける.	

（日本肥満学会（編）．肥満症診療ガイドライン2022，ライフサイエンス出版，p.62，2022[1]）より許諾を得て転載）

▶肥満合併糖尿病に対しては減量効果をもつ薬剤として，SGLT2阻害薬やGLP-1受容体作動薬などが使用できる．SGLT2阻害薬は糖排泄作用に加えNa排泄作用も有しており，体重減少だけでなく，体液量減少，血圧低下作用をもたらす．GLP-1受容体作動薬は中枢性食欲抑制や胃内容物排泄抑制を介して食欲抑制作用を有する．これらの薬剤は体重減少効果のみならず，心保護作用・腎保護作用も期待されている.

▶新たな薬剤として，2023年11月に日本ではじめての肥満症治療薬であるGLP-1受容体作動薬ウゴービ®が保険収載された．また，OTC医薬品として海外では以前から使用されていた腸管からの脂肪吸収を抑制するリパーゼ阻害薬オルリスタット（アライ®）が販売開始された.

▶今後の展望として，日本では未承認であるものの，海外で現在使用可能な肥満症治療薬が複数存在する．また，新薬の開発・臨床応用が進行中であり，日本における薬物療法の進展が予想される.

D 行動療法

▶行動療法は食事，運動療法などに並んで肥満症治療の重要な要素として位置づけられる.

▶行動療法のポイントは，①セルフモニタリング，②ストレス管理，③先行刺激のコントロール，④問題点の抽出と解決，⑤修復行動の報酬による強化，⑥認知の再構築，⑦社会的なサポートである.

▶行動療法の治療技法には，食行動質問表，グラフ化生活日記，グラフ化体重日記，咀嚼法がある.

▶近年，肥満に対する新たな行動療法として認知行動療法CBT-OB（cognitive behavioral therapy for obesity）が開発された．この療法の特徴として，従来の行動療法で得られる食事や運動習慣などの行動面の変化だけでなく，長期的に体重をコントロールできる思考様式の獲得を目指すことや，摂食障害の治療である強化型認知行動療法の戦略や方法を取り入れている点があげられる．CBT-OBのエビデンスは構築されつつあるが，現時点では保険診療での実施は不可能である．しかし，その手法の一部を診療に援用することは可能であろう.

第6章 ● 疾患における栄養療法

E 外科療法（減量・代謝改善手術）

▶減量・代謝改善手術には，減量に難渋する高度肥満症ならびに肥満を伴う2型糖尿病に対して有効である．

▶本邦では2014年に腹腔鏡下スリーブ状胃切除術が保険収載されて以降，減量・代謝改善手術症例が増加している．

▶減量・代謝改善手術例の食事療法は術前と術後で分けられる．

▶術前の食事療法の目的は，術前減量と潜在的な栄養欠乏の評価とその改善にある．術前減量は5％を目標としているが施設が多いが，減量が大きいほど術後合併症の発生率が低く，特に肥大した脂肪肝は術野の妨げになるため，肝臓サイズを縮小させることは安全な手術を行ううえで大変重要である．

▶肥満症患者は潜在的な栄養欠乏を合併している症例もあるため，血液生化学検査を用いた栄養評価や食事内容・食習慣から幅広い栄養素の過不足を評価することが望ましい．術前のエネルギー量は高度肥満症の食事療法に従い20～25 kcal/目標体重/日が基本となるが，除脂肪量の減少を最小限に留めるためにはたんぱく質は1.0～1.2 g/目標体重/日以上（60 g/日以上）が必要であるため，フォーミュラ食などを用いて必須アミノ酸を多く含む動物性たんぱく質を意識して摂取する．

▶術後の食事療法の目的は，栄養障害やリバウンドの予防である．栄養障害としては，たんぱく質の摂取不足や脂溶性ビタミンの欠乏，サルコペニア，鉄欠乏性貧血，骨粗鬆症のリスクが高まる．術後は食事量が著しく減少するため，たんぱく質源を優先的に食べるといった食べる順番の指導は，効率的な栄養摂取に有用である．

▶術後は少しずつ食事量が増え体重増加が問題となるケースもある．間食やだらだら食い（grazing）は体重減量不良やリバウンドと関連しやすいため，食習慣の改善は術前から取り組んでおくとよい．

■文献

1) 日本肥満学会（編）．肥満症診療ガイドライン2022，ライフサイエンス出版，2022
2) メタボリックシンドローム診断基準検討委員会．メタボリックシンドロームの定義と診断基準．日内会誌 2005; **94**: 794-809

2. 代謝疾患　④高尿酸血症と痛風

- ヒトにおいては，DNA や RNA などの核酸に含まれるプリン体の最終代謝産物が尿酸である．
- 食生活の欧米化とともにプリン体の摂取量が多くなり，高尿酸血症・痛風の患者数は増加している．
- 尿酸は飽和濃度を超えるとナトリウム塩結晶として関節などに析出し，これによって引き起こされる関節炎が痛風関節炎（痛風）である．さらに未治療で長期放置例では痛風結節を生じることがある．これらの病態は尿酸塩沈着症として積極的な尿酸低下療法の対象となっている．
- 一方，症状がない無症候性高尿酸血症は，尿路結石や腎障害を惹起する可能性があるとされ，また，高血圧，虚血性心疾患，糖尿病，メタボリックシンドロームなどに高頻度に合併する．
- 無症候性高尿酸血症が生活習慣病を引き起こす危険因子であるのか，単なるマーカーであるのかについては結論が得られていないため，尿酸塩沈着症以外の無症候性高尿酸血症について積極的に尿酸低下療法を行うかについては現在までにコンセンサスが得られていない．
- そのため，高尿酸血症については，尿酸沈着症と無症候性高尿酸血症とでは治療方針が異なっていることに注意が必要である．

キーワード	高尿酸血症，痛風関節炎，痛風結節，プリン体，尿酸沈着症

1. 高尿酸血症の定義と特徴

▶尿酸は温度や pH によって溶解度が変化し，ナトリウム塩結晶として析出する．尿酸の飽和濃度は通常生体内では性別・年齢を問わず 7 mg/dL であることから，それを超えるものを高尿酸血症と定義している．2019 年国民健康・栄養調査によると成人男性の 16.8％，成人女性の 1.3％と圧倒的に男性に多く（図1）[1]，また年齢とともに上昇する．女性については閉経後の女性ホルモン低下に伴って尿酸値は上昇する．痛風関節炎を発症していない高尿酸血症では自覚症状がない．尿酸の体内動態を図2 に示す．尿酸の産生過剰，排泄低下，あるいはその両方が存在すると体内の尿酸プールが増加し，高尿酸血症となる．

▶肥満，糖尿病，メタボリックシンドローム，アルコール多量摂取，肉魚類・果物の過剰摂取の例には高尿酸血症が高頻度に合併する．ほとんどが無症状であり，健康診断などで指摘されることが多い．

2. 高尿酸血症による疾患

A 痛風（痛風関節炎）

▶中年男性に好発する急性の関節炎である．母趾の付け根の外側やアキレス腱部分が発赤・腫脹することが多い．1 週間程度で自然寛解する

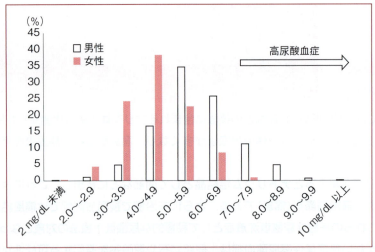

図1 2019年国民健康・栄養調査における成人の尿酸値
（2019年国民健康・栄養調査報告（https://www.mhlw.go.jp/content/000711007.pdf）[1]より作成）

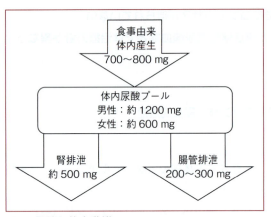

図2 尿酸の体内動態

が、無治療だと次第に頻発・慢性化し、痛風結節を生じてくる。発作時には血清尿酸値が低くなることがあるため注意が必要である。

B 腎障害

▶複数の研究のメタ解析により高尿酸血症は一般集団における慢性腎臓病の発症、そして慢性腎臓病患者における腎機能低下と関連していることが示されている。しかしながら尿酸降下薬投与によって腎機能低下の抑制が可能かについてはいまだ結論が得られていない。

C 尿路結石

▶尿酸結石の危険因子として、①尿酸の尿中排泄量の増加、②尿量低下、③酸性尿の持続、がある。高尿酸血症は①を引き起こすだけでなく、シュウ酸カルシウム結晶の析出を促進させて、シュウ酸カルシウム結石形成を促進させる。尿酸排泄促進薬を使用する場合には飲水を十分にさせるだけでなく、尿のアルカリ化も併せて行うことが尿路結石予防に必須である。

D メタボリックシンドローム

▶メタボリックシンドロームは高尿酸血症を合併することが多く、インスリン抵抗性が共通の発症因子となっていることが想定されている。

3. 高尿酸血症の治療

▶前述したように血中尿酸濃度を低下させることで効果が期待できることが明らかになっている疾患は、痛風関節炎（およびその再発予防）および痛風結節である。この場合の**治療目標値は尿**

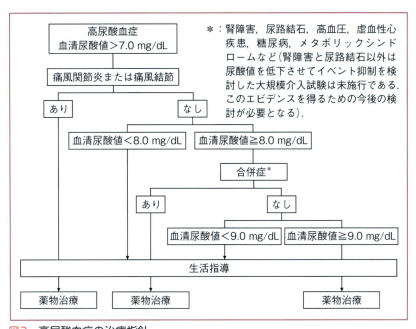

図3 高尿酸血症の治療指針
(日本痛風・尿酸核酸学会ガイドライン改訂委員会（編）：高尿酸血症・痛風の治療ガイドライン，第3版［2022年追補版］，診断と治療社，p.30，2022[2]）より許諾を得て転載）

酸の体液中の溶解限度よりも低い 6.0 mg/dL とされている．わが国の「高尿酸血症・痛風の治療ガイドライン第3版2022年追補版」[2]では**痛風関節炎または痛風結節が存在すれば生活指導・薬物治療を開始**することとされている．それ以外の例では，合併症が存在する場合には 8.0 mg/dL 以上で，存在しない場合には 9.0 mg/dL で生活指導を行い，改善をみなければ薬物治療を開始する（図3）．なお合併症には腎障害・尿路結石・高血圧・虚血性心疾患・糖尿病・メタボリックシンドロームなどが含まれる．無症候性高尿酸血症については高頻度に高血圧や糖尿病など他疾患・臓器障害が合併しているが，高尿酸血症の治療を行うべきかについては意見が分かれている．

A 食事療法

▶BMI が高くなるにつれて尿酸値が高くなることが知られていることから，**目標体重を維持するために適正な摂取エネルギーが必要**である．総摂取エネルギー量(kcal/日)は糖尿病患者に用いられるものと同じく目標体重(kg)×エネルギー係数(kcal/kg)から算出する（高齢者・肥満者はエネルギー係数を調整する）．肥満者には特に有効であり，必ず指導することが勧められる．さらに加えてプリン体を多く含む食品（表1）を過食しないように指導するのが実践的である．厳格なプリン体制限は日常生活ではかなり困難であることから1日 400 mg 未満を目標としている．プリン体は核酸に含まれることから，細胞が多く含まれる食品（肉類・内臓・白子・ウニなど）の摂り過ぎに注意する．干物類は水分が除去されているため高くなる．プリン体は水溶性であることから，肉類からとったスープ（ブイヨン・鶏ガラスープなど）にもプリン体は多く含まれる．アルコール飲料についてはその分解の過程で尿酸が産生されるだけでなく，種類によってはプリン体を多く含むもの（ビール・紹興酒など）が存在する．痛風関節炎が持続している間は禁酒を指導する．果物や清

第6章 ● 疾患における栄養療法

表1 プリン体含量が多い食品（100 gあたり）

極めて多い （300 mg〜）	鶏レバー，干物（マイワシ），白子（イサキ，ふぐ・たら），あんこう（肝酒蒸し），太刀魚，健康食品（DNA/RNA，ビール酵母，クロレラ，スピルリナ，ローヤルゼリー）など
多い （200〜300 mg）	豚レバー，牛レバー，カツオ，マイワシ，大正エビ，オキアミ，干物（マアジ，サンマ）など

（日本痛風・尿酸核酸学会ガイドライン改訂委員会（編）：高尿酸血症・痛風の治療ガイドライン，第3版［2022年追補版］，診断と治療社，p.57，2022[2]）より許諾を得て転載・一部抜粋）

涼飲料水に多く含まれるフルクトースはその代謝の過程でATP（アデノシン三リン酸）を消費し，尿酸を産生させることから過剰摂取は避ける．グルコースとフルクトースとの結合体であるショ糖（砂糖）も尿酸産生を増加させる．

B 運動療法

▶糖尿病，高血圧，脂質異常症などの生活習慣病で勧められている有酸素運動が高尿酸血症においても有効とされている．高強度の運動（長時間のレジスタンス運動を含む）は乳酸の産生増加や脱水により尿酸の尿中排泄を阻害することから高尿酸血症が増悪する．尿路結石予防のためにも十分な量の水分摂取が勧められる．

C 薬物療法

▶尿酸値を低下させる薬剤としては，①尿酸生成抑制薬，②尿酸排泄促進薬，③尿酸分解酵素製剤（尿酸をアラントインに分解する薬剤）が使用されている．その他では糖尿病・高血圧・脂質異常症の治療薬の一部に尿酸低下作用が報告されている．

① 尿酸生成抑制薬

▶プリン型キサンチン酸化還元酵素阻害薬のアロプリノールと，非プリン型キサンチン酸化還元酵素阻害薬のフェブキソスタットおよびトピロキソスタットの3剤が使用可能である．アロプリノールは古くから使用されてきた薬剤である

が，腎機能に応じての用量調節が必要であり，まれに重篤な副作用（中毒性表皮壊死症など）を惹起することから使用に注意が必要であった．フェブキソスタット，トピロキソスタットは尿酸低下効果が強く，腎機能による用量調節も不要であり，副作用や他の薬剤との相互作用も少ないため使用例が増加している．なお，メルカプトプリン水和物およびアザチオプリンとはすべての尿酸生成抑制薬において相互作用がしられており，アロプリノールでは減量が必要であり，フェブキソスタット・トピロキソスタットでは相互併用禁忌となっているため注意する．

② 尿酸排泄促進薬

▶腎臓で尿酸再吸収に働く輸送体（URAT1）を阻害する薬剤であり，プロベネシドおよびベンズブロマロンと，よりURAT1への選択性の高いドチヌラドがある．尿中の尿酸を増加させるため尿路結石発症に注意が必要であり，同患者には使用が禁忌となっている．尿をアルカリ化する薬剤との併用も行われている．抗炎症作用を併せ持つ薬剤ブコロームも使用可能である．

③ 尿酸分解酵素製剤

▶白血病などの化学療法の際に生じる高尿酸血症に対してのみ用いられるラスプリカーゼがある．

④ 尿酸値に影響を与える薬物

▶糖尿病治療薬のSGLT2阻害薬，GLP-1受容体作動薬，脂質異常症治療薬のアトルバスタチン，カルシウム拮抗薬のシルニジピン，アンジオテンシン受容体拮抗薬のロサルタンに尿酸値の低下作用があることが知られている．一方，ループ利尿薬，サイアザイド系利尿薬は尿酸値を上昇させる．

4. 痛風（痛風関節炎）の診断と治療

A 診断

▶高尿酸血症（>7 mg/dL）が持続すると関節内に尿酸ナトリウム結晶が蓄積する．結晶が白血球に貪食されることで強い炎症が惹起され，痛風関節炎（痛風発作）が起こる．無治療の状態が続くと，慢性化して痛風結節を形成することがある．診断は関節液検査に加えて，関節エコーや二重エネルギーCTなどによっても行われる．発作中には尿酸値が発作前より低くなる場合があり注意が必要である．

B 治療

▶薬物治療の適応となる．非ステロイド抗炎症薬（NSAIDs），コルヒチン，グルココルチコイドを重症度や経過などを考慮して選択する．

NSAIDsは胃腸障害を避けるためなるべく空腹時を避けて服用させる．患部の挙上と安静・冷却を勧める．尿酸降下薬使用開始時など急速に尿酸値が変動した際に発作を生じることがあるため注意が必要である．

▶高尿酸血症は無症状であるため，検診で指摘されても治療に結びつかず，痛風発作を起こしてしまう例が残念ながら認められる．食事を中心とした生活習慣の改善，特に肥満の是正は他の生活習慣病の改善・予防にもつながるため，無症候性高尿酸血症に対しては，積極的な受診勧奨と啓発活動とを行っていく必要がある．

文献
1）2019年国民健康・栄養調査報告　https://www.mhlw.go.jp/content/000711007.pdf
2）日本痛風・尿酸核酸学会ガイドライン改訂委員会（編）．高尿酸血症・痛風の治療ガイドライン，第3版［2022年追補版］，診断と治療社，2022

第6章 ● 疾患における栄養療法

2. 代謝疾患 ⑤骨粗鬆症

- 骨粗鬆症は超高齢社会の進展により社会的重要性が増してきた慢性疾患のひとつである.
- 外傷による骨折とは異なり,軽微な外力で起きる骨折(脆弱性骨折)を特徴とする.
- 骨代謝を悪化させる素因としての栄養は重要で,総エネルギー量・たんぱく質摂取量を確保したうえで,骨硬組織の直接の材料となるカルシウムの十分な摂取と,ビタミンB・C・D・Kなどの骨代謝に影響を与える栄養素を確保することが重要である.

キーワード	骨粗鬆症,骨折,骨粗鬆症リエゾンサービス,カルシウム,ビタミンD,ロコモティブシンドローム

1. 概説

▶ 骨粗鬆症とは骨強度の低下により骨折の危険性が高まった骨格疾患と定義されている.軽微な外力により骨折を引き起こすため,外傷性骨折と対比して脆弱性骨折と呼ばれる.

2. 診断基準と診療ガイドライン

▶ 骨粗鬆症の診断基準は,骨脆弱性を評価するうえで臨床的骨折の既往歴と骨密度を基準としている.さらに骨折歴がなく骨量が減少してきた患者(いわゆる骨粗鬆症予備群)に対して薬物療法の必要性を加えて「薬物治療開始基準」が策定されている.(図1)[1].

3. 予防と治療

▶ 骨粗鬆症の予防と治療の三本柱は,栄養,運動,薬物療法である.

▶ これらの指導を適切におこなうために,日本骨粗鬆症学会を中心に骨粗鬆症リエゾンサービスが策定されている.その目的は,「初発の骨折を防ぎ,骨折の連鎖を絶つ」ことである.管理栄養士は,栄養アセスメントならびに栄養指導を中心に,骨折高リスク患者の健康を守るために主役となる職種のひとつである.

A 食事療法

▶ 適切なエネルギーの確保と必要十分なたんぱく質摂取量の確保がまず求められる.骨粗鬆症の好発年齢である高齢者・超高齢者においては摂食不良が体重減少からフレイルに結びつきやすく,また筋量の低下が易動揺性につながる.適正体重を維持しサルコペニアを防ぐための栄養をまず考える必要がある.

▶ そのうえで,骨にとって特に摂取が必要とされる栄養素としてカルシウム,ビタミンD,ビタ

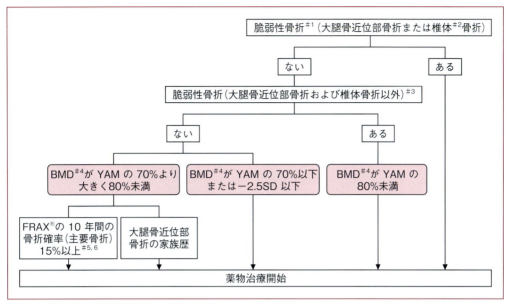

図1　原発性骨粗鬆症の薬物治療開始基準
#1：軽微な外力によって発生した非外傷性骨折．軽微な外力とは，立った姿勢からの転倒か，それ以下の外力をさす．
#2：形態椎体骨折のうち，3分の2は無症候性であることに留意するとともに，鑑別診断の観点からも脊椎エックス線像を確認することが望ましい．
#3：その他の脆弱性骨折：軽微な外力によって発生した非外傷性骨折で，骨折部位は肋骨，骨盤（恥骨，坐骨，仙骨を含む），上腕骨近位部，橈骨遠位端，下腿骨．
#4：骨密度は原則として腰椎または大腿骨近位部骨密度とする．また，複数部位で測定した場合にはより低い％値またはSD値を採用することとする．腰椎においてはL1～L4またはL2～L4を基準値とする．ただし，高齢者において，脊椎変形などのために腰椎骨密度の測定が困難な場合には大腿骨近位部骨密度とする．大腿骨近位部骨密度には頸部またはtotal hip（total proximal femur）を用いる．これらの測定が困難な場合は橈骨，第二中手骨の骨密度とするが，この場合は％のみ使用する．
#5：75歳未満で適用する．また，50歳代を中心とする世代においては，より低いカットオフ値を用いた場合でも，現行の診断基準に基づいて薬物治療が推奨される集団を部分的にしかカバーしないなどの限界も明らかになっている．
#6：この薬物治療開始基準は原発性骨粗鬆症に関するものであるため，FRAX®の項目のうち糖質コルチコイド，関節リウマチ，続発性骨粗鬆症にあてはまる者には適用されない．すなわち，これらの項目がすべて「なし」である症例に限って適用される．
（骨粗鬆症の予防と治療ガイドライン作成委員会（編）．骨粗鬆症の予防と治療ガイドライン2015年版，日本骨粗鬆症学会・日本骨代謝学会・骨粗鬆症財団，p.63, 2015[1]）より許諾を得て転載）

ミンKの摂取量の確保が求められる．残念ながらカルシウムの摂取量は，依然として推奨量に達しておらず，骨粗鬆症治療薬の効果が十分に発揮できない原因のひとつと考えられている（表1）．さらにはビタミンB群，ビタミンCの適切な摂取が骨代謝にとって重要であることも報告されている．ビタミンDは魚類（サケ，ウナギなど）やキノコ類に多く含まれる．ビタミンKは納豆，緑黄色野菜に多い．

▶日本人の食事摂取基準（2025年版）では，カルシウム摂取量の微調整とともにビタミンD摂取量が従来よりも引き上げられた（表2）．これは，2015年版までの推奨量が，くる病・骨軟化症をきたさないための基準であったため，骨の健康を増進するための量としては不十分と考えられたためである．

▶骨にとって負に働くものとして，ナトリウム，リンの過剰摂取がある．またカフェイン，アルコールの過剰摂取や喫煙などの生活習慣も骨に悪影響を与える．

B 運動療法

① 目的と指導法

▶運動療法の目的には大きく分けて3つある．ひ

第6章 ● 疾患における栄養療法

表1 日本人のカルシウム摂取推奨量とカルシウム平均摂取量(mg/日)

年齢	男性推奨量	女性推奨量	年齢	男性平均摂取量	女性平均摂取量
1〜2	428	415	1〜6	446	391
3〜5	587	532			
6〜7	585	538	7〜14	676	594
8〜9	645	750			
10〜11	708	732			
12〜14	991	812			
15〜17	804	673	15〜19	504	454
18〜29	789	661	20〜29	462	408
30〜49	738	660	30〜39	395	406
			40〜49	442	441
50〜64	737	667	50〜59	471	472
65〜74	769	652	60〜69	533	539
75<	720	620	70〜79	585	574
			80≦	537	490

（日本人の食事摂取基準2025年版ならびに2019年度国民健康栄養調査より作成）

表2 日本人のビタミンD摂取目安量とビタミンD平均摂取量(μg/日)

年齢	目安量	年齢	男性平均摂取量	女性平均摂取量
0〜1	5.0	0〜1	—	—
1〜2	3.5	1〜6	4.1	3.4
3〜5	4.5			
6〜7	5.5	7〜14	5.6	5.8
8〜9	6.5			
10〜11	8.0			
12〜14	9.0			
15〜17	9.0	15〜19	5.9	5.3
18〜29	9.0	20〜29	5.9	4.6
30〜49	9.0	30〜39	5.5	4.9
		40〜49	6.4	5.3
50〜64	9.0	50〜59	6.8	5.4
65〜74	9.0	60〜69	7.9	7.1
75<	9.0	70〜79	10.9	9.0
		80≦	8.6	7.4

（日本人の食事摂取基準2025年版ならびに2019年度国民健康栄養調査より作成）

とつ目は筋力/筋量の維持，2つ目は，骨へのメカニカルストレスの維持，3つ目は，バランス感覚の維持・改善である．

▶具体的な運動療法の指導方法は，個人個人の身体能力，年齢，合併疾患などにより異なるが，運動器不安定症を意味するロコモティブシンドロームの観点から，簡易的なアンケート「ロコチェック」や簡易トレーニング法「ロコトレ」が，日本整形外科学会が支援するロコモチャレンジ！推進協議会より公開されている．

② 転倒予防

▶転倒は骨折受傷の直接のきっかけとなるため，骨折予防にとり極めて重要である．転倒の危険因子としては，①歩行速度が遅い，②継ぎ足歩行ができない，③視力低下，④下腿周径が細いことがあげられている．特に過去1年以内の転倒歴は，次の転倒の予測因子となるので，積極的な問診が望ましい．転倒予防には運動介入と運動以外の介入があり，さらには両者に加えて

身体・知的機能，環境，医学的評価に基づいた対策など多角的介入が有効であるとされている．

C 薬物療法

▶一般的に骨粗鬆症の骨折予防についてエビデンスレベルが高いビスホスホネート薬や選択的エストロゲン受容体修飾薬(selective estrogen receptor modulator：SERM)が頻用されているが，最近では骨折リスクの程度を加味した薬剤の選択についても提案されるようになってきており，破骨細胞分化促進因子RANKL(Receptor activator of NF-κB ligand)に対する中和抗体デノスマブ，副甲状腺ホルモン由来のテリパラチド，副甲状腺ホルモン関連たんぱく由来のアバロパラチド，骨芽細胞分化抑制因子スクレロスチンに対する中和抗体ロモソズマブなども臨床の現場で使用されている．特に骨形成促進薬であるテリパラチド，アバロパラチド，ロモソズ

2. 代謝疾患　⑤骨粗鬆症

マブの適応は,重症骨粗鬆症を対象としている.

4. 栄養病態

▶骨粗鬆症の予防と治療のためには,十分な摂取エネルギーのもと,骨に必要な栄養素(カルシウム,リン,ビタミンB・C・D・Kなど)を確保することで,健常な骨代謝を維持することが重要である.

▶欧米と比較して乳製品の摂取が少ないことから,日本人の食事では常にカルシウム摂取量が不足しており,骨代謝が負に傾きやすい.若年者においても,学校給食がなくなる中学生以降に乳製品の摂取量が減少するとともに,思春期のダイエットによる栄養バランスの乱れや月経不順なども骨へのカルシウム蓄積を妨げる原因となる.和食の特徴として食塩の摂取量が多いことも,尿中カルシウム排泄を増加させる一因となっている.

5. 栄養の評価・治療・教育

A 十分な摂取エネルギー

▶必要十分な摂取エネルギーが,成長期・退行期ともに重要である.体重減少は,フレイル・サルコペニアの原因となるとともに,骨への荷重負荷の減少により骨吸収を亢進させる.また,たんぱく質の摂取量の確保がサルコペニア予防に重要である.骨の非石灰化成分の主体であるコラーゲン線維,筋肉の維持のためにもたんぱく質摂取は重要である.

B カルシウム摂取

▶カルシウム摂取量は,各年代で推奨量を下回っ

ており,積極的な摂取が望まれる.

▶腸管からのカルシウム吸収は,加齢とともに低下するため,高齢者ではよりいっそう摂取量の確保が必要となる.妊婦・授乳婦では吸収率は増加するが,消費量も増加する.

▶日本人のカルシウム摂取量が欧米に対して少ない主な理由は乳製品の摂取量が少ないことで,カルシウム不足・食塩摂取過多が和食の弱点といわれている.そのため,乳を調理に用いる「乳和食」など,日常生活に無理なくカルシウム摂取量を増加させる工夫が試みられている.野菜,海藻,豆類,魚介類も比較的カルシウム含有量は多いが,カルシウムの吸収効率は乳製品が最も高い.

C ビタミンD摂取

▶ビタミンDは,皮膚で紫外線により合成されるものと,食品から摂取されるものの2つの経路がある.ビタミンDは肝臓で水酸化されて25水酸化ビタミンDとなり,25水酸化ビタミンDはさらに腎臓で水酸化されて1,25水酸化ビタミンD_3(活性型ビタミンD)となる.活性型ビタミンDは,腸管でのカルシウム吸収と腎臓でのカルシウム再吸収を増加させる.さらに,ビタミンDそのものが転倒予防や筋肉量の維持に重要であることも知られている.ビタミンDは摂取が比較的困難な栄養素で,魚介類などから積極的に摂取しないと不足しがちである.

D その他の栄養素の摂取

▶ビタミンKは骨基質たんぱくの機能維持に重要と考えられており,納豆,緑黄色野菜などからの摂取が可能である.ビタミンB群は,メチオニン代謝経路で補酵素として働くことでホモシステインの蓄積を防ぎ,骨代謝によい影響を与えると考えられている.ビタミンCは骨芽細胞分化に必須の栄養素であり,不足を避け

第6章　疾患における栄養療法

187

第6章 ● 疾患における栄養療法

るべきである．総じて，豆類，緑黄色野菜など
が骨にとって良い食材といえる．

E 悪影響を及ぼす栄養素

▶リンは，骨石灰化に重要な栄養素ではあるが，
日常生活のなかではむしろ過剰摂取によるカル
シウム排泄増加に注意すべきである．食材とし
てはたんぱく質に多く含まれているが，近年食
品添加物に多く含まれている各種リン酸塩の摂
取過多が問題となっている．食塩の過剰摂取
は，尿中ナトリウム排泄に伴うカルシウム排泄
増加につながるため，特に魚介類の調理のさい
に塩分過多とならないように留意すべきであ
る．

▶カフェインの過剰摂取も尿中カルシウム排泄を
増加させ，また骨形成を抑制すると考えられて
いる．逆にカテキン類は骨形成によい影響をあ
たえる．アルコールの過剰摂取も骨折の危険因
子となる．

▶喫煙も，カルシウム吸収・再吸収の低下，抗エ
ストロゲン作用，酸化物質の精製など骨への悪
影響があり，骨折の危険因子となっている．

■文献
1) 骨粗鬆症の予防と治療ガイドライン作成委員会
（編）．骨粗鬆症の予防と治療ガイドライン 2015
年版，日本骨粗鬆症学会・日本骨代謝学会・骨粗
鬆症財団，2015

2. 代謝疾患　⑥先天代謝異常症

- 先天代謝異常症は，栄養代謝にかかわる酵素をコードする遺伝子の変異により酵素活性の変化が起こり，様々な臨床症状を呈する遺伝性の疾患である．酵素活性の欠損や低下により，酵素の基質となる物質の蓄積と同時に産生される物質の低下が起こり，臨床症状の原因となる．
- これらの蓄積あるいは低下する物質の由来は食物であるため，先天代謝異常症の治療には食事療法が重要となる．
- 遺伝子診断が進歩し，ほとんどすべての疾患に適応可能となり，病型診断や治療方針決定に有用な場合がある．

キーワード	アミノ酸代謝異常症，尿素サイクル異常症，脂肪酸代謝異常症，シトリン欠損症，ミトコンドリア病

▶先天代謝異常症は，遺伝性の希少疾患であり，症状が非特異的であるため，一般臨床現場での診断は難しい．そのため順序だった診断法が望まれる．新生児マススクリーニングは，先天代謝異常症などをみつけるための検査であり，食事療法などの治療を早期に開始することで症状の改善や発症抑制が可能な疾患が対象となっている．2013年度以前の対象疾患は6疾患であったが，新たにタンデムマス法が導入されたことで現在の対象疾患は20疾患と拡大し発症前診断の症例が増えている（表1）．

▶先天代謝異常症はその種類が非常に多く，紙面の都合で食事療法の詳細を述べることができない．多くの書籍が発行されているのでそれを必ずチェックすることが必要であり，不明の点あれば専門家に相談することが望ましい．

表1　新生児マススクリーニング対象20疾患（千葉県にて実施）

1	アミノ酸代謝異常症	フェニルケトン尿症
2		メープルシロップ尿症
3		ホモシスチン尿症
4		シトルリン血症Ⅰ型
5		アルギニノコハク酸尿症
6	有機酸代謝異常症	メチルマロン酸血症
7		プロピオン酸血症
8		イソ吉草酸血症
9		メチルクロトニルグリシン尿症
10		ヒドロキシメチルグルタル酸血症
11		複合カルボキシラーゼ欠損症
12		グルタル酸血症Ⅰ型
13	脂肪酸代謝異常症	中鎖脂肪酸脱アシルCoA水素酵素（MCAD）欠損症
14		極長鎖脂肪酸アシルCoA脱水素酵素（VLCAD）欠損症
15		三頭酵素（TFP）欠損症
16		カルニチンパルミトイルトランスフェラーゼ（CPT）-Ⅰ欠損症
17		カルニチンパルミトイルトランスフェラーゼ（CPT）-Ⅱ欠損症
18	糖代謝異常症	ガラクトース血症
19	先天性甲状腺機能低下症	
20	先天性副腎皮質過形成	

第6章 ● 疾患における栄養療法

1. アミノ酸代謝異常症

A フェニルケトン尿症（PKU）

① 疾患の概説

▶ フェニルアラニン（Phe）水酸化酵素（PAH）の欠損または活性低下により Phe からチロシン（Tyr）への水酸化が障害され，Phe が上昇し Tyr が低下する PAH 欠損症と PAH の補酵素であるテトラヒドロビオプテリン（BH4）の生合成系の代謝経路の異常に起因する BH4 欠損症とに大別される．PAH 欠損症の亜型として BH4 投与に反応する BH4 反応性 PKU がある．

▶ Phe の蓄積は精神発達遅滞や痙攣，毛髪や皮膚の色素が低下し赤毛，色白となり，体臭や尿臭を伴う．血中 Phe 濃度は神経障害の重症度と並行し，無治療時の血中 Phe 値が 20 mg/dL 以上となる症例は古典的 PKU と称される．

② 診断

▶ 新生児マススクリーニングにおいて血中 Phe 高値でスクリーニングされる．アミノ酸分析で Phe 高値を認める．治療開始前に BH4 負荷試験を行い BH4 欠損症の鑑別を行う．病型の早期診断や治療方針決定に遺伝子診断は有用である．

③ 治療と予後

▶ 低たんぱく質食で Phe 摂取を制限し，不足する他のアミノ酸を治療粉乳（フェニルアラニン除去ミルク）で補い，血中 Phe 値を 2〜6 mg/dL に維持する．

▶ 生涯にわたり特殊ミルクを用いた食事療法が必要である．血中 Phe 値のコントロールがよければ精神発達遅滞が予防される．妊娠中は胎児への影響を予防するため厳格な制限が必要となる．人工甘味料のアスパルテームは Phe が生成されるので避ける．BH4 反応性 PKU には BH4 投与，BH4 欠損症には BH4 投与と神経伝達物質の投与が行われる[1].

▶ 上記治療で Phe が十分に低下しない症例に対し，PAH を代替し BH4 非依存的に Phe をアンモニアとケイ皮酸に代謝するフェニルアラニンアンモニアリアーゼ（ペグバリアーゼ）の皮下注射薬が 2023 年に承認された．

B メープルシロップ尿症

① 疾患の概説

▶ 分岐鎖αケト酸脱水素酵素の欠損または活性低下により，分岐鎖アミノ酸（BCAA）であるバリン（Val），ロイシン（Leu），イソロイシン（Ile）由来の分岐鎖ケト酸の代謝が障害され，上昇する．ロイシン由来のαケトイソカプロン酸の神経毒性が強く，血中ロイシン値と臨床症状がほぼ一致し，嘔吐や哺乳不良，筋緊張低下，痙攣，意識障害，昏睡がみられ，メープルシロップ様の尿臭を認める．

② 診断

▶ 新生児マススクリーニングで血中 Leu＋Ile 高値でスクリーニングされる．アミノ酸分析で Val，Leu，Ile 高値，尿中有機酸分析で尿中αケト酸の増加を認める．診断の確定には酵素解析や遺伝子検査が有用である．

③ 治療と予後

▶ 低たんぱく質食で BCAA 摂取を制限し，不足するほかのアミノ酸を治療粉乳（BCAA 除去ミルク）で補い，血中 Leu 値を 2〜5 mg/dL に維持する．ビタミン B$_1$ 依存性の症例ではビタミン B$_1$ が大量投与される．

▶ 新生児期の初回急性増悪を抑えることができれば良好な予後が期待されるが，新生児期の血中 Leu 高値の期間が長いと神経学的予後は不良と考えられている．急性発症時は血液浄化療法が行われる場合もある．感染を契機に急性増悪する場合もあり，中枢神経障害が進行性である場合は肝移植も選択肢となる[1].

2. 代謝疾患　⑥先天代謝異常症

C ホモシスチン尿症

① 疾患の概説

▶シスタチオニンβ合成酵素の欠損または活性低下により，メチオニン(Met)の代謝産物であるホモシステイン(Hcy)からシスチンへの代謝過程の入り口が障害されHcyが血中に蓄積する．尿中には重合体であるホモシスチンが増加する．Hcyの増加は血管内皮細胞障害をきたすと考えられ，**水晶体亜脱臼，骨格の異常，血栓症，知的障害，てんかん**などが認められる．

② 診断

▶新生児マススクリーニングでは血中Met高値でスクリーニングされる．血中アミノ酸分析で**Met高値，血中Hcy高値，尿中ホモシスチン排泄**で診断される．さらに**酵素解析，遺伝子診断**が行われる．

③ 治療と予後

▶食事療法として**Met摂取制限**を行い，不足分のエネルギー・窒素源は治療乳(メチオニン除去ミルク)で補う．血中Met<1 mg/dL，血中Hcy<20 μmol/L濃度を指標に治療する．

▶Hcyの下流にあるシスチンの補充が推奨されるが治療乳には添加されている．ビタミンB₆反応型では，ビタミンB₆の投与で食事療法が緩和可能な例がある．

▶**ベタイン**投与はHcyの再メチル化を促進しMetに代謝することでHcy濃度を低下させるが，単独での効果は低く食事療法と併用される．

▶血栓症は思春期以降に起こり，生命予後を規定する因子であるため生涯を通じて治療を行う[1]．

---

2. 尿素サイクル異常症

A 疾患の概説

▶アンモニアから尿素を合成するための代謝経路である尿素サイクルと，これに関連したアミノ酸の転送などの異常により血中アンモニアが上昇し，**高アンモニア血症による様々な症状を呈する疾患**である．尿素回路に関与する6種類の酵素(CPS-1(carbamoyl phosphate synthetase I)，OTC(ornitinetranscarbamylase)，ASS(arginosuccinate synthase)，ASL(arginosuccinate lyase)，ARG(Arginase)，NAGS(N-acetylglutamate synthetase))欠損があり，OTC欠損症が最も高頻度である(図1)．

▶食品中のたんぱく質や筋肉をはじめとする全身各組織のたんぱく質に由来するアンモニアが蓄積して高アンモニア血症による中枢神経症状が出現する．

▶酵素活性の違いにより**新生児発症型**と**遅発型**に分類され，**新生児型は哺乳不良，痙攣，意識障害で発症し，遅発型では嘔吐発作や精神発達遅滞，学習障害，四肢麻痺**など様々な症状を呈する．

B 診断

▶血中・尿中アミノ酸分析，尿中有機酸分析を行い，高アンモニア血症を呈する疾患を鑑別診断する．**酵素解析や遺伝子検査**で診断される．

C 治療と予後

▶食事療法では，アンモニアのもととなる**たんぱく質の摂取制限**を行い，血中アンモニア値を許容範囲に維持する．たんぱく質摂取量は1〜1.5 g/kg/日が目安だが，症例ごとの耐用量の調整が必要で低たんぱく質食品の利用や不足するエネルギー補給には**たんぱく質除去粉乳**などを使用する．

▶薬物療法では，尿素サイクルの中間体(**アルギニン，シトルリン**)の補充や代替経路からアンモニアを排泄させる薬剤(**安息香酸ナトリウム，フェニル酪酸ナトリウム**)の投与などが行われる．

▶長期間の絶食ではたんぱく異化により高アンモ

第6章 ● 疾患における栄養療法

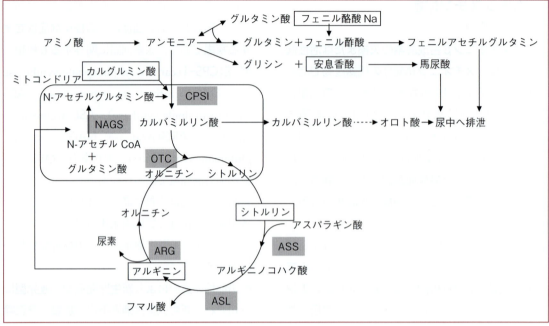

図1 尿素サイクルと代替経路

ニア血症をきたすため，十分な量のブドウ糖輸液が必要である．
▶急性期の高アンモニア血症発作時には，**血液浄化療法**が施行されることもある．
▶発作が予防され，血中アンモニア値のコントロールがよければ，良好な成長発達が見込まれる．
▶発作の抑制が困難な場合や成長障害を認める場合には**肝移植**も検討される[1]．

3. 糖代謝異常症

A ガラクトース血症

① 疾患の概説
▶乳糖が消化管において乳糖分解酵素により分解され，産生されたガラクトースは吸収され門脈を経由して肝臓で代謝される．代謝酵素異常の部位により以下の4型に分類される．ガラクトース-1-リン酸（Gal-1-P）の蓄積による肝毒性やガラクチトールの水晶体への蓄積により白内障がみられる[1]．

(a) Ⅰ型（ガラクトース1リン酸ウリジリルトランスフェラーゼ（GALT）欠損症）
▶GALTの欠損または活性低下によりガラクトース，Gal-1-Pの蓄積が起こり，**哺乳開始後に嘔吐，下痢，黄疸，低血糖，白内障，尿細管障害，肝障害，血液凝固異常**が認められる．

(b) Ⅱ型（ガラクトキナーゼ欠損症）
▶**白内障**が主な症状であり，早期診断，早期の乳糖制限の開始が望まれる．

(c) Ⅲ型（UDPガラクトースエピメラーゼ欠損症）
▶無症状で治療は不要．

(d) Ⅳ型（galactose mutarotase（GALM）欠損症）[2]
▶**白内障**の報告があり，ガラクトース高値の症例は乳糖制限が行われる．

② 診断
▶新生児マススクリーニングで診断される．ボイ

192

2. 代謝疾患　⑥先天代謝異常症

表2　主な糖原病

型		疾患名	欠損酵素	主な蓄積臓器	症　状
0			グリコーゲン合成酵素	肝グリコーゲン低下	ケトン性低血糖
Ⅰ	a	Von Gierke病	グルコース-6-ホスファターゼ	肝臓，腎臓，腸管	低血糖，肝腫大，低身長，人形様顔貌，高乳酸血症
	b		グルコース-6-リン酸トランスロカーゼ		低血糖，肝腫大，低身長，顆粒球減少，易感染性
	c		リン酸/ピロリン酸トランスロカーゼ		低血糖，肝腫大，低身長
Ⅱ		Pompe病	酸マルターゼ	肝臓，心臓，筋肉	筋力低下，心不全，肝腫大
Ⅲ	a	Cori病・Forbes病	グリコーゲン脱分枝酵素　肝筋型	肝臓，筋肉，心臓	低血糖，肝腫大，低身長，筋力低下
	b		グリコーゲン脱分枝酵素　肝型	肝臓	低血糖，肝腫大，低身長
Ⅳ		Anderson病	グリコーゲン分枝酵素	肝臓，筋肉	肝脾腫，肝硬変，筋力低下
Ⅴ		McArdle病	筋ホスホリラーゼ	筋肉	筋力低下，運動不耐，筋痛，横紋筋融解症
Ⅵ		Hers病	肝ホスホリラーゼ	肝臓	低血糖，肝腫大，低身長
Ⅶ		Tarui病	ホスホフルクトキナーゼ	筋肉	運動不耐，筋痛，横紋筋融解症
Ⅸ	a		ホスホリラーゼキナーゼ α サブユニット	肝臓	低血糖，肝腫大，低身長
	b		ホスホリラーゼキナーゼ β サブユニット	肝臓，筋肉	低血糖，肝腫大，低身長，筋力低下
	c		ホスホリラーゼキナーゼ γ サブユニット	肝臓	低血糖，肝腫大，低身長

（城戸　淳，中村公俊. 腎と透析 2019；**86**（増刊）：202-206[6] より作成）

トラー法での GALT 活性の有無，Gal-1-P の有無，酵素活性測定，遺伝子検査により4型が鑑別される.

③ 治療と予後

▶食事療法で乳糖およびガラクトースの摂取制限，乳糖除去ミルクの使用，乳製品除去を行う．Ⅰ型は適切な治療が行われなければ致死的であり，厳格な食事療法により症状の発現や進行の防止が目標だが，慢性期に学習障害や卵巣機能不全の合併症がみられることがある[1].

B 糖原病

① 疾患の概説

▶グリコーゲン代謝に関与する酵素の異常により，組織内に多量にあるいは異常なグリコーゲンが蓄積する疾患. 障害臓器の部位と臨床症状により主に肝型（Ⅰ，Ⅲ，Ⅳ，Ⅵ，Ⅸ），筋型（Ⅱ，Ⅴ，Ⅶ）に分けられる（表2）.

▶肝型糖原病では低血糖，肝腫大，低身長がみられ，Ⅰ型では著しい低血糖，乳酸アシドーシス

や脂質異常症，高尿酸血症，鼻血が認められる．Ib型では好中球減少による易感染性がみられる.

▶筋型糖原病では運動不耐，運動時の有痛性筋痙攣，横紋筋融解症などがみられる.

② 診断

▶臨床症状と肝障害，高クレアチンキナーゼ血症などから疑われ，組織生検（肝・筋），酵素解析，遺伝子診断により確定診断される.

③ 治療と予後

▶肝型糖原病では低血糖を予防するための食事療法が中心で，糖原病用治療ミルク，非加熱コーンスターチ（UCS）を利用した高糖質頻回食や夜間胃内持続注入で低血糖を予防する．乳児期は治療乳を中心とし，学童以降は UCS を中心とする.

▶ショ糖，果糖，乳糖はグルコースとして利用できず高乳酸血症をきたすため炭水化物エネルギーの5%以内に制限する.

▶良好な食事療法を行うことで症状の改善，良好

第6章 ● 疾患における栄養療法

な成長発育がみられる.
▶生涯にわたる管理が必要で肝腫瘍や腎障害の合併症が予後を左右する[1].

4. 脂肪酸代謝異常症

A 疾患の概説
▶脂肪酸ミトコンドリアへの輸送に必要なカルニチン回路および脂肪酸β酸化系における酵素をコードする遺伝子の変異による疾患.通常は無症状であるが,感染や飢餓を契機にミトコンドリアでのβ酸化障害によりエネルギー産生不全となり低血糖,痙攣,意識障害,肝障害,横紋筋融解症など重篤な症状が出現する.

B 診断
▶新生児マススクリーニングや発症時の血中アシルカルニチン分析で,疾患に特異的なアシルカルニチンの上昇を認める.酵素解析や遺伝子診断が行われる.

C 治療と予後
▶低血糖発作の予防が最重要であり,長時間の絶食を避ける(表3)[1].

表3 脂肪酸代謝異常症における食事間隔の目安

	日中	睡眠時
新生児期	3時間	
6ヵ月まで	4時間	4時間
1歳まで	4時間	6時間
4歳未満	4時間	8～10時間
4歳以上7歳未満	4時間	10時間

安定期の目安であり,臨床経過や患者の状況により変更が必要な場合もある.
(日本先天代謝異常学会(編),新生児マススクリーニング対象疾患等診療ガイドライン2019,診断と治療社,p.199,2019[1]より許諾を得て転載)

▶低血糖時は十分なエネルギー補給のためブドウ糖輸液が必要となる.
▶長鎖脂肪酸代謝異常では長鎖脂肪酸摂取を制限し中鎖脂肪酸(MCT)を利用する.
▶発症前診断されることで良好な予後が期待される[1].

5. シトリン欠損症

A 疾患の概説
▶シトリンはミトコンドリア内膜に存在するアスパラギン酸-グルタミン酸共輸送体で,NADHシャトルであるリンゴ酸-アスパラギン酸シャトルの構成要素のひとつである.シトリンの機能低下による細胞質内のNADHの蓄積が病態の根底にあると考えられている.糖が多量に供給されると,さらなるNADH過剰に陥り,糖類を嫌う食癖は自己防衛反応と考えられている[7].
▶本症は年齢により以下の3病型が知られている.

① NICCD(neonatal intrahepatic cholestasis vaused by citrin deficiency:シトリン欠損による新生児肝内胆胆汁うっ滞)
▶低血糖,脂肪肝,高アンモニア血症,高ガラクトース血症,胆汁うっ滞などの症状がみられる.1歳頃までに症状が改善する.

② 適応・代償期
▶見かけ上健康な期間であり,この時期に糖毒性となる甘いものを嫌い,糖質からのエネルギー不足を補うため,高脂質,高たんぱく質の食材を好む特異な食癖がみられるようになる.食パンに大量のバターを塗って食べたり,卵やマヨネーズが大好きで,甘いものをたくさん食べると体調不良となるので,甘いものを避ける,といった食癖がポイントとなる.

③ CTLN2（adult-onset type Ⅱ citrulline-mia：成人発症Ⅱ型シトルリン血症）

▶思春期以降に意識障害，行動異常，精神症状を呈し，肝不全，急性脳症を発症する．高アンモニア血症，高シトルリン血症が認められる．

B 診断

▶新生児期・乳児期に黄疸や体重増加不良，脂肪肝がみられ，高ガラクトース血症や血中アミノ酸分析でシトルリン，アルギニン，スレオニン，メチオニン，チロシンなど多種アミノ酸血症を認める．新生児マススクリーニングでの発見率は約40%である．

▶適応・代償期では多種アミノ酸血症は消失しており，特異な食癖が参考となる．

▶CTLN2を発症した場合は意識障害などの症状から疑われ，確定診断はいずれの病型でも遺伝子検査が行われる．

C 治療と予後

▶対症療法と糖毒性を避ける食事指導が行われる．

▶胆汁うっ滞がみられる時期には，吸収のよいMCTミルクや，高ガラクトース血症を認める場合にはたんぱく質加水分解MCTミルクの使用，脂溶性ビタミン，利胆剤の投与が行われる．肝不全が進行する例では肝移植も適応となるが，細胞質で過剰となったNADHをNADに再生し，代謝を改善させる効果を期待してピルビン酸投与が行われ，肝不全が改善した報告がある．NICCDは早期治療介入ができれば予後良好である．

▶2歳前後で特異な食癖が現れてくるが，これを矯正してはいけない．

▶日本人の食事の平均的栄養素エネルギー比率はたんぱく質（P）：脂質（F）：炭水化物（C）＝15：25：60であるが，本症の児の嗜好ではP：F：C＝20：45：35であり，この比が推奨され

る．給食では高炭水化物の食事を強要せず，周囲の理解を求める．

▶CTLN2を発症した場合は尿素サイクル異常症の治療に準じ，高脂質・低炭水化物食とし，アルギニン，安息香酸ナトリウム，フェニル酪酸ナトリウムなどが使用される．高カロリー輸液，グリセロール投与，飲酒は禁忌である．内科治療が困難なCTLN2では肝移植が考慮される[1]．

6. ミトコンドリア病

A 疾患の概説

▶ミトコンドリアは細胞における主要なエネルギー（ATP）産生器官であり，ATP産生障害によりエネルギー需要の高い脳や筋を中心に臓器障害を認める．ミトコンドリアはほぼすべての細胞に存在しているため，臨床症状も多彩である（図2）[3]．

▶ミトコンドリアでは脂肪酸酸化やトリカルボン酸回路，尿素回路，糖新生，アミノ酸代謝など多くの代謝が行われる．ミトコンドリアの機能異常に起因する疾患はミトコンドリア病と総称され，5,000人に1人と頻度の高い先天代謝異常症である．発熱などエネルギー需要が増す際は，よりミトコンドリアの機能障害に陥りやすく，急性脳症の主要病態のひとつと考えられている[4]．

▶ATP産生に直接かかわる呼吸鎖酵素複合体生成の異常は狭義のミトコンドリア病とされ，責任遺伝子は核遺伝子とミトコンドリア遺伝子の両方に存在することが知られている[3]．

B 診断

▶多彩な臨床症状から疑われ，血液，尿，髄液検査に加え，アシルカルニチン分析，尿中有機酸

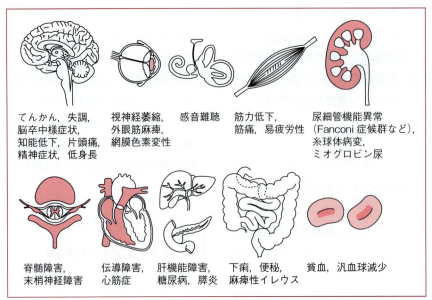

図2　ミトコンドリア病の臨床症状
（日本ミトコンドリア学会（編）．ミトコンドリア病診療マニュアル2023，診断と治療社，p.5，2023[3]）より許諾を得て転載）

分析，アミノ酸分析など代謝スクリーニング検査，画像検査，酵素活性，病理学的検査，遺伝学的検査などから総合的に診断される．最近では遺伝子診断が主流になりつつある．指定難病であり診断基準（案）が存在する[3]．

C 治療と予後

▶多くの病型があり，原因遺伝子や発症時期，罹患臓器が異なるため予後も様々である．根治的な治療法はまだなく，ミトコンドリア機能不全に配慮した対応や，病型，臓器障害に対応した治療や対症療法が中心になる．遺伝子診断により病態の解明がすすめられ，原因遺伝子によっては特異的な治療法が考案されている[3]．

▶ここではミトコンドリアカクテル療法と高脂質低炭水化物食による栄養療法について述べる．実証されたものではないが，有効性を示唆する報告があり，臨床現場で行われている治療法である．

① ミトコンドリアカクテル療法

▶ミトコンドリア内の代謝経路に関与するビタミンB$_1$，C，ビオチン，ビタミンE，コエンザイムQ10，カルニチンなどのビタミン類が「ミトコンドリアカクテル」として代謝の活性化を目的に投与される．

▶ミトコンドリア内の代謝に必要な補酵素や補因子，抗酸化物質が含まれており，ミトコンドリア機能障害をきたすすべての病態が対象である[3,4]．前半で述べたアミノ酸代謝異常症，尿素サイクル異常症，脂肪酸代謝異常症を始めとする先天代謝異常症，インフルエンザ脳症など二次的にミトコンドリア機能障害をきたす疾患に対してミトコンドリアレスキューとして用いられる[3〜5]．

② 高脂質低炭水化物食による栄養療法

▶個々の活動度に応じたエネルギー量を設定し投与経路や栄養剤型を選択し，栄養バランスのよい食事が基本である．酵素診断で最多を占める呼吸鎖複合体酵素Ⅰ欠損症において脂質カロリー率50〜60％の高脂質低炭水化物食の有効性が報告されている．

▶高脂質食は脂質のβ酸化からFADH2を経て呼

吸鎖複合体Ⅱに入る経路を有効に使う点で合理的で**カロリー比でたんぱく質：脂質：炭水化物＝10〜15：50：35〜40 または脂質 1－2 g/kg/日の食事が推奨**されている．**中鎖脂肪酸**は消化管からの吸収がよく，ミトコンドリアへの輸送時にカルニチンを必要とせず β 酸化を受けられるため利用される．**必須脂肪酸強化 MCT フォーミュラ，たんぱく質加水分解 MCT 乳**などの特殊ミルクが併用される．

▶**ケトン食**は脂質カロリー率 90％を目標とした極端な栄養療法でケトン乳や MCT オイルなどが利用され，**一部のミトコンドリア病で有効**である．

▶ミトコンドリア病は呼吸鎖で NADH が利用できずに蓄積し NADH/NAD 比の上昇により細胞障害を生じるとされ，**高濃度糖負荷や高炭水化物食は NADH 過剰蓄積により状態の悪化や高乳酸血症を助長するため避ける**[3]．

■文献

1) 日本先天代謝異常学会（編）．新生児マススクリーニング対象疾患等診療ガイドライン 2019，診断と治療社，2019

2) Kikuchi A, et al. The Discovery of GALM Deficiency（Type Ⅳ galactosemia）and Newborn Screening System for Galactosemia in Japan. Int J Neonatal Screen 2021; **7**（4）: 68

3) 日本ミトコンドリア学会（編）．ミトコンドリア病診療マニュアル 2023，診断と治療社，2023

4) 日本小児神経学会（監修），小児急性脳症診療ガイドライン改訂ワーキンググループ（編）．小児急性脳症診療ガイドライン 2023，診断と治療社，2023

5) 日本医療研究開発機構研究費（新興・再興感染症に対する革新的医薬品等開発推進研究事業）「新型インフルエンザ等への対応に関する研究」班，インフルエンザ脳症の診療戦略　平成 30 年 2 月 https://www.childneuro.jp//uploads/files/about/influenzaencephalopathy2018.pdf

6) 城戸　淳，中村公俊．糖原病．腎と透析 2019; **86**（増刊）: 202-206

7) Saheki T, et al. Reduced carbohydrate intake in citrin-deficient subjects. J Inherit Metab Dis 2008; **31**: 386-394

第 6 章 ● 疾患における栄養療法

2. 代謝疾患　⑦その他の内分泌疾患

● 内分泌疾患においては，ホルモン作用の過剰と不足により血圧，糖代謝，脂質代謝，骨代謝や電解質に異常を生じる.

● そのため栄養療法は疾患そのものの治療よりも合併する高血圧症，糖尿病，脂質異常症，骨粗鬆症，電解質異常などの予防・治療が中心となる. その際には，各疾患の病態を理解し適切に対応することが必要である.

キーワード ホルモン，下垂体，甲状腺，副甲状腺，副腎，ビタミン D

1. 内分泌疾患

▶内分泌系とはホルモンによる生体の情報伝達・調節系である.

▶**ホルモン**とは産生細胞から血中に分泌され，血流により標的細胞に運ばれ作用を発揮する物質の総称である. 標的細胞にはホルモンの種類により特有の受容体（レセプター）が存在し，ホルモンと結合することにより種々の作用を発揮する.

▶古典的な内分泌臓器は下垂体，甲状腺，副甲状腺，副腎，膵臓のランゲルハンス島，性腺（卵巣，精巣）である. 近年，種々の臓器でホルモンを分泌することが明らかとなってきている（**表1**）. たとえば，胆汁酸は消化吸収に重要な働きをしているが，同時に肝臓や褐色脂肪細胞においてエネルギー代謝調節ホルモンとして作用していることが解明されている. また，脂肪細胞や骨格筋も多数の生理活性物質を分泌し，一部がホルモンとして作用している.

2. 病態と治療

A 下垂体前葉疾患
① 巨人症・先端巨大症
（a）疾患の概説：ほとんどは下垂体腺腫からの成長ホルモンの過剰分泌による. 骨端線閉鎖前では巨人症となり，閉鎖後では手足の容積の増大，顔貌の変化などを特徴とする先端巨大症となる. 糖尿病，高血圧，脂質異常症をしばしば合併する.

（b）治療：手術が第一選択. 放射線療法，内科的治療も行われる.

（c）栄養の病態・評価・治療・教育：糖尿病，高血圧，脂質異常症に対する食事療法を行う.

② 成長ホルモン分泌不全性低身長症
（a）疾患の概説：骨端線閉鎖までの成長ホルモンの欠乏による低身長である. 出生時は正常身長であるが，成長するに従い平均身長からの乖離が大きくなる. プロポーションは保たれており知能障害も認めない.

（b）治療：成長ホルモンの注射が有効.

（c）栄養の病態・評価・治療・教育：乳幼児期に

2. 代謝疾患　⑦その他の内分泌疾患

表1　主なホルモンと代表的な過剰症および欠乏症

臓器名	ホルモン	過剰症	欠乏症
下垂体前葉	成長ホルモン（GH） 副腎皮質刺激ホルモン（ACTH） 卵胞刺激ホルモン（FSH） 黄体形成ホルモン（LH） 甲状腺刺激ホルモン（TSH） 乳汁分泌ホルモン（PRL）	巨人症・先端巨大症 クッシング病	成長ホルモン分泌不全症
下垂体後葉	バソプレシン（ADH）	SIADH	尿崩症
甲状腺	甲状腺ホルモン	バセドウ病	慢性甲状腺炎
副甲状腺	副甲状腺ホルモン	副甲状腺機能亢進症	副甲状腺機能低下症
膵臓	インスリン グルカゴン	インスリノーマ グルカゴノーマ	糖尿病
副腎皮質	コルチゾール アルドステロン	クッシング症候群 アルドステロン症	アジソン病
副腎髄質	アドレナリン ノルアドレナリン	褐色細胞腫	
性腺—精巣 —卵巣	性ホルモン		性腺機能低下症
胃—腸管	グレリン インクレチン（GLP-1，GIP） 胆汁酸		
脂肪組織	レプチン		

は低血糖が主症状となることがあるので注意を要する．

③ 成人成長ホルモン分泌不全症

（a）疾患の概説：成人における成長ホルモンの欠乏により，易疲労感や気力低下，うつ状態などの自覚症状や，体脂肪（内臓脂肪）の増加，ウエスト/ヒップ比の増加，除脂肪体重の低下，骨量の低下，筋力の低下などをきたす．

（b）治療：成長ホルモンの注射．

（c）栄養の病態・評価・治療・教育：ときに糖尿病，高血圧，脂質異常症を伴うため，それぞれに対する食事療法を行う．また，体組成異常に対する栄養素バランスに留意する必要がある．

④ クッシング病

（a）疾患の概説：副腎皮質刺激ホルモン（ACTH）産生下垂体腫瘍によるクッシング症候群をクッシング病と称する．

⑤ 下垂体機能低下症

（a）疾患の概説：腫瘍・炎症など種々の原因で生じる．障害される下垂体ホルモン，障害の程度によりホルモン単独欠損症から汎下垂体機能低下症まで様々なホルモン欠落症状がみられる．

（b）治療：基本的には下垂体前葉ホルモンの標的器官が分泌するホルモンを補充する．最も重要なのは副腎皮質ホルモンの補充である．

（c）栄養の病態・評価・治療・教育：低ナトリウム血症，低血糖をきたしやすい．規則的な食事摂取と内服を心がける．

B 下垂体後葉疾患

① 尿崩症

（a）疾患の概説：下垂体後葉からのバソプレシン（抗利尿ホルモン：ADH）の分泌不足によって生じる．腎での水の再吸収が障害されるため極端な多尿，口渇，多飲を生じる．夜間も

第6章　疾患における栄養療法

第6章 ● 疾患における栄養療法

症状が持続する.

(b) 治療：デスモプレシン（バソプレシン誘導体）の点鼻もしくは内服.

(c) 栄養の病態・評価・治療・教育：脱水症になりやすいため口渇があれば十分な水分補給を行う. 治療開始後は体重を毎日測定し, 脱水, 水中毒にならないように注意する.

② 抗利尿ホルモン不適合分泌症候群（SIADH）

(a) 疾患の概説：種々の内科疾患を基盤にして抗利尿ホルモン（ADH）が過剰に分泌されることにより, 体液貯留を伴う低ナトリウム血症をきたし, 意識障害や痙攣などの症状がみられる.

(b) 治療：高張食塩水の点滴, 水制限, デメクロサイクリンやモザバプタン, トルバプタンの内服.

(c) 栄養の病態・評価・治療・教育：治療は水制限とナトリウム（NaCl）の補充だが, 急激な血清ナトリウムの上昇に注意する必要がある.

C 甲状腺疾患

① バセドウ病

(a) 疾患の概説：甲状腺刺激ホルモン（TSH）受容体に対する刺激性自己抗体により甲状腺機能亢進症を生じる自己免疫疾患である. 甲状腺機能亢進症（表2）とともに眼球突出, びまん性甲状腺腫を特徴とする.

(b) 治療：抗甲状腺薬, 手術, 放射性ヨードによる治療.

(c) 栄養の病態・評価・治療・教育：甲状腺機能亢進状態の間は代謝が亢進しているため高エネルギー（35～40 kcal/kg/日）でたんぱく質1.2～1.5 g/kg/日とし, ビタミン, ミネラルも十分に摂取する. 一度に炭水化物を過剰摂取すると四肢麻痺が誘発されることがあるので, 特に男性では注意する. 食後の一過性の高血糖を生じるが, 糖尿病の合併がない限

表2 甲状腺機能亢進症と低下症の症状・所見

甲状腺機能亢進症	甲状腺機能低下症
代謝亢進	代謝低下
発熱	低体温
食欲亢進	食欲低下
体重減少	体重増加
頻脈・上室期外収縮/心房細動	徐脈
収縮期高血圧	低血圧
発汗増加・皮膚の湿潤	発汗低下・皮膚の乾燥/粗造
	頭髪・眉毛の脱毛
皮膚色素沈着	皮膚蒼白
排便回数の増加・下痢/軟便	便秘
月経異常	過多月経
多弁・多動・易刺激性・不眠	発語・精神活動・身体活動の減少/遅延
易疲労感	
振戦	
腱反射亢進	腱反射遅延
近位筋の筋力低下	筋攣縮
周期性四肢麻痺	
	粘液水腫・巨舌・嗄声
食後高血糖	低血糖

り, 甲状腺機能の正常化に伴い正常化する. 治療に伴い基礎代謝も低下するため通常の食事に移行する. 多汗となるため水分を十分摂取する. 放射性ヨードを用いた検査・治療を行う場合を除いてヨード制限食は不要である.

② 甲状腺機能低下症

(a) 疾患の概説：甲状腺ホルモンの産生・分泌低下状態である. 多くは自己免疫疾患である慢性甲状腺炎（橋本病）を原因とする. 症状は表2 参照. 重度になると心嚢水貯留, 心不全を生じる. 高コレステロール血症がみられる.

(b) 治療：甲状腺ホルモン薬内服. 一般的にはL-チロキシン（T4）が用いられる.

(c) 栄養の病態・評価・治療・教育：エネルギーは標準体重の維持を目標とする. 高コレステロール血症に対しては制限を行う. 甲状腺ホルモンの補充によりコレステロールは正常化

2. 代謝疾患　⑦その他の内分泌疾患

する．胸水，腹水，心嚢水貯留，心不全が疑われるときには食塩制限を実施する．ヨード制限食は不要であるが，過剰摂取（昆布に多く含まれる）は甲状腺機能を低下させるおそれがあるので避けたほうが望ましい．

D 副甲状腺疾患

▶第2章-6「内分泌，脳神経系と栄養」参照．

① 原発性副甲状腺機能亢進症

(a) 疾患の概説：副甲状腺の過形成，腺腫，がんから副甲状腺ホルモンが過剰分泌されることにより生じる．慢性腎不全や低カルシウム血症による副甲状腺機能亢進症は続発性（二次性）副甲状腺機能亢進症として区別される．高カルシウム血症により，口渇，多飲，多尿，食欲不振，便秘などの症状を生じ，極端な例では腎不全，意識障害をきたす．また，骨密度の減少，骨折，尿路結石を生じる．ただし，近年は早期に診断されるため無症候性のものが多い．

(b) 治療：手術が第一選択．最近は内科的治療も行われる．

(c) 栄養の病態・評価・治療・教育：脱水となりやすいため十分に水分を補給する．カルシウム摂取不足はさらなる副甲状腺ホルモンの分泌増加を生じるおそれがあるため，食事のカルシウム制限は行わない．推奨量（成人女性で650 mg/dL）を目標とする．術後は副甲状腺機能低下症や骨へのカルシウムの取り込みの亢進のため一過性の低カルシウム血症となる．十分なカルシウムとビタミンDの補給が必要であり，薬剤として投与されることが多い．

② 特発性副甲状腺機能低下症

(a) 疾患の概説：副甲状腺ホルモンの分泌不全により低カルシウム，高リン血症をきたす．神経・筋の易刺激性のため筋攣縮（テタニー），痙攣，四肢先端や口唇のピリピリする異常感

覚などを生じる．

(b) 治療：活性型ビタミンD内服．

(c) 栄養の病態・評価・治療・教育：活性型ビタミンDを内服中はカルシウム摂取を極端に増やすと高カルシウム尿，高カルシウム血症をきたすことがあるので注意する．過剰摂取は腎結石，腎障害の原因となる．

③ ビタミンD欠乏症（くる病，骨軟化症）

(a) 疾患の概説：ビタミンDの供給源は，食物からの摂取と紫外線による皮膚での合成である．しかし，近年偏食や食事アレルギーなどによる含有食物の摂取低下，紫外線の忌避による日光曝露の低下などにより，その双方が不足する傾向がある．ビタミンD欠乏により，血中カルシウムが低下し，二次性の副甲状腺機能亢進症をきたす．慢性的な欠乏は，小児ではくる病，成人では骨軟化症の病態を呈する．

(b) 治療：くる病や骨軟化症では活性型ビタミンD製剤の内服．

(c) 栄養の病態・評価・治療・教育：日焼け止めクリームもビタミンD産生を大きく低下させることが指摘されているので注意が必要である．適度な日光浴，ビタミンDを多く含む魚，卵，きのこ類などの摂取を指導する．乳児の場合は，ビタミンD強化ミルクやサプリメントの利用を勧める．活性型ビタミンD製剤使用時は過剰症に注意が必要である．

E 副腎皮質疾患

▶副腎皮質は糖質コルチコイド（主にコルチゾール），鉱質コルチコイド（主にアルドステロン），男性ホルモン〔主に硫酸デヒドロエピアンドロステロン（DHEA-S）〕を分泌する．

① クッシング症候群

(a) 疾患の概説：コルチゾールが持続的に高値になることにより生じる症候群である．下垂体腫瘍によるクッシング病のほか，副腎皮質腺

第6章　疾患における栄養療法

201

腫，がん，過形成によるものや肺がんなどからの ACTH 分泌によるもの（異所性 ACTH 症候群）がある．満月様顔貌，中心性肥満，皮膚の萎縮，皮下出血などの外見上の変化のほか，高血圧，糖尿病，脂質異常症，骨粗鬆症，感染症，精神症状などを合併する．薬剤として副腎皮質ステロイド薬を長期使用すると同様の症状を呈し，医原性（薬剤性）クッシング症候群と呼ばれる．

(b) 治療：原因疾患の治療を行う．外科的治療が第一選択である．糖尿病，高血圧，骨粗鬆症についても治療を要する．医原性クッシング症候群についてはステロイド薬使用を可能な限り少量，短期間にとどめる．

(c) 栄養の病態・評価・治療・教育：糖尿病，高血圧，脂質異常症の治療に準じる．骨粗鬆症のためビタミン D やカルシウムの十分な摂取が必要である．カルシウムは 1 日 1,000 mg 以上（閉経後女性では 1,200 mg 以上）の摂取が望ましい．摂取が困難な場合は栄養補助食品やカルシウム薬の内服も考慮する．

② 原発性アルドステロン症

(a) 疾患の概説：副腎皮質腺腫や過形成からの過剰なアルドステロン分泌により，高血圧と低カリウム血症に伴う脱力や不整脈，糖尿病を生じる．

(b) 治療：片側性の場合は手術，両側性あるいは病変の局在が不明の場合は薬物治療が第一選択となる．

(c) 栄養の病態・評価・治療・教育：糖尿病の食事療法，食塩制限を行う．低カリウム血症に対してはカリウムの補充をする場合がある．

③ アジソン病

(a) 疾患の概説：慢性の副腎皮質機能低下症である．自己免疫の関与が示唆される特発性と結核性が多い．その他がん転移などによる．症状としては副腎皮質ホルモンの不足による低血糖，低血圧，食欲不振，体重減少，易疲労感，低ナトリウム血症，女性における腋毛・恥毛の脱落，月経異常．ACTH 増加による色素沈着が特徴である．

(b) 治療：副腎皮質ステロイド薬の補充療法．

(c) 栄養の病態・評価・治療・教育：やせがみられる間は高エネルギー・高炭水化物食とする．低ナトリウム血症がある場合には食塩の補給を行う．

F 副腎髄質疾患

① 褐色細胞腫（傍神経節腫）

(a) 疾患の概説：副腎髄質や傍神経節に生じるカテコールアミン産生腫瘍である．高血圧，糖尿病を生じるほか，交感神経緊張症状がみられる．約 1/3 の症例では発作性に症状を呈する．血圧は 250 mmHg を超えるほど異常に高くなることもあり，脳出血，心不全，ショックなどを起こし死亡する危険がある．

(b) 治療：降圧薬による十分な血圧コントロールを行ったうえで腫瘍摘出術．

(c) 栄養の病態・評価・治療・教育：高血圧はあるが，循環血液量を保つためあえて食塩制限は行わない．代謝亢進状態にあるため高エネルギー食（35〜40 kcal/kg/日）としたうえで血糖コントロールを行う．蓄尿による検査中はバニラやバナナ，ミカン，コーヒー，紅茶，チョコレート，コーラなどが測定値に影響するため，それらの摂取を避ける．

3. 呼吸器疾患 ①慢性閉塞性肺疾患

- 慢性閉塞性肺疾患（COPD）では，高頻度に栄養障害を認め，栄養障害や意図しない体重減少は予後不良因子である．
- 身体測定に加え，食習慣や食事摂取時の臨床症状の有無なども確認し，複数の指標を用いた包括的な栄養評価を行う．栄養障害を認める場合には，積極的に食事指導を行う．
- COPD の栄養障害に対しては，高エネルギー，高たんぱく食の指導が基本となるが，患者の換気能力，抗炎症作用，アミノ酸組成などを考慮して，経腸栄養剤による栄養補給療法を検討する．
- 栄養療法単独では栄養状態の改善は限定的であり，運動療法との併用が有効と考える．

キーワード	COPD，栄養障害，高エネルギー・高たんぱく食，栄養補給療法，栄養療法と運動療法の併用

1. 疾患の概説

▶ 慢性閉塞性肺疾患（chronic obstructive pulmonary disease：COPD）は，タバコ煙などの有害物質を長期に吸入曝露することで生ずる肺疾患であり，呼吸機能検査で気流閉塞を示す．自覚症状としては，徐々に進行する労作時の呼吸困難や慢性の咳・痰を特徴とするが，これらの症状が乏しいこともある．

▶ COPD は，肺固有の疾患であると同時に全身性炎症性疾患でもある．全身併存症には，心血管疾患，糖尿病，胃食道逆流症，不安・抑うつに加え，栄養障害や骨格筋機能障害，骨粗鬆症などがある．COPD の併存症は QOL や予後に影響を及ぼすことから，併存症を含めた包括的な重症度の評価や治療を行う必要がある．

2. 診断・病期

A 診断基準

▶ 長期にわたる喫煙歴や，それに相当する曝露因子がある場合に COPD を疑う．高齢になればなるほど COPD の罹患率は高くなる．

▶ 気管支拡張薬吸入後のスパイロメトリーで1秒率（1秒量（FEV_1）/努力肺活量（FVC））が70％未満であれば気流閉塞があると判断され，気流閉塞をきたしうる他疾患が除外されれば COPD と診断される．

B 病期分類

▶ COPD の病期分類には予測1秒量に対する比率（対標準1秒量；％FEV_1）を用いる．I期（軽度の気流閉塞）：％$FEV_1 \geqq 80$％，II期（中等度の気流閉塞）：$50 \leqq$％$FEV_1 < 80$％，III期（高度の気流閉塞）：30％$\leqq$％$FEV_1 < 50$％，IV（極めて高度の気流閉塞）：％$FEV_1 < 30$％とされている．

3. 治療

A 薬物療法

- COPDの薬物療法の中心は気管支拡張薬である．気管支拡張薬により，労作時呼吸困難などの自覚症状やQOL，運動耐容能が改善し，身体活動性の向上が期待できる．
- 気管支拡張薬には，吸入抗コリン薬や吸入β_2刺激薬，メチルキサンチンなどがある．
- 強い労作時呼吸困難を認めるときには，短時間作用性のβ_2刺激薬（SABA）（あるいは短時間作用性の抗コリン薬；SAMA）を用いる．
- 安定期において労作時呼吸困難を認める場合には，長時間作用性抗コリン薬（LAMA）や長時間作用性β_2刺激薬（LABA）の単剤投与やLAMA/LABA配合薬の投与を行う（図1）[1]．
- 喘息の合併例や頻回の増悪かつ末梢血好酸球が増加している場合には，吸入ステロイド（ICS）を含んだ吸入配合薬を使用することを考慮する．
- LAMA/LABA配合薬やLABA/ICS配合薬を使用していても息切れなどの症状が強く，血中好酸球が高く，増悪を起こしやすい患者にはLAMA/LABA/ICS配合薬が推奨される．

B 非薬物療法

- 喫煙はCOPDの最大のリスクファクターであり，すべての患者に禁煙を勧めるべきである．
- インフルエンザワクチンはCOPDの増悪頻度と死亡率を低下させる．インフルエンザワクチンに肺炎球菌ワクチンを併用することにより，インフルエンザワクチン単独の場合に比べ，COPDの感染性増悪の頻度がさらに減少する．
- 安静時動脈血酸素分圧（PaO_2）≦55Torr，あるい

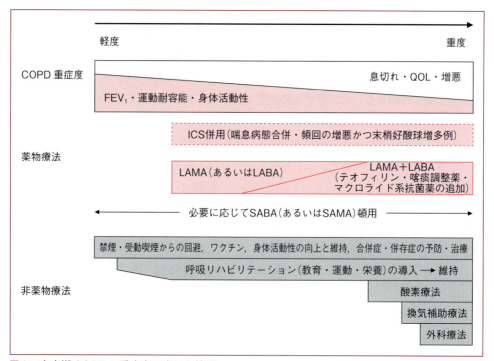

図1　安定期COPDの重症度に応じた管理
LAMA：長時間作用性抗コリン薬，LABA：長時間作用性β_2刺激薬，ICS：吸入ステロイド薬
（日本呼吸器学会COPDガイドライン第6版作成委員会（編）．COPD（慢性閉塞性肺疾患）診断と治療のためのガイドライン2022（第6版），メディカルレビュー社，p.96，2022[1]より許諾を得て転載）

3. 呼吸器疾患　①慢性閉塞性肺疾患

は，$PaO_2 \leqq 60Torr$ で睡眠時，運動負荷時に著しい低酸素血症をきたす高度慢性呼吸不全を認める場合，在宅酸素療法の適応となる．

▶呼吸リハビリテーションは，COPD の呼吸困難の軽減，運動耐容能の改善，健康関連 QOL の改善に有効であり，薬物療法や酸素療法など他の治療に加えて上乗せ効果が期待される．

4. COPD と栄養障害

A 栄養障害の頻度や特徴

▶COPD 患者では，栄養障害が高頻度に認められ，COPD の病期が進行するほど体重減少の頻度は上昇する．わが国では欧米に比べて栄養障害の頻度が高く，Ⅲ期以上の患者では約40％，Ⅳ期以上では約60％に体重減少がみられる．また，種々の大規模臨床試験の患者背景においても，欧米に比べてアジアの COPD 患者は，一貫して BMI が低い．

▶軽度の体重減少は脂肪量（FM）の減少が主体であり，中等度以上の体重減少は筋たんぱく量の減少を伴う**マラスムス型のたんぱく・エネルギー栄養障害**である．

▶BMI 低値は喫煙状況にかかわらず，COPD の発症および死亡率の危険因子である．

▶**体重減少のある患者では，QOL の低下や増悪，入院のリスクが高く，呼吸不全への進行や死亡のリスクが高い．** 体重減少は気流閉塞とは独立した予後因子であり，COPD の日常診療では体重の評価は必須である．カヘキシアの特徴のひとつである意図しない体重減少は予後と関連しており，体重の推移を評価することも重要である．

▶COPD では，BMI が正常であっても，その約1/4 で筋たんぱく量の指標となる除脂肪量（fat-free mass：FFM）が低下している．**FFM は体**重よりも鋭敏に COPD の栄養障害を検出できる指標であり，筋肉量の評価も重要である．

▶COPD では大腿四頭筋などの筋萎縮や筋力低下を認め，筋量や筋力低下は COPD の予後不良因子である．脊柱起立筋群の筋面積が BMI や呼吸機能，労作時呼吸困難などと比較して，最も重要な予後因子として報告されている．また，骨格筋では，ミトコンドリアの機能障害や酸化酵素の減少を認めており，筋線維では，Ⅰ型筋線維（遅筋）が減少し，Ⅱ型筋線維（速筋）が増加している．これらの骨格筋の変化は，酸化的代謝能力の低下をもたらす．このように，COPD では骨格筋の量的・質的変化を認める．

▶COPD ではサルコペニアの頻度が高く，罹患率は 15～35％ 程度と想定されている．特に，高齢者，COPD 病期が重症になるほど，その頻度は高くなる．

▶フレイルの頻度も高く，システマティックレビューおよびメタ解析によると，プレフレイルとフレイルの頻度はそれぞれ 56％，20％ と報告されている．

▶COPD の特徴である気流閉塞や肺過膨張は呼吸筋のエネルギー消費を増大させるため，**COPD 患者の安静時エネルギー消費量（resting energy expenditure：REE）は予測値の 120～140％に増加している．** 全身性炎症に伴う炎症性サイトカインの上昇もエネルギー消費増大の要因となる．COPD 患者の栄養障害の原因には，気流閉塞，炎症性サイトカイン，加齢，喫煙や薬剤の影響，摂食障害や消化管機能の低下，呼吸困難，社会的・精神的要因，遺伝的要因などが複合的に関与している．

▶FM，FFM，骨塩量（BMC）の変化と画像所見による肺病変に基づいて，COPD の栄養障害を Cachexia（気腫型），Obesity（非気腫型），Sarcopenic obesity（病型と関連なし）の3型に分類し，個別化医療に応用することも提唱されている．

第6章　疾患における栄養療法

第6章 ● 疾患における栄養療法

表1 推奨される栄養評価項目

- 必須の評価項目
  - 体重（%IBW, BMI）
  - 食習慣
  - 食事摂取時の臨床症状の有無
- 行うことが望ましい評価項目
  - 食事調査（栄養摂取量の解析）
  - 簡易栄養状態評価表（MNA®-SF）
  - %上腕囲（%AC）
  - %上腕三頭筋部皮下脂肪厚（%TSF）
  - %上腕筋囲（%AMC：AMC＝AC－π×TSF）
  - 体成分分析（LBM, FM, BMC, SMI）
  - 血清アルブミン
  - 握力
- 可能であれば行う評価項目
  - 安静時エネルギー消費量（REE）
  - rapid turnover protein（RTP）
  - 血漿アミノ酸分析（BCAA/AAA）
  - 呼吸筋力
  - 免疫能

IBW：80≦%IBW＜90：軽度低下，70≦%IBW＜80：中等度低下，%IBW＜70：高度低下
BMI：低体重＜18.5，標準体重18.5〜24.9，体重過多25.0〜29.9
（日本呼吸器学会COPDガイドライン第6版作成委員会（編）．COPD（慢性閉塞性肺疾患）診断と治療のためのガイドライン2022（第6版），メディカルレビュー社，p.81，2022[1]）より許諾を得て転載）

B 栄養評価

▶日本呼吸器学会COPDガイドライン2022では，推奨される評価項目を段階的に示し，簡便かつ一般的な栄養評価項目を推奨している（表1）．体重は最も簡便な指標であり，定期的に体重を測定し，経時的な体重変化を把握する．

▶問診や質問表を用いて，食習慣の詳細や食事摂取時の臨床症状の有無を確認する必要がある．野菜，果物，豆類，チーズなどの乳製品，新鮮な魚介類などを中心に食品が構成され，肉類を控えめに摂る地中海式食事パターンはCOPDの発症リスクを低下させ，逆に，赤身肉や加工肉，飽和脂肪，糖分を多く摂る西洋式食事パターンはリスクを上げることが報告されている．

▶身体組成の評価では，%上腕筋囲（%AMC）が筋たんぱく量，%上腕三頭筋部皮下脂肪厚（%TSF）が体脂肪量を反映する指標として用いられる．

▶血清アルブミンは栄養評価に最も汎用されている指標のひとつであるが，マラスムス型栄養障害をきたすCOPDではたんぱく代謝異常の検出感度は低く，プレアルブミン，レチノール結合たんぱくなどのrapid turnover protein（RTP）が鋭敏な指標となる．たんぱく代謝異常では，フィッシャー比（分岐鎖アミノ酸（BCAA）/芳香族アミノ酸（AAA））の低下を伴う．

▶喫煙，低酸素血症，栄養障害，骨格筋量の減少，カルシウムやビタミンDの摂取不足，ステロイド薬投与など多くの要因が骨粗鬆症の併存に関与する．システマティックレビューおよびメタ解析によると，COPDの約40%に骨粗鬆症の合併を認め，BMI＜18.5 kg/m^{2}とサルコペニアの存在が骨粗鬆症の危険因子であることが報告されている．リスクを有する患者には骨密度の測定も必要である．

C 栄養療法

▶%標準体重（%ideal body weight；%IBW）＜90%やBMI＜20 kg/m^{2}では栄養障害の存在が示唆され，栄養療法の適応となる．また，進行性に体重減少を認める場合にも注意を要する（図2）[2]．

▶安定期のCOPD患者では，原則的には経口栄養摂取が主体となるが，食事摂取量を増やすことが困難な場合や体重減少が進行する場合には，経腸栄養剤による経口栄養補給を考慮する．栄養障害が高度になると栄養療法の効果が低下するため，早期の介入が望ましい．

▶体重を増加させるには，実測REEの1.5倍以上のエネルギー摂取が必要とされている．実臨床では，ハリス・ベネディクト式から算出する予測基礎エネルギー代謝量（basal energy expenditure：BEE）を代用することが多い．安定期のCOPD患者では，活動係数1.3，ストレス係数1.3として，BEE×1.7をエネルギー投与量とする．

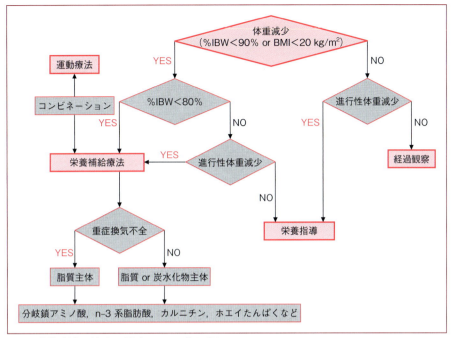

図2　栄養療法の適応に関するアルゴリズム
(日本呼吸器学会，日本呼吸ケア・リハビリテーション学会，日本呼吸理学療法学会．呼吸器疾患患者のセルフマネジメント支援マニュアル，2022より引用)

① **食事指導**

▶ COPDの栄養障害に対しては，高エネルギー，高たんぱく食の指導が基本である．COPD患者に対して確立されたたんぱく質の必要量は定められていないが，1.2〜1.5 g/kg（総エネルギー量の15〜20％）を目標とする．たんぱく源としてはBCAAを多く含む食品の摂取が勧められる．リン(P)，カリウム(K)，カルシウム(Ca)，マグネシウム(Mg)は呼吸筋の機能維持に必要であり，とくにPの十分な摂取が重要である．

▶ 骨粗鬆症の合併頻度が高くカルシウムの摂取も重要である．ビタミンDはカルシウムの吸収を高め，ビタミンKは骨形成に必要である．一方，ビタミンD欠乏を高率（約40〜80％）に認め，ビタミンD欠乏は1秒量や身体能力とも関連する．

▶ 肺性心を合併する場合は塩分を6g未満に制限するが，利尿薬の使用時にはカリウムを補給する．

▶ 食事による腹部膨満が問題となる場合には，消化管でガスを発生する食品を避け，できるだけ分食とし，ゆっくりと摂食させて空気嚥下を避けるなどの工夫を指導する．就寝前のlate evening snack (LES)が骨格筋量を増加させ，身体機能を改善させる可能性もある．

② **栄養補給療法**

▶ 食事摂取量を増やすことが困難な場合や，%IBW＜80％の中等度以上の体重減少が認められる場合には，栄養補給療法を考慮する．**栄養補給療法は患者の換気能，抗炎症作用，アミノ酸組成などから各患者の病態に適したものを選択する**（表2）．

▶ 脂質と比較し，炭水化物の過剰投与は二酸化炭素の産生を増加させて換気の負担になる可能性が指摘されているため，換気不全による高炭酸ガス血症を伴う場合は，脂質を主体とする栄養剤を考慮する．しかし，著しい換気不全がなければ，十分なエネルギー摂取を優先する．

第6章 ● 疾患における栄養療法

表2 経腸栄養剤の選択

	選択基準	処方例
換気能	著しい換気不全がなければ十分なエネルギー摂取を最優先する. 換気不全による高炭酸ガス血症を伴う場合は，脂質を主体とする栄養剤を考慮する.	• 高炭酸ガス血症なし エレンタール® 300〜450 kcal エンシュア・リキッド® 250〜500 kcal （エンシュア®・H 375 kcal） エネーボ® 300 kcal • 高炭酸ガス血症あり プルモケア®−Ex 375 kcal
抗炎症効果	n-3系脂肪酸は炎症性サイトカインや炎症性エイコサノイドの産生を抑制する.	ラコール® 200〜400 kcal/日 メイン® 200〜400 kcal/日
アミノ酸組成	分岐鎖アミノ酸(BCAA)はたんぱく質の合成促進と異化抑制作用を有し，侵襲下や運動時には骨格筋での利用が高まっている. COPDでは血中のBCAAが減少している.	エレンタール® 300〜450 kcal/日＋BCAA 8 g〜16 g ヘパスⅡ® 300 kcal/日 エネーボ® 300 kcal

▶BCAAはたんぱく合成促進と異化抑制作用を有するが，COPDでは血中BCAA濃度が低下している．また，n-3系脂肪酸は，炎症性サイトカインや炎症性エイコサノイドの産生を抑制することが知られている．そこで，**COPD患者に対して，BCAAやn-3系脂肪酸を強化した栄養剤の効果が期待されている**．

▶ビタミンD欠乏を認めるCOPD患者に対してのビタミンD補充療法が中等度から重症の増悪頻度を低下させたことが報告されているが，呼吸機能や予後の改善効果については確立されていない．

▶栄養障害のある患者では，栄養補給療法により，体重の増加，筋たんぱく量の増加，6分間歩行試験の改善を認めることが報告されており，栄養障害が認められる患者においては栄養補給療法を考慮するべきとされている．しかし，栄養療法により予後が改善するかどうかについては明らかではなく，長期的なデータの集積が必要である．

③ 栄養療法と運動療法の併用

▶**栄養療法単独での効果は限定的であり，運動療法との併用が推奨されている**．一方，栄養障害のあるCOPD患者においては，運動により全身性炎症が増悪し，運動療法単独では栄養障害がさらに進行する可能性が指摘されている．

▶運動療法に栄養療法を併用することによる体重およびFFMの増加効果は，栄養障害のあるCOPD患者で特に期待される．BMI＞19 kg/m²の比較的栄養状態の保たれている患者では，運動療法と栄養療法の併用により，体重を増加させながら運動耐容能を向上させる効果が認められている．

▶Physical inactivity（活動性の低下）を伴う患者では運動により全身性炎症を増悪させる可能性があり，運動強度に留意する必要がある．

▶低強度運動療法と栄養補給療法の併用による栄養状態の改善と全身性炎症の抑制効果が報告されている．また，運動療法にn-3系不飽和脂肪酸の内服を併用することで運動能が改善したことも報告されている．しかし，適切な運動強度や栄養療法に用いる最も有効な栄養素材に関しては確立されておらず，今後さらなる検討が必要である．

■文献

1) 日本呼吸器学会COPDガイドライン第6版作成委員会（編）．COPD（慢性閉塞性肺疾患）診断と治療のためのガイドライン2022（第6版），メディカルレビュー社，2022

2) 日本呼吸器学会，日本呼吸ケア・リハビリテーション学会，日本呼吸理学療法学会．呼吸器疾患患者のセルフマネジメント支援マニュアル，2022

3. 呼吸器疾患 ②誤嚥性肺炎

- 誤嚥によって発症した肺疾患は嚥下性肺疾患と呼ばれる．嚥下性肺疾患は，誤嚥性肺炎，誤嚥性肺臓炎，びまん性誤嚥性細気管支炎に分類される．
- 誤嚥性肺炎は廃用症候群，脳血管障害，神経変性疾患などを有する高齢者に多く，死亡者も多い．
- 誤嚥性肺炎は唾液や食物などの不顕性誤嚥を繰り返し，そこに病原微生物が増殖することで発症する．
- 不顕性誤嚥は絶食や胃瘻からの栄養投与でも生じるため，これらは誤嚥性肺炎の予防にはならない．
- 誤嚥性肺炎の治療は抗菌薬治療とともに嚥下障害に対する介入が重要であり，摂食嚥下リハビリテーションや口腔ケアを積極的に行うことや嚥下機能に合わせた食形態調整が必要である．誤嚥性肺炎の診療には多職種協働が欠かせない．

キーワード	誤嚥性肺炎，誤嚥性肺臓炎，びまん性誤嚥性細気管支炎，不顕性誤嚥，摂食嚥下リハビリテーション

1. 背景

▶肺炎・誤嚥性肺炎は，悪性新生物，心疾患，老衰，脳血管疾患と並んで，日本人の主な死因のひとつである．2023 年の統計で肺炎は日本人の死因の第 5 位(4.8％)，誤嚥性肺炎は第 6 位(3.8％，死亡者約 6 万人)である．誤嚥性肺炎による死亡は 85 歳以上の男性と 90 歳以上の女性に多い．2030 年には誤嚥性肺炎による死亡者は，男性約 7 万人，女性約 5 万人に増加すると予想されている[1]．

▶わが国の肺炎入院患者の約 7 割が 75 歳以上で，70 歳以上の高齢者肺炎の 7 割以上が誤嚥性肺炎である．

▶超高齢社会であるわが国では，誤嚥性肺炎の診療は極めて重要な課題である．

2. 誤嚥と嚥下性肺疾患

▶2001 年の Marik による総説「誤嚥性肺臓炎と誤嚥性肺炎」では，「誤嚥とは，口腔や咽頭あるいは胃の内容物が喉頭および下気道へ吸引されることである．吸引物の性状や量，頻度，吸引物に対する宿主の反応によって様々な病態が引き起こされる．」と述べられている[2]．

▶誤嚥によって発症した肺疾患は嚥下性肺疾患と呼ばれる．

3. 誤嚥の原因となる状況

▶誤嚥が起こりやすい状況には，嚥下障害，意識障害，胃内容物の肺への流入，咳嗽反射の低下

第 6 章 ● 疾患における栄養療法

表1 誤嚥を起こしやすい状況

嚥下障害	食道疾患(悪性腫瘍，狭窄) 慢性閉塞性肺疾患 廃用症候群 神経疾患 (脳血管障害，認知症，痙攣発作， パーキンソン病，多発性硬化症) 人工呼吸器抜管後
意識障害	神経疾患(脳血管障害) 薬剤 全身麻酔 飲酒 心停止
胃内容物の肺への流入	胃食道逆流 経腸栄養
咳嗽反射の低下	薬剤 飲酒 脳血管障害 認知症 神経変性疾患 意識障害

などがあり(**表1**)，高齢者にこのような病態が多い．

▶嚥下障害の原因として，**廃用症候群**や**神経疾患**(脳血管障害，認知症，パーキンソン症候群など)が多い．

4. 嚥下性肺疾患の分類

▶嚥下性肺疾患は，誤嚥物の性状，量，分布などにより3つに分類される．
- 誤嚥性肺炎(aspiration pneumonia)
- 誤嚥性肺臓炎(aspiration pneumonitis)
- びまん性誤嚥性細気管支炎(diffuse aspiration bronchiolitis：DAB)

▶これら3つの病態はオーバーラップする部分も多いが，経過や治療方針に違いがあるので，「誤嚥性肺炎」とひとくくりにせず区別して理解しておくことが大切である．

▶肺炎と肺臓炎は，一般に，
- 肺胞腔に炎症の主体があるものを肺炎

(pneumonia)
- 間質に炎症の主体があるものを肺臓炎(pneumonitis)

と区別される．肺胞腔に炎症が強く惹起される病態は，ほとんどの場合病原微生物が関与している．

5. 診断

▶誤嚥性肺炎は「口腔内や上気道に定着している微生物(常在菌・定着菌)の誤嚥によって生じる細菌性肺炎」であるが，明確な診断基準はない．明らかな誤嚥(顕性誤嚥)や嚥下障害と，肺の炎症所見によって診断されることが多い．肺炎は，発熱，咳嗽，膿性痰，呼吸困難などの症状を呈するが，高齢者では症状が出にくいことが多く，咳がなくても呼吸困難，頻呼吸，排痰，痰がらみ，crackles に注意することが大切である．

▶誤嚥性肺炎の胸部単純X線では，仰臥位の姿勢が多い患者は背側(S^6，S^2)，座位が多い患者は下肺野(S^7，S^8，S^9，S^{10})に病変が多い．病変は重力に従った部位に起きやすいと考えられる．胸部CTでは68%が気管支肺炎，15%が大葉性肺炎で，92%が背側に肺炎像を認めたと報告されている．

▶誤嚥性肺臓炎は「逆流した胃酸や胃内容物の誤嚥によって生じる化学性肺臓炎」であり，誤嚥直後は無菌である．

▶びまん性誤嚥性細気管支炎は「異物を繰り返し誤嚥することにより引き起こされた細気管支の慢性炎症反応」である．主に夜間に生じる唾液や食物の不顕性誤嚥を繰り返すことにより気管や気管支壁に慢性炎症が起こり，慢性気管支炎のような病態を呈する．胸部CTでは気道散布性の小粒状影が散在し，細気管支炎の像を示す

210

ことが多い. びまん性誤嚥性細気管支炎では「食事でむせた」という顕性誤嚥のエピソードを指摘できることはまれで, 血液検査での炎症反応や胸部単純X線での浸潤影指摘も困難である. 画像上明らかな肺炎像を欠いているにもかかわらず臨床的に誤嚥性肺炎と診断されたり, 喘鳴や呼吸困難を認める場合には高齢発症の気管支喘息と診断されることも多い.

表2 嚥下機能検査

- 反復唾液嚥下テスト
- 水飲みテスト
- 頸部聴診
- 食物テスト
- 簡易嚥下誘発試験
- ビデオ嚥下造影検査
- ビデオ嚥下内視鏡検査
- 嚥下シンチグラフィー
- 嚥下圧測定
- Electroglottography(EGG):喉頭インピーダンス
- 食道 pH メーター

6. 摂食嚥下のモデル

▶摂食嚥下障害の原因を同定するためには, **嚥下の5期モデル**を意識して大まかに障害部位を探ることが効率的である. 摂食嚥下は様々な運動が協調し連携するため, 明確にそれぞれのステージを切り分けることは困難であるが, 摂食嚥下を一連の動きとして捉えたうえで, それぞれのステージを理解することが重要である.

▶嚥下の5期モデルについては, p.52表1を参照.

▶認知期(先行期)障害の原因として意識障害やせん妄は多く, 適切に診断し原因を除去することが大切である. 抗精神病薬や睡眠薬による薬剤性も多く, 減量や中止により改善が可能なため常に注意する.

▶準備期や口腔期の咀嚼機能・口腔環境については, 「肺炎を診るときには口腔内を見て, 歯と歯肉も見る」という習慣をつけることや, 歯科医師や歯科衛生士らも含めた対応が問題解決に有効である.

▶咽頭期や食道期については, **嚥下機能検査**を行い障害の有無を評価する必要がある. 嚥下機能検査にはベッドサイドでできるものから嚥下造影検査など様々なものがあるが(**表2**), すべての患者に一律に検査を行うわけではない. 嚥下造影検査では検査中や検査後に造影剤を誤嚥す

る危険性もある. 患者の病状や負担, 医療者側の体制を考慮して, 検査を適切に選択することが大切である.

7. 嚥下障害の病態生理学的分類

▶嚥下障害を病態生理学的にも評価することは大切であり, 具体的な介入方法も考えやすい. 病態生理学的な原因としては, 大きく**神経障害**と**筋障害(いわゆるサルコペニア)**に分けられる.

▶神経障害はさらに器質性(主に脳血管障害)と機能性(主に神経変性疾患)に分けられる.

▶サルコペニアはさらに一次性(加齢)と二次性(廃用性, 低栄養性, 疾患性)に分けられる. 加齢によるサルコペニアを改善させることは難しいが, 廃用, 低栄養, 慢性炎症による悪液質などは改善可能なこともあるので, 意識的に診断して治療につなげられるようにしたい.

8. 治療

▶誤嚥性肺炎は誤嚥によって発症した細菌性肺炎なので, 多くの場合抗菌薬治療が必要である. 同時に嚥下障害に対する治療と対策も必須であ

第6章 ● 疾患における栄養療法

り，両者がかみ合わないと治療がうまくいかない．

▶誤嚥性肺炎では，通常の肺炎の病原微生物に加えて，口腔内の常在菌や定着菌が混合感染することが多い．気管切開や胃瘻で長期間管理されている患者などでは，黄色ブドウ球菌や緑膿菌の耐性菌リスクが増える．抗菌薬治療としては，アンピシリン/スルバクタム，セフトリアキソン，ピペラシリン/タゾバクタム，カルバペネムなどが用いられることが多い．

▶誤嚥性肺炎の病因微生物として嫌気性菌もあげるかどうかは議論のあるところである．1970～1980年代に行われた多くの研究で，誤嚥性肺炎患者から高頻度に嫌気性菌が分離されているが，これらの研究の多くは対象患者がアルコール依存症患者であったり，肺化膿症や膿胸から検体を得ており，近年の高齢者に多い誤嚥性肺炎とは異なる点を考慮する必要がある．2019年にAmerican Thoracic SocietyとInfectious Diseases Society of Americaが発表した成人市中肺炎ガイドラインでは，「肺化膿症や膿胸が疑われる状況でなければ，誤嚥性肺炎を疑う場合であっても嫌気性菌カバーをルーチンに行わない」ことが推奨されている．

▶誤嚥性肺炎は不顕性誤嚥により食事摂取と関係なく発症する．**絶食でも胃瘻患者でも不顕性誤嚥は起こる**ので，「肺炎が治るまで絶食」という方針は正しくない．肺炎治療中の誤嚥による再悪化を防ぐためには嚥下機能の改善が必要である．嚥下訓練をしなければ，嚥下関連筋の廃用性サルコペニアが進行し嚥下障害がさらに悪化する．嚥下障害の原因が明らかではない場合でも，**早期から摂食嚥下リハビリテーションを開始する**ことが大切である．

▶嚥下訓練には直接訓練と間接訓練がある．直接訓練は「実際に食物を食べさせて訓練する」ことであり，間接訓練は「食物を使わずに嚥下関連筋や神経を刺激する」ことである．間接訓練は食物を使わないので誤嚥のリスクは低い．絶食が必要な場合でも間接訓練はできるだけ早く実施することが望ましい．間接訓練の方法としてはシャキア法，開口訓練，アイスマッサージなどがある．

▶誤嚥性肺臓炎やびまん性誤嚥性細気管支炎は細菌性肺炎ではないので，必ずしも抗菌薬の投与は必要ではない．不要な抗菌薬の投与は避けるべきである．

▶誤嚥性肺臓炎は逆流嘔吐が原因で生じる場合が多く，急性の化学性肺臓炎であり，薬物過剰摂取，全身麻酔，重度の脳血管障害，てんかん発作などが原因で意識障害を有する患者に主に発症し，必ずしも嚥下障害を有しているわけではない．原因となる薬剤の減量，中止や，原因となる病態の治療を行うことが重要である．予防においても同様である．

9. 予防

▶誤嚥性肺炎の再発予防に効果があると報告されている薬剤として，アンジオテンシン変換酵素阻害薬，アマンタジン，シロスタゾール，半夏厚朴湯，葉酸などがある．こうした薬剤の多くは，咽頭でのサブスタンスPの分泌促進や濃度を高める効果があり，咳嗽反射や嚥下反射を改善させるとされている．ただし「誤嚥性肺炎」は保険適用にはなっていないことや，アマンタジンやシロスタゾールは有害事象の点から誤嚥性肺炎の予防目的の使用を推奨しないというレビューもあることに留意する．また高齢者はもともと多くの薬剤を内服していることが多く，そこにさらに薬剤を追加することになり，ポリファーマシーに注意が必要である．

▶**嚥下障害の原因になる薬剤の減量や中止を検討する**ことは重要である．鎮静作用や筋弛緩作用

のある薬剤(睡眠薬や抗不安薬など), ドパミン遮断作用のある薬剤(向精神薬や制吐薬など)などを減量, 中止することで嚥下機能が改善するケースはしばしば経験する.

▶胃瘻造設患者にクエン酸モサプリドを食前投与すると, 肺炎発症を有意に抑制したという報告がある. モサプリドが胃排出能を促進して胃瘻患者の逆流誤嚥を抑制したものと思われる. 六君子湯や大建中湯にも胃排出能を改善するという報告がある. 半固形経腸栄養剤は胃蠕動運動の促進効果や胃食道逆流の予防効果があるといわれている.

▶それでも繰り返し逆流が起こる場合には, 小腸内に栄養剤を直接投与する栄養法を検討する.

▶薬物療法以外では, 1回の食事量の制限, 食後の座位, 夜間就寝中の頭部挙上, 食形態の調整, 口腔ケア, 摂食嚥下リハビリテーション, 栄養状態の改善, ワクチン接種, 禁煙などが誤嚥性肺炎の再発予防に有効といわれている.

▶びまん性誤嚥性細気管支炎の予防には誤嚥対策が最も重要であり, 嚥下機能に影響を与える薬剤の減量や中止を検討する. また早期の段階で口腔ケアを含めて嚥下リハビリテーションを始めることが大切で, 住民検診などでのスクリーニング検査は重要になっていくと思われる.

▶びまん性細気管支炎の慢性期の増悪予防にマクロライド系抗菌薬が有効であったという報告がある. マクロライド系抗菌薬は, 抗菌作用以外に免疫調整作用や抗炎症作用を持つことが知られている. その一方で耐性菌の増加が懸念されるので, 漫然と処方することは避けるべきである. 嚥下性肺疾患の場合も同様に有効なのか, 適正な投与量や投与期間についての臨床研究が必要である.

▶誤嚥性肺炎の再発予防に用いられる薬剤の投与によるびまん性誤嚥性細気管支炎の予防効果は明らかではない.

10. 予後

▶誤嚥性肺炎患者の長期予後に関する研究は少ないが, 誤嚥性肺炎で入院した患者の長期予後は悪い.

▶日本の三次医療機関に誤嚥性肺炎で入院した患者の退院後の予後を調べた研究では, 対象患者209人(年齢中央値85歳)のうち観察期間内に77%が死亡, 退院後の生存期間中央値は369日, 男性や低BMIで予後が悪く, 特に退院時の栄養摂取方法が経管栄養や静脈栄養の患者は死亡率が高かった.

文献

1) 東京健康安全研究センター. 人口動態統計からみた日本における肺炎による死亡について https://www.tmiph.metro.tokyo.lg.jp/files/archive/issue/kenkyunenpo/nenpou69/69-33.pdf

2) Marik PE. Aspiration pneumonitis and aspiration pneumonia. N Engl J Med 2001; **344**: 665-671

3) Metlay JP, et al. Diagnosis and Treatment of Adults with Community-acquired Pneumonia. An Official Clinical Practice Guideline of the American Thoracic Society and Infectious Diseases Society of America. Am J Respir Crit Care Med 2019; **200**: e45-e67

4) Marik PE. Pulmonary aspiration syndromes. Curr Opin Pulm Med 2011; **17**: 148-154

5) Arai T, et al. ACE inhibitors and protection against pneumonia in elderly patients with stroke. Neurology 2005; **64**: 573-574

6) Yamaya M, et al. Antithrombotic therapy for prevention of pneumonia. J Am Geriatr Soc 2001; **49**: 687-688

7) Iwasaki K, et al. A pilot study of banxia houpu tang, a traditional Chinese medicine, for reducing pneumonia risk in older adults with dementia. J Am Geriatr Soc 2007; **55**: 2035-2040

8) Ohrui T. Preventive strategies for aspiration pneumonia in elderly disabled persons. Tohoku J Exp Med 2005; **207**: 3-12

9) El Solh AA, Saliba R. Pharmacologic prevention

第 6 章 ● 疾患における栄養療法

of aspiration pneumonia: a systematic review. Am J Geriatr Pharmacother 2007; **5**: 352-362

10) He M, et al. Mosapride citrate prolongs survival in stroke patients with gastrostomy. J Am Geriatr Soc 2007; **55**: 142-144

11) Miyashita N, et al. Macrolide Therapy for Prevention of Exacerbation in Individuals with Diffuse Aspiration Bronchiolitis. J Am Geriatr Soc 2016; **64**: 665-666

4. 循環器疾患　①高血圧

- 高血圧治療の目的は，脳血管疾患ならびに心血管疾患（脳・心血管疾患）の発症・進展・再発による死亡やQOL低下を抑制することである．
- 血圧の測定方法は診察室血圧と診察室外血圧に大別され，測定方法で高血圧の基準も異なる．
- 血圧値，脳・心血管疾患の危険因子，臓器障害の有無によりリスクを層別化し，管理計画を立案する．
- 治療は，生活習慣の修正，降圧薬治療が中心である．生活習慣の修正は，高血圧の予防だけでなく，降圧薬介入後も重要である．

キーワード	24時間自由行動下血圧測定（ABPM），仮面高血圧，本態性高血圧，二次性高血圧，生活習慣の修正・改善

1. 高血圧の疫学

▶ 日本の高血圧者数は，約4,300万人と推定されているが，そのうち適切に血圧コントロールされている者は1,200万人程度とされている．

▶ 高血圧による脳血管疾患，および心血管疾患の年間死亡者数は約10万人であり，循環器疾患の死亡のなかで最大の要因である．

2. 高血圧の評価と診断

A 血圧測定と評価

▶ 血圧は測定方法で，医療施設で測定された診察室血圧との診察室外血圧（家庭血圧，自由行動下血圧）に大別され，測定方法により高血圧の診断も異なる（表1）．

表1　異なる測定法における高血圧基準（mmHg）

	収縮期血圧 (mmHg)		拡張期血圧 (mmHg)
診察室血圧	≧140	かつ/または	≧90
家庭血圧	≧135	かつ/または	≧85
自由行動下血圧			
24時間	≧130	かつ/または	≧80
昼間	≧135	かつ/または	≧85
夜間	≧120	かつ/または	≧70

（日本高血圧学会高血圧治療ガイドライン作成委員会（編）．高血圧治療ガイドライン2019，ライフサイエンス出版，p.19［表2-6］，2019[1]より許諾を得て転載）

B 高血圧の診断

▶ 高血圧の診断は，複数機会の測定で血圧が高いことを確認し，白衣高血圧を除外することと仮面高血圧を見逃さないことが重要である．その際，家庭血圧または24時間自由行動下血圧測定（ABPM）が有用である．（図1）．

▶ 白衣高血圧とは，診察室では高血圧を示し，診察室外では正常域血圧を示す状態である．仮面高血圧とは診察室では正常域血圧を示し，診察室外では高血圧を認める状態である．

▶ 高血圧にいたっていない血圧値でも，脳・心血

第6章 ● 疾患における栄養療法

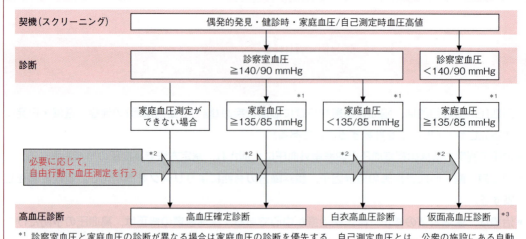

図1　血圧測定と高血圧診断手順
（日本高血圧学会高血圧治療ガイドライン作成委員会（編）．高血圧治療ガイドライン2019，ライフサイエンス出版，p.20［図2-1］，2019）より許諾を得て転載）

表2　成人における血圧値の分類（mmHg）

分類	診察室血圧（mmHg）		
	収縮期血圧		拡張期血圧
正常血圧	<120	かつ	<80
正常高値血圧	120〜129	かつ	<80
高値血圧	130〜139	かつ/または	80〜89
Ⅰ度高血圧	140〜159	かつ/または	90〜99
Ⅱ度高血圧	160〜179	かつ/または	100〜109
Ⅲ度高血圧	≧180	かつ/または	≧110
（孤立性）収縮期高血圧	≧140	かつ	<90

（日本高血圧学会高血圧治療ガイドライン作成委員会（編）．高血圧治療ガイドライン2019，ライフサイエンス出版，p.18［表2-5］，2019）より許諾を得て一部改変して転載）

管疾患の発症と将来的な高血圧への進展リスクから正常血圧，正常高値血圧，高値血圧に分類する（表2）．

▶高血圧は原因が明らかではない本態性高血圧（85〜90%）と原因を特定できる二次性高血圧に分類される．本態性高血圧の診断には二次性高血圧の除外が必要になる．高血圧のなかでも重症・治療抵抗性の高血圧，急激な高血圧の発症，若年発症の高血圧では，特に二次性高血圧の評価が必要である．

▶二次性高血圧の原因は，原発性アルドステロン症，睡眠時無呼吸症候群，腎実質性高血圧，腎血管性高血圧などがある．原発性アルドステロン症は，高血圧患者の5〜15%と比較的頻度の高い二次性高血圧の原因疾患である．

3. 高血圧治療の基本方針

A 管理計画

▶高血圧治療の最大の目的は，脳・心血管疾患の発症・進展・再発による死亡やQOL低下を抑制することである．

▶血圧レベル，予後影響因子からの有無によって低リスク，中等リスク，高リスクの3層に分類

4. 循環器疾患　①高血圧

表3　診察室血圧に基づいた心血管病リスクの層別化

リスク層	血圧分類	高値血圧 130-139/ 80-89 mmHg	I度高血圧 140-159/ 90-99 mmHg	II度高血圧 160-179/ 100-109 mmHg	III度高血圧 ≧180/ ≧110 mmHg
リスク第一層 予後影響因子がない		低リスク	低リスク	中等リスク	高リスク
リスク第二層 年齢(65歳以上)，男性，脂質異常症，喫煙のいずれかがある		中等リスク	中等リスク	高リスク	高リスク
リスク第三層 脳心血管病既往，非弁膜症性心房細動，糖尿病，たんぱく尿のあるCKDのいずれか，または，リスク第二層の危険因子が3つ以上ある		高リスク	高リスク	高リスク	高リスク

JALSスコアと久山スコアより得られる絶対リスクを参考に，予後影響因子の組合せによる脳心血管病リスク層別化を行った．層別化で用いられている予後影響因子は，血圧，年齢（65歳以上），男性，脂質異常症，喫煙，脳心血管病（脳出血，脳梗塞，心筋梗塞）の既往，非弁膜症性心房細動，糖尿病，たんぱく尿のあるCKDである．
(日本高血圧学会高血圧治療ガイドライン作成委員会（編）．高血圧治療ガイドライン2019，ライフサイエンス出版，p.50［表3-2］，2019[1]より許諾を得て転載)

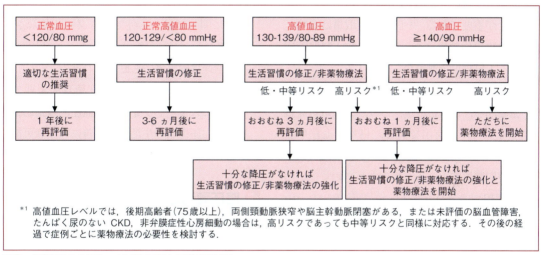

図2　初診時の血圧レベル別の高血圧管理計画
(日本高血圧学会高血圧治療ガイドライン作成委員会（編）．高血圧治療ガイドライン2019，ライフサイエンス出版，p.51［図3-1］，2019[1]より許諾を得て転載)

される（表3）．
▶生活習慣の是正は正常高値血圧レベル（120/80 mmHg以上）から必要である．高リスクの高値血圧者および高血圧症（140/90 mmHg以上）では，生活習慣の修正を積極的に行い，必要に応じて降圧薬治療を行う．高リスク患者では生活習慣の修正に加えて早期から薬物療法を行う（図2）．
▶降圧目標は，75歳未満の成人では診察室血圧130/80 mmHg未満に，75歳以上の高齢者も忍容性に問題がなければ130/80 mmHg未満を目指す．

B 生活習慣の修正・改善
▶治療の基本は，生活習慣の修正・改善（減塩，食事指導・減量・運動・節酒，禁煙）と薬物治療である．
▶すべての高血圧患者に対して生活習慣の修正・

第6章 ● 疾患における栄養療法

改善は降圧薬内服の有無にかかわらず必要である.

① 食塩摂取制限

▶食塩過剰摂取は血圧上昇の要因となり，高血圧の食事療法では食塩制限が重要である. 高血圧患者の食塩制限は6 g/日未満を目標とする

▶高血圧治療ガイドライン2019では「高齢者や腎機能低下者，メタボリックシンドローム合併者などは食塩感受性の高い病態であり，減塩がより有効といえるが，フレイルな高齢者や慢性透析患者などに減塩指導を行う際は，6 g/日未満にこだわらず，体格，栄養状態，身体活動度などを考慮して適宜調整を行うことが望ましい」とされている.

▶減塩指導に際しては個人の食塩摂取量を評価することが重要である. 1日食塩摂取量は食物記録，食物摂取頻度調査，随時尿や24時間蓄尿による1日食塩排泄量から推定する.

▶スポット尿のナトリウム，カリウム，クレアチニン濃度から，食塩摂取量，カリウム摂取量を推測するツールが有用である. 日本高血圧学会ホームページの医療関係者ページに食塩・カリウム摂取量推定ツールが掲載されており，いつでも利用できる（https://www.jpnsh.jp/natkali-e/）.

▶減塩の工夫には，塩分の少ない調味料を使う，旬の食材や新鮮な食材を選ぶ，薬味や香辛料，酸味を使う，素材の旨味を活かす，だしを活かす，一食のなかでメリハリをつける，練り製品や加工食品を一度茹でる，漬物や汁物の摂取量を減らす，外食や加工食品の摂取を控えるなどが推奨されている.

▶日本高血圧学会の減塩食品リストは年2回更新され，減塩化に貢献している.

② カリウム摂取と他の栄養素

▶カリウムはナトリウムの血圧上昇作用に対して拮抗する. したがって，野菜・果物などカリウムを多く含む食物の摂取により降圧が期待で

きる.

▶ナトリウム，カリウムそれぞれの排泄よりも，循環器疾患のリスクとの関連性が強い，尿中ナトリウム/カリウム（Na/K）比は減塩とカリウム摂取の確認にも有効である.

▶オリーブオイルや多価不飽和脂肪酸が多く含まれる食事や，魚介類，さらに穀物，野菜，果物，豆などが豊富で，肉類を控えた食事により有効な降圧が得られることが報告されている.

▶肥満者はBMI 25 kg/m² 未満を目指し摂取カロリーを制限する必要がある.

③ その他の生活習慣の改善点

▶運動は降圧効果が期待でき，中等度（ややきつい程度）の有酸素運動を1日30分以上目標に行う.

▶飲酒に関しては，男性でエタノール換算20〜30 mL/日，女性では10〜20 mL/日を目安とする. 禁煙は健常者でも勧められる.

▶デジタル技術を活用した血圧管理も重要である. 特にスマートフォンの高血圧治療補助アプリが高血圧患者の生活習慣改善に有用な可能性がある.

C 降圧薬治療

▶血圧が高くなると生活習慣の修正のみでは目標の血圧レベルに達することは困難であり，降圧薬治療が必要になる（図2）.

▶降圧薬の種類には，利尿薬，カルシウム拮抗薬，ACE阻害薬，ミネラルコルチコイド受容体拮抗薬，直接レニン阻害薬，β遮断薬，αβ遮断薬，α遮断薬，レセルピン系，中枢型交感神経抑制薬，血管拡張薬などがある. そのうち最初に投与を考慮すべき降圧薬はカルシウム拮抗薬，ACE阻害薬またはARB，利尿薬から選択する.

▶糖尿病を含むたんぱく尿のあるCKD患者ではRA阻害薬（ARB，ACE阻害薬）が第一選択となる.

4. 循環器疾患 ①高血圧

▶降圧薬使用後でも降圧目標に達しない場合には，ほかの機序の異なる降圧薬を併用するほうが，投与量を倍増するより降圧効果を得やすい．

文献

1) 日本高血圧学会高血圧治療ガイドライン作成委員会（編）．高血圧治療ガイドライン 2019，ライフサイエンス出版，2019

第6章　疾患における栄養療法

4. 循環器疾患　②動脈硬化

- 動脈硬化のなかでは粥状動脈硬化症（アテローム硬化）が臨床的に重要で，心筋梗塞，脳梗塞，末梢動脈疾患，大動脈瘤などの原因となる．
- 超音波やCT，MRIなどの形態学的検査とABI，PWV，CAVI，血管内皮機能検査などの機能的検査を組み合わせて診断し経過をフォローする．
- 動脈硬化性疾患の発症・進展・再発予防には，栄養指導と運動指導が重要である．
- 禁煙を含めたリスク因子の包括的治療が動脈硬化性疾患の予防に有効である．

キーワード　粥状動脈硬化，冠動脈疾患，脳血管疾患，末梢血管疾患，禁煙，包括的治療

1. 動脈硬化の概念

A 動脈の構造

▶動脈は内膜，中膜，外膜の3層構造からなり，弾性型動脈，筋型動脈，細動脈に分けられる．弾性型動脈は心臓から筋型動脈にいたる大動脈を中心とした太く弾性線維に富んだ動脈である．大動脈から分かれて心臓，脳，腎臓などに行く動脈は筋型動脈で中膜の平滑筋に富んでおり，臓器への血流調節を行う．細動脈は筋型動脈から分枝を繰り返した細かい動脈である．

B 動脈硬化の分類

▶動脈硬化（arteriosclerosis）は動脈壁の肥厚，弾力性の低下および内腔の狭小化を意味し，形態学的特徴から粥状動脈硬化症（atherosclerosis，アテローム硬化），中膜石灰化硬化症（Mönckeberg型），細動脈硬化症の3つのタイプに分類される．

▶粥状動脈硬化症は冠動脈，頸動脈，腸骨動脈，大動脈などの大型および中型動脈に好発し，そ

れぞれ心筋梗塞や狭心症，脳梗塞，末梢動脈疾患（peripheral artery disease：PAD），大動脈瘤などの原因となる．粥状動脈硬化の病理学的変化は，泡沫化したマクロファージが内皮細胞下に集積して脂肪線状を形成し，進行するとプラークに発展する（図1）．プラークでは脂質が蓄積したコアのまわりを，平滑筋細胞や線維性被膜よりなるfibrous capが覆っている．血管内皮細胞の障害の修復過程における炎症反応と酸化LDLの蓄積がマクロファージの泡沫化に寄与する．

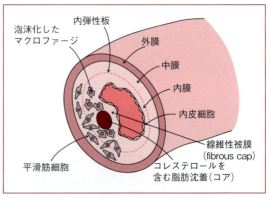

図1　動脈の構造と粥状動脈硬化の模式図

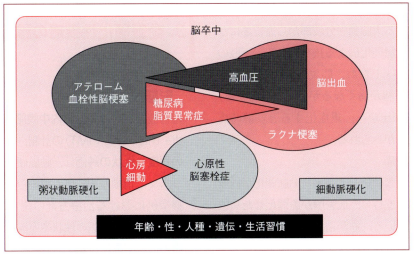

図2 脳血管障害の病型とリスク因子
(脳心血管病予防に関する包括的リスク管理チャート2019年版について. 日内会誌 2019; **108**: 1024-1074 より引用)

- 中膜石灰化硬化症は，筋型動脈の中膜の石灰化を特徴とし，臨床上大きな問題になることは少ない．
- 細動脈硬化症は，小動脈や細動脈の内膜の線維性肥厚や硝子化が特徴である．高血圧や糖尿病に合併しやすく，組織や臓器に虚血性変化をきたす．

2. 動脈硬化性疾患

- 臨床的には粥状動脈硬化が重要であり，発症すると生命予後や生活の質の低下につながることが多い．

A 粥状動脈硬化症
① **冠動脈疾患**(第6章-4-③「冠動脈疾患」参照)
- 心筋を栄養する冠動脈に粥状動脈硬化が進行すると，**内腔狭窄やプラークの破綻から狭心症や急性心筋梗塞を生じる**．厚生労働省の人口動態統計(2020年)によると日本人の死因の15％が心疾患で，そのうちの33％が虚血性心疾患であった．

② 脳血管疾患
- 局所脳障害には一過性脳虚血発作(transient ischemic attack：TIA)と脳卒中がある．脳卒中は脳出血，くも膜下出血，動静脈奇形からの頭蓋内出血，脳梗塞に分けられ，脳梗塞は，臨床病型からラクナ梗塞，アテローム血栓性脳梗塞，心原性脳塞栓，その他の脳梗塞に分類される(図2)[2]．
- 脳卒中データバンク2021の報告では，わが国での脳血管障害の病型別発症頻度は，脳出血が19.5％，くも膜下出血が6.5％で脳梗塞が74.0％である．さらに脳梗塞の病型としてはラクナ梗塞が28.2％，アテローム血栓性脳梗塞が31.5％，心原性脳梗塞が28.8％である．
- 脳血管疾患のうち**粥状動脈硬化を基盤とするのは，アテローム血栓性脳梗塞とTIA**である．近年は急性期TIAと急性期脳梗塞を包括する急性脳血管症候群という概念が提唱され，急性期の救急対応が求められている．
- 半身の運動麻痺や感覚障害，構音障害，めまい，視野障害などの症状で発症する．

第6章 ● 疾患における栄養療法

③ 末梢動脈疾患（PAD）

▶下肢を栄養する大腿動脈分岐部から遠位部にかけての粥状動脈硬化による狭窄である．下肢の虚血から冷感・しびれ，間欠性跛行（一定の距離の歩行で下腿が痛くなるが休むと改善する）などの症状が出現し，重症化すると安静時疼痛，潰瘍などがみられる．

④ 腹部大動脈瘤

▶大動脈瘤は中膜硬化および粥状動脈硬化が内膜から中膜へと進行し，血管壁が脆弱化した病態と考えられている．瘤が増大するにつれて血管や腸管の圧迫に伴う症状が生じ，破裂のリスクが増大する．破裂した場合は，突然の腰背部痛が出現し生命を脅かす危機的な状態に陥る．

⑤ 腎動脈狭窄

▶腎動脈の本幹または分枝の狭窄が難治性高血圧をもたらし，腎機能悪化の原因となる．

B 細動脈硬化症

① 腎硬化症

▶高血圧に伴う圧負荷や容量負荷により小動脈の内膜肥厚と輸入細動脈の硝子化を病理学的特徴とする細動脈腎硬化症が生じる．進行性の腎血流障害から腎障害をきたす．日本透析医学会の統計では，2022年に透析導入された患者の原疾患として18.5％を占めるまでに増加し，糖尿病性腎症に次いで第2位である．

② 脳出血

▶脳内の細動脈に発症する小動脈瘤の破裂による脳実質内出血である．部位としては被殻が最も多く，最大のリスク因子は高血圧である．

③ ラクナ梗塞

▶高血圧に伴う細動脈硬化により生じる穿通枝動脈の狭窄・閉塞が原因の15mm未満の小梗塞である．発症時の症状は，アテローム血栓性脳梗塞と同様であるが，無症候の場合も多い．

3. 動脈硬化性疾患の診断

A 形態学的検査法

▶超音波を用いた頸動脈内中膜肥厚（intima media thickness：IMT）の計測，およびプラークの程度や性状の評価は，動脈硬化性疾患の発症リスクの指標として広く用いられ，頸動脈高度狭窄例における治療方針の決定にも有用である．また下肢動脈の性状や血流の評価や大動脈瘤の形状把握にも用いられ，代表的な非侵襲的動脈硬化診断法である．

▶CT検査は頭頸部動脈，大動脈，冠動脈，末梢動脈における石灰化病変の存在に高い診断能を発揮する．造影剤を用いた冠動脈造影は疾患描出の特異度が高い．

▶MRI検査は特に脳における虚血性変化や梗塞病変の確認に有用で，血管を描出するMRAは頭蓋内動脈をはじめとする全身の血管の狭窄・閉塞病変の描出に優れている．

B 血管機能検査法

▶足関節上腕血圧比（ankle brachial pressure index：ABI）は，上腕動脈の血圧に対する足関節レベルの血圧の比により下肢動脈の狭窄または閉塞性病変の存在を検出でき，簡便で患者負担が小さい．

▶脈波伝播速度（pulse wave velocity：PWV）は動脈の硬化度の指標で，専用機器の普及に伴い国内で広く行われている．上腕と足首のPWVは測定時血圧の影響を受けるため注意する．

▶心臓足首血管指数（cardio ankle vascular index：CAVI）は大動脈起始部から下肢足首までの動脈全体の弾性能を表す検査である．測定時血圧の影響が少ないことが特徴である．

▶血管内皮機能は，前腕駆血後の反応性充血による血管内皮依存性血流増加反応を血流量や動脈

4. 循環器疾患　②動脈硬化

径の変化を測定する．上腕動脈径の変化を超音波により測定する FMD と，指尖動脈床の容積脈波の変化を測定する RH-PAD が用いられている．

4. 動脈硬化性疾患の治療

A 生活習慣改善

▶動脈硬化性疾患の発症・進展・再発予防は，良好な生活習慣の維持が基本となる．

▶食習慣の改善が勧められる（表1）[1]．

▶慣れ親しんだ食習慣を変更することは容易ではなく，厳格な管理を求め過ぎない．各種検査指標に改善が認められれば，患者の努力を肯定するスタイルが望ましい．

▶運動療法を指導する際には，現在の身体活動量・強度および運動習慣の有無について確認し，現状より徐々に増やしていくことを意識す

表1　動脈硬化性疾患予防のための食習慣改善

1. 過食に注意し，適正な体重を維持する
・総エネルギー摂取量（kcal/日）は，一般に目標とする体重（kg）*×身体活動量（軽い労作で 25〜30，普通の労作で 30〜35，重い労作で 35〜）を目指す
2. 肉の脂身，動物脂，加工肉，鶏卵の大量摂取を控える
3. 魚の摂取を増やし，低脂肪乳製品を摂取する
・脂肪エネルギー比率を 20〜25％，飽和脂肪酸エネルギー比率を 7％未満，コレステロール摂取量を 200 mg/日未満に抑える
・n-3 系多価不飽和脂肪酸の摂取を増やす
・トランス脂肪酸の摂取を控える
4. 未精製穀類，緑黄色野菜を含めた野菜，海藻，大豆および大豆製品，ナッツ類の摂取量を増やす
・炭水化物エネルギー比率を 50〜60％とし，食物繊維は 25 g/日以上の摂取を目標とする
5. 糖質含有量の少ない果物を適度に摂取し，果糖を含む加工食品の大量摂取を控える
6. アルコールの過剰摂取を控え，25 g/日以下に抑える
7. 食塩の摂取は 6 g/日未満を目標にする

（脳心血管病予防に関する包括的リスク管理チャート 2019 年版について．日内会誌 2019; **108**: 1024-1074 より引用）

る．特に運動習慣がない者には，徐々に軽い運動を短い時間から始める．

▶ウォーキング，水泳，自転車運動などの有酸素運動が基本であるが，日常生活のなかで歩行量を増やす方法でも実施可能である．個々の体力に応じたレジスタンス運動は，筋肉量・筋力の維持・増進に効果があり，サルコペニア，フレイルの予防に有効である．

B 発症・進展予防に向けた治療

▶進行した動脈硬化病変の回復は難しく，リスク因子管理による発症・進展予防が重要である（表2）[2]．

▶喫煙は動脈硬化性疾患発症に強くかかわる修正可能なリスク因子である．禁煙開始とともに動脈硬化性疾患に対する禁煙の効果は速やかに現れ，禁煙期間が長くなるほどリスクが低下する．喫煙本数を減らすことや低ニコチン低タールたばこに変えることではリスク低下につながらないため強く禁煙を勧めるべきである．

▶脂質異常症，特に高 LDL-C 血症は冠動脈疾患の重要なリスク因子である（第 6 章-2- ②「脂質異常症」を参照）．薬物治療による LDL-C 低下は冠動脈疾患発症予防に有効であり，特に HMG-CoA 還元酵素阻害薬のエビデンスが豊富である．

▶高血圧は動脈硬化性疾患全般の発症リスクを上昇させ，特に脳血管障害の強いリスク因子である（6 章-4-①「高血圧」を参照）．日常生活での家庭血圧測定や食事中の食塩制限が重要で，早期の薬物治療介入が望ましい．

▶耐糖能異常の段階から動脈硬化性疾患のリスクは高まる．日本人では，糖尿病は動脈硬化性疾患の発症リスクを 2〜3 倍高めることが報告されており，なかでも細小血管障害合併例や慢性的な血糖コントロール不良例ではさらにリスクが上昇する（第 6 章-2-①「糖尿病」を参照）．糖尿病治療薬である SGLT2 阻害薬や GLP-1 受

第 6 章　疾患における栄養療法

第6章 ● 疾患における栄養療法

表2 心血管病の危険因子

1. 年齢	男性：45歳以上　女性：55歳以上	
2. 冠動脈疾患の家族歴	両親，祖父母および兄弟・姉妹における突然死や若年発症の虚血性心疾患の既往	
3. 喫煙		
4. 脂質異常症	高LDLコレステロール血症（140 mg/dL以上） 高トリグリセライド血症（150 mg/dL以上） 低HDLコレステロール血症（40 mg/dL未満）	
5. 高血圧	収縮期血圧140 mmHgあるいは拡張期血圧90 mmHg以上	
6. 耐糖能異常	①早朝空腹時血糖値126 mg/dL以上，②75g糖負荷検査（OGTT）2時間値200 mg/dL以上，③随時血糖値200 mg/dL以上，④HbA1c値が6.5%以上のいずれかが認められた糖尿病型，糖尿病型ではないが，空腹時血糖値110 mg/dL以上あるいはOGTT 2時間値140 mg/dL以上の境界型	
7. 肥満	BMI 25以上またはウエスト周囲長が男性で85 cm，女性で90 cm以上	
8. メタボリックシンドローム	内臓肥満蓄積（ウエスト周囲長が男性で85 cm，女性で90 cm以上）を必須として，高トリグリセライド血症150 mg/dL以上かつ，または低HDLコレステロール血症（40 mg/dL未満），収縮期血圧130 mmHgかつ/または拡張期血圧85 mmHg以上，空腹時高血糖110 mg/dL以上のうち2項目以上をもつもの	
9. 慢性腎臓病（CKD）	尿異常（特にたんぱく尿の存在），糸球体濾過量（GFR）60 mL/分/1.73 m² 未満のいずれか，または両方が3ヵ月以上持続する状態	
10. 精神的，肉体的ストレス		

（日本動脈硬化学会（編）．動脈硬化性疾患予防ガイドライン2022年版，日本動脈硬化学会，2022より作成）

容体作動薬の動脈硬化抑制効果が注目されている.

▶内臓脂肪蓄積はインスリン抵抗性増大を介して複数の代謝異常を引き起こし，**リスク因子の集積はメタボリックシンドロームとして動脈硬化性疾患の高リスク病態**と考えられている. 減量によってこれらの代謝異常の改善が期待される（第6章-2-③「肥満症・メタボリックシンドローム」を参照）.

▶禁煙を含めた**リスク因子の包括的治療が動脈硬化性疾患の予防に有効**である.

C 急性期治療・侵襲的治療

▶動脈硬化性疾患の治療法は各臓器により異なり，多くは抗血小板薬併用が基本となる.

▶冠動脈疾患に対する経皮的冠動脈形成術の技術や治療デバイス進歩の一方で，多枝病変や重症虚血例には冠動脈バイパス術が選択される. **発症早期のST上昇型急性心筋梗塞に対しては血栓溶解療法も選択肢**となる（第6章-4-③「冠動

脈疾患」を参照）.

▶急性期脳梗塞に対しては**遺伝子組み換え組織型プラスミノーゲンアクティベータの静脈投与やカテーテルを用いた経動脈的血栓回収療法が適応**となり，迅速な救急対応が重要視されてきている.

▶慢性期の症候性頸動脈高度狭窄の病態に対しては，**頸動脈内膜剥離術あるいは頸動脈ステント留置術**が選択肢となる.

▶PADの重症例に対しては，**カテーテルを用いた経皮的血管形成術あるいはステント留置術**が選択肢となる. 下肢切断を予防するために閉塞部位をバイパスする血行再建術が行われることもある.

■文献

1) 寺本民生ほか. 脳心血管病予防に関する包括的リスク管理チャート2019年版について. 日内会誌 2019; **108**: 1024-1074

2) 日本動脈硬化学会（編）. 動脈硬化性疾患予防ガイドライン2022年版，日本動脈硬化学会，2022

4. 循環器疾患 ③冠動脈疾患

- 冠動脈疾患とは，冠動脈の動脈硬化に伴う狭窄や攣縮などにより，心筋血流の減少ないし途絶を生じる一連の疾患である．
- 本病態は，数々の基礎疾患や生活習慣の影響を強く受ける．一次予防は冠動脈疾患の初回発症を防ぐことをいい，発症の危険因子を適切に管理することで，わが国の冠動脈疾患の発症の半数以上を抑えることができるため，特に重要である．
- 急性期での重症心不全や循環不全状態では，栄養療法や水分調節に難渋することによく遭遇するが，患者の入院期間や生命予後にも大きく影響する．栄養管理は重要であり決して疎かにしてはならない．

キーワード 冠動脈疾患，循環不全，一次予防，包括的リスク管理，腸管浮腫

1. 冠動脈疾患の概要，疫学

▶ 冠動脈に狭窄や閉塞が生じると，心筋への血液の供給が減少する．その結果，心機能低下のほか心筋梗塞や致死性不整脈などの様々な弊害をきたす．

▶ わが国での冠動脈疾患の頻度は先進国のなかでは比較的低いが，食生活の欧米化により耐糖能異常や脂質異常症，肥満症など代謝性疾患が急増したため，近年では増加傾向に転じている．

2. 冠動脈疾患の診断と急性期治療

▶ 冠動脈疾患は，一過性に心筋が虚血となり胸痛が出現する狭心症，および冠動脈が完全閉塞し心筋壊死に陥る心筋梗塞がある．

A 狭心症

▶ 狭心症の症状は，前胸部痛，圧迫感，絞扼感などの胸部症状を訴えることが多い．ときに左上腕や肩などへの放散痛もみられる．

▶ 冠攣縮性狭心症は，深夜から早朝の就寝中に生じやすく，労作，過呼吸，アルコールなどにより誘発されやすい．

▶ ホルター心電図は，日常生活中や睡眠中における冠攣縮性狭心症発作時の ST 上昇の検出に有用である．

▶ 心エコー図波検査では，壁運動異常や心機能，心負荷の評価に有用である．また，潜在性虚血の評価目的で，負荷心エコー図検査を行うこともある．

▶ 冠動脈 CT は，動脈硬化性狭心症の診断に有用である．

▶ 心筋血流シンチグラフィーなどの核医学検査は，心筋虚血やバイアビリティーの評価，心機能測定などに用いられている．

▶ 心臓カテーテル検査による冠動脈造影は，虚血性心疾患の確定診断と病変の解剖学的重症度の

225

第6章 ● 疾患における栄養療法

ために不可欠である.
▶狭心症の治療には，冠動脈因子の是正，生活指導，薬物療法，経皮的冠動脈形成術(PCI)や冠動脈バイパス術(CABG)による血行再建などが含まれる.

B 急性冠症候群

▶急性冠症候群は，粥腫の破綻に続き急速に血栓が形成され，冠動脈は完全閉塞ないし不完全閉塞するために発症する病態を指し，急性心筋梗塞，不安定狭心症，心臓突然死などが含まれる.
▶心電図上，ST 上昇型(STEMI)は冠動脈の完全閉塞が示唆され，一方，非 ST 上昇型は不完全閉塞による心内膜下の虚血が示唆される.
▶心筋梗塞は重篤な疾患であり死亡率は30％と高い．そのため，多くの医療機関で冠動脈疾患の集中治療室が設けられている．重篤な合併症として，心不全，ショック，致死性不整脈などがあげられるが，高度循環不全に陥ると栄養障害をきたしやすくなり，必然的に入院治療期間も長期化する.

C 急性期の治療・再灌流療法

▶急性心筋梗塞における早期の再灌流療法は心臓リモデリング予防や予後改善の観点からも重要である.
▶再灌流療法には，血栓溶解療法(血栓溶解薬の静脈内または冠動脈内投与)，PCI，CABG がある.
▶血栓溶解療法は静脈注射投与法と経皮的冠動脈内投与法があるが，出血性合併症も少なくない.
▶PCI は，梗塞責任病変の部位を経皮的に挿入したバルーンカテーテルやステント留置などで再疎通させる血行再建術である．冠動脈造影に続いて PCI を行う治療が，現在の再灌流療法の主流となっている.
▶CABG は，左冠動脈主幹部病変など PCI が困難な症例に行われる.

3. 冠動脈疾患の一次予防における包括的リスク管理

A 危険因子と包括的リスク管理

▶包括的リスク管理とは，高血圧，糖尿病，脂質異常症，喫煙，肥満，慢性腎臓病など危険因子のすべてを管理することを言う．これらの適切な管理により，わが国の冠動脈疾患の発症の半数以上を抑制することが可能と言われている.

B 高血圧

▶診察室血圧 140/90 mmHg 以上，家庭血圧 135/85 mmHg 以上，24 時間自由行動下血圧 130/80 mmHg 以上を高血圧と診断する.

C 脂質異常症

▶数値のみをみて漫然と治療薬を投与することは控える．脂質異常の背景にある病態や包括的なリスク評価を捉えたうえで，推奨された管理目標達成を優先し生活習慣改善に加え治療薬を用いて十分に改善させる.

D 糖尿病・肥満

▶糖尿病患者では，非糖尿病患者と比較して冠動脈疾患の頻度が 2～4 倍も高く，血圧，脂質，喫煙などといった危険因子 2 個分に相当する.
▶肥満，メタボリックシンドローム，糖尿病患者では，まず生活習慣の改善により体重減少を目指す.

E 高尿酸血症

▶合併するほかの危険因子の関与も大きいことを念頭に生活習慣指導を行う.

F 慢性腎臓病

▶透析療法や移植が必要な ESKD(末期腎不全)のリスクを増加させるとともに，動脈硬化を促進

4. 循環器疾患　③冠動脈疾患

させ心筋梗塞や脳卒中，心不全などの心血管疾患の発症と死亡率の上昇をもたらす．

G その他の危険因子（喫煙，気候，高齢者，性別）

▶喫煙は，冠動脈疾患の主要な危険因子である．

▶常に外来や入院時にスクリーニングを行い，喫煙者に対する禁煙，また非喫煙者に対する防煙（喫煙開始の予防）に向けての啓発や指導を行う．また，受動喫煙でも冠動脈疾患のリスクが増大する．

▶寒冷・暑熱，急激な温度変化は，冠動脈疾患のリスクを高めるため生活において指導を行う．

▶高齢者に対し非薬物療法は積極的に行うべきであるが，QOL に配慮して個別に治療を行う．

▶冠動脈疾患において，女性の発症率が男性よりも低いことが知られている．一方で，心筋梗塞発症後の死亡率は，米国でも日本でも女性が男性より高い．

4. 運動・身体活動，心臓リハビリテーション

▶運動不足や日常生活における身体的不活動が冠動脈疾患の危険因子である．

▶生活・職業上の活発な身体活動は，冠動脈疾患の発症を予防し死亡を減少させる．

▶心臓リハビリテーションは，心筋梗塞患者の症状を緩和し，運動耐容能，QOL および予後を改善する．

▶有酸素運動が主体となり，大筋群を用いるリズミカルな動的運動を基本とする．ウォーキング/トレッドミル歩行運動，サイクリング/自転車エルゴメータ運動など．

▶運動強度は，心肺運動負荷試験で判定される嫌気性代謝閾値レベルが適している．

▶時間は 1 回あたり 20～60 分程度，頻度は 3 回/週以上で行う．

5. 冠動脈疾患の一次予防における栄養・食事療法

▶冠動脈疾患予防のために，適正な総エネルギー摂取量と体重を維持しつつ，食塩や飽和脂肪酸，コレステロールの摂取を減らし，また食物繊維の摂取を増やす．

▶脂肪エネルギー比率は 20～25 %，炭水化物エネルギー比率は 50～60 % と設定することを推奨．

▶食塩摂取量は，6 g/日未満を目標とする．

▶飽和脂肪酸は総コレステロールや LDL コレステロールを上昇させるが，摂取制限によりこれらの低下が認められる．さらに，飽和脂肪酸を制限することにより，心血管疾患の発症リスクが低下する．飽和脂肪酸は，総エネルギー量の 7 % 未満を目標とする．

▶魚食の摂取は，n-3 系多価不飽和脂肪酸が含まれていることから推奨される．

▶食物繊維は胃内停留時間を延長させることにより，血糖やトリグリセライドの急激な上昇を抑制させ，さらに満腹感を保たせることで過食を抑制できる．また，排便促進やコレステロール吸収抑制，胆汁酸合成促進などの作用もある．

▶アルコールの多量摂取（純アルコール換算およそ 46～60 g/日以上）は，冠動脈疾患や脳卒中の危険因子である．一方，軽量から中等量にかけての飲酒は，むしろ心血管疾患のリスクを低下させる．

6. 低心機能を呈する心疾患における栄養管理の難しさと問題点

▶冠動脈疾患急性期の循環不全状態での栄養管理

第6章　疾患における栄養療法

第6章 ● 疾患における栄養療法

- は，いまだ有効性を示すエビデンスが確立されておらず，水分・栄養管理に困難を極めるケースが多い．
- ▶ 血行動態不安定期には，ポンプ失調，溢水，心不全などを併発しやすい．また，溢水による低アルブミン血症のほか，経口摂取困難な状態，うっ血肝に伴う腹部膨満による食欲低下などから容易に栄養不良が引き起こされる．
- ▶ 栄養障害に伴い心筋量が減少することで心筋障害をきたし心機能低下に拍車がかかる．結果的に心不全をきたし悪循環に陥る（心臓悪液質）．
- ▶ 急性心不全における薬物療法では，利尿薬などを用いて除水を図る例も多い．その一方で，治療に必要な数々の注射製剤や栄養剤投与，症例によっては輸血製剤の投与，人工呼吸器などで用いる鎮静薬投与が行われるが，それら治療薬自体が心負荷となりうる．
- ▶ 以上から，栄養評価だけでなく水分のin-outバランスを厳格に管理する必要がある．
- ▶ 心不全では，栄養障害，吸収障害，たんぱく質の喪失（経口摂取困難，腸管浮腫，bacterial translocation），代謝異常（基礎代謝量・心筋酸素消費量の増大，組織低酸素による嫌気性代謝など），神経内分泌・体液調節の異常（RAAの活性化，電解質異常など）の因子からサイトカイン（INF-α）の分泌亢進を惹起させ，栄養障害に拍車がかかり悪循環となる．
- ▶ 免疫力が低下した状態で人工呼吸器を導入すると人工呼吸器関連肺炎（VAP）も合併しうる．
- ▶ 長期臥床例では廃用症候群も懸念されるため，可能な限り早く栄養管理をはじめ，かつリハビリテーションを開始する．
- ▶ 心不全における栄養障害の存在は死亡率増加にも強く関与する．また，低栄養の増悪が入院日数長期化に影響を及ぼす（図1）．
- ▶ 心不全時には循環不全により，腸管浮腫やうっ血が起こり蠕動運動は減弱し栄養素の吸収能が低下する．
- ▶ 腸管は効率よく消化・吸収するために微細なひだ構造となっている．絨毛先端の微小循環という解剖学的特徴から酸素供給下に脆弱な状態であるため，心不全など循環不全に陥ると血流速度が遅くなり容易に低酸素状態となる．さらに循環不全では，脳など重要臓器への血流を確保

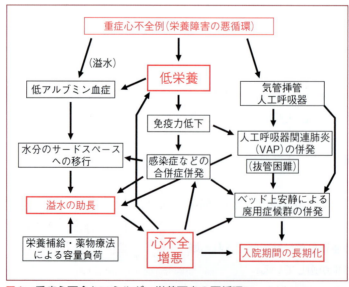

図1　重症心不全とエネルギー栄養不良の悪循環

するため皮膚や腸管への血流は犠牲となる．また，絨毛先端は虚血により機能的・組織的にも破綻しやすく bacterial translocation を引き起こす(図2，図3)．
▶ 腸管の上皮細胞，腸管リンパ装置の免疫担当細胞は，グルタミンをエネルギー基質としている．低栄養状態では早期のグルタミンの経口・経腸摂取が推奨される．また，循環不全が落ち着いてから経腸栄養を投与することを推奨されているが，bacterial translocation 予防のためには可能な限り早期にグルタミン製剤(グルタミン CO®，GFO®など)を開始する．
▶ 心不全などによる循環不全から消化機能が低下している場合には，成分栄養や消化態栄養剤を選択し，栄養ポンプを使用したほうが安全で効果的な栄養管理ができる．
▶ 循環動態が不安定でも，経腸栄養を慎重に投与すれば栄養素は吸収・代謝され，循環や酸素化に影響はないという報告や，昇圧薬を使用していても 48 時間以内に経腸栄養を開始したほうが生存率は高いという報告もある．
▶ 循環動態が不安定で経腸栄養が施行しにくい場合は，まずは中心静脈栄養が考慮される．糖質を基本として徐々に輸液カロリーを増加させるが，急激な高張液の使用は血漿浸透圧を上げ組織から血管内に水分を引き込み，循環血漿量を増加させ心負荷となりうる．そのため，500 kcal/日前後から開始し，1～2 日ごとに 200～300 kcal ずつ投与カロリーを増量させることを考慮する．
▶ 急激に投与カロリーを増大させるとリフィーディング症候群を発症させ，さらに血行動態を悪化させることも懸念されるので血清リン濃度の低下にも留意する．
▶ 経腸栄養は，TPN や PPN より重篤な合併症が少ないことから，消化機能の維持，bacterial translocation の防止，細胞性免疫の向上のため，心機能をみながら必要エネルギーはできるだけ経腸的に投与するのが原則である．
▶ 摂取できる水分量が制限されているときは，1 mL＝1 kcal の栄養剤だけでなく，1 mL＝1.5-2.0 kcal の濃縮タイプの経腸栄養(ペプタメン®など)を選択することによって投与エネルギー量を増やすことが可能である．

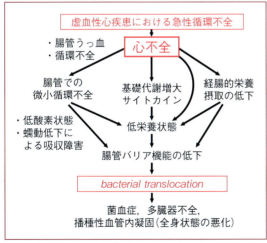

図2　急性循環障害による心不全とbacterial translocation

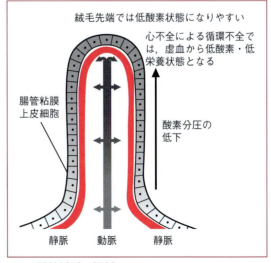

図3　腸管絨毛の解剖

第 6 章 ● 疾患における栄養療法

▌文献

1) 日本循環器学会. 2023 年改訂版　冠動脈疾患の一次予防に関する診療ガイドライン
2) 日本循環器学会. 2022 年 JCS ガイドラインフォーカスアップデート版　安定冠動脈疾患の診断と治療
3) 日本循環器学会. 急性冠症候群ガイドライン（2018 年改訂版）2022.3 更新版
4) 日本静脈経腸栄養学会（編）. 静脈経腸栄養ガイドライン，第 3 版，照林社，2013
5) Khalid I, et al. Early enteral nutrition and outcomes of critically ill patients treated with vasopressors and mechanical ventilation. Am J Crit Care 2010; **19**: 261-268

4. 循環器疾患 　④うっ血性心不全

- 心不全は進行する疾患であり，進行病期を示した ACCF/AHA の心不全ステージ分類に応じて栄養療法を検討する必要がある.
- 心不全ステージ A/B では心血管リスク因子の管理に重点を置いた栄養療法を考慮する.
- 心不全ステージ C/D では低栄養が進みやすく，定期的な栄養評価とともに体重を維持できるような栄養療法を考慮する.
- 特に慢性期の患者では，適切な栄養療法・運動療法と患者指導などを包括的に支援する心臓リハビリテーションの枠組みが有効である.

キーワード	心不全ステージ分類，再入院予防，包括的心臓リハビリテーション，低栄養

1. 心不全とは

▶心不全とは，「なんらかの心臓機能障害，すなわち，心臓に器質的および/あるいは機能的異常が生じて心ポンプ機能の代償機転が破綻した結果，呼吸困難・倦怠感や浮腫が出現し，それに伴い運動耐容能が低下する臨床症候群」と定義される. 一般向けには「心不全とは，心臓が悪いために，息切れやむくみが起こり，だんだん悪くなり，生命を縮める病気です」とされている.

A 心不全ステージ分類
▶心不全には様々な分類法があるが，進行性疾患として病期を示した ACCF/AHA の心不全ステージ分類がある（図1）. リスク因子（高血圧や糖尿病，肥満など）を持つが器質的心疾患がなく，心不全症候のない患者を「ステージ A　器質的心疾患のないリスクステージ」，器質的心疾患（心肥大や心筋梗塞）を有するが，心不全

症候のない患者を「ステージ B　器質的心疾患のあるリスクステージ」，器質的心疾患を有し，心不全症候（浮腫や労作時息切れなど）を有する患者を既往も含め「ステージ C　心不全ステージ」と定義する. さらに，おおむね年間 2 回以上の心不全入院を繰り返し，有効性が確立しているすべての薬物治療・非薬物治療にもかかわらず自覚症状がニューヨーク心臓協会（New York Heart Association；NYHA）心機能分類Ⅲ度より改善しない患者は「ステージ D　治療抵抗性心不全ステージ」と定義され，これらの患者は，補助人工心臓や心臓移植などを含む特別の治療などが適応になる[1].

▶NYHA 分類とは，身体活動による自覚症状の程度により心不全の重症度を分類したものであり，NYHA Ⅰ度：日常的な身体活動による症状はなし，Ⅱ度：日常的な身体活動で疲労，動悸，呼吸困難あるいは狭心痛を生じるが，安静時には無症状，Ⅲ度：安静時には無症状だが，日常的な身体活動以下の労作で症状あり，Ⅳ度：心不全症状や狭心痛が安静時にも存在し，わずかな労作でこれらの症状は増悪する，と分

231

第6章 ● 疾患における栄養療法

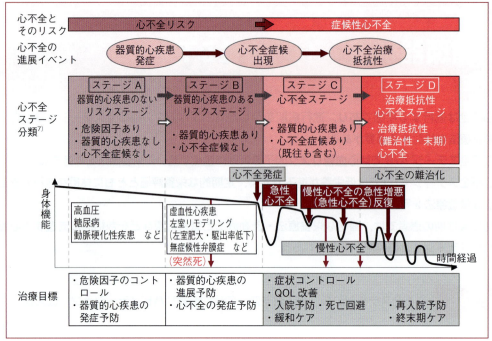

図1 心不全とそのリスクの進展ステージ
(厚生労働省. 脳卒中, 心臓病その他の循環器病に係る診療提供体制の在り方に関する検討会. 脳卒中, 心臓病その他の循環器病に係る診療提供体制の在り方について(平成29年7月). http://www.mhlw.go.jp/file/05-Shingikai-10901000-Kenkoukyoku-Soumuka/0000173149.pdf より作成)

類されている.

B 各ステージに応じた栄養療法

▶ステージAやステージBの患者では，特に生活習慣病の管理(高血圧，糖尿病，脂質異常症，肥満など)が重要であり，摂取エネルギー制限や減塩などからなる食事療法および薬物療法によりコントロールする．ステージC以降の患者では，BMI低値や経時的な体重減少が，独立した予後悪化因子であることが報告されており，体重維持のための栄養療法を考慮する[2]．

▶また，急性増悪による入院を繰り返すごとに身体機能が低下していくため，心不全再入院予防および退院後のQOL向上のため，心臓を標的とした治療に加え，心臓リハビリテーションによる，全身的・多面的な疾病管理と適切な栄養・運動療法を行うことが重要である[3]．

2. 心不全の診断

▶症状や身体所見，心疾患のリスク因子となる既往や家族歴，心電図や胸部X線を確認し，それらがあてはまる場合には血中BNP/N末端プロBNP(NT-proBNP)値の測定を行う．値に応じて心臓超音波検査や各種画像検査を追加し，診断する．

▶心不全の症状や所見は大きく①肺静脈や体静脈のうっ血によるもの，②低心拍出量によるものに分けられ，①では，左心不全によるうっ血は肺静脈系のうっ血により呼吸困難や起座呼吸などを呈し，右心不全によるうっ血は体静脈のうっ血により食欲不振や頸静脈怒張，下腿浮腫などを呈し，両心不全によるうっ血では両者の症状・所見が混在する．②では全身臓器の低灌

表1　心不全の自覚症状，身体所見

うっ血による自覚症状と身体所見		
左心不全	自覚症状	呼吸困難，息切れ，頻呼吸，起座呼吸
	身体所見	水泡音，喘鳴，ピンク色泡沫状痰，Ⅲ音やⅣ音の聴取
右心不全	自覚症状	右季肋部痛，食思不振，腹満感，心窩部不快感
	身体所見	肝腫大，肝胆道系酵素の上昇，頸静脈怒張，右心不全が高度なときは肺うっ血所見が乏しい
低心拍出量による自覚症状と身体所見		
自覚症状		意識障害，不穏，記銘力低下
身体所見		冷汗，四肢冷感，チアノーゼ，低血圧，乏尿，身の置き場がない様相

（日本循環器学会/日本心不全学会．急性・慢性心不全診療ガイドライン（2017年改訂版）．https://www.j-circ.or.jp/cms/wp-content/uploads/2017/06/JCS2017_tsutsui_h.pdf．2025年2月閲覧）

流により意識障害や血圧低下，冷や汗，乏尿などを呈する（表1）[1]．

3. 心不全の治療

A 薬物療法・非薬物療法

▶2 であげた心不全の症状が急性に出現，もしくは悪化した場合は急性心不全として治療を行う（図2）．短時間での対応が肝要であり，まずは循環動態を迅速に評価し，心原性ショックの場合，点滴強心薬，機械的補助循環（大動脈内バ

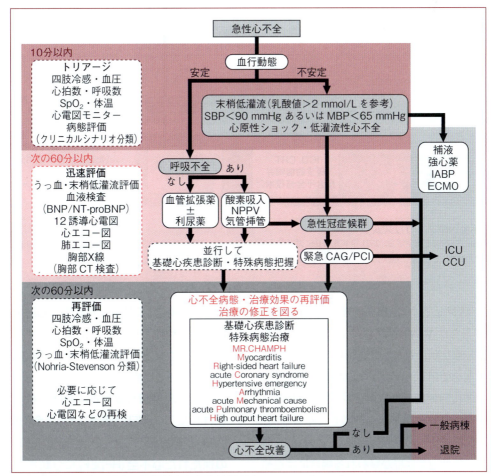

図2　急性心不全に対する初期対応から急性期対応のフローチャート
（日本循環器学会/日本心不全学会．急性・慢性心不全診療ガイドライン（2017年改訂版）．https://www.j-circ.or.jp/cms/wp-content/uploads/2017/06/JCS2017_tsutsui_h.pdf．2025年2月閲覧）

第6章 ● 疾患における栄養療法

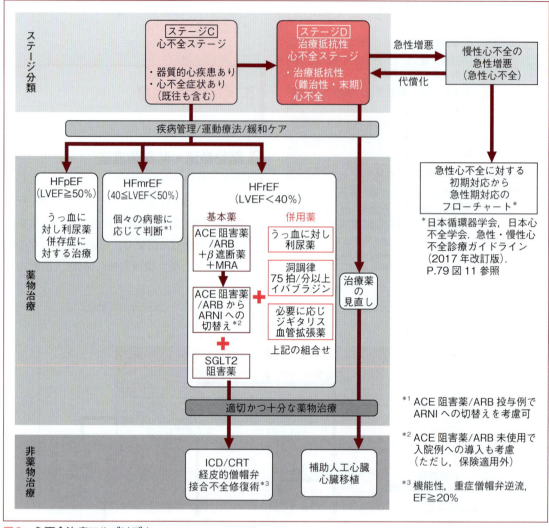

図3　心不全治療アルゴリズム
(日本循環器学会/日本心不全学会. 2021年 JCS/JHFS ガイドライン フォーカスアップデート版 急性・慢性心不全診療　https://www.j-circ.or.jp/cms/wp-content/uploads/2021/03/JCS2021_Tsutsui.pdf. 2025年2月閲覧)

ルーンパンピング(IABP)や経皮的心肺補助(PCPSまたはV-A ECMO))の使用が考慮される. うっ血症状に対しては血管拡張薬や利尿薬の注射剤を使用し, 呼吸不全の有無や程度に応じて, 非侵襲的陽圧換気(気管挿管は伴わないフェイスマスクや鼻マスクを通した呼吸補助)もしくは挿管下での呼吸器管理が行われる. 原因として急性冠症候群が疑われる場合には速やかに冠動脈造影(CAG), 必要に応じて経皮的冠動脈形成術(PCI)が行われる. 並行して心不全の原因疾患(不整脈・弁膜症・心筋炎・心筋症・肺塞栓症・ビタミンB_1欠乏症や貧血による高拍出性など)を検索し, それぞれに応じた治療および薬物療法を開始する.

▶心不全は心臓超音波検査における左室駆出率(LVEF)により **LVEFの低下した心不全(HFrEF)**, **LVEFが軽度低下した心不全(HFmrEF)**, **LVEFの保たれた心不全(HFpEF)** に分類され, それぞれに応じて薬物療法・非薬物療法を行う(図3)[1].

4. 循環器疾患 ④うっ血性心不全

▶HFrEF では，交感神経系やレニン・アンジオテンシン・アルドステロン（RAA）系の賦活化から左室径の拡大や収縮率の低下（リモデリング）を来し，死亡や心不全の悪化につながるため，これらを抑制する薬剤として ACE 阻害薬または ARB（アンジオテンシン II 受容体拮抗薬），場合によって ACE 阻害薬/ARB から ARNI（アンジオテンシン受容体ネプリライシン阻害薬）への切り替え，MRA（ミネラルコルチコイド受容体拮抗薬），β遮断薬，さらに SGLT2 阻害薬を加えた薬物療法が行われる．ほかにも図3にあげられている薬物療法を行いつつ，非薬物療法についても検討を行う．非薬物療法としては，心室性不整脈による突然死の一次・二次予防としての植え込み型除細動器(ICD)や，心臓再同期療法(CRT；両室ペーシングを行うペースメーカー)，僧帽弁逆流に対する経皮的僧帽弁接合不全修復術などがあり，これらによっても難治性である場合にはステージ D の難治性心不全として，心臓移植申請や植え込み型補助人工心臓治療を検討する必要がある[1]．

▶HFrEF ほど確立した有効な薬物療法がなかった HFmrEF および HFpEF であるが，近年 SGLT2 阻害薬の有用性が確認され，慢性心不全に対する適応が追加されたため，使用機会が増えてきている．ほかに病態に応じて利尿薬などの薬物療法を検討する[1]．

B 包括的心臓リハビリテーション

▶上記治療と並行して，包括的心臓リハビリテーションを開始する．心臓リハビリテーションとは，いわゆる運動療法だけではなく，患者と家族への教育，カウンセリング，栄養・食事指導，服薬指導，生活指導，禁煙指導，ストレスコントロール，職業復帰訓練などを含めた包括的な患者支援である．心不全の再増悪・再入院を起こすたびに身体機能が低下するため，再入院予防対策が重要である．再入院の主な要因は，①管理不十分によるうっ血（体液貯留）の増悪，②感染・腎不全・貧血・糖尿病・COPD などの非心臓性併存疾患，③治療に対するアドヒアランス不良であり，さらに高齢心不全患者の長期予後の規定因子としてサルコペニア・フレイルがあげられている．すなわち，入院中から廃用症候群を防止するための早期心臓リハビリテーションに加えて，特に再入院リスクの高い高齢・多臓器併存疾患保有心不全患者においては，退院後も併存疾患を含めた全身的な疾病管理とサルコペニア・フレイルを予防する適切な栄養・運動療法を含んだ包括的心臓リハビリテーションを行うことが重要である（図4）．具体的には医師・看護師・理学療法士らからなる多職種チームが，①運動処方に基づく運動療法を退院後に週 1〜3 回の外来通院方式で継続，②慢性心不全の治療アドヒアランス遵守・自己管理への動機づけとその具体的方法を指導，③心不全増悪の早期徴候を発見し，心不全再入院を未然に防止する対策を実施するといった方法で行われている[3]．

4. 心不全の栄養療法

▶心不全急性期では呼吸困難や腸管浮腫などによる食欲不振から食事摂取量は低下することが多い．心不全治療によりこれらの症状は改善し食事摂取量が増えてくることが期待されるが，重症度によっては食事摂取量の低下が長引くこともある．

▶心不全急性期に特化した栄養療法の指針はないが，心不全患者も含まれる重症患者における欧米の栄養療法ガイドラインでは，48 時間以上の ICU 滞在は低栄養リスクであり，循環がコントロールされている場合は 48 時間以内の早期に経口もしくは経腸栄養の開始を推奨している．

第6章 疾患における栄養療法

第6章 ● 疾患における栄養療法

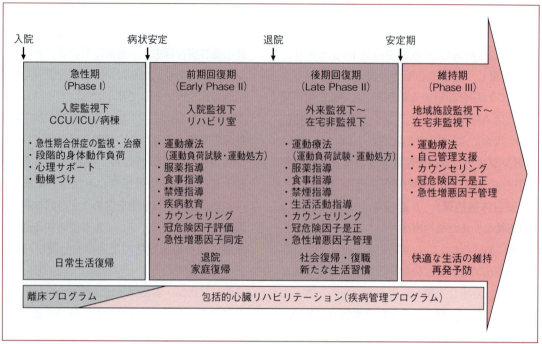

図4 心臓リハビリテーションの時期的区分
(Izawa H, et al. Circ J 2019; 83: 2394-2398 より作成)

▶ 循環がコントロールされていない場合は経口・経腸栄養開始は遅らせるが，**経静脈栄養を用いる場合は入院後 3～7 日以内に開始し**，この期間は overfeeding を避けるため，必要量全量は投与せず，70％程度を目安とする．この **3～7 日以降は isocaloric nutrition（必要量の 80～100％）を目指す**．経口・経腸栄養が不足する場合に **補助的経静脈栄養** の使用は推奨されるが，この場合は 7 日目以降に使用する[4,5]．

▶ 心不全慢性期ではさらに知見が少なく，確立された栄養管理療法はない．しかし心不全における低栄養は独立した生命予後規定因子であり，特に高齢者ではサルコペニア・フレイルも合併することが多いため，**定期的な栄養評価とそれらが進行しないための十分なエネルギー・たんぱく質の投与が望ましい**．

▶ **塩分摂取量**について，推奨摂取量は確立されていないが，日本のガイドラインでは **1 日 6 g 未満を推奨** している．ただし，厳格な塩分制限により食欲が低下すると栄養状態の悪化をまねくため，特に高齢患者では注意が必要である[2]．

▶ さらに心不全患者は生活のなかでの過労や塩分摂取過多などにより再増悪する経過をたどることが多いので，外来患者における包括的リハビリテーションの枠組みのなかで身体状況を見ながら食事・栄養指導を行うことは有用であると考えられる．その際には**それぞれの患者の栄養状態だけではなく生活環境・能力，利用可能な支援などに応じて実施可能な内容の食事指導が望まれる**．

文献

1) 日本循環器学会 / 日本心不全学会．急性・慢性心不全診療ガイドライン（2017 年改訂版） https://www.j-circ.or.jp/cms/wp-content/uploads/2021/03/JCS2021_Tsutsui.pdf（2024 年 7 月閲覧）
2) 心不全患者における栄養評価・管理に関するステートメント https://www.asas.or.jp/jhfs/pdf/statement20181012.pdf（2024 年 7 月閲覧）

4. 循環器疾患　④うっ血性心不全

3）日本循環器学会/日本心臓リハビリテーション学会. 2021 年改訂版心血管疾患におけるリハビリテーションに関するガイドライン　https://www.j-circ.or.jp/cms/wp-content/uploads/2021/03/JCS2021_Makita.pdf（2024 年 7 月閲覧）

4）Compher C, et al. Guidelines for the provision of nutrition support therapy in the adult critically ill patient: The American Society for Parenteral and Enteral Nutrition.　J Parenter Enteral Nutr　2022; 46: 12-41

5）Singer P, et al. ESPEN guideline on clinical nutrition in the intensive care unit. Clin Nutr 2019; 38: 48-79

第6章 ● 疾患における栄養療法

5. 腎疾患 ①急性腎障害（AKI）

- 急性腎障害（acute kidney injury：AKI）は，急激な腎機能低下と組織障害を伴う症候群である.
- AKIはその原因によって腎前性，腎性，腎後性に大別される.
- AKIでは経腸栄養が栄養補給の推奨形態であり，経口補給が不可能であれば，24時間以内に経腸栄養補給（経管栄養）を開始すべきである.

キーワード 腎前性AKI，腎性AKI，急性尿細管壊死，腎後性AKI，経腸栄養

▶AKIは急激な腎機能低下と組織障害を伴う症候群であり，その発症は病態の予後の増悪に深く関連する. KDIGOのガイドラインによる診断基準と重症度分類を表1に示す[1].

1. AKIの分類と原因

▶表2に示すようにAKIはその原因によって腎前性，腎性，腎後性に大別される.

▶腎前性は腎血流量の低下によってGFRが低下するもので，尿量減少をきたす. AKIの6割

を占める. 治療が遅れると腎性に移行する危険がある.

▶腎自体の障害によるものが腎性で，その大部分は急性尿細管壊死によるものである. 腎の虚血や腎毒性物質による障害が多い.

▶尿の排出経路の閉塞や狭小化によって腎機能低

表2 AKIの分類と原因

腎前性	①細胞外液量減少（脱水，嘔吐，下痢，熱傷，大量出血など） ②有効循環血液量減少（うっ血性心不全，心原性ショック，肝硬変，ネフローゼ症候群） ③末梢血管抵抗の低下（敗血性ショック） ④腎動脈狭窄症
腎性	①腎血管性［両側腎梗塞，腎動脈血栓，コレステロール塞栓，播種性血管内凝固（DIC），血栓性血小板減少性紫斑病（TTP），溶血性尿毒症症候群（HUS）］ ②糸球体性（急性糸球体腎炎，急速性糸球体腎炎，ループス腎炎，結節性多発動脈炎，ANCA関連血管炎） ③急性尿細管壊死［術後，腎前性から移行，NSAIDs（インドメタシンなど），RA系阻害薬（ACE阻害薬，ARB，抗アルドステロン薬），抗菌薬（アミノグリコシド系，アムホテリシンB），造影剤，抗悪性腫瘍薬（シスプラチン），農薬（パラコート），重金属（水銀），横紋筋融解症］ ④間質性（急性間質性腎炎，慢性腎盂腎炎急性増悪）
腎後性	①尿路閉塞による 両側尿管閉塞，膀胱・尿道の閉塞（前立腺肥大，前立腺がん），骨盤部腫瘍，手術，外傷など

表1 KDIGOガイドラインによるAKIの定義と重症度分類

定義	1. ΔsCr≧0.3 mg/dL（48時間以内） 2. sCrの基礎値から1.5倍上昇（7日以内） 3. 尿量0.5 mL/kg/時以下が6時間以上持続	
	sCr基準	尿量基準
ステージ1	ΔsCr≧0.3 mg/dL or sCr 1.5〜1.9倍上昇	0.5 mL/kg/時未満 6時間以上
ステージ2	sCr 2.0〜2.9倍上昇	0.5 mL/kg/時未満 12時間以上
ステージ3	sCr 3.0倍上昇 or sCr≧4.0 mg/dLまでの上昇 or 腎代替療法開始	0.3 mL/kg/時未満 24時間以上 or 12時間以上の無尿

（KDIGO Acute Kidney Injury Work Group. Kidney Int（Suppl 2）：1-138, 2012[1]より作成）

下が惹起されるものが腎後性である．

2. 診断

▶わが国においても各種学会からの合同委員会からAKIの診療ガイドラインが出されているが，現時点において，国際的統一診断基準として，表1に示す2012年に発表されたKDIGOによるものの使用が推奨されている．定義の1〜3のうちの1つを満たせばAKIと診断する．
▶この診断基準は血清クレアチニン濃度と尿量に基づいたものであるが，近年は新たなAKIバイオマーカーとして，L型脂肪酸結合たんぱく（L-FABP）や好中球ゼラチナーゼ結合性リポカイン（NGAL）などの臨床応用も試みられている[2]．
▶AKIの原因の特定は最も優先されるべき評価項目である．腎機能を悪化させる原因を迅速に見出し，その治療介入を速やかに施行すべきである．
▶慢性腎臓病（CKD）にAKIが合併した病態であることもあるので注意が必要である．AKIでは腎サイズは正常あるいはやや腫大することが多いが，CKDでは腎萎縮や皮質が薄くなることがあり超音波検査が簡便で有用なこともある．

3. 治療

▶図1に示すようにAKIの治療では原疾患の治療と同時に，病期に合わせた処置を行う[1]．
▶また，今後，AKIに対する新たな治療方法として臨床応用が期待されるものとして迷走神経刺激，敗血症性AKIに対するアンジオテンシンH投与，ミトコンドリア新生に関与するNAM（nicotinamide adenine dinucleotide）の投

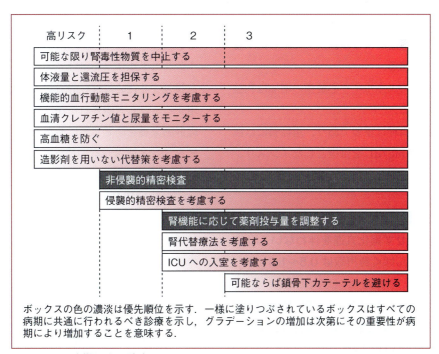

図1　AKIの病期による診療
（KDIGO Acute Kidney Injury Work Group. Kidney Int（Suppl 2）: 1-138, 2012[1] より作成）

第6章 ● 疾患における栄養療法

与の腎保護の面からのAKIへの有効性などがあげられる[2].

4. 栄養療法

▶AKIにおいては，合併症を含めた病態の重症度や腎代替療法（renal replacement therapy：RRT）施行の有無によって代謝状態は大きく変化するため，栄養療法の内容は個々の症例によって大きく異なる.

▶重症AKIに対しては，可能であれば消化管経由での栄養投与を行い，高度の電解質異常などを伴わなければ厳しいたんぱく質制限は行わない.

▶AKIに限定した栄養療法の有効性は示されていない.

A エネルギー

▶KDIGOガイドラインではどの病期においても20〜30 kcal/kg/日のエネルギー投与を推奨している．重症度および基礎疾患に応じた栄養療法が必要である.

▶近年では過度のエネルギー必要量の増加は利益がないとされる.

▶しかし，血糖管理は重要であり，重症者には血糖値110〜149 mg/dLを目標としたインスリン療法が行われることもある.

B たんぱく質

▶RRTを必要とせず異化亢進を伴わないAKIにおいては，たんぱく質摂取は0.8〜1.0 g/kg/日とする.

▶RRT施行中では1.0〜1.5 g/kg/日，持続的RRTが必要で高度の異化を呈する場合は最大1.7 g/kg/日が推奨されている.

▶RRT開始を防ぐ，もしくは遅らせる目的でた

んぱく質制限を行うことは推奨されていないが，高度電解質異常を示す場合には，たんぱく質制限も検討する.

C 水・電解質

▶ナトリウム貯留による浮腫と心不全，高カリウム，高リン血症，低カルシウム血症などが一般的であり，輸液療法と合わせて，乏尿期には水制限，食塩制限，カリウム制限が必要となってくるなど経時的観察と対応が必要である.

D 栄養補給経路

▶AKIを伴う重症患者では，しばしば経腸栄養が困難となる.

▶しかし，経腸栄養療法は経静脈栄養療法に比較して，腸管粘膜の維持やバクテリアルトランスロケーションの予防効果があり，ストレス性潰瘍や消化管出血のリスクを減らす.

▶したがってAKIでは経腸栄養が栄養補給の推奨形態であり，経口補給が不可能であれば，24時間以内に経腸栄養補給（経管栄養）を開始すべきで，安全かつ有効であることが証明されている.

▶十分なエネルギーおよびアミノ酸・たんぱく質を投与するためには経静脈および経腸両者を併用することも考慮されるが，経腸栄養に加えて経静脈栄養を開始するにあたり，初期7日間はビタミン・微量元素の投与のみとし，8日目以降に開始する群で有意に集中治療室（intensive care unit：ICU）・病院での早期生存退室の増加，感染症発生率低下，2日以上の人工呼吸器装着患者数減少，RRT施行期間および医療費の低下が認められている.

文献
1) KDIGO Acute Kidney Injury Work Group. Kidney Int（Suppl 2）: 1-138, 2012
2) 土井研人. 急性腎障害（AKI）の最新診療. 日内会誌 2019; **108**: 1212-1218

5. 腎疾患 ②腎代替療法

- 腎代替療法には血液透析，腹膜透析，腎移植の 3 つがある．
- CKD ステージ G4 の段階で腎臓専門医・専門医療機関へ紹介し，患者・家族と多職種間で腎代替療法の選択について相談する．
- 現在，全透析患者の約 95％が血液透析を行っている．また，腹膜透析患者の約 20％は溶質除去不足や体液過剰を補完するため，血液透析を併用している．
- 最近は腎移植ドナーが高齢化しており，移植後に慢性腎臓病へ進展するリスクがあるため，定期的なフォローが必要である．
- 維持透析患者は食事からのエネルギー・たんぱく質摂取量が不足しやすいため，一般用の経腸栄養剤を用いた経口補充や，一般用のアミノ酸輸液製剤・キット輸液製剤を利用した透析時静脈栄養が行われる．

キーワード 血液透析，腹膜透析，腎移植，保存的腎臓療法

---

1. 腎代替療法（RRT）の導入

▶腎代替療法（renal replacement therapy：RRT）には血液透析（hemodialysis：HD），腹膜透析（peritoneal dialysis：PD），腎移植の 3 つがある．

▶「エビデンスに基づく CKD 診療ガイドライン 2023」（日本腎臓学会編）[1]では，RRT を円滑に導入するため，**遅くとも慢性腎臓病（chronic kidney disease：CKD）ステージ G4（推算糸球体濾過量（estimated glomerular filtration rate：eGFR；15〜29 mL/分/1.73m²）の段階で腎臓専門医・専門医療機関へ紹介する**よう提言している．

▶早期に紹介する理由として，①多職種で包括的な説明を行うための時間が十分に確保できる，②選択した RRT に対する準備期間が確保でき

る，③食事・栄養療法に加えて，合併症に対して適切な管理を行うことによって RRT 導入までの期間を遅延させ，緊急透析を回避できる，などがあげられる[1]．

▶CKD の重症度が高くなると，心血管病（cardiovascular disease：CVD）の発症リスクが高くなる．そのため **CVD の症状・症候を認めなくても，CKD ステージ G5 の時期，遅くとも RRT 導入前に非侵襲性検査（胸部 X 線，心電図，心臓超音波検査）による CVD のスクリーニングを行うことが望ましい**[1]．

▶特に，血液透析の内シャント作製前や腹膜透析カテーテルの術前はスクリーニングが必要である．各検査で異常所見がみられた場合は，必要に応じて循環器内科医へコンサルトする．

▶日本透析医学会統計調査委員会の報告[2]によると，わが国の新規透析導入患者数は 38,764 人であり，前年度より 919 名（2.4％）減少した．また，新規導入患者の平均年齢は男性70.93歳，

第 6 章 ● 疾患における栄養療法

女性 73.12 歳であり，最も割合が高い年齢層は男性 70〜74 歳，女性 80〜84 歳と高齢化していた．

2. 血液透析(HD)/血液濾過透析 (HDF)

▶ 血液透析(HD)とは半透膜(透析膜)を利用して体内に蓄積した尿毒素を拡散で除去するとともに，透析液圧を調整することで余剰水分を限外濾過で除去する治療法である．

▶ 透析液清浄化により，透析液を補充液として投与できるようになり，中分子物質の除去能に優れる血液透析と血液濾過を組み合わせた血液濾過透析(hemodiafiltration：HDF)が広まっている．

▶ 2023 年度末の時点では，総透析患者 343,508 名のうち，HD が 128,774 名(37.5％)，HDF が 203,113 名(59.1％)を占めていた[2]．

▶ HD 処方の指標には尿素(分子量 60 Da)が用いられる．また小・中分子物質の除去指標には，透析前の血清 β_2-ミクログロブリン(分子量 11.8 kDa)や α_1-ミクログロブリン(分子量 33 kDa)が用いられる．

▶ 在宅 HD は患者と介護者が自宅に設置した HD 機器を用いて自ら治療する方法であり，2023 年度末で 791 名(全体の 0.3％)が行っている[2]．

3. 腹膜透析(PD)

▶ 腹腔内に透析液を貯留し，腹膜表面に分布する毛細血管と透析液間の拡散を利用し，尿毒素を透析液へ移動させる治療法である．透析液には浸透圧物質であるブドウ糖が含まれるため，浸透圧格差によって余剰水分を透析液へ移動させ

る．除水不良例では，高分子デキストリンを含む透析液を利用する．

▶ 本邦では生体適合性に優れる中性化透析液が使用されている．連続携行式 PD(CAPD)治療では，血液 pH は正常に近い値で一定になる[3]．

▶ PD 処方の目標は，臨床症状からみた患者個々の生活の質を維持・向上させることである．そのため，一律に full-dose の処方(2L バックを 24 時間で 4 回交換する)は行わず，残存腎機能に応じて少量・低頻度の PD バッグ交換から行う「インクリメンタル PD」が見直されている．

▶ PD 患者の生命予後の規定因子として，残存腎機能が重要である[3]．

▶ 日本透析医学会の報告[2]では，2023 年度に新規に腹膜透析を導入された患者は 2,350 人(全体の 6.1％)であり，2022 年の 2,237 人よりも微減していた．

▶ PD 治療に伴う小・中分子領域の除去不足や体液過剰状態を補完する目的で，週 1〜3 回の HD/HDF を併用する治療法が行われる．2023 年度末の総 PD 患者は 10,325 人だったが，2,188 名(21.2％)が HD/HDF を併用していた[2]．

▶ 要介護末期腎不全患者では，患者や介護者の負担を最大限に勘案し，end of life の経過を緩やかに支援する「PD ラスト」の概念が広まっている．患者自身による PD 液交換が不可能な場合は，家族や訪問看護師が代行する「アシスト PD」も行われる．

4. 腎移植

▶ 腎臓提供者(ドナー)から腎臓を一つ摘出して移植希望者(レシピエント)に移植する生体腎移植と，心臓死または脳死者から腎臓を摘出してレシピエントに移植する献腎移植がある．

▶ 日本臨床腎移植学会・日本移植学会の腎移植臨

床統計報告（2024）[4]によると，2023年に実施された生体腎移植は1,753件，献腎（心停止）移植が29件，献腎（脳死）移植が219件，合計2,001件であり，2022年より208例増加した．

▶レシピエントの平均年齢は生体腎が49.3歳，献腎が46.1歳であった．また，移植前に透析治療を受けていたレシピエントの割合は生体腎で62.1％，献腎で78.2％であり，平均透析期間は生体腎で2.5年，献腎で15.4年であった[4]．

▶透析療法導入前に行う移植は先行的腎移植（preemptive kidney transplantation：PEKT）と呼ばれる．**PEKTは死亡率が低く，移植腎の喪失も少ない**ため，腎移植を希望する患者はPEKTが提案されている[1]．

▶高齢CKD患者も腎移植は透析治療より死亡リスクが低いため，腎移植が提案されている[1]．しかし，生命予後が良好になるのは移植後2年が経過してからのため，移植後早期死亡リスクが低いと予想される高齢者に限定すべきである[1]．

▶糖尿病関連腎臓病（diabetic kidney disease：DKD）でも，腎移植は透析より死亡率が低く，急性冠症候群やうっ血性心不全による入院が少ないため，腎移植が提案されている[1]．

▶2010〜2022年に腎移植された患者の10年生着率は生体腎81.2％，献腎74.2％であった[4]．

▶生体腎ドナー1,551名のうち50歳以上が75.3％，70歳以上が17.6％を占めており，**ドナーの高齢化が進んでいる**[4]．そのため，腎提供後は末期腎不全のリスクが高いため，保存期CKD患者としてのフォローが必要である．

5. 保存的腎臓療法（CKM）

▶保存的腎臓療法（conservative kidney management：CKM）とは，進行した心血管病やがん，多疾患併存などにより，透析療法が苦痛や負担となる患者が透析を見合わせた場合に，可能な限り快適で良質な生活を送るためにサポートする治療法である．

▶CKMでは腎疾患に伴う症状の緩和，残存する腎機能の保持と維持に加えて，必要に応じて疼痛コントロールなどの支持医療や心理社会的ケアを行う．

▶透析導入か非導入かの選択については，予想される医学的な状況，患者QOLの状況，生命予後などを患者や家族などが十分に理解していることを確認したうえで，**医療者と患者が協働して方針を決定する共同意思決定（shared decision making：SDM）のプロセスで行う**．

▶透析導入によって質の高い生活を送ることができる患者が，透析療法に対する誤解から安易にCKMを選択することはあってはならない．

6. 維持透析患者の栄養障害

▶加齢や糖尿病などの併存疾患に加え，尿毒症による骨格筋たんぱくの異化亢進，食欲低下や食事制限によるたんぱく質・エネルギーの摂取不足，透析排液からの栄養素の喪失が加わり，透析患者では低栄養，サルコペニア，フレイルを高率に合併している．

▶透析治療では1回あたりに**10g以上のアミノ酸・たんぱくが透析液へ喪失する**[5]．さらに水溶性ビタミン類，亜鉛などの微量元素も透析液中に喪失する．

▶透析患者の食事摂取基準を**表1**に示す[6]．多くの透析患者はエネルギー摂取量が30kcaL/kg体重/日未満，たんぱく質摂取量が1.0g/kg体重/日未満と不足している．

第6章 ● 疾患における栄養療法

表1　CKDステージによる食事療法基準（透析期）

ステージ5D	エネルギー (kcal/kg体重/日)	たんぱく質 (g/kg体重/日)	食塩 (g/日)	水分	カリウム (mg/日)	リン (mg/日)
血液透析（週3回）	30〜35 [注1,2]	0.9〜1.2 [注1]	<6 [注3]	できるだけ少なく	≦2,000	≦たんぱく質(g)×15
腹膜透析（PD）	30〜35 [注1,2,4]	0.9〜1.2 [注1]	PD除水量(L)×7.5 ＋尿量(L)×5	PD除水量 ＋尿量	制限なし [注5]	≦たんぱく質(g)×15

注1）体重は基本的に標準体重（BMI＝22）を用いる．
注2）性別，年齢，合併症，身体活動度により異なる．
注3）尿量，身体活動度，体格，栄養状態，透析間体重増加を考慮して適宜調整する．
注4）腹膜吸収ブドウ糖からのエネルギー分を差し引く．
注5）高カリウム血症を認める場合には血液透析同様に制限する．

（日本腎臓学会（編）．慢性腎臓病に対する食事療法基準2014年版．日腎会誌 2014; 56: 553-599 より許諾を得て転載）

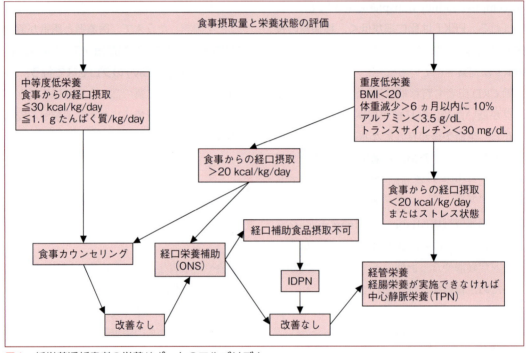

図1　低栄養透析患者の栄養サポートのアルゴリズム
(Cano NJ, et al. Clin Nutr 2009; 28: 401414 より改訳)
（猪阪善隆ほか．慢性維持透析患者に対する静脈栄養ならびに経腸栄養に関する提言．透析会誌 2020; 53: 373-391[5] より許諾を得て転載）

7. 維持透析患者に対する食事・栄養療法

▶HD患者では，3ヵ月以上の経腸栄養剤の補給によって骨格筋量が増え，生命予後が改善することが報告されている．しかし，経腸栄養剤から補うエネルギー量は一日7〜10 kcaL/kg体重，たんぱく質量は0.3〜0.4 g/kg体重程度のため，補給開始時は少なくとも食事からエネルギー≧20 kcaL/kg体重/日，たんぱく質≧0.4〜0.8 g/kg体重/日を摂取していることが前提となる．

▶腎不全用経腸栄養剤はたんぱく質，電解質が抑えられているため，透析患者では低カリウム血症，低リン血症，たんぱく質不足に注意する．

5. 腎疾患　②腎代替療法

一方，一般用経腸栄養剤にはカリウム，リン含有量が多い製剤があるため，定期的な血清カリウムとリンのモニタリングが必要である[5]．

▶透析時静脈栄養（intradialytic parenteral nutrition：IDPN）は，血液透析中に透析回路の静脈側から持続投与する方法である．添付文書の改訂に伴い，**現在は一般用アミノ酸輸液製剤やアミノ酸と糖を含む一般用のキット輸液製剤が利用できる．**

▶アミノ酸を静注する場合はアミノ酸の利用効率や窒素バランスを考慮し，十分な投与エネルギー量を確保するために必ずブドウ糖液や脂肪乳剤を併用する．20％脂肪乳剤 100 mL（エネルギー 200 kcaL）の投与により必須脂肪酸が補充でき，非たんぱくカロリー窒素比（NPC/N 比）も上昇する[5]．

▶低栄養を合併した血液透析患者に対する栄養サポートのアルゴリズムを図1に示す[5]．

■文献

1) 日本腎臓学会（編）．エビデンスに基づく CKD 診療ガイドライン 2023，東京医学社，2023
2) 正木崇生ほか．わが国の慢性透析療法の現況（2023年12月31日現在）．透析会誌 2024; **57**: 543-620
3) 日本透析医学会．腹膜透析ガイドライン 2019，医学図書出版，2019
4) 日本臨床腎移植学会・日本移植学会．腎移植臨床登録集計報告（2024）2023 年実施症例の集計報告と追跡調査結果．移植 2024; **59**: 217-236
5) 猪阪善隆ほか．慢性維持透析患者に対する静脈栄養ならびに経腸栄養に関する提言．透析会誌 2020; **53**: 373-391
6) 日本腎臓学会（編）．慢性腎臓病に対する食事療法基準 2014 年版．日腎会誌 2014; **56**: 553-599

第6章　疾患における栄養療法

245

第6章 ● 疾患における栄養療法

5. 腎疾患 ③慢性腎臓病
a）総論（糖尿病関連腎臓病，IgA腎症含む）

● 慢性腎臓病は健康に影響を与える腎臓の構造や機能の異常が3ヵ月を超えて持続する状態と定義され，日本人のおよそ5人に1人に認められる．腎障害が進行すると透析などの腎代替療法を余儀なくされるため，早期の診断と治療介入が重要である．
● 慢性腎臓病と心血管疾患はお互いに発症や進行のリスク因子となる．共通のリスク因子には生活習慣病によるものが多いため，食事療法を含む生活習慣の改善がリスク軽減につながる．

キーワード	慢性腎臓病，生活習慣病，心腎連関

1. 概念（病態）

▶ 慢性腎臓病（chronic kidney disease：CKD）は，たんぱく尿などの尿異常・画像診断・血液検査・病理診断で腎障害を認めるか，糸球体濾過量（GFR）60 mL/分/1.73 m^2 未満の腎機能低下を認め，それが3ヵ月以上持続することと定義される（表1）[1]．

▶ 日本のCKD患者は約2,000万人（およそ5人に1人）いるとされており，2022年時点で透析患者は約35万人，世界第3位の有病率（およそ350人に1人）である[2]．透析にかかる医療費は1人あたり月額約40万円，国内年間総額1.6兆円に及ぶと推計され，CKD患者を早期発見・治療し透析導入を予防することは，医療経済の面からも重要である．

▶ CKDの重症度は，原因疾患（Cause：C），腎機能（eGFR：G），たんぱく尿（アルブミン尿：A）によるCGA分類で評価する（表2）[3]．（eGFR低下とたんぱく尿（アルブミン尿）は，末期腎不全，心血管疾患（cardiovascular disease：CVD），全死亡の独立したリスク因子であるため，CKD重症度分類の必須項目となっている．ステージが高くなるほどリスクは上昇する．

▶ CKDの原因疾患は，IgA腎症に代表される一次性糸球体疾患や糖尿病関連腎臓病（diabetic kidney disease：DKD）に代表される二次性糸球体疾患，その他高血圧による腎硬化症や遺伝性腎疾患など多岐にわたる．2022年の透析導入患者の原因疾患で最も多いのは糖尿病性腎症（38.7%）で，次いで腎硬化症（18.7%），慢性糸球体腎炎（14.0%）の順である（図1）[2]．腎硬化症が増加傾向であり，高齢化の影響を受けていると推察される．

表1 CKDの診断基準：健康に影響を与える腎臓の構造や機能の異常（以下のいずれか）が3ヵ月を超えて持続

腎障害の指標	たんぱく尿（0.15 g/24時間以上；0.15 g/gCr以上）アルブミン尿（30 mg/24時間以上；30 mg/gCr以上） 尿沈渣の異常 尿細管障害による電解質異常やその他の異常 病理組織検査による異常，画像検査による形態異常 腎移植の既往
GFRの低下	GFR 60 mL/分/1.73 m^2 未満

（日本腎臓学会（編）．エビデンスに基づくCKD診療ガイドライン2023，東京医学社，p.3，2023[1]より許諾を得て転載）

5. 腎疾患　③慢性腎臓病　a)総論（糖尿病関連腎臓病，IgA腎症含む）

表2　CKDの重症度分類

原疾患	たんぱく尿区分		A1	A2	A3
糖尿病関連腎臓病	尿アルブミン定量(mg/日) 尿アルブミン/Cr 比(mg/gCr)		正常 30 未満	微量アルブミン尿 30〜299	顕性アルブミン尿 300 以上
高血圧性腎硬化症 腎炎 多発性嚢胞腎 移植腎 不明 その他	尿たんぱく定量(g/日) 尿たんぱく/Cr 比(g/gCr)		正常	軽度たんぱく尿	高度たんぱく尿
			0.15 未満	0.15〜0.49	0.50 以上
GFR 区分 (mL/分/1.73 m^2)	G1	正常または高値	≧90		
	G2	正常または軽度低下	60〜89		
	G3a	軽度〜中等度低下	45〜59		
	G3b	中等度〜高度低下	30〜44		
	G4	高度低下	15〜29		
	G5	高度低下〜末期腎不全	<15		

重症度は原疾患・GFR 区分・たんぱく尿区分を合わせたステージにより評価する．CKDの重症度は死亡，末期腎不全，CVD 死亡発症のリスクを　　　のステージを基準に，　　　，　　　の順にステージが上昇するほどリスクは上昇する．
(KDIGO CKD guideline 2012 を日本人用に改変)

注：わが国の保険診療では，アルブミン尿の定量測定は，糖尿病または糖尿病性早期腎症であって微量アルブミン尿を疑う患者に対し，3ヵ月に1回に限り認められている．糖尿病において，定性で1＋以上の明らかな尿たんぱくを認める場合は尿アルブミン測定は保険で認められていないため，治療効果を評価するために定量検査を行う場合は尿たんぱく定量を検討する．

（日本腎臓学会（編）．CKD 診療ガイド 2024，東京医学社，p.8，2024[3]）より許諾を得て転載）

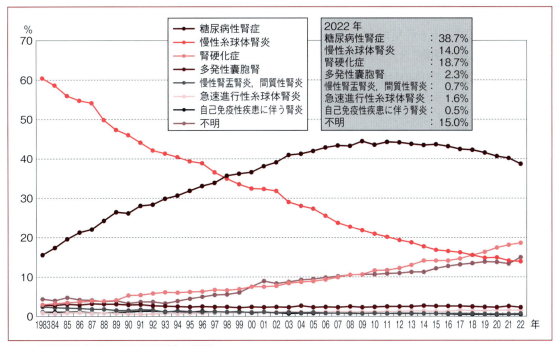

図1　透析導入患者の原因疾患割合の推移

（わが国の慢性透析療法の現況[2)]より引用）

第6章 ● 疾患における栄養療法

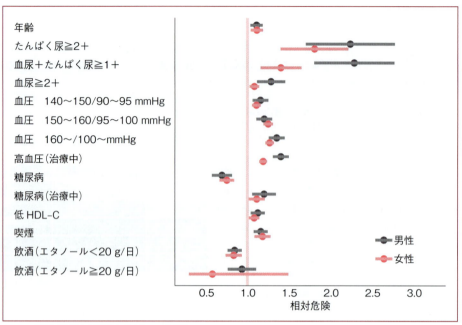

図2 CKD進行に関連するリスク因子

（Yamagata K, et al. Kidney Int 2007; **71**: 159-166 より作成）

▶CKD進行に関連するリスク因子には，加齢，高血圧，糖尿病，脂質異常，肥満，喫煙など生活習慣病に関連するものが多い（図2）[4]．そのため，**早期に生活習慣に介入し食事療法や運動療法を行うことはCKDの発症・進展抑制のために有用**であり，また，CVDなど合併症予防としても重要と考えられる．

▶CKDとCVDは互いに密接に関連するため（**心腎連関**），CVDはCKD患者の主な死因のひとつであると同時に，**CKDはCVDの独立した予後規定因子**でもある．両者の発症および進行に関連する共通のリスク因子として，上記の生活習慣病に加え，RAAS（renin-angiotensin-aldosterone system）亢進，慢性炎症，酸化ストレス，血行動態の変化などがあげられる．CKD特有の病態も同様のリスク因子であり，貧血に伴う鉄動態の異常，CKD-MBD（CKD-mineral and bone disorder）関連因子，尿毒症関連因子などがあげられる（図3）[3]．

▶**CKDステージ3以降では腎機能低下とともに腎性貧血が起こりやすくなる**．腎性貧血は，腎でのエリスロポエチン産生低下や尿毒症物質による造血障害，赤血球寿命の短縮などが原因で生じ，緩徐に進行するため自覚症状が乏しいことが多い．未治療のまま経過すると心不全を引き起こすこともあるため，ほかの原因による貧血と鑑別し，適切な治療を行う．

▶CKDにより腎機能が低下してくると，リン（P）の排泄障害による高P血症を代償するためにP利尿因子のFGF23（fibroblast growth factor 23）の分泌が亢進し，活性型ビタミンDの産生が抑制される．腎機能がさらに低下すると，P排泄の代償機構が破綻し二次性副甲状腺機能亢進症（secondary hyperparathyroidism：SHPT）を引き起こす．このような**ミネラル代謝異常により骨代謝異常が生じる病態はCKD-MBDと呼ばれ，骨密度の低下や血管などへの異所性石灰化を引き起こすため，骨折やCVDのリスク因子となる．**

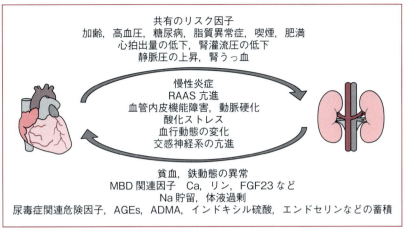

図3 心腎連関
(日本腎臓学会(編). CKD 診療ガイド 2024, 東京医学社, p.25, 2024[3])より許諾を得て転載)

2. 診断

▶腎機能の評価は, 血清クレアチニン(Cr)濃度を基にした**推算糸球体濾過量(eGFRcr)**を用いる. 血清Cr濃度は筋肉量に比例するため, 運動により筋肉量が増加すると上昇し, 四肢切断や寝たきりで筋肉量が減少すると低下するなど, 腎機能に変わりがなくても変動することがある. **血清シスタチンC(Cys-C)濃度**は筋肉量の影響を受けにくいため, 体格や病態に応じてeGFRcysも参考にする. 24時間蓄尿検査が可能な場合はクレアチニンクリアランス(CCr)も参考になる.

▶各計算式を以下に示す. 煩雑な式だが, 最近は血清Cr濃度を測定と同時にeGFRcrも算定され併記してあることが多い. 日本腎臓学会のホームページにある腎機能測定ツールなどを使用しても簡便に計算することができる.

JSN eGFRcr：男性 $194 \times $ 血清 $Cr(mg/dL)^{-1.094}$
  $\times$ 年齢(歳)$^{-0.287}$ $(mL/分/1.73 m^2)$

女性 $194 \times $ 血清 $Cr(mg/dL)^{-1.094}$
  $\times$ 年齢(歳)$^{-0.287}$
  $\times 0.739 (mL/分/1.73 m^2)$

JSN eGFRcys：男性 104
  $\times$ 血清 $Cys\text{-}C(mg/dL)^{-1.019}$
  $\times 0.996^{年齢(歳)}$
  $-8 (mL/分/1.73 m^2)$

女性 104
  $\times$ 血清 $Cys\text{-}C(mg/dL)^{-1.019}$
  $\times 0.996^{年齢(歳)}$
  $\times 0.929 - 8 (mL/分/1.73 m^2)$

JSN eGFR (Japanese Society of Nephrology eGFR)：日本人の体格などを考慮した推算式.

CCr：尿 $Cr(mg/dL) \times V(mL/日) /$ 血清 $Cr(mg/dL)$
  $\times 1,440 (分/日)$
V：1日尿量

▶たんぱく尿を評価するには, まずは健診やCKDのスクリーニングとして**試験紙法による定性検査**を行う. 試験紙法でたんぱく尿が陽性の場合は定量検査を行い, 腎生検の適応やCGA分類によるCKDの重症度を評価する. 尿たんぱく排泄量の正確な評価は24時間蓄尿で行うことが望ましい. 随時尿を用いる場合,

第6章 ● 疾患における栄養療法

表3 CKDの主な原因疾患

	一次性	二次性	遺伝性
糸球体疾患	IgA腎症 膜性腎症 微小変化型ネフローゼ症候群 巣状分節性糸球体硬化症 膜性増殖性糸球体腎炎	糖尿病関連腎臓病 ループス腎炎 ANCA関連血管炎 ウイルス関連腎症	良性家族性血尿 Alport症候群 Fabry病
血管性疾患		高血圧性腎硬化症 腎動脈狭窄症 コレステロール塞栓症 腎静脈血栓症 虚血性腎症	
尿細管間質疾患	慢性間質性腎炎	薬剤性腎障害 痛風腎	多発性嚢胞腎 先天性腎尿路異常

(日本腎臓学会(編). CKD診療ガイド2012, 東京医学社, 2012[4])より作成)

尿中Cr濃度で補正した, 尿たんぱく/尿Cr比(g/gCr)で算出することができる. また, 糖尿病患者の場合, DKDの早期診断と重症度分類のために<u>アルブミン尿の定量評価</u>を行うことが重要である.

▶CKDの主な原因疾患を**表3**に示す. 原因疾患を診断するには, まず<u>尿所見の異常を見逃さない</u>ことが重要である. 次に糖尿病や高血圧など併存疾患の有無を確認する. 遺伝性腎疾患や薬剤性腎障害は, 家族歴や使用している薬剤などを聴取することで推察し精査を進める. 腎障害を起こしやすい薬剤には, 非ステロイド抗炎症薬(NSAIDs), 抗菌薬, 活性型ビタミンDまたはカルシウム製剤, 降圧薬などがある. 高齢者では加齢に伴う生理的腎機能低下も考慮する. IgA腎症など慢性糸球体腎炎は疾患により治療法が異なり, 未治療だと腎不全にいたることもあるため, <u>必要に応じて腎生検による確定診断を行い適切な治療を開始</u>する.

3. 主な原因疾患(表3)と合併症

A IgA腎症

▶一次性糸球体疾患のなかで国内で最も多い. <u>無症状で発症し, 学校や職場の健診の尿所見異常で見つかることが多い</u>. また上気道炎罹患後に肉眼的血尿が出やすい特徴があり, 受診の契機になることもある. 急激な腎機能低下や後述のネフローゼ症候群をきたすこともあるため, <u>IgA腎症が疑われたら腎生検を行い</u>, 病理所見と臨床所見をもとに重症度分類を行い治療方針を決定する.

B 糖尿病関連腎臓病

▶慢性的な高血糖により, 腎の組織障害と血行動態異常が生じる細小血管症である. 尿中アルブミン排泄量の増加は腎機能低下のリスクとなるため, <u>微量アルブミン尿(尿中アルブミン・Cr比30～299 mg/g Cr)の段階での早期診断・早期治療介入が重要</u>である. 糖尿病性網膜症が先行していない場合や糖尿病発症以前から尿所見異常を指摘されていた場合は, ほかの腎疾患が併存している可能性を考慮し腎生検を含め精

査を行う.

C 高血圧性腎硬化症

▶高血圧の持続により生じた腎臓の病変である.
一般的に，良性腎硬化症のことを指し，高度の
高血圧と急速に進行する腎機能障害やほかの臓
器障害を呈する悪性腎硬化症と区別される. 顕
微鏡的血尿は軽度，たんぱく尿も1g/日以下
と少ないことが多く，自覚症状に乏しく，腎機
能低下も緩徐である. 明確な診断基準がないた
め，ほかの腎疾患の除外または併存について精
査する. 動脈硬化性病変であるため，超音波や
CT検査などの画像では皮質が菲薄化し腎は萎
縮する. 腎生検による病理像では，糸球体硬化
や動脈内膜の肥厚を認める.

D ネフローゼ症候群

▶糸球体障害により大量のたんぱく尿が漏出する
病態であり，診断基準(成人)は，3.5g/日以上
のたんぱく尿と3.0g/dL以下の低アルブミン
血症を認めることである. 脂質異常や浮腫を伴
い，しばしば腎機能障害も引き起こす. 一次性
ネフローゼ症候群の主な原因疾患には微小変化
型ネフローゼ症候群(minimal change nephrot-
ic syndrome：MCNS)や巣状分節性糸球体硬化
症(focal segmental glomerulosclerosis：FSGS)，
膜性腎症(membranous nephropathy：MN)な
どがあり，診断には腎生検が必要なことが多
い. FSGSにはウイルス感染や膀胱尿管逆流性
腎症による二次性や，家族性の場合もあるため
鑑別を要する. MNも二次性の場合があり，特
に中高年では悪性腫瘍に起因することがあるた
め腫瘍の検索が重要である. 二次性ネフローゼ
症候群は，糖尿病や自己免疫疾患などの腎病変
として生じることが多い.

E CVD

▶CKD患者のCVDは無症候性のことも多いた

めスクリーニング検査が重要である. はじめ
に，高血圧，糖尿病，脂質異常，肥満，喫煙歴
など基礎疾患の有無や食事内容を含む生活習慣
を確認し，病状を把握したうえで血管病変を評
価する. 胸部X線や心電図検査を定期的に施
行し，変化を認めた場合は循環器医と相談しな
がら精査を進める. CT検査や心臓カテーテル
検査で使用する造影剤は腎毒性があり腎機能を
増悪させる可能性があるため，必要最低限の量
で行うか，超音波検査や核医学検査などほかの
方法を検討する. 心臓以外の血管病変は，足関
節上腕血圧比/脈波伝播速度(ABI/PWV)検査
や頸動脈超音波検査が有用である. 高血圧や糖
尿病を認める場合は眼底検査も忘れずに行う.

F 腎性貧血

▶一般的には正球性正色素性だが，ほかの原因に
よる貧血を合併していると異なる場合もある.
鉄や亜鉛など栄養素の不足による貧血の合併は
よく見られる. 鉄欠乏に対する鉄剤開始基準
は，トランスフェリン飽和度(TSAT＝血清鉄
(Fe)÷総鉄結合能(TIBC)×100)20%未満また
は血清フェリチン値100ng/mL未満である.
悪性腫瘍などによる消化管出血が潜んでいるこ
ともあるため注意が必要であり，黒色便のエピ
ソードや便潜血検査陽性を認めた場合は消化管
内視鏡検査を検討する. また，腎性貧血の場合，
血中のエリスロポエチン濃度は上昇せず，正常
または低値となるため診断の参考にする.

G CKD-MBD

▶診断・評価のために，CKDステージ3以降で
は定期的に血清P，カルシウム(Ca)，副甲状
腺ホルモン(PTH)値を測定する. 血清アルブ
ミンが4g/dL未満の場合，血清Ca濃度＝実
測Ca濃度＋(4−アルブミン濃度)で補正する.
骨代謝マーカーとして血清アルカリホスファ
ターゼ(ALP)値は日常診療での評価に有用であ

第6章 ● 疾患における栄養療法

る．腎機能の影響を受けないほかの骨代謝マーカーとしては，破骨細胞に特異的な骨吸収マーカーである TRACP-5b（酒石酸抵抗性酸ホスファターゼ）や骨形成マーカーの P1NP（Ⅰ型プロコラーゲン-N-プロペプチド）があり，治療初期の評価や治療後の再導入時期の決定などに用いることができる．骨量評価は骨密度（dual-energy X-ray absorptiometry：DXA）を腰椎と大腿骨近位部で測定するのが一般的であり，骨密度は CKD の進行とともに低下することが知られている．

4. 治療

▶原因疾患の診断が確定した場合は，疾患に対する治療をまず行う．IgA 腎症ではステロイド薬を中心とした治療を行う．特に進行が予測される場合は早期の口蓋扁桃摘出術＋ステロイドパルス療法が効果的である．MCNS は急性発症するがステロイド薬が著効することが多い．再発しやすい傾向があるためステロイド漸減速度やほかの免疫抑制薬の併用など病態に応じて適宜検討を要する．FSGS や MN も一次性ではステロイド薬による治療が中心となる．難治性の場合はほかの免疫抑制薬を併用する．

▶CKD 患者の降圧目標は，糖尿病合併またはたんぱく尿陽性の場合 130/80 mmHg，糖尿病を合併せずたんぱく尿も陰性の場合は 140/90 mmHg である．たんぱく尿陽性の場合，降圧薬は腎保護作用のあるアンジオテンシン変換酵素（ACE）阻害薬やアンジオテンシンⅡ受容体拮抗薬（ARB）が第一選択であるが，高齢者では NSAIDs の併用または脱水時に一過性の腎機能増悪や高カリウム血症が起きやすいため減量または休薬など適時調節が必要である．また，食事療法としては 6 g/日未満の食塩制限

が推奨され，1 日食塩摂取量は 24 時間蓄尿や随時尿を用いて評価することができる（詳細は各論参照）．食事療法においても，高齢者では過度の食塩制限により食思不振となり低栄養をきたしたり，熱中症や低血圧を誘発したりすることがあるため，個々の食事内容を確認しながら目標摂取量を指導することが重要である．

▶糖尿病において，HbA1c 7.0％未満に抑えると DKD や網膜症など細小血管合併症の進展を抑制することが期待できる．CKD 患者では，腎性貧血のため HbA1c が実際より低値を示したり，ネフローゼ症候群などによる低アルブミン血症のためグリコアルブミンが低値となったりすることに注意が必要である．血糖以外にも血圧や脂質を良好に保つための集約的治療が望まれる．食事療法や運動療法，禁煙指導などライフスタイルの改善も重要である．薬物療法としては，SGLT2 阻害薬は血糖降下作用とともに腎機能低下を抑制する効果もあるため有用である．メトホルミンなどのビグアナイド系薬は乳酸アシドーシスを起こしやすいため CKD ステージ 4 以降では禁忌である．チアゾリジン誘導体やスルホニル尿素（SU）薬もステージ 4 以降は禁忌のため注意する．高血圧を合併している場合は，たんぱく尿減少効果や腎機能低下抑制効果がある ARB や ACE 阻害薬を使用する．

▶腎性貧血に対しては，ヘモグロビン（Hb）濃度 10〜13 g/dL 程度を目安に赤血球造血刺激製剤（ESA）か低酸素誘導因子-プロリン水酸化酵素（HIF-PH）阻害薬を投与する．ESA は注射薬であり，保存期 CKD 患者と腹膜透析患者では皮下投与，血液透析患者では透析終了時に静脈投与することが多い．HIF-PH 阻害薬は経口薬である．鉄欠乏の状態で投与すると血栓症のリスクが高くなるため鉄剤を併用する．

▶CKD-MBD を増悪させないためには，血清 P，Ca，PTH 値を基準値内にコントロールすることが重要である．まずは食事療法により CKD

5. 腎疾患　③慢性腎臓病　a)総論（糖尿病関連腎臓病，IgA 腎症含む）

各ステージに合わせたたんぱく質制限を行う（詳細は各論）．適切なたんぱく質制限下でも高P 血症を認める場合は，Ca 製剤や P 吸着薬の内服を行う．高齢者では食塩制限と同様に，過度な制限による食思不振や低栄養に注意する．血清 PTH 値の上昇と低 Ca 血症に対しては活性型ビタミン D 製剤を使用する．骨密度が低下している場合，CKD ステージ 1〜2 では非CKD 患者と同様の骨粗鬆症治療薬を使用することができる．ステージ 3 以降では生化学異常の有無など病態評価を行ったうえで治療を選択する．

▶CKD により腎機能が低下すると，**腎からの酸排泄障害により代謝性アシドーシスが生じるため，血清重炭酸イオン濃度 22 mmol/L 以上を目標に炭酸水素ナトリウムの内服で補正**する．また腎機能低下によりカリウム（K）の排泄も障害されるため高 K 血症もきたしやすくなるが，代謝性アシドーシスの代償機構により H^+ が細胞内へ移行し K が細胞外へ移行するため高 K 血症はさらに増悪する．**高 K 血症による心電**図異常を認める場合は緊急補正が必要であり，グルコン酸 Ca や炭酸水素ナトリウムの静脈投与を行う．経口投与剤のなかでジルコニウムシクロケイ酸ナトリウム水和物は即効性と持続性に長けているため緊急時にも使用可能である．

▶糖尿病非合併 CKD においてもたんぱく尿陽性の場合は，SGLT2 阻害薬が腎機能低下を抑制するとの報告が複数あり，末期腎不全または透析施行中の患者を除き適応となっており，投与を考慮する．球形吸着炭もほかの標準的な治療に補助的に加えることで腎機能低下を抑制する効果が認められているため，内服のタイミング（食間）や便秘に注意しながら使用する．

■文献

1) 日本腎臓学会（編）．エビデンスに基づく CKD 診療ガイドライン 2023，東京医学社，2023
2) 日本透析医学会 統計調査委員会．わが国の慢性透析療法の現況（2022 年 12 月 31 日現在）
3) 日本腎臓学会（編）．CKD 診療ガイド 2024，東京医学社，2024
4) 日本腎臓学会（編）．CKD 診療ガイド 2012，東京医学社，2012

第 6 章　疾患における栄養療法

第6章 ● 疾患における栄養療法

5. 腎疾患 ③慢性腎臓病
b) ガイドラインに基づいた栄養療法

- 2002年に米国腎臓財団(NKF)が慢性腎臓病(CKD)の概念を提唱してから22年，本邦での透析医療が開始されて50年以上経過した現在，透析治療を含むCKD診療そのものも，高齢化社会における患者プロフィールも大きく変化しており，栄養管理の改革が重要課題であり，対策が急がれている.

- 各国のガイドラインにおいてもたんぱく質摂取制限の重要性は変わっていない一方で，サルコペニア・フレイルが注目される社会情勢のなか，protein-energy wastingといったCKD特有の栄養障害も配慮されるようになり，サルコペニア・フレイルを合併した保存期CKDおよび透析期CKDの食事療法の提言が2019年に本邦で提唱された.

- 2020年6月には，これまで禁忌とされてきた透析患者に対する一般用アミノ酸輸液製剤の使用が可能となり，透析時静脈栄養(intradialytic parenteral nutrition：IDPN)にも応用されるようになった.

- 栄養介入においては，個々の患者の病態や栄養状態を正確に評価し，適切なタイミングで介入を図る必要がある. そのため，日本透析医学会の統計調査データをもとに，栄養学的リスクを評価するツールとして，Nutritional Risk Index for Japanese Hemodialysis patients(NRI-JH)が2019年に開発された.

- 栄養領域のエビデンスや指針の構築とともに，多職種協働という考え方がある. CKDをチーム医療で管理する基盤の強化として2018年より腎臓病療養指導士制度が発足した. 個々の患者の病態や栄養状態を評価し，テーラーメード介入を図るには，多職種協働によるCKD管理の基盤強化は必須である.

キーワード たんぱく質摂取制限，カリウム，サルコペニア・フレイル，IDPN

1. 栄養評価指標

▶患者の栄養状態を評価するために，問診，身体計測，生化学的検査などを日常診療において行うが，項目は多岐にわたり，評価基準も明確でないのが現状である.

▶Subjective Global Assessment(SGA)，Mini Nutritional Assessment Short-Form(MNA-SF)，Geriatric Nutritional Risk Index(GNRI)，Malnutrition-Inflammation Score(MIS)，Survival Index(SI)，Protein-Energy Wasting(PEW)などのスコア化された複合指標が存在するものの，特に食事摂取量(各栄養素)の経時的変化の評価は，管理栄養士の常駐しない施設では難しいのが現状であり，これらの従来の複合指標にはそれぞれ利点と欠点が存在する.

▶しかし最も問題であったのは，これらの指標を，わが国の慢性維持透析患者にも適応してよ

5. 腎疾患　③慢性腎臓病　b）ガイドラインに基づいた栄養療法

表1　Nutritional Risk Index for Japanese Hemodialysis patients（NRI-JH）

一次スクリーニング：血清アルブミン値		
60 歳未満	3.7 g/dL 未満	
60 歳〜79 歳	3.5 g/dL 未満	
80 歳以上	3.4 g/dL 未満	
二次スクリーニング：Nutritional Risk Index（NRI-JH）		
BMI	20 未満	3 点
血清アルブミン値	3.6 g/dL 未満	4 点
血清総コレステロール値	130 mg/dL 未満	1 点
血清クレアチニン値	9.7 mg/dL 未満	4 点
合計点数	7 未満	低リスク群
	8〜10	中リスク群
	11 以上	高リスク群

（加藤明彦ほか. 慢性透析患者における低栄養の評価法. 透析会誌 2019; **52**: 319-325 より許諾を得て転載）

いものか，という議論にこたえられなかったことにある.

▶これを解決すべく，**日本透析医学会の統計調査データをもとに，1 年後の生命予後に関する，栄養学的リスクを評価する**ツールを 2019 年に開発したものが Nutritional Risk Index for Japanese Hemodialysis patients（NRI-JH）である[1]（**表1**）.

▶年齢別の血清アルブミンで一次スクリーニングの後，BMI，血清アルブミン，血清 LDL コレステロール，血清クレアチニンで評価し，**合計 8〜10 点が中リスク群，11 点以上が高リスク群となり，いずれも栄養介入を開始する必要がある**と判断される.

▶新たな日常診療で実践できる簡便なスクリーニングとして使用されることで，早期の栄養介入が可能となることが期待される.

2. 栄養アセスメント

▶食事内容の把握は非常に難しく，食事記録や質問調査により，栄養指導や患者のアドヒアランスにとって重要な情報が得られる一方で，食事記録の過小申告や過小評価の可能性や，エネルギーならびに栄養素摂取量に日間変動が存在することは広く知られている.

▶さらに，管理栄養士が常勤する CKD 患者の診療施設が少ない現状，1 日の食事摂取量全体の評価は難しい. 半年〜1 年といった長期的な体重の変化が重要な指標となるほか，問診でエネルギーや栄養素の摂取バランスに大きな問題がないかを確認したうえで，血液検査や身体測定などのアウトカムについて評価し，その経時的変化から栄養アセスメントを行うことも重要である.

▶根本的に**各栄養素の摂取量を直接測定する方法がないため，栄養素や食物の摂取量というよりは，血清の検査値や身体測定値などの栄養状態を表す指標を示し，患者の生活やプロフィールに合わせてその範囲内に収まるような食事摂取量の調整を行う**ほうが現実的であり，ガイドライン自体も血液検査や身体測定などの評価の方法や解釈，その異常値への対処を提示するといった形に変更していく必要があるのかもしれない.

3. 食事摂取基準と栄養療法

A エネルギー

▶摂取エネルギー量を客観的にかつ簡便に評価する方法は現時点では存在しない.

▶摂取エネルギーは，性別，年齢，身体活動レベ

第6章　疾患における栄養療法

255

第6章 ● 疾患における栄養療法

表2 CKDステージによる食事療法基準(保存期)

ステージ (GFR)	エネルギー (kcal/kgBW/日)	たんぱく質 (g/kgBW/日)	食塩 (g/日)	カリウム (mg/日)
ステージ1 (GFR≧90)		過剰な摂取を しない		制限なし
ステージ2 (GFR 60〜89)		過剰な摂取を しない		制限なし
ステージ3a (GFR 45〜59)	25〜35	0.8〜1.0	3〜6	制限なし
ステージ3b (GFR 30〜44)		0.6〜0.8		≦2,000
ステージ4 (GFR 15〜29)		0.6〜0.8		≦1,500
ステージ5 (GFR<15)		0.6〜0.8		≦1,500

エネルギーや栄養素は,適正な量を設定するために,合併する疾患(糖尿病や肥満など)のガイドラインなどを参照して病態に応じて調整する.年齢,性別,身体活動度などにより異なる.
体重は基本的に標準体重(BMI=22)を用いる.
(日本腎臓学会(編).慢性腎臓病に対する食事療法基準2014年版.日腎会誌2014; **56**: 553-599より許諾を得て転載)

ルで調整し,おおむね25〜35 kcal/kg/日が推奨されるが,肥満症例では末期腎不全にいたるリスクが高まるため,適切なエネルギー摂取により体重のコントロールが必要であり,肥満症例では体重に応じて20〜25 kcal/kg/日を指導してもよいとされている.肥満患者ではBMI 25を目標とした減量が血圧や耐糖能を改善させ,CKDの進行リスクが低下する可能性が示唆されている.

▶一方で,CKD患者のエネルギー摂取量とたんぱく質必要量との間には密接な関係があり,窒素平衡試験により,0.6 g/kg実測体重/日以下のたんぱく質制限では35 kcal/kg実測体重/日以上のエネルギー摂取量を確保しなければ負の窒素バランス(異化亢進)となり,PEWへ進展することが示されている[2].

▶たんぱく質制限が体たんぱくの異化を助長する危険性もあり,<u>窒素バランスを維持するためには,活動強度に合わせた十分なエネルギー確保も重要</u>である.

B たんぱく質

▶CKDの進行を抑制するために従来から腎保護効果を期待してたんぱく質摂取制限が広く行われてきた.

▶過剰なたんぱく質摂取は糸球体過剰濾過を促進し,腎機能に影響を与える.また,腎機能低下時には,たんぱく質の代謝産物が尿毒症物質として蓄積する.

▶そのため,慢性腎臓病に対する食事療法基準2014年版[3]でも,CKDステージG3以降でたんぱく質摂取量の基準値が示されている(<u>表2</u>).

▶たんぱく質摂取制限による腎保護効果を期待して多くのRCTやメタ解析が行われてきた.

▶Nezuらのメタ解析[4]では,13のRCTにおける779例のDM合併CKD症例の解析でコントロール群に比べてたんぱく質摂取制限群では,たんぱく尿の減少が認められないものの,DKDの病期によらず18ヵ月後のGFRが5.82倍高いと報告されている.

▶また,Rughooputhらのメタ解析[5]では,15の

5. 腎疾患　③慢性腎臓病　b）ガイドラインに基づいた栄養療法

RCT における 1,965 例解析から，同じくコントロール群に比べてたんぱく質摂取制限群では，年間の GFR 低下を 0.95 に抑制し，DM 非合併 CKD および 1 型 DM 患者における年間 GFR 低下は 1.50 に抑制されていたと報告されている.

▶世界各国のガイドラインにおいてもたんぱく質摂取制限の重要性は変わっていない一方で，最近は低栄養の懸念から，一定のたんぱく質を確保すべきという見解も少なくない.

▶また，たんぱく質制限時の食事記録は過小申告および過小評価されることが多く，蓄尿を行い以下の Maroni の式からたんぱく質摂取量を推算する.（第 4 章-4「臨床検査値の評価」参照）

> 1 日のたんぱく質摂取量（g/日）＝[1 日尿中尿素窒素排泄量（g/日）＋0.031（g/kg）×体重（kg）]×6.25

▶この式は窒素出納が平衡であることを前提にしているため，体たんぱくの異化が亢進している場合には実際の摂取量を過大評価することに注意が必要である．また，高度たんぱく尿やネフローゼ症候群を呈する患者では 1 日尿たんぱく排泄量を加味したうえでの評価が必要である.

▶維持透析患者においては，透析治療によるアミノ酸やアルブミンの喪失などにより栄養障害をきたしやすく，適正かつ確実な栄養素の確保が必須である.

▶現時点で，透析患者のたんぱく質摂取量を評価する方法として，標準化たんぱく異化率（normalized protein catabolic rate：nPCR）があり，本邦透析患者における現在のたんぱく質推奨量は 0.9〜1.2 g/kgBW/日であるが，nPCR は実際のたんぱく質摂取量よりやや低値になる可能性についても知られている.

▶海外ではこれに相当する標準化たんぱく窒素出現率（normalized protein equivalent of nitrogen appearance：nPNA）1.3 g/kgBW/日以上の患者群で，全死亡に対するリスクの上昇が報告さ

れている[6]．

▶日本透析医学会統計調査における検討では，nPCR と 1 年間の死亡リスクは低 nPCR および高 nPCR にてリスクの高い U 字型の関係が認められており，高たんぱく質摂取のみならず，低たんぱく質摂取量も，透析患者の予後と関連している可能性がある.

C 食塩

▶血圧の管理と腎障害の進展を抑制するためには食塩摂取制限が重要であり，CKD を伴う高血圧患者では，食塩感受性が亢進していることが多いため，減塩による降圧効果が特に期待できる．減塩により ACE 阻害薬や ARB の降圧効果，および尿たんぱく減少作用が増強されることも知られている[7].

▶食塩摂取量の評価に際しては，推定食塩摂取量（g/日）＝蓄尿でのナトリウム排泄量（mmol/日）÷17 で評価可能であるが，蓄尿が困難な場合には，早朝尿か随時尿を用いた評価が参考となる．日本高血圧学会の高血圧治療ガイドライン 2019[8]でも随時尿を用い，クレアチニン補整を行う推定一日食塩摂取量（田中式）の算出が推奨されている.（p.90表2 参照）

▶そのほか，6 g 未満の達成は必ずしも容易でないことから，ステージ G1〜G2 で高血圧や体液過剰を伴わない場合には，食塩摂取量の制限緩和も可能であり，「日本人の食事摂取基準 2020 年版[9]」では，男性 7.5 g/日未満，女性 6.5 g/日未満を摂取目標とされている.

▶また，フレイルが危惧される高齢者および透析患者は 6 g/日未満に厳密にこだわらずに，尿量，身体活動度，体格，栄養状態，透析間体重増加などの臨床経過を考慮して適宜調整も可能である[8].

D カリウム

▶CKD 診療ガイド 2024[10]において，総死亡，心

第6章 ● 疾患における栄養療法

表3 サルコペニアを合併したCKDの食事療法におけるたんぱく質の考え方と目安

慢性腎臓病に対する 食事療法基準 2014 年版		サルコペニアを合併した CKD におけるたんぱく質の考え方 （上限の目安）
CKD ステージ	たんぱく質 （g/kgBW/日）	
G1	過剰な摂取を避ける	過剰な摂取を避ける（1.5 g/kgBW/日）
G2		
G3a	0.8〜1.0	G3 には，たんぱく質制限を緩和する CKD と，優先する CKD が混在する[注]
G3b		（緩和する CKD：1.3 g/kgBW/日，優先する CKD：該当ステージ推奨量の上限）
G4	0.6〜0.8	たんぱく質制限の優先を検討する（推奨量上限である 0.8 g/kgBW/日）
G5		

[注] 緩和する CKD は，GFR と尿たんぱく量だけでなく，腎機能低下や末期腎不全の絶対リスクを考慮して判断する.
（日本腎臓学会. サルコペニア・フレイルを合併した保存期 CKD の食事療法の提言. 日腎会誌 2019; 61: 525-556 より許諾を得て転載）

血管イベントのリスクを低下させる可能性があるため，CKD 患者の血清カリウム値を 4.0 mEq/L 以上，5.5 mEq/L 未満に管理することが推奨されている.

▶血清カリウム値が高い場合の管理手段としては，**食事からのカリウム摂取制限以外に，レニン・アンジオテンシン・アルドステロン系（RAAS）阻害薬などの血清カリウム値を上昇させる可能性のある薬剤の減量・中止，代謝性アシドーシスの補正，排便管理，利尿薬の調整，カリウム吸着薬の処方やアドヒアランスの確認などが必要**である.

4. サルコペニア・フレイルを合併した保存期 CKD の食事療法

▶サルコペニア・フレイルを合併した CKD 患者においては，個々の病態における末期腎不全リスクと死亡リスクとを考慮し，たんぱく質制限の優先・緩和を検討する必要がある.

▶サルコペニア診療ガイドライン 2017 年版[11]では，予防・抑制のためには，1 日に適正体重 1 kg あたり 1.0 g 以上のたんぱく質摂取を推奨しているが，そもそもサルコペニア・フレイル

を予防する観点からの推奨量は慢性腎臓病に対する食事療法基準 2014 年版のたんぱく質摂取基準の範囲から逸脱するため，すでにサルコペニア・フレイルを合併した保存期 CKD 患者を対象とし，たんぱく質摂取量の上限となる推奨基準を，日本腎臓学会が，**サルコペニア・フレイルを合併した保存期 CKD の食事療法の提言**（表3）として示している. 過剰な摂取を避けるとされている CKDG1-2 についても，ここでは適正体重 1 kg あたり 1.5 g/日を上限の目安として定めている.

5. 低栄養透析期 CKD の栄養サポート

▶本邦では，一般用アミノ酸含有輸液製剤は「重篤な腎障害のある患者」には禁忌とされてきたため，透析患者も重篤な腎障害のある患者として禁忌の対象とされ，腎不全用アミノ酸輸液のみが使用されていた.

▶一方で，欧米では，一般用アミノ酸輸液製剤の禁忌から透析患者が除外されており，欧州臨床栄養代謝学会（ESPEN）ガイドラインでも透析患者には腎不全用アミノ酸輸液製剤より，標準

5. 腎疾患 ③慢性腎臓病 b)ガイドラインに基づいた栄養療法

組成の一般用アミノ酸輸液製剤の使用が推奨されている.

▶このことを踏まえ，本邦においても厚生労働省の薬事・食品衛生審議会は2020年6月25日付で，一般用静脈栄養製剤及び肝不全用アミノ酸製剤の添付文書改訂指示を発出し，**透析又は血液透析ろ過患者を禁忌の「重篤な腎障害のある患者」から除外し，慎重投与とした**.

▶その後，日本透析医学会において，「慢性維持透析患者に対する静脈栄養ならびに経腸栄養に関する提言」[12]として，添付文書改訂後の注意点についての検討結果をまとめた.

▶同提言のなかで，低栄養透析患者における栄養サポートアルゴリズム(p.244 図1 参照)についても掲載しているが，**一般用静脈栄養製剤が透析時静脈栄養(Intradialytic parenteral nutrition：IDPN)にも応用されるようになり，今後は透析患者において，必要十分量のアミノ酸・たんぱく質摂取を達成する一助となりうることが期待されている**.

6. 多職種協働

▶2002年に米国腎臓財団(NKF)が慢性腎臓病(CKD)の概念を提唱してから22年，本邦での透析医療が開始されて50年以上経過し，透析治療を含むCKD診療そのものも，患者像も大きく変化している．これに合わせて従来の栄養管理も必要に応じ変化させる必要がある.

▶一方，食事療法は患者のセルフケアに頼る部分が大きいため，医療スタッフが患者とともに考え検証し，患者自身が理解したうえで栄養管理ができるようサポートしていくことが大切である.

▶**CKD診療ガイド2024**[10]においても，**CKDステージ G3b 以降で腎臓専門医と管理栄養士や腎**臓病療養指導士などを含む医療チームの管理のもとで実施することが望ましいとされている.

▶わが国で行われたRCTであるFROM-J研究では，管理栄養士による定期的な食事指導を行うことによって，CKDステージG3の患者においてeGFR低下抑制効果が認められた[13]とされているが，CKD進行抑制のためには複数回にわたっての管理栄養士の介入が推奨されるべきであり，管理栄養士の常勤施設を増やすことや，指導効率の向上を目指した管理栄養士の勤務環境を整備することも必要である.

文献

1) 神田英一郎. 透析患者の低栄養. 日本腎臓学会誌 2019; **61**: 590-595
2) Kopple JD, et al. Effect of energy intake on nitrogen metabolism in nondialyzed patients with chronic renal failure. Kidney Int 1986; **29**: 734-742
3) 日本腎臓学会. 慢性腎臓病に対する食事療法基準 2014年版. 日本腎臓学会誌 2014; **56**: 553-599
4) Nezu U, et al. Effect of low-protein diet on kidney function in diabetic nephropathy: meta-analysis of randomised controlled trials. BMJ Open 2013; **3**: e002934
5) Rughooputh MS, et al. Protein Diet Restriction Slows Chronic Kidney Disease Progression in Non-Diabetic and in Type 1 Diabetic Patients, but Not in Type 2 Diabetic Patients: A Meta-Analysis of Randomized Controlled Trials Using Glomerular Filtration Rate as a Surrogate. PLoS One 2015; **10**: 3e0145505
6) Shinaberger CS, et al. Longitudinal Associations Between Dietary Protein Intake and Survival in Hemodialysis Patients. Am J Kidney Dis 2006; **48**: 37-49
7) Slagman MC, et al. Moderate dietary sodium restriction added to angiotensin converting enzyme inhibition compared with dual blockade in lowering proteinuria and blood pressure: randomized controlled trial. BMJ 2011; **343**: d4366
8) 日本高血圧学会(編). 高血圧治療ガイドライン 2019(JSH 2019)
9) 厚生労働省. 日本人の食事摂取基準 2020年版
10) 日本腎臓学会. CKD診療ガイド 2024年版

第 6 章 ● 疾患における栄養療法

11）日本サルコペニア・フレイル学会. サルコペニア診療ガイドライン 2017 年版

12）日本透析医学会. 慢性維持透析患者に対する静脈栄養ならびに経腸栄養に関する提言. 透析会誌 2020; **53**: 373-391

13）Yamagata K, et al. Effect of Behavior Modification on Outcome in Early- to Moderate-Stage Chronic Kidney Disease: A Cluster-Randomized Trial. PLoS One 2016; **11**: e0151422

5. 腎疾患 ③慢性腎臓病
c）個別に考慮すべき病態での栄養療法

- サルコペニア・フレイルを合併した慢性腎臓病患者では，サルコペニア・フレイルの改善に運動療法と食事療法の併用が有用であると考えられる．
- サルコペニア・フレイルの対応が優先される場合において，慢性腎臓病患者であっても十分なエネルギー摂取量とともにたんぱく質制限が緩和される場合がある．
- 糖尿病関連腎臓病や多発性嚢胞腎では，原疾患別の特別な食事療法はなく，関連するガイドラインや食品交換表などを参考に個々の症例をよく把握したうえでの対応が望ましい．
- ネフローゼ症候群を呈している慢性腎臓病では，たんぱく尿や浮腫の経過により食事療法においてもその対応が異なる場合がある．

キーワード	サルコペニア・フレイル，糖尿病関連腎臓病，ネフローゼ症候群，多発性嚢胞腎

1. サルコペニア・フレイル合併例

A 高齢化社会における慢性腎臓病とサルコペニア・フレイル

▶わが国の総人口に占める高齢者の割合は上昇しているが，本邦の慢性腎臓病患者においてもその76％が65歳以上の高齢者であり，半数以上は75歳以上であると推計されている．

▶高齢者においては身体活動および食事の量や質が低下し，サルコペニアやフレイルをきたす恐れが高くなることも容易に予想されるが，特に慢性腎臓病患者においては，サルコペニアやフレイルの合併頻度が一般人口よりも高く，さらにそのステージの進行とともに増加すると考えられている．特に，わが国における検討は少ないものの，透析患者ではサルコペニア・フレイルともに非透析患者に比べて頻度が高いとされている．

▶慢性腎臓病患者においてサルコペニアやフレイルをきたしやすい要因として，高齢化による身体活動の低下や低栄養の問題だけでなく，その病態に伴う尿毒症性物質の蓄積や慢性炎症，代謝性アシドーシスなどが関連している可能性が指摘されている．

▶高齢の慢性腎臓病患者の特徴として，末期腎不全にいたるリスクよりも死亡のリスクが高いことや，尿たんぱくが少なく，その進行が比較的緩徐である患者の割合が多いといった点があげられる．

B サルコペニア・フレイル合併例における食事療法

① 保存期

▶日本腎臓学会から「サルコペニア・フレイルを合併した保存期CKDの食事療法の提言」が報告されており，診療の指針のひとつとして参考になる．一方で，サルコペニアやフレイルは比較的新しい疾患概念のため，これらを合併した慢性腎臓病に直接介入したエビデンスは必ずしも十分ではないこと，さらには，サルコペニア

第6章 ● 疾患における栄養療法

の予防・改善のためには，十分なたんぱく質摂取量（1.0 g/kg 体重/日以上）が有効と考えられていることから，慢性腎臓病の食事療法としてのたんぱく制限とは両立しないことが冒頭に述べられている．また，この提言は標準的な食事療法を実施している慢性腎臓病の経過中にサルコペニアを合併した場合の食事療法の考え方を検討したものであることに留意しなければならない．

▶サルコペニアやフレイルといった病態が，特に高齢の慢性腎臓病患者の QOL の低下や生命予後に深くかかわっていることだけでなく，食事療法によっては，サルコペニアやフレイルを助長してしまうおそれもあることから，少なくともそのような症例に栄養指導を行う場合には，極端なエネルギー摂取量の減少がないかについて，まずはよく確認する必要がある．

▶また，サルコペニア・フレイルに対しては食事療法単独の効果が運動療法単独および両者併用よりも劣ると考えられる．特に高齢者を対象とした検討においてレジスタンス運動を中心とする運動療法と食事療法の併用が運動療法単独よりもサルコペニアの改善に有効であることも報告されていることから，<u>サルコペニアを合併した保存期の慢性腎臓病患者においても運動療法と食事療法の併用が有効である可能性がある</u>．さらには，運動療法に伴って消費エネルギー量が増加することから，たんぱく質だけではなく個別に十分なエネルギー摂取量を確保することも重要であると考えられる．

▶これまでに，CKD ステージ G1〜2 を対象とした，たんぱく質制限の有効性を示したわが国の大規模研究はない．「慢性腎臓病に対する食事療法基準 2014 年版」では過剰な摂取をしないことが推奨されているが，その目安として海外の観察研究などを参考に 1.3 g/kg 標準体重/日が示されている．そして，同提言ではサルコペニア・フレイルを合併した場合の上限の目安とし

て 1.5 g/kg 標準体重/日（p.258表3 参照）が示されているが，これ以上の場合には心血管疾患イベントや死亡リスクと関連する可能性も記載されており注意が必要である．

▶同提言において，サルコペニアを合併した CKD ステージ G3 の症例においては，たんぱく質制限を優先する慢性腎臓病患者と緩和する患者がおり，その評価に関して，GFR と尿たんぱく量だけではなく，腎機能低下速度や末期腎不全の絶対リスク，死亡リスクやサルコペニアの程度などから総合的に判断する必要があることが述べられている．具体的には，<u>尿たんぱく量が 0.5 g/日未満，腎機能低下速度が−3.0（あるいは−5.0）mL/分/1.73 m²/ 年未満，末期腎不全の絶対リスクが 5％未満で，サルコペニア・フレイルの治療を優先すべきと考えられた症例においては，たんぱく質制限を緩和してもよい</u>とされている．そして，そのたんぱく質摂取量の上限の目安として，緩和する場合は 1.3 g/kg 標準体重/日とされており，優先する場合はステージ G3a において 1.0 g/kg 標準体重/日，ステージ G3b では 0.8 g/kg 標準体重/日が示されている（p.258表3 参照）．

▶サルコペニアを合併したステージ G4〜5 では基本的にはたんぱく質制限を優先し，0.8 g/kg 標準体重/日が示されている（p.258表3 参照）．

▶一方で，<u>いずれのステージにおいても，画一的な指導は不適切であり，食事療法と運動療法のアドヒアランスとサルコペニアの指標・栄養学的指標・腎関連指標（図1）をモニタリングし，十分なエネルギー摂取量の確保と運動療法を徹底することが重要</u>であることが強調されている．

▶また，これらの指標から食事療法の変更の効果を総合的に評価して，柔軟に対応することが重要であり，上記の上限を超えることを避けるものではないことも記載されている．

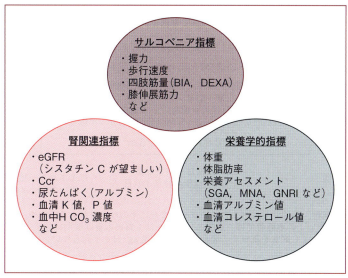

図1 サルコペニアを合併したCKDの食事療法の主要モニタリング項目
(日本腎臓学会. サルコペニア・フレイルを合併した保存期CKDの食事療法の提言. 2019; **61**: 525-556 より許諾を得て転載)

② 透析期

▶「サルコペニア・フレイルを合併した透析期CKDの食事療法」によれば，非糖尿病の血液透析患者では，十分なエネルギーを摂取していれば，現在のたんぱく質摂取推奨量である0.9～1.2 g/kg 標準体重/日で骨格筋量は減少しないとされる.

▶わが国の**透析患者のたんぱく質摂取量はその推奨量を大きく下回っていることが知られており，サルコペニア・フレイルを合併した透析患者においてはまず，その推奨量まで摂取を底上げする**ことが重要である.

▶一方で，標準化たんぱく窒素出現率 (normalized protein nitrogen appearance：nPNA) で推算されたたんぱく質摂取量が1.3g/kg 標準体重/日以上では，内臓脂肪の増加や高カリウム血症のリスクが高く，また，全死亡のリスクも高い可能性があるとされる.

2. 糖尿病関連腎臓病

A 糖尿病関連腎臓病における食事療法

▶日本腎臓学会による「エビデンスに基づくCKD診療ガイドライン2023」，「CKD診療ガイド2024」および「慢性腎臓病に対する食事療法基準2014年版」においては，糖尿病関連腎臓病を含むCKDを対象とした食事療法について記載がなされており，糖尿病患者においても腎臓病を意識した栄養指導を行う場合には，これらで用いられているCKDステージ分類を使用するとわかりやすい (第6章-5-③-b「ガイドラインに基づいた栄養療法」を参照).

▶日本糖尿病学会による「糖尿病診療ガイドライン2024」では，顕性アルブミン尿期以降において，その進行抑制に対して，栄養障害のリスクの少ないたんぱく質摂取制限は有効な可能性があるが，臨床的エビデンスは十分でないとしている. 一方で，同学会の「糖尿病患者の栄養食事指導」についてのコンセンサスステートメン

第6章 ● 疾患における栄養療法

```
┌─────────────────────────────────────────────────────────────────┐
│ ┌───────────────── 低たんぱく質食を新規に実施する場合 ──────────────┐ │
│ │ ┌────────────── 低たんぱく質食の実施を検討する症例 ──────────────┐ │ │
│ │ │        ・GFR 30〜45 mL/分/1.73 m²                              │ │ │
│ │ │       顕性アルブミン尿を有する症例                               │ │ │
│ │ │       正常〜微量アルブミン尿で                                  │ │ │
│ │ │       進行性に腎機能低下する症例                                │ │ │
│ │ │  （進行性の目安：−3〜5 mL/分/1.73 m²/年以上）                   │ │ │
│ │ │        ・GFR 30 mL/分/1.73 m² 未満                            │ │ │
│ │ └─────────────────────────────────────────────────────────────┘ │ │
│ │                                                                  │ │
│ │ ※体重：目標体重      たんぱく質摂取量        ※エネルギー摂取量は      │ │
│ │                     0.6〜0.8 g/体重 kg/日    30〜35 kcal/体重 kg/日を確保 │ │
│ │                                                                  │ │
│ │     ※高齢者，特にサルコペニア，フレイルまたはそのリスクがある症例や，      │ │
│ │     75歳以上の高齢者では，原則としてたんぱく質摂取量は個別に設定するが，   │ │
│ │     低たんぱく質食を実施する場合，0.8 g/体重 kg/日を下回らない          │ │
│ └──────────────────────────────────────────────────────────────────┘ │
│                                                                        │
│ ┌──────────── 低たんぱく質食を実施しない場合（全ての病期に適応）──────────┐ │
│ │ ※体重：目標体重      たんぱく質摂取量                                  │ │
│ │                     1.3 g/体重 kg/日未満                            │ │
│ │     ※サルコペニア/フレイルあるいはそのリスク（＋）                      │ │
│ │     GFR≧60 mL/分/1.73 m² であれば 1.5 g/体重 kg/日まで許容           │ │
│ └──────────────────────────────────────────────────────────────────┘ │
└──────────────────────────────────────────────────────────────────────┘
```

図2　コンセンサスステートメントにおける低たんぱく質食の考え方

（山内敏正ほか．コンセンサスステートメント：糖尿病患者の栄養食事指導．糖尿病 2020; **63**: 91-109 より引用）

表1　糖尿病性腎症病期分類2023とCKD重症度分類との関係

アルブミン尿区分			A1	A2	A3
			正常アルブミン尿	微量アルブミン尿	顕性アルブミン尿
尿中アルブミン・クレアチニン比(mg/g)			30 未満	30〜299	300 以上
尿たんぱく・クレアチニン比(g/g)					0.50 以上
GFR区分 (mL/分/1.73 m²)	G1	≧90	正常アルブミン尿期 (第1期)	微量アルブミン尿期 (第2期)	顕性アルブミン尿期 (第3期)
	G2	60〜89			
	G3a	45〜59			
	G3b	30〜44			
	G4	15〜29	GFR高度低下・末期腎不全期(第4期)		
	G5	<15			
	透析療法中あるいは腎移植後		腎代替療法期(第5期)		

（馬場園哲也ほか．糖尿病性腎症病期分類2023の策定．日腎会誌 2023; **65**: 847-856 より許諾を得て転載）

トでは，低たんぱく質食の実施を検討する場合を提示（図2）しているが，日本腎臓学会の指針と矛盾はしていない．

▶CKDのステージ分類と糖尿病性腎症病期分類との関係においては，「糖尿病性腎症病期分類2023の策定」で示されている表が参考になる

（表1）.

▶いずれの学会の指針においても，たんぱく質摂取量を制限する場合には，十分なエネルギー摂取量を確保することの重要性と，前述のサルコペニア・フレイルも含めた栄養障害を意識した対応が必要なことが述べられている．

5. 腎疾患　③慢性腎臓病　c)個々に考慮すべき病態での栄養療法

▶糖尿病関連腎臓病の食事療法における注意点として，これまでに糖尿病食の指導を受けていた症例が，腎臓病を意識した食事療法を行う場合に，その違いに戸惑う可能性があることがあげられる．糖尿病食と腎臓病食の内容をうまく融合していくことが大切であり，食品交換表なども使用し，個々の症例においてより丁寧な説明が必要である．

▶今後の課題として，エネルギーやたんぱく質摂取量を計算するときの体重について，これまで用いられてきた標準体重と，日本糖尿病学会が新しく提唱した目標体重をどのように使用していくか検討が必要である．さらには，SGLT2阻害薬使用時の糖尿病関連腎臓病の食事療法についても検討が必要である．

3. ネフローゼ症候群

A ネフローゼ症候群の食事療法

① 食塩

▶これまでに，ネフローゼ症候群のみを対象として食塩制限の効果を検討したランダム化比較試験はない．

▶ネフローゼ症候群を呈していて，特に浮腫を伴うような場合は，「エビデンスに基づくCKD診療ガイドライン2023」における保存期CKDを対象とした推奨を参考に，6g/日未満を目標とする．しかし，特に高齢者を中心に，過度な制限は食欲低下に伴う栄養障害をきたす可能性もあり，注意が必要である．高齢者や低栄養状態のネフローゼ症候群の症例に対しては，一律に制限を行うのではなく，個々の状態をよく確認し，無理のない範囲での食塩摂取量も検討されうる．また，どのような食塩摂取量を指示したとしても，その後のモニタリングを十分に行う必要がある．

▶ネフローゼ症候群が完全寛解となり，腎機能が正常であれば食塩制限は解除できる可能性が高い．不完全寛解（治療開始後1ヵ月，6ヵ月の尿たんぱくが0.3g/日以上）や無効（治療開始後1ヵ月，6ヵ月の尿たんぱくが3.5g/日以上），腎機能が低下している場合にはガイドラインに沿った慢性腎臓病の食事療法としての食塩制限の継続を考慮する．

② たんぱく質

▶ネフローゼ症候群におけるたんぱく質制限の有効性に関するエビデンスは十分ではなく，少なくとも過度なたんぱく質制限は推奨されていない．

▶「エビデンスに基づくネフローゼ症候群診療ガイドライン2020」では，微小変化型ネフローゼ症候群が原因疾患の場合には1.0〜1.1g/kg標準体重/日，それ以外の疾患が原因の場合には0.8g/kg標準体重/日のたんぱく質摂取量が推奨されている．

▶ネフローゼ症候群においては，消化管の浮腫を伴うこともあり，特に高齢者を中心に食欲低下をきたすこともある．入院中などでは，上記のたんぱく質摂取量に満たない食事量が続くこともあり，十分な経過観察が必要である．

▶ネフローゼ症候群が完全寛解となり，腎機能が正常であればたんぱく質制限は解除できる可能性が高い．不完全寛解（治療開始後1ヵ月，6ヵ月の尿たんぱくが0.3g/日以上）や無効（治療開始後1ヵ月，6ヵ月の尿たんぱくが3.5g/日以上），腎機能が低下している場合にはガイドラインに沿った慢性腎臓病の食事療法としてのたんぱく質制限の継続を考慮する．

③ エネルギー

▶ネフローゼ症候群においては異化亢進が進みやすいため，高齢者や低栄養状態の症例を中心に十分なエネルギー摂取が必要である．また，0.6g/kg実測体重/日以下のたんぱく質制限を行う場合には，35kcal/kg実測体重/日以上の

第6章　疾患における栄養療法

265

第6章 ● 疾患における栄養療法

エネルギー摂取量を確保しなければ負の窒素バランス（異化亢進）となることが示されている．よって，ネフローゼ症候群において，0.6〜0.8 g/kg 標準体重/日のたんぱく質制限を指示した場合は 35 kcal/kg 標準体重/日程度のエネルギー摂取量が必要と考えられる．

▶一方で，ネフローゼ症候群に対してはステロイド療法が行われることが多く，糖尿病や肥満を合併している場合には，血糖値や体重の変化を考慮しながらエネルギー摂取量の制限が必要となる場合もある．以上より，「エビデンスに基づくネフローゼ症候群診療ガイドライン 2020」では，適宜病状に応じて 25〜35 kcal/kg 標準体重/日でのエネルギー摂取量の調整が示されている．

B ネフローゼ症候群における生活指導

① 身体活動

▶ネフローゼ症候群における安静および運動制限の効果を直接的に検証した報告はない．

▶ネフローゼ症候群に対するステロイド療法の副作用としての肥満や骨粗鬆症の予防だけでなく，血液凝固能亢進に伴う深部静脈血栓症や肺塞栓症の予防の観点からも，過度な安静や運動制限は好ましくない．特に高齢者を中心に，長期の臥床は避けるようにし，可能な範囲での身体活動の増加を促す必要がある．

4. 多発性嚢胞腎

A 多発性嚢胞腎の定義と特徴

▶常染色体顕性（優性）多発性嚢胞腎（autosomal dominant polycystic kidney disease：ADPKD）は，両側腎臓に多数の嚢胞が進行性に発生し，増大する，最も頻度の高い遺伝性腎疾患であり，国内には約 15,000 人の患者が医療機関を

受診しているとされている．

▶抗利尿ホルモンであるバゾプレッシンの受容体に関連した異常が原因であるとされている．

▶診断には家族歴の確認と，超音波断層像や CT，MRI などによる画像検査が必須である．

▶高血圧や肝嚢胞，脳動脈瘤，尿路結石，心臓弁膜症などを高頻度に合併する．

▶60 歳までに約半数が末期腎不全にいたるとされている．

▶「エビデンスに基づく多発性嚢胞腎診療ガイドライン 2020」では，腎障害の進行を抑制する治療として，降圧療法やトルバプタン（バゾプレッシン受容体拮抗薬）の使用が推奨されている．

▶また，バゾプレッシン分泌を抑制する目的から，脱水状態や口喝を避けるべく，飲水を促すことも推奨されている．

B 多発性嚢胞腎の食事療法

① 食塩

▶降圧療法が重要な点からも，ガイドラインに沿った CKD の食事療法としての食塩制限を検討する．

▶嚢胞の増大による腎腫大や肝腫大が進行すると消化管圧迫による食欲不振，通過障害，低栄養が出現することがある．そのような場合には，一律な制限を行うのではなく，個々の状態をよく確認し，無理のない範囲での食塩摂取量も検討される．

② たんぱく質制限

▶「エビデンスに基づく多発性嚢胞腎診療ガイドライン 2020」においては，腎機能低下の抑制に関して，たんぱく質制限の意義は認められていないが，CKD としての位置づけからは CKD のガイドラインに準拠したバランスのとれた食事が，合併症予防の観点から推奨されるとしている．

▶前述のように，消化管圧迫による食欲不振，通過障害，低栄養などが疑われる場合には，個々

の状態をよく確認し，それに対応するたんぱく質摂取量の検討が必要である．

③ エネルギー

▶早期の ADPKD 患者においては，過剰体重や肥満はその増悪因子として推定されていること，通常の慢性腎臓病患者においても肥満は避けるべき状態であることからも，個々の症例に応じた適切なエネルギー摂取量を検討する必要がある．

▶一方で，消化管圧迫による食欲不振，通過障害，低栄養を認める場合には，個々の状態をよく確認し，それに対応するエネルギー摂取量の検討も必要である．

■文献

1) Kei Nagai, et al. Estimating the prevalence of definitive chronic kidney disease in the Japanese general population. Clin Exp Nephrol 2021; **25**: 885-892

2) 鈴木芳樹ほか．サルコペニア・フレイルを合併した保存期 CKD の食事療法の提言．日腎会誌 2019; **61**: 525-555

3) 日本腎臓学会．慢性腎臓病に対する食事療法基準 2014 年版，2014

4) 菅野義彦ほか．サルコペニア・フレイルを合併した透析期 CKD の食事療法．日透析医会誌 2019; **52**: 397-399

5) 日本腎臓学会（編）．エビデンスに基づく CKD 診療ガイドライン 2023，東京医学社，2023

6) 日本腎臓学会（編）．CKD 診療ガイド 2024，東京医学社，2024

7) 日本糖尿病学会（編・著）．糖尿病診療ガイドライン 2024，南江堂，2024

8) 山内敏正ほか．糖尿病患者の栄養食事指導―エネルギー・炭水化物・タンパク質摂取量と栄養食事指導．糖尿病 2020; **63**: 91-109

9) 馬場園哲也ほか．糖尿病性腎症病期分類 2023 の策定．日腎会誌 2023; **65**: 847-856

10) 厚生労働科学研究費補助金難治性疾患等政策研究事業（難治性疾患政策研究事業）難治性腎障害に関する調査研究班．エビデンスに基づくネフローゼ症候群診療ガイドライン 2020，東京医学社，2020

11) 厚生労働科学研究費補助金難治性疾患等政策研究事業（難治性疾患政策研究事業）難治性腎障害に関する調査研究班．エビデンスに基づく多発性嚢胞腎 PKD 診療ガイドライン 2020，東京医学社，2020

第6章 ● 疾患における栄養療法

6. 血液疾患

- 血液疾患は貧血，造血器腫瘍，出血・凝固異常に大別される．
- 血液疾患に対する栄養管理では，①各種栄養素の欠乏により発症する疾患があること，②化学療法などの合併症により経口摂取障害が出現すること，③好中球減少や各種治療薬による免疫不全により易感染状態となった際に食事からの感染を防ぐこと，を念頭に置く必要がある．

キーワード	鉄，ビタミンB$_{12}$，葉酸，微量元素，ビタミンK

1. 血液細胞と疾患

▶血球には，**赤血球・白血球・血小板**の3種類があり，これらはすべて骨髄中の**造血幹細胞**から分化し，血液中に流れてくる．赤血球は酸素の運搬，白血球は細菌・ウイルスなど異物の排除，血小板は止血に働く細胞である．また，血漿中には凝固因子が存在し，血小板とともに止血に関与している．赤血球系の異常には貧血，白血球系の異常には白血病や悪性リンパ腫などの造血器悪性腫瘍と白血球減少症，出血・凝固異常には血小板減少や凝固因子の異常がある．

A 貧血

▶貧血とは血液中の**ヘモグロビン濃度(Hb)が減少した状態**であり，世界保健機関(WHO)の基準では，成人男性で13 g/dL未満，小児および成人女性で12 g/dL未満，幼児および妊婦では11 g/dL未満と定義されている．

▶貧血の診断と分類には，末梢血液一般検査のひとつである赤血球指数が有用である．赤血球指数には**平均赤血球容積(MCV)**，平均赤血球ヘモグロビン量(MCH)，平均赤血球ヘモグロビ

表1 赤血球指数による貧血分類

MCV	赤血球形態	主な疾患
低下	小球性	鉄欠乏性貧血，鉄芽球性貧血，サラセミア
正常	正球性	再生不良性貧血，溶血性貧血，腎性貧血
上昇	大球性	巨赤芽球性貧血

ン濃度(MCHC)があるが，なかでもMCVが有用であり(**表1**)，以下の計算式から求めることができる．

$$MCV=ヘマトクリット値(\%)/赤血球数(10^4/\mu L)\times1000$$

▶貧血のなかで最も頻度が高いのは**鉄欠乏性貧血**であり，**巨赤芽球性貧血**と併せて栄養素の不足が原因で発症する疾患である．再生不良性貧血は白血球，赤血球，血小板のすべてが減少する疾患であり，多くの場合は自己免疫学的機序により発症する．自己免疫性溶血性貧血は赤血球膜上の抗原と反応する自己抗体が産生され，赤血球が破壊されることで貧血をきたす．そのほか，慢性炎症に伴う貧血や，先天性の貧血としてサラセミアや遺伝性球状赤血球症などが知られている．

268

6. 血液疾患

表2　造血器悪性腫瘍の分類

白血病	急性白血病	骨髄系	急性骨髄性白血病
		リンパ系	急性リンパ芽球性白血病
	慢性白血病	骨髄系	慢性骨髄性白血病
			骨髄増殖性腫瘍 （真性多血症，本態性血小板血症，骨髄線維症）
		リンパ系	慢性リンパ性白血病
	骨髄系		骨髄異形成症候群
悪性リンパ腫	ホジキンリンパ腫		結節性リンパ球優位型ホジキンリンパ腫 古典的ホジキンリンパ腫
	非ホジキン リンパ腫	B細胞系	濾胞性リンパ腫 びまん性大細胞型B細胞リンパ腫 バーキットリンパ腫，など
		NK/T細胞系	末梢性T細胞リンパ腫 成人T細胞性白血病・リンパ腫，など
形質細胞腫	形質細胞由来		多発性骨髄腫

B 造血器悪性腫瘍

▶白血球系の異常には白血病や悪性リンパ腫など
の造血器悪性腫瘍と白血球減少症がある．造血
器腫瘍の分類にはWHO分類改訂第5版が用
いられており，由来する細胞系列により多数の
分類に細分化されている．主な造血器悪性腫瘍
を表2に示す．

▶白血病は進行速度により急性と慢性，由来する
血球により骨髄性とリンパ性に分類される．ま
た，造血幹細胞の異常により発症する疾患とし
て，骨髄異形成症候群がある．いずれの疾患も，
腫瘍性の異常細胞が増殖し正常造血が抑制され
ると，易感染性，貧血，出血傾向をきたす．

▶悪性リンパ腫はリンパ組織に存在するリンパ球
系の細胞が腫瘍性に増殖する疾患であるが，リ
ンパ節外に病変を形成することもある．ホジキ
ンリンパ腫と非ホジキンリンパ腫に分類され，
非ホジキンリンパ腫はさらに細胞由来によりB
細胞もしくはNK/T細胞性に分類される．

▶多発性骨髄腫は形質細胞由来の悪性腫瘍であ
る．貧血症状や白血球減少に伴う感染症，血小
板減少による出血傾向などが生じるほか，腎障
害や過粘稠度症候群と呼ばれる血液循環障害や
骨痛や病的な骨折，高カルシウム血症を発症す
ることもある．

C 血小板系・凝固系疾患

▶血小板の異常には数的異常と機能的異常があ
る．代表的な疾患には，血小板に対する自己抗
体により，脾臓で血小板が破壊されるために血
小板の減少をきたす特発性血小板減少性紫斑病
がある．

▶凝固系の異常には先天性の凝固因子欠乏により
関節内出血を主体とした出血傾向をきたす先天
性血友病，後天性に凝固因子に対する抗体が出
現し凝固因子が欠乏する後天性血友病がある．
特発性血栓性紫斑病は凝固系の異常を背景に血
小板の低下もきたす疾患であり，通常は後天性
にADAMTS13抗体が出現することにより発症
する．また，ビタミンK不足により凝固因子
欠乏をきたすことがある．

▶主な疾患と原因を表3に示す．

第6章　疾患における栄養療法

269

第6章 ● 疾患における栄養療法

表3　血小板・凝固系疾患の原因と分類

		機能異常	血小板無力症
血小板	免疫学的機序	抗血小板抗体	特発性血小板減少性紫斑病
凝固因子	免疫学的機序	ADAMTS13 抗体	特発性血栓性紫斑病
		抗Ⅷ因子抗体 抗Ⅸ因子抗体	後天性血友病
	先天性	Ⅷ因子欠乏	血友病 A
		Ⅸ因子欠乏	血友病 B
		von Willebrand 因子	von Willebrand 病
	栄養素の欠乏	ビタミン K	Ⅱ, Ⅶ, Ⅸ, Ⅹ因子欠乏

表4　栄養素の不足と血液疾患

	栄養素	機序	疾患
貧血	鉄	ヘモグロビン合成障害	鉄欠乏性貧血
	ビタミンB₁₂	DNA 合成障害	悪性貧血(内因子欠乏)巨赤芽球性貧血
	葉酸		
	亜鉛	赤芽球の分化・増殖障害 赤血球膜抵抗性減弱による溶血	
	銅	鉄輸送阻害 造血幹細胞の分化能・自己複製能阻害	
出血傾向	ビタミンK	第Ⅱ, 第Ⅶ, 第Ⅸ, 第Ⅹ因子合成障害	

2. 栄養素と血液疾患

▶造血には様々な栄養素が関係しており，栄養素が不足することで発症する貧血や造血障害がある．また，ビタミン K の不足により特定の凝固因子の産生が低下し，出血傾向をきたすことがある(表4)．

A 鉄の欠乏(鉄欠乏性貧血)

▶鉄欠乏性貧血は，鉄の需要の増大もしくは供給量の減少により**体内の鉄が欠乏**し，赤血球造血に必要な鉄が骨髄の造血系に供給されず，赤芽球での Hb 合成が低下するために発症する．MCV の小さな**小球性貧血**を呈し，Hb＜12 g/dL，総鉄結合能(TIBC)≧360 μg/dL，フェリチン＜12 ng/mL を満たす場合に鉄欠乏性貧血と診断する．

▶需要の増大の原因としては慢性の出血が多い．月経過多のほか，消化管悪性腫瘍などの基礎疾患による消化管出血が原因となる場合があるため，注意が必要である．また，妊娠中や授乳中の女性や，運動選手や成長期の若年者では鉄需要が増大し相対的な鉄欠乏となる．

▶一方，供給量の減少は食事からの摂取不足によ

ることが多い．摂食障害などによる摂取量の減少では，銅や亜鉛などの微量元素欠乏による貧血を合併する例もある．また，自己免疫性萎縮性胃炎などにより消化管からの鉄の吸収が低下すると，食事からの摂取量が十分であっても体内に取り込まれる鉄が減少する．

▶野菜などに含まれる無機鉄(非ヘム鉄)と，肉や赤身の魚に多く含まれる有機鉄(ヘム鉄)では，腸管からの吸収効率が異なり，非ヘム鉄では1～8％，ヘム鉄では10～30％とされるため，吸収率に応じた量を摂取する必要がある．主たる食品の鉄含有量を表5に示す．

▶鉄の摂取目標量は吸収後の鉄必要量として1日あたり，健常成人男性や閉経後の女性では1 mg，月経のある女性では2 mg，妊婦や授乳中では3 mg とされる．鉄の補充は**経口鉄剤が原則**であり，十分量の貯蔵鉄を補充するためには，貧血改善後も3～4ヵ月以上継続投与が必要である．

▶鉄剤の経静脈投与は，鉄剤内服の副作用が強い場合や消化管からの鉄の吸収障害，鉄剤内服が難しい消化器疾患を有する場合などの際に考慮される．カルボキシマルトース第二鉄注射液やデルイソマルトース第二鉄は，鉄放出が緩徐であり短期間に少ない回数で必要な鉄量を投与可能である．

6. 血液疾患

表5 可食部100gあたりの鉄含有量（mg）

豚レバー	13.0	小松菜	2.8
鳥レバー	9.0	ほうれん草	2.0
牛レバー	4.0	チンゲンサイ	1.1
豚ひき肉　生	1.0	油揚げ	3.2
鶏卵	1.5	えだまめ	2.7
鮭　生	0.5	ソラマメ	2.3
まいわし　生	2.1	さやいんげん	0.7
まぐろ缶詰　味付け	4.0	にんじん	0.2
ツナ缶　味付け	2.6	ジャガイモ	1.0
かき　養殖　生	2.1	たまねぎ	0.3
しじみ　生	8.3	玄米	2.1
ほたて　生	2.2	精白米　うるち米	0.8
あさり　缶詰水煮	30.0	小麦　薄力粉　1等	0.5
あまのり　焼きのり	11.0	小麦　強力粉　全粒粉	3.1
もずく　塩抜き	0.7	きなこ　青大豆	7.9
ひじき　乾	6.2	えごま　乾	16.0

（日本食品標準成分表2020年版（八訂）より引用）

B ビタミンB_{12}，葉酸の欠乏（巨赤芽球性貧血，悪性貧血）

▶巨赤芽球性貧血はDNAの合成が障害され，異常な巨赤芽球が産生される貧血であり，**ビタミンB_{12}または葉酸の欠乏による**ものが代表的である．MCVの大きな**大球性貧血**を呈し，血液検査所見では汎血球減少をきたす．末梢血では過分葉好中球，骨髄では巨赤芽球，巨大後骨髄球などがみられる．また，無効造血を反映して間接ビリルビン，LDの上昇などの溶血所見が認められる．

▶萎縮性胃炎に伴い内因子が欠乏し，ビタミンB_{12}吸収障害が生じる貧血を悪性貧血という．悪性貧血では抗内因子抗体や抗壁細胞抗体などの自己抗体が陽性となる．経過中に胃がんを発症する例が知られているので，定期的な胃内視鏡検査などの経過観察を行うことが望ましい．

▶成人におけるビタミンB_{12}の摂取推奨量は1日2.4 μgとされている．ビタミンB_{12}の摂取量は平均的な日本人では十分足りているが，ビタミンB_{12}は動物性食品に多く含まれ植物性食品には含まれないため，菜食主義者などでは摂取不足に注意する必要がある．悪性貧血のような消化管からの吸収障害が原因でビタミンB_{12}が欠乏する場合は，経口的な治療は困難であるため，**筋肉注射を行う**のが原則である．貧血が改善したあとも定期的な投与を終生続ける必要がある．

▶成人における葉酸の摂取推奨量は1日240 μgとされている．葉酸欠乏の原因は食事からの摂取不足のほか，アルコール依存や薬物依存，葉酸拮抗薬などの薬剤による利用障害，妊娠や授乳による需要の増大が原因となる．葉酸の吸収は一般的に良好であるため，少量の内服投与で効果が認められることが多い．

C 微量元素欠乏（亜鉛・銅）

▶摂食障害による経口摂取量の不足や極端な偏食のほか，長期の経静脈栄養や経腸栄養に伴い微量元素欠乏を発症する例が報告されている．貧血の原因となる微量元素としては，**亜鉛と銅の欠乏**が知られている．

▶亜鉛欠乏では赤芽球の分化・増殖に不可欠なGATA-1が機能喪失をきたし，貧血を生じる．正球性または小球性貧血で，血清総鉄結合能は低下する．スポーツ競技者では汗や尿からの亜鉛排泄の増加，慢性腎臓病や透析患者では，食欲不振やたんぱく質制限により亜鉛不足になりやすい．亜鉛の摂取推奨量は，成人男性で1日11 mg，成人女性で1日8 mg，銅の摂取推奨量は，成人男性で1日0.9 mg，成人女性で0.7 mgとされている．経静脈栄養の場合は微量元素製剤の定期的な補充を行わないと微量元素欠乏をきたす可能性がある．また，経腸栄養による栄養管理は，経腸栄養剤の種類により微量元素の量が異なるため，使用している製剤によって特定の微量元素欠乏をきたす可能性がある．

▶銅欠乏症状は鉄投与に反応しない貧血，白血球減少・好中球減少を伴う正球性低色素性貧血を示すほか骨異常，成長障害，心血管系や神経系

第6章　疾患における栄養療法

第6章 ● 疾患における栄養療法

の異常，毛髪の色素脱質，筋緊張低下，易感染性，コレステロールや糖代謝の異常など多彩な症状を示す．トランスフェリンによる鉄輸送の障害や血球の寿命短縮が貧血の原因として知られている．亜鉛の過剰摂取により銅の吸収障害をきたすことが知られており，胃潰瘍治療薬であるポラプレジンクにより医原性の銅欠乏症を発症した例が報告されている．

D ビタミンK欠乏（出血傾向）

▶凝固因子のなかで第Ⅱ，第Ⅶ，第Ⅸ，第Ⅹ因子は，ビタミンK依存性に凝固能を発揮する．経口抗凝固薬であるワルファリンはビタミンK欠乏状態を作り出すことによりその抗凝固作用を発揮する．

▶新生児期から乳児早期はビタミンK欠乏症を起こしやすいため，本邦では新生児期にビタミンKの投与が行われている．成人におけるビタミンK欠乏の原因としては，摂取量の著しい減少，抗菌薬投与などによる腸内細菌叢の減少，胆汁流出障害などによるビタミンK吸収能の低下などがある．

▶ビタミンK欠乏症に伴う出血はビタミンK製剤の静脈投与により速やかに改善することが多い．

3. 化学療法による経口摂取障害時の栄養管理

A 食欲不振時の栄養管理

▶造血器悪性腫瘍の治療の基本は化学療法であるため，悪心・嘔吐，口内炎などにより経口摂取量が低下し，十分なエネルギーを摂取できなくなることがある．化学療法時には悪心のリスクに応じた制吐剤を適切に使用することが重要であり，NK_1受容体拮抗薬，$5-HT_3$受容体拮抗薬およびデキサメタゾンなどが用いられている．

▶悪心・嘔吐により食事摂取量が低下した場合でも，摂取エネルギーを維持し治療を継続する体力を保持することが重要である．経口摂取を継続することは消化管の機能を促進し全身状態の維持につながるため，患者の嗜好に配慮したうえでバランスのよい食事をとり続ける必要がある．栄養素やエネルギーが不足しそうな場合は栄養補助食品の摂取を勧めることも検討される．食欲不振の際には，主食の盛りつけなどを工夫し，においに配慮した食事を提供する．また，口内炎や食道炎の場合は，軟らかく煮た食事やゼリーなど，のど越しよく刺激の少ない食事を提供する．栄養管理はメリハリをつけて行う必要があり，食欲不振のときは食べやすい食品を中心に，食べられるようになったら栄養バランスに注意した食品を摂取するように心がける．

▶退院後も継続して必要な栄養・水分を口から摂れるようにする必要がある．各種治療に伴う味覚異常などで食欲不振が長期にわたり継続する場合は，従来と異なる食品を試したり，味つけを工夫したりすることで経口摂取を増やすようにする．

B 経静脈栄養管理

▶抗がん剤や副腎皮質ステロイド，免疫抑制薬などの治療により，腸管感染，腸粘膜の炎症，下痢，出血などをきたした場合は，食事からの感染を予防するため経口摂取の制限を行うこともある．十分な量が経口摂取できない場合は，経静脈栄養を追加して対応する．経静脈栄養管理で，糖質，脂質，アミノ酸に加えてビタミンや微量元素も補うことが可能である．短期間の場合や経口摂取単独で十分な栄養を得られない場合は，手技や管理が簡便な末梢静脈栄養が選択されるが，投与できるエネルギー量に制限がある．

272

6. 血液疾患

4. 易感染状態時の栄養管理

A 好中球減少

▶再生不良性貧血は造血幹細胞レベルで造血が障害される疾患であるため，好中球減少をきたす．また，細胞障害性の化学療法後は比較的高い頻度で好中球減少をきたす．重度の好中球減少をきたすと，口腔または消化管などに存在する常在菌による感染を引き起こす可能性がある（日和見感染）．

B ステロイドや免疫抑制薬による治療を行う血液疾患

▶血液疾患には，治療としてステロイドや免疫抑制薬を使用する疾患が多くある．ステロイドによる治療が行われる疾患としては，リンパ系悪性腫瘍，多発性骨髄腫，自己免疫性溶血性貧血，特発性血小板減少性紫斑病，特発性血栓性紫斑病など，免疫抑制薬による治療が行われる疾患としては，再生不良性貧血，同種造血細胞移植後などがあげられる．

▶自己免疫性溶血性貧血は赤血球膜上の抗原と反応する自己抗体が産生され，赤血球が破壊されることで貧血をきたす．特発性血小板減少性紫斑病では血小板に対する自己抗体により，脾臓で血小板が破壊され血小板の低下をきたす．特発性血栓性紫斑病は，後天性に超高分子量 von Willebrand 因子多重体の特異的切断酵素である ADAMTS13 の自己抗体が出現することにより発症し，消耗性血小板減少と微小血管症性溶血性貧血をきたす．再生不良性貧血では好中球減少に加え，治療として抗胸腺細胞グロブリンやシクロスポリンが投与されたり，同種造血細胞移植が施行されたりするため，細胞性免疫の低下に伴う感染症にも注意する必要がある．

C 造血細胞移植

▶造血器悪性腫瘍や再生不良性貧血などに対して，造血細胞移植が行われる場合がある．造血細胞移植には患者自身の造血幹細胞をあらかじめ採取・保存し，それを移植に用いる**自家造血細胞移植**と，ドナーから提供された造血幹細胞を移植に用いる**同種造血細胞移植**に分けられる．いずれも前処置において多剤併用大量化学療法や放射線療法などを行うほか，同種造血細胞移植においては免疫抑制療法も行うため，好中球減少や免疫不全に伴う易感染状態や口腔粘膜障害に注意する必要がある．

▶食事は粘膜に刺激を与えないように熱いもの，辛いもの，酸味のあるもの，固いものは避ける．腸管の移植片対宿主病（GVHD）をきたした場合は低残渣食などの負荷の軽い食事形態や，一時的な禁食管理が必要な場合もある．

D 易感染状態における栄養管理

▶病院食は，基本的には大量調理施設衛生管理マニュアルに従うことで一定の衛生管理がなされた安全な食事が提供可能である．好中球減少時には感染予防のため生野菜，皮付きの果物，ナッツ類，生卵，低温殺菌されていないフルーツジュースや牛乳，ヨーグルトなどを避けることが望ましいとされているが質の高いエビデンスは存在しない．ステロイドを使用した場合は副作用による耐糖能異常に留意し，適切な血糖管理を行う．その他，脂質異常症・高血圧・骨粗鬆症などにも留意して栄養管理を行う．

▶同種造血細胞移植後は長期にわたり免疫抑制薬を投与するため，退院後も経口摂取を介した感染症に注意が必要である．日本造血・免疫細胞療法学会のガイドラインを参考に，調理器具の衛生的管理や，手指衛生の徹底，賞味期限・消費期限の切れた食品を食べないなどの基本的な対策を行うとともに，肉類・魚介類・卵の生食，かびの生えているチーズなどを避けるな

第6章 疾患における栄養療法

第 6 章 ● 疾患における栄養療法

ど, 食品汚染や真菌感染, 細菌感染に注意する. 免疫抑制剤にはグレープフルーツ摂取により副作用が出現しやすくなる薬剤もあるため注意が必要である.

■ **文献**

1) Beutler E, Waalen J. The definition of anemia: what is the lower limit of normal of the blood he-moglobin concentration? Blood 2006; **107**: 1747-1750

2) Khoury JD, et al. The 5th edition of the World Health Organization Classification of Haematol-ymphoid Tumours: Myeloid and Histiocytic/Den-dritic Neoplasms. Leukemia 2022; **36**: 1703-1719

3) Alaggio R, et al. The 5th edition of the World Health Organization Classification of Haematol-ymphoid Tumours: Lymphoid Neoplasms. Leu-kemia 2022; **36**: 1720-1748

7. 食物アレルギー

- 食物アレルギーは，即時型食物アレルギーと非即時型食物アレルギーに分類される.
- 食物アレルゲンの診断は病歴および特異 IgE 抗体を参考に，経口負荷試験によって行われる.
- アトピー性皮膚炎の経口負荷試験は適切な除去食療法により皮膚症状が軽快していることが前提となる.
- 除去食療法においては適切な栄養指導が重要である.
- 保育園や学校給食では誤食を回避し，決してアナフィラキシーを起こさないよう組織として対応する.
- 食物たんぱく誘発腸炎症候群が近年増加の傾向にある.

キーワード	アナフィラキシー，特異 IgE 抗体，食物経口負荷試験，除去食療法，食物たんぱく誘発腸炎症候群

1. 概説

▶食物アレルギーとは，食物の摂取によりヒトに不利益な症状が惹起される現象のうち，免疫学的機序によるもの，あるいはそれが想定されるものと定義される.

▶近年，年長児や成人の即時型食物アレルギー，特にアナフィラキシーを呈する患者が増加傾向にある. 学校給食では誤食防止や食物依存性運動誘発アナフィラキシーへの対策が問題となっている.

▶アトピー性皮膚炎は比較的多い疾患であり，除去食給食に対するニーズは高い. アレルゲンの完全除去で軽快した患児が当該アレルゲンを誤食した場合，即時型の症状を呈することがあるので注意が必要である.

2. 病態

▶食物アレルギーの病態は不明な点が多いが，便宜的に，食物を摂取後 2 時間以内に症状を発現する即時型と症状発現に 2 時間以上を要する非即時型に分けることが多い. 前者は主として，IgE 抗体を介して遊離される化学伝達物質によって発症する場合が多いが，後者の病態に関しては不明な点が多い.

▶食物アレルギーの症状発現には，消化器症状の場合以外は，食物抗原が抗原活性を持ったまま血中に移行することが必要条件であるが，消化吸収という複雑な過程を経るため，時間経過のみでその症状を分類することには無理がある. 従来から，食物アレルギーを固定型と覆面型の 2 つに分ける考え方があり，より病態に近い分類ではあるが，広く認識されているとはいいがたいので割愛する.

第6章 ● 疾患における栄養療法

3. 臨床像

A 症状

▶食物アレルギーの症状は皮膚，眼，鼻，口腔粘膜，呼吸器，消化器，神経，循環器，など多彩である．食物アレルギーによる主な症状を表1に示した.

B 食物アレルギーの関与する疾患

▶「食物アレルギー診療ガイドライン2021」[1]では，IgE依存性食物アレルギーの臨床型として食物アレルギーの関与するアトピー性皮膚炎（主にIgE依存性），即時型症状として，蕁麻疹，アナフィラキシーなど，特殊型として，食物依存性運動誘発アナフィラキシー，口腔アレルギー症候群をあげている．消化管アレルギーは，IgE依存性，非IgE依存性と両者の性質を持つ混合性の3つに分類し，IgE依存性はアレルギー性胃腸炎，非IgE依存性には新生児・乳児食物たんぱく誘発胃腸症，混合性には好酸球性消化管疾患が含まれる.

4. 診断

A 問診

▶即時型食物アレルゲンの多くは問診により診断できることが多い．複数の食材摂取後にアレルギー症状を呈した場合は過去の摂取歴で大丈夫なものを除き，アレルゲン食物を特定する作業が必要となる．一方，非即時型，特にアトピー性皮膚炎の食物アレルゲンは，問診のみでは診断が困難であることが多く，経口負荷試験により診断する.

B 特異IgE抗体の検出

▶血清中**特異IgE抗体**の測定にはRAST（radioallergosorbent test）などが，皮膚テストではプリックテストが用いられる．また，好塩基球ヒスタミン遊離試験は採血による検査のなかでは，より生体内の反応に近い．このうちRASTは広く一般に普及しているが，食物アレルギーの場合，必ずしも食物アレルゲンと1対1の関係にないことに注意する.

▶乳幼児のアトピー性皮膚炎の場合，卵白，牛乳，大豆のRASTスコア0の症例のそれぞれ48.0%，33.8%，18.8%が経口負荷試験陽性であった．卵白，牛乳の場合は，RASTスコア4以上であれば全例，負荷試験陽性であり，即時型反応を呈する場合がほとんどであった．一方，小麦，米のRAST陽性症例の相当数が経口負荷試験陰性であった．したがって，RASTスコアはあくまで参考値と考えるべきである.

C 食物日誌

▶食物日誌をわたし，除食療法が軌道に乗るまで記載してもらう．口に入った食物は材料を含めてすべて書き出す．母乳栄養児の場合は母親の食べたものも記録する．量の記録は必ずしも必

表1 食物アレルギーの症状

臓器	症状
皮膚	紅斑，蕁麻疹，血管性浮腫，瘙痒，灼熱感，湿疹
粘膜	結膜充血・浮腫，瘙痒感，流涙，眼瞼浮腫，鼻汁，鼻閉，くしゃみ，口腔・咽頭・口唇・舌の違和感・腫脹
呼吸器	喉頭違和感・瘙痒感・絞扼感，嗄声，嚥下困難，咳嗽，喘鳴，陥没呼吸，胸部圧迫感，呼吸困難，チアノーゼ
消化器	悪心，嘔吐，腹痛，下痢，血便
神経	頭痛，活気の低下，眠気，不穏，意識障害，失禁
循環器	血圧低下，頻脈，徐脈，不整脈，四肢冷感，蒼白（末梢循環不全）

（日本小児アレルギー学会食物アレルギー委員会（作成）．食物アレルギー診療ガイドライン2021，協和企画，p.21，2021[1]より許諾を得て転載）

276

要ではないが，摂取時間は記録し，アレルギー症状の発現，消失についても経時的に記載してもらうと診断に有益である．

D 食物経口負荷試験

▶「食物経口負荷試験の手引き 2023」[2]では**食物経口負荷試験**の目的を**表2**のようにまとめている．筆者の施設では，原則外来で実施しており，アトピー性皮膚炎のアレルゲン診断および耐性獲得の確認を目的として行う場合が圧倒的に多い．なお，負荷の間隔は，安全性を考慮して，30 分以上空けて実施している．

▶診断のための負荷試験を行う場合は，予想に反して強いアレルギー症状を呈することもあり，アレルギー症状の既往，月齢，RAST スコア，負荷食物のアレルゲン度などを考慮して，慎重な対応が望まれる．一般的には 1 歳以降に負荷試験を実施する場合が多い．

▶アトピー性皮膚炎 545 例における食物アレルギーの頻度（経口負荷試験で 1 種以上陽性）は 88.3％ で，その内訳は，鶏卵 91.3％，牛乳 57.3％，大豆 26.6％，小麦 23.1％，米 6.7％ であった．

▶実際の方法に関しては施設によりかなり幅があると考えられるので，医師の指示に従って実施する．アトピー性皮膚炎のアレルゲン診断のための負荷試験，次いで耐性獲得診断のための負荷試験を行った鶏卵アレルギーの 1 症例を**図1**に示した．年に 1 回 RAST を実施し，負荷試験を実施するようにしている．本例は 10 歳 1 ヵ

a. 3 歳 11 ヵ月．女児．アレルゲン診断目的の負荷試験（卵白 RAST 4，オボムコイド 3）

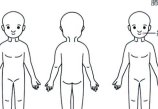
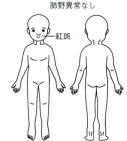

13：54　炒り卵 1 g　　　14：30　紅斑出現 肺野異常なし
　　　　　　　　　　　　　　　　紅斑

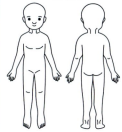
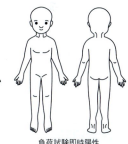

14：58　紅斑消退傾向 肺野異常なし　　15：35　紅斑消失

負荷試験即時陽性

b. 10 歳 1 ヵ月．耐性獲得診断目的の負荷試験（卵白 RAST3，オボムコイド 2）

9：44　炒り卵 6.0 g　10：19　異常なし　10：22　炒り卵 10.0 g
11：06　異常なし　　11：09　炒り卵 18.0 g

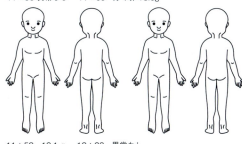

11：52　19.1 g　　12：23　異常なし

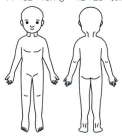

合計 53.1 g（鶏卵 1 コ）負荷
自宅で後 2 日間経過観察，紅斑，膨疹の出現，湿疹の悪化を認めず，週 1 回加熱鶏卵 1 個摂取．2 ヵ月後，アトピー性皮膚炎の再燃なく，最終的に耐性獲得の診断．
（6 歳児の鶏卵負荷試験は即時陽性であったが割愛した．）

表2　食物経口負荷試験の目的

1. 食物アレルギーの確定診断（原因アレルゲンの同定）
   ① 食物アレルギーの関与を疑うアトピー性皮膚炎の病型で除去試験により原因食物と疑われた食物の診断
   ② 即時型反応を起こした原因として疑われる食物の診断
   ③ 感作されているが未摂取の食物の診断
2. 安全摂取可能量の決定および耐性獲得の診断
   ① 安全摂取量の決定（少量～中等量）
   ② 耐性獲得の確認（日常摂取量）

（「食物経口負荷試験の手引き 2023」検討委員会．食物経口負荷試験の手引き 2023，p.4，2023[2] より許諾を得て転載）

図1　アトピー性皮膚炎児の鶏卵経口負荷試験の経過

第6章 ● 疾患における栄養療法

月に耐性獲得にいたったが，一般的には3歳以降，耐性獲得する患児が多い．

5. 除去食療法の実際

▶原則として，経口負荷試験で確認された食物アレルゲンを除去する．除去食療法の目的は，短期的にはアレルギー症状の軽快にあるが，長期的には多種食物抗原感作を予防し，ひいては吸入抗原感作を予防することにある．そして，最終的には食物アレルゲンに対する耐性獲得を目標にしている．

▶除去食療法中の注意点としては，①新たな抗原感作の予防，②新しく生じたアレルゲンの発見，③栄養面への配慮，④耐性獲得の確認があげられる．なお，アトピー性皮膚炎の場合は，二次製品を含めた，厳密な除去が必要である．

A 食物日誌

▶食物日誌は食物アレルゲンの診断時に重要であるが，除去食療法中に症状が悪化したときにも記載して，その原因を検討する．食物日誌の目的は以下のとおりである．①指示食物の除去が二次製品を含めて微量まで行われていることの確認，②除去食療法の効果判定，③除去食物以外の食物アレルゲンの発見，④新たな食物アレルゲンの発見，⑤食物摂取の偏りの有無を知る．

B アレルギー用食品の供給

▶食物アレルギーにおいて薬物療法は二義的なものであり，適切なアレルギー用食品を準備することが最も重要である．アレルギー用食品は原材料として当該アレルゲン食物を使用しない，あるいはほかの材料で代用したアレルゲン除去食品(アレルギー用醤油，味噌，油，パンなど)と当該アレルゲンの活性を酵素処理あるいは抽出などの操作によって低減化した低アレルゲン食品(アレルギー用粉乳など)に分けられる．前者においては，製造過程におけるアレルゲンの混入防止が重要であり，後者ではアレルゲン活性の低減化の程度が問題となる．

C 栄養指導

▶アレルギー用食品の活用に配慮すれば栄養上の問題はまずないと考えられるが，以下に具体的な対応についてまとめる．
①身長，体重の定期的測定(特に成長期の小児)．
②食物日誌の記載(除去食療法が軌道に乗ってからもときどき記載してもらい栄養上の偏りのないことを確認する)．
③末梢血液像，血清鉄，血清総たんぱく質，血清アルブミンの測定．
④摂取栄養量の調査(最低3日間)．

▶①②で問題ない場合，多くは③④の必要はないが，症例によっては考慮する．

D 保育所における給食の実際

▶誤食防止が最大の課題であり，食器の色を変えるなどの工夫が必要である．アレルギー担当者を設置するなど組織的に対応する．おかわりはしないことを原則とし，行う場合は給食関係者との連携のもとに行う．アトピー性皮膚炎の場合，二次製品までの厳密な除去が必要な場合が多く，除去食の程度が異なる集団ができることはやむを得ないが，鶏卵除去の場合の卵黄と卵白，乳製品除去の場合の牛乳，ヨーグルト，チーズなど，これらはアレルゲン性が同じではないが，これらの区別を行わない．いたずらに除去内容の異なるグループができるのは安全管理上好ましくないからである．

▶除去食品においてより厳しい除去が必要なものとして「保育所におけるアレルギー対応ガイドライン」では表3の食品をあげている．これらの食品の除去が必要なレベルにあっては，当該

278

7. 食物アレルギー

表3 除去食品においてより厳しい除去が必要なもの

1. 鶏卵：	卵殻カルシウム
2. 牛乳・乳製品：	乳糖
3. 小麦：	醤油・酢・麦茶
4. 大豆：	大豆油・醤油・味噌
5. ゴマ：	ゴマ油
6. 魚類：	かつおだし
7. 肉類：	エキス

表4 食品表示法による表示の対象

	原材料の名称
特定原材料 （表示義務）	卵, 牛乳, 小麦, えび, かに, くるみ, そば, 落花生
特定原材料に 準ずるもの （表示推奨）	アーモンド, あわび, いか, いくら, オレンジ, カシューナッツ, マカダミアナッツ, キウイフルーツ, 牛肉, ごま, さけ, さば, 大豆, 鶏肉, バナナ, 豚肉, もも, やまいも, りんご, ゼラチン

（食品中に原材料のアレルゲンが総たんぱく質量として数 $\mu g/g$ 以下，あるいは数 $\mu g/mL$ 以下であれば表示義務がない）

食品に対する重篤なアレルギーがあると想定され，誤食の際はアナフィラキシーをきたす可能性があるため，弁当対応も検討するとされている．調理上の負担にも配慮した対応と考えられるが，保護者とも相談のうえ，現場が可能であれば除去すべきである．特に，アトピー性皮膚炎児で大豆，小麦アレルギーのある場合は，調味料なども大豆，小麦の混入のないものを使用しなければ，皮膚症状の軽快が認められないことは決して少なくない．

▶食品表示の対象を**表4**に示す．食品表示法により，特定原材料8品目（表示義務あり）とそれに準ずる20品目（表示を推奨）の計28品目が表示の対象になっている．食品表示により，除去食がやりやすくなった面はあるが，本来，即時型食物アレルギーの発現防止を目的として設けられたものであり，食品中のアレルゲンが総たんぱく質量として数 $\mu g/g$ 以下，あるいは数 $\mu g/mL$ 以下であれば表示義務がない．しかし，過敏度の強い患児の場合はアレルギー症状を呈することがあることに注意すべきである．

▶可能性表示は原則禁止されているが，①本品の製造工場では，卵（牛乳，小麦など）を含む食品を製造しています，②同じ製造ラインで，卵（牛乳，小麦など）を含む食品を製造しています，などの記載が一般的である．①は問題ないことが多く，②はコンタミネーションの可能性は高いと考えられるが，ラインを分解・洗浄している場合は大丈夫であることが多い．いずれにせよ曖昧であり，疑問がある場合は問い合わせて確認する．

6. 経口免疫療法

▶経口免疫療法は，その有効性に関してはまだ結論が出ていない治療法であるが，わが国では相当数の医療機関で実施されている．経口負荷試験で症状発現の閾値を決定し，閾値以下の量を毎日摂取する．緩徐法では外来で数週かけて負荷量を漸増する．最大の難点はアナフィラキシーのリスクを排除できない点である．感染症罹患，運動などにより過敏度が変化することがあり，注意が必要である．

▶また，治療中は減感作状態にあると考えるが，耐性獲得とは異なる．耐性獲得の確認のためには一定期間摂取を中止して，再度負荷試験を行い陰性化を確認する必要がある．この耐性獲得率が，通常の除去食療法の耐性獲得率よりも高率であるなら，本法の有効性が支持されるが，いまだ結論は得られていない．「食物アレルギー診療ガイドライン2021」には「経口免疫療法はその注意点や治療の限界，安全性への配慮などの専門的な知識を有する医師が臨床研究として実施することを提案し，食物アレルギーの一般診療としては推奨しない」と記載されている．

第6章 疾患における栄養療法

第 6 章 ● 疾患における栄養療法

表5　即時型症状の臨床所見と重症度分類

		グレード 1 （軽症）	グレード 2 （中等症）	グレード 3 （重症）
皮膚・粘膜症状	紅斑・蕁麻疹・膨疹	部分的	全身性	←
	瘙痒	軽い瘙痒（自制内）	強い瘙痒（自制外）	←
	口唇，眼瞼腫脹	部分的	顔全体の腫れ	←
消化器症状	口腔内，咽頭違和感	口，のどの痒み，違和感	咽頭痛	←
	腹痛	弱い腹痛	強い腹痛（自制内）	持続する強い腹痛（自制外）
	嘔吐・下痢	嘔気，単回の嘔吐・下痢	複数回の嘔吐・下痢	繰り返す嘔吐・便失禁
呼吸器症状	咳嗽，鼻汁，鼻閉，くしゃみ	間欠的な咳嗽，鼻汁，鼻閉，くしゃみ	断続的な咳嗽	持続する強い咳き込み，犬吠様咳嗽
	喘鳴，呼吸困難	―	聴診上の喘鳴，軽い息苦しさ	明らかな喘鳴，呼吸困難，チアノーゼ，呼吸停止，SpO₂≦92%，締めつけられる感覚，嗄声，嚥下困難
循環器症状	脈拍，血圧	―	頻脈（＋15回/分），血圧軽度低下*1，蒼白	不整脈，血圧低下*2，重度徐脈，心停止
神経症状	意識状態	元気がない	眠気，軽度頭痛，恐怖感	ぐったり，不穏，失禁，意識消失

*1：血圧軽度低下：1 歳未満＜80 mmHg，1～10 歳＜[80＋（2×年齢）mmHg]，11 歳～成人＜100 mmHg
*2：血圧低下　　：1 歳未満＜70 mmHg，1～10 歳＜[70＋（2×年齢）mmHg]，11 歳～成人＜90 mmHg
（柳田紀之ほか：日小ア誌 2014; 28: 201-210 より改変）
（日本小児アレルギー学会食物アレルギー委員会（作成）．食物アレルギー診療ガイドライン 2021，協和企画，p.75，2021 より許諾を得て転載）

7. アナフィラキシー

A 疾患の概説

▶アレルゲンの侵入により，複数臓器にアレルギー症状が惹起され，生命に危機を及ぼす過敏反応をアナフィラキシーと呼ぶ．原因として，食物，薬物，輸血，昆虫，ラテックスがあるがわが国では食物によるものが最も多い．

B 臨床像

▶特異的 IgE 抗体が関与する即時型反応である．症状と重症度を表5 に示した．皮膚症状を呈する場合は，摂取後数分～十数分で口周囲の紅斑をきたすことが多い．全身症状は摂取後 30 分以降に現れることが多い．血圧低下を伴う場合をアナフィラキシー・ショックと呼ぶ．呼吸困難やショックを伴う場合は，迅速な対応が必須である．なお，症状の経過が二相性を呈する場合も

あるので注意する．

C 原因食物

▶厚生労働省科学研究による即時型反応（摂取後 60 分以内）を呈した症例の 2020 年全国調査では，鶏卵，牛乳，小麦，木の実類，落花生の順に多い．

D 診断・治療（学校現場での対応）

▶緊急事態であるが，冷静に対応する．

① 第 1 段階

▶摂取直後に口内違和感，数分～十数分後に口囲紅斑などを認めたら要注意であり，慎重に経過を観察する．皮膚症状が初発であることが多い．この段階で，食物アレルゲンの誤食を疑い，給食関係者と早急に連絡をとる．誤食が確認できた場合は，症状の発現がなくとも抗ヒスタミン薬を内服させる．膨疹・紅斑などは見落とさないであろうが，顔面紅潮は運動や興奮のときの所見と類似するため見逃しやすいので注

280

7. 食物アレルギー

意する.

② 第2段階

▶複数の関係者で症状の経過を注意深く観察する. 全身の紅斑・蕁麻疹の有無を服を脱がせて確認する.

③ 第3段階

▶全身症状は摂取後30分以降となることを念頭に, 表5のグレード3にいたった場合(アナフィラキシー)は, 躊躇することなく, エピペン®を使用し, 同時に救急車を要請する. 重症度は最も強い臓器症状によって判定する. なお, グレード2の症状であっても, 過去にアナフィラキシーの既往がある場合, 進行が早い場合, 頻脈, 蒼白などの循環器症状がある場合, 吸気性の呼吸困難があり, 喉頭浮腫が疑われる場合は, ためらうことなくエピペン®を使用する.

▶仰向けにし, 枕などで両足を15〜30cm高く保つ. 決して座位や立位にしてはならない. 繰り返す咳嗽や喘鳴, 特に吸気性喘鳴は喉頭浮腫の症状であり, 危険な状態である.

▶食物アレルギーの場合はアレルゲン摂取から症状発現まで, ある程度の時間を要すため, 上記のような対応となるが, 第1段階の症状がない場合あるいは見逃されている場合があるので注意する.

▶地域により搬送に時間を要す場合は, エピペン®2本の携行も考慮すべきである.

8. 食物依存性運動誘発アナフィラキシー

A 疾患の概説

▶運動中に突然蕁麻疹, 血管性浮腫をきたし, 呼吸困難, 低血圧, 意識障害などのアナフィラキシー症状を呈する疾患を運動誘発アナフィラキシーと呼ぶ. このなかに食後に運動をした場合のみアナフィラキシーをきたすものがあり, こ

れを食物依存性運動誘発アナフィラキシーと呼ぶ. 特に10歳代の小・中学生の場合, 学校給食後の昼休みや体育の授業時の運動中の発症が多い.

B 臨床像

▶当該アレルゲンの摂食後に運動した場合のみに発症する. ランニング, 球技, サイクリングなどの運動を20〜30分間続けた頃に発症する場合が多く, 皮膚の痒みを感じ, 蕁麻疹, 血管性浮腫などが出現して急速に広がる. 皮膚症状はほぼ必発で, その後, 突然血圧低下をきたすため, 脱力, 意識障害を呈し, 喉頭浮腫によると考えられる呼吸困難をきたす. 悪心, 腹痛, 下痢, 鼻症状, 頭痛を伴う場合もある.

C 原因食物

▶小麦が約半数と最多であり, エビ, カニ, アワビ, イカなどの甲殻類がこれに続き, ブドウ, 米, ソバ, 大豆, 鶏卵が原因の場合もある. 発症を誘発しやすくする因子として, 解熱・鎮痛薬の服用, 月経, 睡眠不足, 感冒などがあげられている.

D 診断

▶本症を念頭に問診をすれば診断は比較的容易である. RASTおよび皮膚反応が陽性となる場合が多い. 確定診断のためには心拍数, 血圧をモニターしながら, 疑わしい食物アレルゲンの摂取後, 運動負荷をかける. アナフィラキシーを誘発する危険性もあるので, 十分なインフォームド・コンセントが必要である.

E 治療

▶運動中に皮膚症状を認めた場合は, 直ちに運動を中止する. アナフィラキシーにまで進展する危険性のある場合は医療機関に搬送し, エピネフリン筋肉注射, 酸素吸入, 輸液, 抗ヒスタミ

第 6 章 ● 疾患における栄養療法

ン薬，副腎皮質ステロイド薬の投与などの処置を受ける．学校現場で症状を呈した場合は前項のアナフィラキシー同様に対応する．

F 予防

▶原因食物の除去を徹底する．原因食物が同定されない場合もあり，本症患者は摂食後 2 時間以内の運動は避けることが無難である．症例によって発症しやすい気象条件（気温，湿度）あるいは肉体的条件（月経，疲労）があるので，このような条件が揃った場合は運動量を減らす．発作が頻発する場合は，歩行などの軽度の運動でも発症する場合があるので，原因食物の除去が特に重要である．なお，エピペン®を携行することが望ましい．

9. 食物たんぱく誘発腸炎症候群

▶1967 年米国で報告され，わが国では 2000 年頃から報告数の増加を認めている．原因食物を摂取したあと，1〜4 時間後に嘔吐を繰り返したり，24 時間以内に下痢などの症状をきたす疾患である．通常，食物に対する IgE 抗体は関与しない．表6 に国際的な診断基準を示した[3]．

▶2024 年 4 月に発表された成育医療研究センターなどの多施設横断研究によれば，原因食物は対象延べ人数 243 人中，鶏卵 58.0％，大豆 11.1％，小麦 11.1％，魚 6.6％，牛乳 6.2％，貝

表6　食物たんぱく誘発腸炎症候群の国際的な診断基準

「主要基準」を満たしたうえで，「副基準」のうち 3 つ以上を満たした場合に，食物たんぱく誘発腸炎症候群と診断する．
主要基準：
原因食物を摂取後 1〜4 時間後に嘔吐があり，IgE 依存性食物アレルギーで認められるような皮膚・呼吸器症状がない
副基準（9 項目）：
①同じ食物を摂取した際に，繰り返す嘔吐が 2 回以上ある，②2 つ以上の異なる食物に対して，摂取後 1〜4 時間後に繰り返す嘔吐がある，③極度の活力の低下，④血の気が引き，青ざめる（蒼白），⑤緊急受診の必要がある，⑥輸液をする必要がある，⑦食物摂取後 24 時間以内の下痢（通常 5〜10 時間後），⑧血圧低下，⑨低体温

3.7％であった．鶏卵が最も多く，このうち 94.3％は卵黄が原因であった．わが国において卵黄が多い原因は，2019 年に改訂された「授乳・離乳の支援ガイド」[4]において，卵黄の開始時期が 7〜8 ヵ月から 5〜6 ヵ月になったこととの関連が推測される．

文献

1) 日本小児アレルギー学会食物アレルギー委員会（作成）．食物アレルギー診療ガイドライン 2021，協和企画，p.18-19，p.228-238，2021
2) 「食物経口負荷試験の手引き 2023」検討委員会．食物経口負荷試験の手引き 2023，p.4，2023
3) 日本の小児における食物タンパク誘発胃腸炎の実態が明らかに 〜解析対象の半数以上が，鶏卵が原因．魚や貝も原因となる〜 https://www.ncchd.go.jp/press/2024/0423.html
4) 厚生労働省．授乳・離乳の支援ガイド（2019 年改定版）https://www.mhlw.go.jp/stf/newpage_04250.html

8. 褥瘡

- 基本的動作能力の低下，病的骨突出，関節拘縮，栄養状態低下，皮膚湿潤，浮腫，皮膚の脆弱性があると，褥瘡に陥りやすい．
- 褥瘡の状態評価や治癒過程のモニタリングには DESIGN-R®2020 を用いる．
- 褥瘡の治療・ケアは，外用薬やドレッシング材の使用などの局所ケアと，栄養管理やリハビリテーションなどの全身管理の両面から捉え，多職種で取り組むことが重要である．
- 褥瘡の栄養管理の基本は，十分なエネルギーとたんぱく質を確保することであるが，栄養モニタリングを行い，過剰投与にも注意が必要である．

キーワード	褥瘡，リスクアセスメント，DESIGN-R®2020，栄養スクリーニング，高エネルギー・高たんぱく質

1. 褥瘡とは

▶日本褥瘡学会では，「身体に加わった外力は骨と皮膚表層の間の軟部組織の血流を低下，あるいは停止させる．この状況が一定時間持続されると組織は不可逆的な阻血性障害に陥り褥瘡となる」と定義している．

2. リスクアセスメント

▶褥瘡発生の危険因子は，発生原因である外力（大きさと持続時間）と外力に対する組織耐久性低下に影響する．

▶日本褥瘡学会による褥瘡予防・管理ガイドライン（第5版）[1]において，褥瘡発生予測にリスクアセスメントを行うことが推奨されている．なかでも危険因子をまとめたリスクアセスメントスケールを使用することを勧めている．

▶ここでは，診療報酬に関連し，本邦で広く使用されている危険因子評価と褥瘡ハイリスク項目について説明する．

A 危険因子評価

▶褥瘡対策に関する診療計画書に含まれており，日常生活自立度の低い入院患者すべてに対し評価を行うことになっている．

▶7つの危険因子について「あり」もしくは「できない」が1つ以上の場合は，看護計画が立案される．7つの危険因子とは，基本的動作能力低下，病的骨突出，関節拘縮，栄養状態低下，皮膚湿潤，皮膚の脆弱性（浮腫），皮膚の脆弱性（スキン-テアの保有，既往）である．

B 褥瘡ハイリスク項目

▶褥瘡予防・管理が難しく重点的な褥瘡ケアが必要となる褥瘡ハイリスク項目として，9つの危険因子があげられている．

▶具体的には，ベッド上安静，ショック状態，重度の末梢循環不全，麻薬などの鎮痛・鎮静薬の持続的な使用が必要，6時間以上の手術（全身

第6章 ● 疾患における栄養療法

麻酔下，特殊体位），強度の下痢の持続，極度な皮膚の脆弱（低出生体重児，GVHD，黄疸など），医療関連機器の長期かつ持続的な使用（医療用弾性ストッキング，シーネなど），褥瘡の保有である．

▶これらを満たす入院患者は，適切な褥瘡予防・治療のための予防治療計画に基づく総合的な褥瘡対策が必要であり，褥瘡ハイリスク患者ケア加算の対象となる．

3. 褥瘡の評価

▶褥瘡の状態を評価し，治癒過程をモニタリングする方法としてここでは，本邦で広く使用されている DESIGN-R®2020 を解説する．
▶DESIGN-R®2020（表1）は日本褥瘡学会が，褥瘡対策のチーム医療の共通言語として 2002 年に開発した褥瘡状態判定スケールである DE-SIGN®が発展したものである．Depth（深さ），Exudate（滲出液），Size（サイズ），Inflammation/Infection（炎症/感染），Granulation（肉芽組織），Necrotic tissue（壊死組織）の必須観察項目6項目と必要時に観察する項目 Pocket（ポケット）で構成されている．合計 0〜66 点で採点し，点数が大きいほど重症度が高いと判断する．なお，D（深さ）の項目は，ほかの項目との相関が強いことから DESIGN-R®2020 の合計点に含めない．
▶Depth（深さ）は，創内の一番深いところで判定し，改善に伴い創底が浅くなった場合はこれと相応の深さとして評価する．
▶Exudate（滲出液）は，ドレッシング材の種類を限定せずに，ドレッシング交換の数で判定する．
▶Size（サイズ）は，皮膚損傷範囲の長径と短径（長径に直行する最大径）を測定し（cm），各々を掛け合わせた数値で判定する．面積を示すもので

はない．また，持続する発赤も皮膚損傷に準じて評価する．
▶Inflammation/Infection（炎症/感染）は，創周辺の炎症あるいは創自体の感染について判定する．
▶Granulation（肉芽組織）は，創面の良性肉芽の割合で判定する．良性肉芽とは必ずしも病理組織学的所見とは限らず，鮮紅色を呈する肉芽を指す．
▶Necrotic tissue（壊死組織）は，壊死組織の病態が混在している場合は，全体的に多い像をもって判定する．
▶Pocket（ポケット）とは，皮膚欠損部より広い創腔を指す．褥瘡潰瘍面とポケットを含めた外形を描き，その長径と短径を測定し，おのおのを掛け合わせた数値から，Size（サイズ）を差し引いた数値で判定する．

4. 褥瘡の治療

▶褥瘡を悪化させることなく，早期に治癒に導くためには，まず，褥瘡の重症度と状態の評価に加えて，患者の栄養状態，基礎疾患等を包括的に評価し，保存的治療や外科的治療，全身管理として栄養管理，リハビリテーション，体位変換，体圧分散マットレスの使用，疼痛管理などについて多職種による治療・ケア計画を立て，実施することが重要である（図1）．日本褥瘡学会は，褥瘡発生後のケア，全身管理，局所管理に関するアルゴリズムに基づくガイドラインを発刊し，褥瘡治療の均霑化を目指している．

A 保存的治療

▶保存的治療として，外用薬やドレッシング材が用いられる．褥瘡の局所治療に用いられる外用薬には様々なものがあるが，DESIGN-R®2020

8. 褥瘡

表1　DESIGN-R®2020　褥瘡経過評価用

カルテ番号（　　　　　）
患者氏名　（　　　　　）　　月日　/　/　/　/　/　/

Depth*1　深さ　創内の一番深い部分で評価し，改善に伴い創底が浅くなった場合，これと相応の深さとして評価する									
d	0	皮膚損傷・発赤なし	D	3	皮下組織までの損傷				
				4	皮下組織を越える損傷				
	1	持続する発赤		5	関節腔，体腔にいたる損傷				
				DTI	深部損傷褥瘡（DTI）疑い*2				
	2	真皮までの損傷		U	壊死組織で覆われ深さの判定が不能				

Exudate　滲出液									
e	0	なし	E	6	多量：1日2回以上のドレッシング交換を要する				
	1	少量：毎日のドレッシング交換を要しない							
	3	中等量：1日1回のドレッシング交換を要する							

Size　大きさ　皮膚損傷範囲を測定：[長径（cm）×短径*3（cm）]*4									
S	0	皮膚損傷なし	S	15	100以上				
	3	4未満							
	6	4以上16未満							
	8	16以上36未満							
	9	36以上64未満							
	12	64以上100未満							

Inflammation/Infection　炎症/感染									
i	0	局所の炎症徴候なし	I	3C*5	臨界的定着疑い（創面にぬめりがあり，滲出液が多い．肉芽があれば，浮腫性で脆弱など）				
	1	局所の炎症徴候あり（創周囲の発赤・腫脹・熱感・疼痛）		3*5	局所の明らかな感染徴候あり（炎症徴候，膿・悪臭など）				
				9	全身的影響あり（発熱など）				

Granulation　肉芽組織									
g	0	創が治癒した場合，創が浅い場合，深部損傷褥瘡（DTI）疑いの場合	G	4	良性肉芽が創面の10%以上50%未満を占める				
	1	良性肉芽が創面の90%以上を占める		5	良性肉芽が創面の10%未満を占める				
	3	良性肉芽が創面の50%以上90%未満を占める		6	良性肉芽がまったく形成されていない				

Necrotic tissue　壊死組織　混在している場合は全体的に多い病態をもって評価する									
n	0	壊死組織なし	N	3	柔らかい壊死組織あり				
				6	硬く厚い密着した壊死組織あり				

Pocket　ポケット　毎回同じ体位で，ポケット全周（潰瘍面も含め）[長径（cm）×短径*3（cm）]から潰瘍の大きさを差し引いたもの									
P	0	ポケットなし	P	6	4未満				
				9	4以上16未満				
				12	16以上36未満				
				24	36以上				

部位[仙骨部，坐骨部，大転子部，踵骨部，その他（　　　　　）]　　　　合計*1

*1　深さ（Depth: d/D）の得点は合計には加えない
*2　深部損傷褥瘡（DTI）疑いは，視診・触診，補助データ（発生経緯，血液検査，画像診断など）から判断する
*3　"短径"とは"長径と直交する最大径"である
*4　持続する発赤の場合も皮膚損傷に準じて評価する
*5　「3C」あるいは「3」のいずれかを記載する．いずれの場合も点数は3点とする

（© 日本褥瘡学会 https://www.jspu.org/medical/design-r/docs/design-r2020.pdf）

第6章　疾患における栄養療法

285

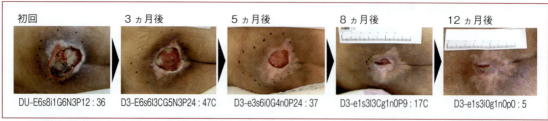

図1 褥瘡の経過例
初回より褥瘡管理ガイドラインに基づく治療を開始した．3ヵ月後より創傷治癒が進まず，創の状態に応じた局所管理とともに，経腸栄養からの十分なエネルギー，たんぱく質の補給を継続した．5ヵ月時より肉芽形成を促すためコラーゲン加水分解物を含むサプリメントを開始し，12ヵ月時にほぼ治癒にいたった．

の各項目が大文字から小文字表記になるように外用薬またはドレッシング材を選択する(表1)．
▶壊死組織が存在する場合は，まず除去する外用薬を選択する(N→n)．壊死組織の除去が進めば，次に肉芽形成を促進する外用薬を選択する(G→g)．肉芽形成が進めば，創のサイズを縮小する外用薬を選択する(S→s)．感染，滲出液，ポケットの問題は褥瘡治癒過程のどの過程でも起こりうるため，DESIGN-R®2020の評価で大文字のものがあれば，適宜小文字にする，あるいはなくす外用薬を優先的に検討する．施設によって使用する外用薬が異なるため，具体的な外用薬は，褥瘡ガイドブック．第3版[2]を参照されたい．
▶ドレッシング材は，湿潤環境を維持して創傷治癒に最適な環境を提供するために用いられる．外用薬同様に創傷の状態によって使い分ける必要がある．感染を有する褥瘡に対しては，銀含有ドレッシング材の使用を提案することが推奨されている．

B 外科的治療

▶褥瘡の感染，壊死組織，ポケットと外科的適応の評価に基づき，外科的デブリドマンが実施される．その後，必要に応じて再建術が行われることもある．
▶外科的デブリドマンとは，感染・壊死組織を電気メス，剪刀などで除去し，創を清浄化するこ

とでほかの組織への影響を防ぐ処置のことである．局所麻酔を用いてベッドサイドで行われることが多いが，全身に与える侵襲を考慮することが必要である．日々の保存的治療に付随して壊死組織の一部を切除するメンテナンスデブリドマンもベッドサイドで行われることがある．
▶ポケットがある褥瘡では，外科的処置としてポケットを切開する場合もある．健常部位に対する操作となるため，出血，疼痛など全身に与える侵襲を考慮することが必要である．
▶陰圧閉鎖療法は，創面全体を閉鎖性ドレッシング材で覆い，創面に陰圧を付加し閉鎖環境を保つことによって創部を管理する方法である．既存の治療が奏効しない，感染や壊死組織がコントロールされた難治性創傷に対して実施される場合がある．

C 栄養療法

▶褥瘡患者に対しても，一般的に用いられている栄養スクリーニングツールを用いて栄養スクリーニングを実施する．低栄養リスクを認めた患者に対しては，栄養アセスメントを実施するが，特に褥瘡患者では，患者の摂食嚥下機能や介護・生活状況などを含めて，より包括的に情報収集を行うことが必要となる．また，リフィーディングリスクや創傷治癒に必要となる血清亜鉛濃度の評価も行う．リフィーディングについては別頁(p.114「5.リフィーディング症候群」)

8. 褥瘡

表2 創傷治癒に必要な特定の栄養素

	作用や栄養管理上の注意点	目標量の目安 (日本人の食事摂取基準2020・75歳以上)
亜鉛	・核酸やタンパク質の合成，糖・脂質代謝に必須. ・欠乏すると味覚異常，免疫能低下，創傷治癒遅延を引き起こす. ・過剰投与は，銅や鉄などの微量元素の欠乏リスクとなる.	男性　10 mg 女性　8 mg
アルギニン	・侵襲下における条件付き必須アミノ酸であり，たんぱく質やコラーゲンの合成促進，血管拡張，免疫能維持などの作用がある. ・アルギニンを含むサプリメント使用による褥瘡治癒促進効果が期待される. ・重症敗血症患者では，アルギニン投与による病態や予後の悪化が報告されているため，補給は慎重に検討する.	—
アスコルビン酸 (ビタミンC)	・抗酸化作用があり，皮膚や細胞のコラーゲンの合成に必須. ・アスコルビン酸の補給による褥瘡治癒促進効果の可能性がある.	男女ともに100 mg/日
L-カルノシン	・組織修復促進作用がある. ・L-カルノシンの補給による褥瘡治癒促進効果の可能性がある.	—
n-3系 不飽和脂肪酸	・炎症性サイトカインの抑制効果がある. ・n-3系不飽和脂肪酸を豊富に含有した栄養剤投与による褥瘡治癒促進・重症化予防できる可能性がある.	—
コラーゲン 加水分解物	・コラーゲンの合成促進作用がある. ・コラーゲン加水分解物の補給により褥瘡治癒促進効果の可能性がある.	—

を参照されたい.

▶褥瘡予防・管理ガイドラインでは，褥瘡治癒のためには，エネルギー30 kcal/kg/日，たんぱく質1.0 g/kg/日以上が必要であるとされている. 特に低栄養患者では，体重増加が重要であるため，体重をモニタリングし，緩やかな増加が得られない場合にはエネルギー摂取量の漸増を検討する. ほかにも，血糖値，呼吸状態，浮腫などをモニタリングし，過剰投与に伴う全身状態の変化に注意する. たんぱく質は，制限が必要な病態がないことを確認したうえで，概ね1.0〜1.2 g/kg/日から開始し，創傷治癒や腎機能などをモニタリングしながら，適宜増減を検討する.

▶褥瘡予防・管理ガイドラインでは，褥瘡の治療に高エネルギー・高たんぱく質の栄養補給を提案することも推奨されている. 通常の食事で必要な栄養量が補えない場合は，高エネルギー・高たんぱく質の経口栄養補助食品などを検討する.

▶創傷治癒過程には，亜鉛やアルギニンなどの特定の栄養素を補給してもよいとされている[2]（表2）. ただし，創傷治癒に関するエビデンスが不十分であり，創傷治癒のための必要量が不明であるため，個々の患者の病態などを考慮して具体的な補給計画を決める必要がある. 褥瘡ガイドブック第3版では，これらの栄養素の補給量は日本人の食事摂取基準に基づき設定されている.

■文献
1) 日本褥瘡学会（編）. 褥瘡予防・管理ガイドライン，第5版. 照林社，2022
2) 日本褥瘡学会（編）. 褥瘡ガイドブック，第3版. 照林社，2023

第6章　疾患における栄養療法

第 6 章 ● 疾患における栄養療法

9. 摂食障害（神経性やせ症，神経性過食症）

- 神経性やせ症と神経性過食症を代表とする摂食障害は思春期に発症する疾患であるが，最近は10歳前後の若年例や30歳以降での発症例もまれではなく増加傾向にある．そのため2005年には全国基幹センターが1ヵ所，治療支援センターが3ヵ所設置され，肥満問題などの相談支援などに乗り出している．

- しかし，日本でのやせ過ぎは世界的肥満問題と乖離しており，健康であるにもかかわらずダイエットに突き進んでいる例が多い．実に20歳代におけるやせ過ぎの割合は2割以上に及んでいる[1]．

- これらはわが国における社会問題であり，疾患が強く疑われても約半数近くが医療や専門的支援につながっていないことにも問題がある．家族・対人関係・発達問題など全人的対応が求められている．

キーワード　ストレスの増大，誤った認知の修正，オペラント技法，チーム医療，将来への脅威

1. 神経性やせ症

A 疾患の概説

▶ 神経性やせ症（anorexia nervosa：AN）は主に制限型と過食嘔吐型の2つのタイプに分けられる．病的なやせ，体重が増えることへの**強い抵抗**，低体重の重大さを否認する**認知的障害**，無月経などを主徴とする疾患である．

▶ 日本では1950年代より大都会を中心にみられるようになったが，最近では全国的に増加し，年齢層は青年期主体から**若年齢や既婚例などへ拡大し病態も多様化**している．

▶ 増加の原因は，食生活の西洋化，マス・メディア，車社会の影響，社会・家族システムの急変に伴う**ストレスの増大**などである．

▶ 好発年齢は10〜19歳が多く，女性が90％以上を占める．1998年のデータでは，発症頻度は10〜29歳の女性人口10万人あたり51.6〜73.6人と推定されている[2]．

▶ 摂食障害（eating disorder：ED）は長期的にみると通常の人生行路から逸脱させ回復を障害するほどの問題を有している．健康な人でも半飢餓状態を約半年続けたあとそれを中止して，通常量の食事を再開しても，**摂食障害に特有な症状が長期にわたって続いた**と報告されている[2]．

▶ 注目されるのは，生理的限界を超えたある期間のダイエット（誤った食習慣）は心身に強い影響を及ぼし，コミュニケーション障害，行動障害，生理内分泌障害を引き起こすことである．

▶ 摂食障害の誘因としてダイエットや肥満嫌悪が指摘されているが，現在ではむしろ様々な**ストレスの関与した例が増加**している．少子化が進行した最近，日本でも時間のゆとりから生じた親の過保護・過干渉に対する反抗として摂食障害がみられる．

9. 摂食障害（神経性やせ症，神経性過食症）

表1 神経性やせ症/神経性無食欲症の診断基準（DSM-5）

A	必要量と比べてカロリー摂取を制限し，年齢，性別，成長曲線，身体的健康状態に対する有意に低い体重にいたる．有意に低い体重とは，正常の下限を下回る体重で，子どもまたは青年の場合は，期待される最低体重を下回ると定義される．
B	有意に低い体重であるにもかかわらず，体重増加または肥満になることに対する強い恐怖，または体重増加を妨げる持続した行動がある．
C	自分の体重または体型の体験の仕方における障害，自己評価に対する体重や体型の不相応な影響，または現在の低体重の深刻さに対する認識の持続的欠如．

病型分類	
摂食制限型	過去3ヵ月間，過食または排出行動（つまり，自己誘発性嘔吐，または緩下薬・利尿薬，または浣腸の乱用）の反復的なエピソードがないこと．
過食・排出型	過去3ヵ月間，過食または排出行動（つまり，自己誘発性嘔吐，または緩下薬・利尿薬，または浣腸の乱用）の反復的なエピソードがあること．

重症度分類	
BMI<15 kg/m^2（最重度），BMI 15～15.99 kg/m^2（重度），BMI 16～16.99 kg/m^2（中等度），BMI≧17 kg/m^2（軽度）とされているが，この分類は日本人には適切でない．	

（American Psychiatric Association. Diagnostic and Statistical Manual of Mental Disorders, 5th Ed, 高橋三郎・大野　裕（監訳）：DSM-5 精神疾患の診断・統計マニュアル，医学書院，2014[3] より引用）

B 診断

▶DSM-5（Diagnostic and Statistical Manual of Mental Disorders, Five Edition 2014）による診断基準を表1に示す[3]．

▶鑑別診断：消化器疾患として思春期・青年期に起こりやすい潰瘍性大腸炎，クローン病は重要である．そのほか，内分泌・代謝疾患として甲状腺機能亢進症，下垂体前葉機能低下症，シーハン症候群，糖尿病，神経疾患として松果体腫瘍，悪性腫瘍などがあげられる．

C 臨床症状

▶典型的な症状：制限型では，不食，節食，食物への関心，食事内容の偏り，肥満恐怖，やせ希求，体型過剰意識，対人関係不良など，無茶食い/排泄型は，無茶食い，嘔吐，下剤・利尿薬の乱用，食物への関心，抑うつ，万引き，自傷行為などがあげられる．

▶身体所見：制限型では，やせ，便秘，無月経，低血圧，産毛密性，浮腫，徐脈，低体温など，無茶食い/排泄型では，便秘，唾液腺腫脹，歯牙浸食，吐きだこ，食道・胃裂孔などがあげられる．

▶検査所見：制限型では，貧血，脱水，電解質異常，高アミラーゼ血症，低血糖，高コレステロール血症（脂質異常症），低たんぱく質血症，T_3，T_4 の低下など．無茶食い/排泄型では，代謝性アルカローシス，代謝性アシドーシス，骨粗鬆症などがあげられる．

D 治療

① 外来での治療

▶治療を始めるにあたって，まず患者との信頼関係を築く必要がある．外来通院が可能であることや社会適応性も維持されている例では自ら克服すべき課題（感情を抑圧しストレスをためやすいなど）への気づきを促す心理療法や認知行動療法を行いながら援助していく[4,5]．

▶BMI が 12 kg/m^2 以下になると頑固で強迫的，拒絶的で怒りっぽくなり，思考も障害（うつ状態など）されるので，入院治療を勧める．その場合，親-治療者間の意見調整を図りお互いの意見統一を図る[6]．

② AN の無茶食い/排泄型

▶過食・嘔吐による電解質異常，肝障害，栄養障害，盗みなどの異常行動がみられる．当人や家

第6章　疾患における栄養療法

289

第6章 ● 疾患における栄養療法

族・関係者に伝えて問題点を共有し対応について話し合う.

▶栄養障害や飢餓状態が存在する限り，カウンセリングは困難であり，症例によっては入院のうえで経腸栄養や中心静脈栄養（TPN）の適用が優先される.

③ 入院治療の基本[7~9]

▶患者の肥満恐怖は極めて強く説得には応じようとしない. 過食・嘔吐，下剤乱用などの隠蔽行動の出現には十分な監視を要する. 肥満に対する恐怖レベルを低減させる目的で低エネルギー食から開始して漸次アップさせるのがよい（行動療法を主とした統合的治療法）.

▶過活動阻止を狙って低エネルギー食を理由にベッド上安静を勧める. 当然患者の精神的動揺は強くなるので，しばらくの間，頻回訪問して行動化の予防に努める（刺激統制）. よく炭水化物を摂ると太るからと主食を摂取しないが，それは間違いで「炭水化物は身体にとって最もよいエネルギー源で，気分をよくする作用がある」と説明する（誤った認知の修正）.

▶治療が停滞しているときは患者に何か別の意図が隠されていることが多い.「親に会いたい」「外出したい」「散歩をしたい」などの希望や要求を受容しつつ，「今の食事を全部食べることを約束して」「そうしたら要求を認めよう」と葛藤解決の取引をするとよい（オペラント技法）.

▶治療中，家族における人間関係の把握を行う. 発病後，母親と密着した関係が形成されるが，ほかに夫婦不和，嫁・姑関係，兄弟間葛藤などがある. それらは病気の持続に関与するのでカウンセリングしながら解決を目指す（家族療法）.

2. 神経性過食症

A 疾患の概説

▶神経性過食症（bulimia nervosa：BN）は過食してすぐ吐き出すか，下剤などを用いて体外に出してしまう行動（不適切な代償行為）を週1回以上，定期的に行うとされている. 体重は標準域にあるのが特徴であり，日本では1970年後半より増加している.

▶肥満がないので当人が過食・嘔吐をしていると事実を明らかにしない限り，周囲もわからないまま長期化する例がある. 年齢は平均してANより2～3歳以上で始まり，運動選手やダンサーのように体重をコントロールしなければならない人や職を持つ女性に多い.

▶好発年齢は20～29歳の年齢層が多く，90％以上が女性，最近では男性発症も増加している. 1998年のデータでは10～29歳の女性人口10万あたり27.7～37.7人と推定されている.

▶最近増加している既婚者例は，夫婦不和の問題が解決に向かわないまま長期に繰り返されることが多い. ダイエットで始まる例が多く間もなく過食に転じてしまうが，彼らの徹底性や強迫性などの精神病理性はANほどではないと思われる.

▶選択的セロトニン再取り込み阻害薬（selective serotonin reuptake inhibitors：SSRI）の服用で改善がみられる例もあり，情動因子との関連が示唆される. 過食して嘔吐する一連の行動は，快感ないし束の間の満足感がもたらされる効果と，吐いた後の爽快感に次ぐ自己卑下の繰り返しで容易に習慣化する（正の強化）. 特にストレスは衝動食いの引き金となる.

▶過食症の増加は，24時間スーパーやファストフード店が町のあちこちにできて容易に食物を手に入れることができるようになったことと関

290

9. 摂食障害（神経性やせ症，神経性過食症）

表2 神経性過食症/神経性大食症の診断基準（DSM-5）

A	反復する過食エピソード．過食エピソードは以下の両方によって特徴づけられる． (1) ほかとはっきり区別される時間帯に(例；任意の2時間の間のなかで)，ほとんどの人が同様の状況で同様の時間内に食べる量よりも明らかに多い食物を食べる． (2) そのエピソードの間は，食べることを抑制できないという感覚(例；食べることをやめることができない，または，食べる物の種類や量を抑制できないという感覚)
B	体重の増加を防ぐための反復する不適切な代償行為．たとえば，自己誘発性嘔吐；緩下薬，利尿薬，その他の医薬品の乱用；絶食；過剰な運動など
C	過度と不適切な代償行動がともに平均して3ヵ月間にわたって少なくとも週1回は起こっている．
D	自己評価が体型および体重の影響を過度に受けている．
E	その障害は，神経性やせ症のエピソードの期間にのみ起こるものでない．

重症度分類

重症度の最も低いものは，不適切な代償行動の頻度に基づいている．そのうえでほかの症状および機能低下の程度に反映して，重症度が上がることがある．不適切な代償行動のエピソードが週に平均して1〜3回(軽度)，4〜7回(中等度)，8〜13回(重度)，最重度(14回以上)

鑑別診断

神経性やせ症，過食，排出症，過食性障害(過食しても不適切な代償行動を常々行わない)，境界性パーソナリティ障害，非定型の特徴を伴ううつ病などがある．

（American Psychiatric Association. Diagnostic and Statistical Manual of Mental Disorders, 5th Ed, 高橋三郎・大野　裕（監訳）：DSM-5 精神疾患の診断・統計マニュアル，医学書院，2014[3]）より引用）

連があり，**孤独を癒すための**手段としての過食行動が形成されやすくなっていると考えられる．

B 診断

▶DSM-5による診断基準（**表2**）を示す．通常BNの排出型がほとんどを占めるが，BNの非排出型では過食と過剰な運動，絶食の繰り返しが多い．

▶鑑別診断：うつ病，アルコール依存症，糖尿病，過食性障害，境界性パーソナリティ障害などがある．

C 臨床症状

▶典型的な症状はANの無茶食い/排泄型とほぼ同様である．

▶身体所見，起こりやすい検査所見のいずれもANの無茶食い/排泄型とほぼ同様である．

D 治療

▶過食症患者は「炭水化物や脂質の含有率が多い食物を過食する傾向がある」ことから，脳内セ

ロトニンとの関連が指摘されている．

▶入院治療は嗜癖化した浄化行動（嘔吐）を止めねばならないので消極的である．注目すべきは長期に過食・嘔吐を繰り返していても**入院すると容易に過食を自制できる**ことである．

▶新たな制御能の獲得がなければ**退院後すぐ再発する**．もちろん治療に対する動機づけを行うことは重要であり，それなくして栄養計算の指導や薬物療法による効果は期待できない．自ら受診する引き金となるのは栄養不良や電解質異常による身体症状を自覚するか，過食・嘔吐を周囲に気づかれたときである．

① 外来での指導

▶治療を始めるにあたって患者-治療者間の信頼関係の確立に努めなければならない．当然，重篤な身体合併症や低BMI，うつ病の合併例などは外来治療の適応とはならない．受診ごとに過食・嘔吐の回数や下剤の使用回数などを書きとめて定期的にフィードバックさせそれを評価するとよい．

▶無職あるいは仕事上不安定な対人関係の問題を持つ例では，サポート役として身近な人の協

第6章 ● 疾患における栄養療法

力・指導を得ることが必要である．家族や関係者と密に連絡を取り合って話し合いをする（チーム医療）．

▶身体障害や社会適応が障害されている遷延例では回避的，隠蔽行動をとりやすい．長年の悪循環を断つこと，対人関係の修正法を学ぶことを目的に入院治療への動機づけを図っていく．

② 入院での指導

▶ANの治療とほぼ同じ方法で行う．彼らは空腹感，満腹感を適切に感じられず，過食衝動もコントロールできなくなっている．ささいなストレス刺激によって過食し嘔吐するという一連の行動は，繰り返されることで精神，身体，行動の結合が強固となり簡単には消去できない．

▶低エネルギー食は空腹感を誘発するが，刺激統制下（入院，ベッド上安静，治療環境自体が行動制御作用を有する）にあるので自制可能となることが多い．

▶生物学的な要因も関与していることを説明し，まず望ましい食習慣形成を目的として低エネルギー食から開始する．治療に拒否的であっても，うつ状態が強く自殺の危険があるか，行動化が激しく通常の対応が不可能の場合，精神科での入院が適応となる．

▶どのタイプも入院治療を受けて退院後，しばらくの通院治療の継続は必要であることを説明し，治療契約を取り交わすほうがよい．

③ 摂食障害患者の心理特性から精通しておくべきこと

▶患者の多くは思春期・青年期にある．彼らは発達期の問題に悩み，苦悩する過程で意識的，無意識的に不適切な食行動をストレス解消のための対処行動のひとつとして学習したと考えられる．

▶摂食行動は当面の状況を回避する手段としての作用を持つが，それらは経過とともに強く習慣化してしまう（オペラント強化）ところに問題がある．それらを促進するひとつが彼らの性格特

性であり，病前から強迫性が特徴としてあげられている．

▶そのため発症前の患者の多くは几帳面で完璧を求めるので，成績優秀で良い子と評価される[10]．注目すべきは強迫性が飢餓状態ではむしろ増強され，病態を重症・遷延化させることである．なかでも，「未来を脅威と感じる」ことは強力で，異常な食行動は間違っており，やがて命をも奪うことはわかっていても，その呪縛から離れられないのが特徴である．

3. 栄養の病態・評価・治療・教育

A AN の制限型

▶発症間もない患者の食欲は欠如しているのではなく，食べたい欲求はあるが抑えているのである．しかし，その状態がしばらく続くと，頑固で拒絶的となるばかりでなく消化機能の障害（頑固な便秘や偽性イレウスなど）も起こり本当に食べられなくなる．放っておくと生命危機状態に陥るので，専門家への受診を勧める．

B AN の無茶食い/排出型

▶過食・嘔吐，下剤や利尿薬の使用は相乗効果から一気に病態を急変させやすい．低カリウム血症，低ナトリウム血症，低たんぱく質血症のため，低血糖発作，意識消失，心不全，腎障害などが引き起こされる．はじめ嘔吐は体重操作を目的とするが，しばらくするとストレス解消策の意味合いが強くなる．

▶栄養学的治療プランの基本は自ら食事を摂るようにさせることであるが，患者は通常どのような説得にも応じようとせず抵抗する．無理強いすると食後吐くか，隠すか捨てるかしたあとに食べたと報告する．

▶そこで入院もただゆっくりするだけでなく，安

292

静時間や家族との接触制限などを設けて，摂食に向き合わない限り自分にとっては不利となるよう環境を設定することを基本とする（刺激統制下におく）．これには自らの問題に患者を直面化させる意図もある．

▶経過が長く BMI 13 kg/m^2 以下の例は，飢餓状態にあるので栄養学的に危険な状態と捉え，生命維持のための手段（入院による PPN，経腸栄養，TPN など）をとる[11]．

▶飢餓による生理的，心理的障害の影響について栄養学の立場から説明する．そのためにも検査データなどについて主治医との連携（**チーム医療**）をとることは大切である．

▶炭水化物摂取量が少ないと，体内の炭水化物はすぐに枯渇し，過食や無茶食いが起こりやすくなることを説明する．

▶現在の体重，摂取量から，これだけは摂らないと危険な最少摂取量と目標体重を設定しながら，治療への動機づけを強めていく．

▶経過中，患者は管理栄養士を含む治療者に批判的，攻撃的となるが，**これはよい徴候である**．むしろ従順で何でも聞き入れるが回復の兆しのみえない患者のほうが問題である．

C BN の排出型

▶患者は自ら相談のために管理栄養士を訪れることはほとんどなく，むしろ**過食や嘔吐していることは隠蔽する**．過食・嘔吐を頻回に繰り返すと食道破裂（マロリー・ワイス症候群）や急激な体重増加と減少の繰り返し，苦しいうつ気分や不眠，食料を巡るトラブル（多量の買い込みと貯蔵，トイレが詰まるなど）などから周囲が知ることとなる．

① バランスのとれた食事スタイルの形成

▶過食症ではショ糖の入ったケーキなど**甘いものを好む**．これは急激に血糖を上げるが下がり方も早いので間食への衝動につながる．まず3食をきちんと摂ることや，野菜を中心とした食物

を先に摂るなどの工夫を教示する．

▶どのタイプも遷延化している場合，体重や食事の問題のほかに家族や職場における人間関係，自らの人生にうまく対処できないことへの反応としての摂食障害も少なくない．栄養学的な面だけでなくほかの専門家との連携（チーム医療）をとることが大切である．

▶致死的状態にもかかわらず，患者の意思を尊重しようとする意見がある．しかし，本症患者の性格は強迫性が基本であることから，「**将来への脅威**」が強く潜んでいることを配慮する必要がある．

■ 文献

1) 厚生労働省．国民健康・栄養調査　https://www. mhlw.go.jp/bunya/kenkou/kenkou_eiyou_chousa.html

2) 大野良之（主任研究者）：特定疾患治療研究事業未対象疾患の疫学像を把握するための調査研究，2000

3) American Psychiatric Association. Diagnostic and Statistical Manual of Mental Disorders, 5th Ed, 高橋三郎・大野　裕（監訳）：DSM-5 精神疾患の診断・統計マニュアル，医学書院，2014

4) 山内常生．摂食障害の就労とストレス．心身医学 2014; **54**: 928-934

5) 切池信夫．働く女性と摂食障害．日本女性心身医学会雑誌 2010; **14**: 246-250

6) 野添新一（研究代表者）：摂食障害患者の難治化要因，治療，予後に関する研究，1999

7) 成尾鉄朗．摂食障害の行動療法．臨床精神医学講座 special issue，第4巻：摂食障害・性障害，松下正明（編），中山書店，p.200-208，2000

8) 日本摂食障害学会．摂食障害治療ガイドライン，医学書院，p.28-29，2017

9) 日本医療研究開発機構障害者対策総合研究事業「神経性やせ症の簡易治療プログラム作成ワーキンググループ」．神経性やせ症（AN）初期診療の手引き，2019

10) 濱谷沙世．摂食障害における強迫．精神医学 2021; **63**: 905-912

11) 鈴木（堀田）眞理．摂食障害における栄養学の重要性．心身医学 2016; **56**: 1006-1012

第6章 ● 疾患における栄養療法

10. リハビリテーションにおける栄養管理

- 対象となる個人の機能および障害の減少を目的とした栄養サポートはリハビリテーションのひとつとみなされるようになってきた.
- リハビリテーション対象者を全人的に評価し，リハ栄養診断，ゴール設定，介入といったプロセスに必要な診断推論を行う.
- ゴール設定は，Specific（具体的），Measurable（測定可能），Achievable（達成可能），Relevant（切実な），Time-bound（期限を定めた）の5つの英単語の頭文字をとったSMARTなゴール設定という名称で個別化されたゴールを定め，介入，モニタリングを行う.

キーワード	リハビリテーション栄養，リハ栄養ケアプロセス，リハ栄養アセスメント，SMART なゴール

1. 概念

A リハビリテーションとは

▶ WHO（World Health Organization）は，リハビリテーションとは，「様々な健康状態を持つ個人がその環境と相互作用するなかで，機能を最適化し，障害を減少させるために設計された一連の介入」であると定義している.

▶ この定義を踏襲すると，リハビリテーションの例として，リハビリテーション専門職が行う訓練や治療的介入に加え，家族，ケアマネージャー，心理士，すべての医療職，社会が行うその目的を持った介入はすべてリハビリテーションであると考えられる.

▶ 栄養療法も同様である．対象となる個人の機能および障害の減少を目的とした栄養サポートはリハビリテーションのひとつである.

▶ さらに，本邦ではリハビリテーションの領域で，内部障害という言葉も使われる．臓器・器官の慢性的な障害を持つ患者もリハビリテーションの対象と考え，患者の生活の質を向上させるために設計した一連の介入もリハビリテーションであるという考え方である．内部障害のリハビリテーションには，心臓リハビリテーション，呼吸リハビリテーション，腎リハビリテーション，がんリハビリテーションなどを含む.

B リハビリテーション栄養

▶ リハビリテーション栄養（リハ栄養）とは，全人的評価と臨床推論，栄養障害・サルコペニア・栄養素摂取の過不足，悪液質の有無についての診断，個別化されたゴール設定と介入を行う栄養ケアである[1].

▶ リハ栄養は障害だけでなく，フレイル・サルコペニア・低栄養に対するケアを包含している．つまり，障害または身体機能に問題を抱える人だけでなく，栄養障害に関連する重要な要素も介入対象であり，前述のリハビリテーションの定義を栄養という視点で補強している．リハビリテーションにおける栄養管理に最も近似の概念・学問である.

2. 診断

A リハ栄養ケアプロセス

▶質の高いリハ栄養の実践に，リハ栄養ケアプロセスの活用が有用である(図1)．①リハ栄養アセスメント・診断推論，②リハ栄養診断，③リハ栄養ゴール設定，④リハ栄養介入，⑤リハ栄養モニタリングの5つのステップに沿って定型的な栄養ケアをリハビリテーション対象者(身体障害だけでなく，内部障害，フレイル・サルコペニア・低栄養も含む)に行う．

B リハ栄養アセスメント・診断推論

▶リハビリテーション対象者を全人的に評価する．全人的とは，個人を総合的に，つまり疾病や臓器だけでなく，身体的，精神的，社会的，環境的側面を含むすべてを網羅するという意である．リハ栄養では，国際生活機能分類(ICF：International Classification of Functioning, Disability and Health)や高齢者総合機能評価(CGA：Comprehensive Geriatric Assessment)などのツールを用いることも勧められている．全人的に集めた情報を持って，次のリハ栄養診断，ゴール設定，介入といったプロセスに必要な診断推論を行う．

C リハ栄養診断

▶リハ栄養ケアプロセスにおける必須の診断は，栄養障害，サルコペニア，栄養素摂取の過不足の3項目である(表1)．さらに，対象者によっては，悪液質，フレイル，オーラルフレイル，摂食嚥下障害，ポリファーマシーなどの診断を付加する．

▶栄養障害のうち，低栄養診断にはGLIM(Global Leadership Initiative on Malnutrition)基準を用いるのが近年の主流であり，同基準は2024年度からは本邦の診療報酬にも組み込まれた(第3章-2「GLIM基準」を参照)．

▶サルコペニアはアジア人が対象であれば，AWGS(Asian Working Group for Sarcopenia)2019基準に倣う．症例抽出に下腿周囲径(男性<34 cm，女性<33 cm)，簡易評価に握力(男

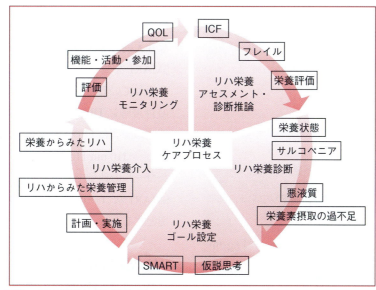

図1　リハ栄養ケアプロセス
(Wakabayashi H. J Gen Fam Med 2017; 18: 153-154[1])より作成)

第6章 ● 疾患における栄養療法

性＜28 kg，女性＜18 kg）および5回椅子立ち上がりテスト（＞12秒），詳細評価としてさらに，歩行速度（＜1.0 m/s）および Short Physical Performance Battery（≦9点），四肢骨格筋量（四肢骨格筋指数：男性＜7.0 kg/m²，女性＜5.4 kg/m²（DXA法），＜5.7 kg/m²（BIA法））を用いる（p.338図1を参照）．

▶悪液質の診断は，2023年に発表された AWGC（Asian Working Group for Cachexia）基準が唯一アジア人用の診断基準として妥当である[2]．

表1　リハ栄養診断

①栄養障害
- 低栄養：飢餓，侵襲，悪液質
- 過栄養：エネルギー摂取過剰，エネルギー消費不足，疾患
- 栄養障害のリスク状態：低栄養・過栄養
- 栄養素の不足状態
- 栄養素の過剰状態
- なし

②サルコペニア
- あり：加齢，活動，栄養，疾患
- 筋肉量のみ低下：加齢，活動，栄養，疾患
- 筋力 and/or 身体機能のみ低下：加齢，活動，栄養，疾患
- なし

③栄養素摂取の過不足
- 栄養素の摂取不足
- 栄養素の摂取過剰
- 栄養素摂取不足の予測
- 栄養素摂取過剰の予測
- なし

（Wakabayashi H. J Gen Fam Med 2017; **18**: 153-154[1] より作成）

表2　AWGC基準

項目	内容
病因を持つこと（必須）	がん，慢性呼吸不全，うっ血性心不全，慢性肝不全，慢性閉塞性肺疾患，膠原病，慢性腎不全，関節リウマチ，制御できていない慢性感染症
体組成変化（必須）	体重減少＞2％（3～6ヵ月）または Body mass index＜21 kg/m²
関連所見（1つ以上必須）	主観的症状：食欲不振 客観的指標：握力低下 （男性＜28 kg，女性＜18 kg） バイオマーカー：CRP＞0.5 mg/dL

悪液質は慢性疾患によって生じる代謝異常であり，リハビリテーション領域においても放置できない栄養障害と考えられる．AWGC基準は，①病因を持つこと，②体組成変化があること，③関連所見があることで診断する（表2）．特殊な検査が必要ないため臨床普及が期待されている（第6章-11「がん・悪液質の栄養療法」も参照）．

3. 栄養療法

A リハ栄養ゴール設定

▶介入する患者のゴールは明確に設定すべきである．リハ栄養ケアプロセスでは，SMARTなゴール設定という名称で個別化されたゴールを定める．SMARTとは，Specific（具体的），Measurable（測定可能），Achievable（達成可能），Relevant（切実な），Time-bound（期限を定めた）の5つの英単語の頭文字をとったものである．ビジネス用語としても知られるこのSMARTなゴールであるが，栄養介入のゴールに流用できる．ただ漠然と○○ kcal/日の介入とするのではなく，SMARTなゴールを目指すために必要な介入内容を次のステップで考える．

▶SMARTなゴールは，標準的な医療現場で実は多用している．糖尿病患者において，3ヵ月後の再来時にHbA1c＜7.5％を達成する」，高血圧症の患者において「1ヵ月後に収縮期血圧＜125，＞110 mmHg」と立てた目標は，SMARTなゴールの典型である．臨床栄養においても，SMARTなゴールを活用し，栄養介入（量）の根拠とする．

B リハ栄養介入

▶リハ栄養介入はSMARTなゴールを達成するために行う個別化介入である．介入の主なものと

しては，①栄養摂取と内容，②活動，③環境アプローチ，④ポリファーマシーリスク軽減，⑤リハビリテーション，栄養サポート，口腔管理の三位一体介入である．

① 栄養摂取と内容

▶低栄養の有無と程度，現在の食べる機能，設定した体重や筋機能のゴールによって様々である．低栄養と診断された場合は，現状維持する栄養量に栄養蓄積量を加え，栄養摂取量を増やした介入が必要である．たとえば，低栄養患者において，SMART なゴールとして，1 ヵ月以内に体重を 1 kg 増加というゴールを設定した場合，現体重ベースで推定した全エネルギー消費量に，体重 1 kg 増加を期待される約 7,000 kcal を 30 日で除し，250 kcal/日の栄養蓄積量を付加する．

▶サルコペニアであれば，さらなる筋量減少を防ぐために 1.0〜1.2 g/kg 体重/日のたんぱく質は不可欠である．サルコペニア改善がゴールのひとつであれば，さらにたんぱく質を付加することも考慮する．個別に栄養摂取量を設計する．

② 活動

▶リハビリテーション対象者は，栄養摂取だけでは栄養改善しにくい．機能を最大限に引き出すような活動量や個別の訓練が求められることが多い．

③ 環境アプローチ

▶ICF や CGA で抽出された環境因子，個人因子，社会面の問題に着目する．栄養療法として障壁となっているものがあり，患者を取り巻く状況が介入・調整を許すのであれば積極的にアプローチする．たとえば，食事調達や調理の調整，食形態調整，孤食の解消などはよくある環境ア

プローチである．

④ ポリファーマシーリスク

▶高齢でフレイルまたは要介護状態であれば，ポリファーマシー（薬剤が多い，不適切処方，過小処方）が栄養問題の原因のひとつになっていることもある．処方医の意向を確認しつつ，減薬や処方変更などの示唆を栄養サポートの一環として提案する．

⑤ 三位一体介入

▶リハビリテーション，栄養，口腔は一体介入が理想的である．食べる支援をしつつ，運動や生活全般へかかわる．3 種類の介入でリハビリテーション領域という点からエビデンスは豊富ではないものの，診療報酬化され，ケアのガイドラインも存在する[3]．

C リハ栄養モニタリング

▶リハ栄養に限らず，栄養療法におけるモニタリングは，ゴール設定と介入の最適化プロセスに重要である．モニタリング項目としては，①栄養摂取量，②栄養強化など介入による合併症，③ SMART なゴール達成状況を軸に仕組み化する．

文献

1) Wakabayashi H. J Gen Fam Med 2017; **18**:153-154
2) Arai H, et al. Diagnosis and outcomes of cachexia in Asia: Working Consensus Report from the Asian Working Group for Cachexia. J Cachexia Sarcopenia Muscle 2023; **14**: 1949-1958
3) 「生活期におけるリハビリテーション・栄養・口腔管理の協働に関するケアガイドラインおよびマニュアルの整備に資する研究」班（編）．生活期におけるリハビリテーション・栄養・口腔管理の協働に関するケアガイドライン，医学書院，2024

第6章 ● 疾患における栄養療法

11. がん・悪液質の栄養療法

● がん患者は高率に栄養不良に陥る．また，化学療法などの治療により，食欲不振，嘔気が生じ，食事摂取量が減り，栄養状態の悪化が進む．
● 栄養管理はがん治療において，治療を円滑に行うだけでなく，予後の改善も期待できる．
● がん患者においては，早期から，終末期にいたるまで各病期に対して各個人に合わせた多様な栄養療法が必要である．

キーワード がん悪液質，がん化学療法，悪心・嘔吐，下痢，食欲不振

1. 病態

▶ 以前は癌に栄養を与えることでがん細胞を増殖させるので，栄養摂取を減らすという考えもあった．しかし，現代ではがん治療において栄養療法はなくてはならないツールとなっている．

▶ がん患者はがんの発症部位，ステージ，治療法などにより摂食障害のパターンが異なるため，個々の病態の把握とそれに応じた栄養管理が必要である．栄養介入は，著しい低栄養状態になる前の早期から行うべきで，栄養療法の鍵は筋肉量の維持である．

▶ 手術療法やがん化学療法などにより高頻度に悪心・嘔吐を誘発させ，口内炎，下痢，味覚障害などの栄養不良に直結する副作用を生じるため，あらかじめ予防し，また早期に発見し適切に対処することが重要である．

▶ 栄養療法の役割はこれらの治療を円滑かつ継続的に行えるようにするだけでなく，予後改善に寄与することが期待される．

▶ 末期がんであっても栄養管理を十分行えば延命につながることが示されており，緩和ケアにおける栄養サポートも疎かにしてはならない．

2. 栄養評価

▶ がん患者の栄養状態を正しく評価することは，治療に伴う有害事象発症の予測を可能とするのみならず，栄養介入を真に必要とするハイリスク患者群の同定にも有用である．

▶ 栄養不良の診断には，食事摂取量の低下，低BMI，体重減少，特に筋肉喪失が重要である．

▶ 世界的なコンセンサスを得た低栄養診断基準として，2019年にGlobal Leadership Initiative on Malnutrition (GLIM)[1]が提唱された．GLIM基準では，検証済みのスクリーニングツールを用いて低栄養リスクありと判断したあとに現症と病因を用いて低栄養診断を行い，低栄養と確定診断したあとに，BMI，体重減少率，筋肉量の3つの指標を用いて重症度判定を行う．

11. がん・悪液質の栄養療法

3. 経過観察の指標

▶栄養状態の改善を表すのは筋肉量の増加であるが，はっきりした増加を観察することは難しいことが多い．経過を観察する方法としては，GLIM 基準では含まれなかったが，**握力評価**があげられる．握力は筋肉量が改善するよりも早く改善するため，がんの治療経過中の栄養状態の改善などを観察する方法として有用である．

▶**アルブミン**などは炎症の影響が大きく，また栄養状態が改善しても，炎症がよくならない限り上昇しないことが多く，**栄養状態の経過観察指標としては不適切**である．

4. 栄養療法

▶栄養不良または栄養不良のリスクがあるがん患者の経口摂取量を維持さらに増加させるために，栄養介入を行う．栄養介入は，重度の栄養不良に陥る前に開始する．栄養療法としてはエネルギーとたんぱく質の必要量を満たすことが重要である．

▶栄養介入にもかかわらず経口栄養が不十分な場合あるいは嘔吐，口内炎などが激しく経口摂取ができない場合には経腸栄養を推奨する．

▶消化管の閉塞などで経腸栄養が不可能な場合や，重度の遅延性下痢の場合や，骨盤照射を受けている患者での慢性の放射線腸炎に対して，TPN が使用されることがある．

▶がん誘発性体重減少に対する薬物療法としては，**ステロイド**や**エイコサペンタエン酸**などが一定の効果がみられたとの報告があるが，明らかなエビデンスの確立まではいたっていない．

▶最近，グレリン様作用薬であるアナモレリンが登場し，食欲低下に対するその効果が期待されている．不可逆性悪液質ではアナモレリンの効果は限定的であるが，悪液質の早期では期待されている．

5. がん治療における副作用に対する対応

A 悪心・嘔吐

▶化学療法における悪心は，その発現時期によって急性，遅発性，突出性，予期性の 4 つに分類され[2]，嘔吐の抑制方法，治療は異なり，適切な治療薬などの選択が必要である．

・急性嘔吐：化学療法後 24 時間以内に出現する悪心/嘔吐の多くは化学療法の 1〜2 時間後に始まり，4〜6 時間後にピークになる

・遅発性嘔吐：化学療法後 24 時間以上経過してから出現する悪心/嘔吐

・突出性嘔吐：制吐薬の予防的投与にもかかわらず出現する突出性悪心・嘔吐

・予期性嘔吐：前サイクルで強い嘔気や嘔吐があった場合に，治療開始前に出現する悪心/嘔吐

▶代表的な抗がん薬は，その薬剤ごとに高度，中等度，軽度，最小度の 4 つのタイプに催吐性リスクが分類され，推奨制吐療法に沿って支持療法が検討されている．

▶食事の形態などは，冷たいもの，のど越しのよいもの，においの少ないものが好まれる．においで食欲がいきなり減じる場合があるので，入室前に料理の蓋を開け，においと蒸気を逃がしてから配膳する．

▶舌の汚染や乾燥に対し，口腔ケアも行う．

▶化学療法などの治療により症状が起こりそうな時間帯には食事を避けるようにする．

第 6 章　疾患における栄養療法

第6章 ● 疾患における栄養療法

B 口内炎

▶口腔内ケアや食事のあとの歯磨き，含嗽，口腔内冷却などを勧める．食事による粘膜への刺激を軽減するため，熱い食品を避け，薄味にする，口内でつぶせる程度にやわらかい食事を提供するなど工夫する．

▶予防法として含嗽剤による含嗽を行う．疼痛管理ではリドカイン希釈液を局所に塗布あるいは含嗽する．疼痛が強い場合にはモルヒネなどのオピオイドを使用する．

C 下痢

▶抗がん剤による下痢は，イリノテカンのコリン作動性による腸管蠕動亢進によって生じる**早発性下痢**と，薬剤の粘膜障害によって生じる**遅発性下痢**がある．早発性下痢は薬剤投与から数時間以内に発症し，通常一過性であり重篤になることは少ない．遅発性下痢は抗がん薬投与後数日〜2週間ほど経過してから発症することが多く，重篤な感染症を合併し致死的となる場合がある．

▶急性下痢には抗コリン薬(ブスコパン)を使用する．

▶遅延性下痢(腸粘膜障害による下痢)には，腸管粘膜を被膜で覆う目的で次硝酸ビスマス，タンニン酸アルブミンなどの収斂剤が用いられる．改善しない場合は，腸管蠕動運動抑制として，ロペラミドやリン酸コデイン，モルヒネを用いる．

▶食事では香辛料の強い食品，冷たい食品，浸透圧の高い炭酸飲料などを避ける．

▶下痢が持続することにより脱水，電解質異常が起こるので，下痢により失われた栄養や水分を補給する．

D 便秘

▶ビンカアルカロイド(ビンクリスチンなど)は腸管運動が低下し，便秘が頻発し，重篤な場合は麻痺性イレウスとなることがある．副作用として便秘が予測される場合，予防的に酸化マグネシウムなどを投与する．

▶便秘が発現した場合は大腸刺激性下剤(プルゼニドなど)の投与あるいは，グリセリン浣腸を行う．

6. 終末期における栄養管理

▶がん悪液質は「従来の栄養サポートで改善することは困難で，進行性の機能障害をもたらし(脂肪組織の減少の有無にかかわらず)，著しい筋組織の減少を特徴とする複合的な代謝障害症候群である．病態生理学的には，経口摂取の減少と代謝異常による負のたんぱく・エネルギーバランスを特徴とする」と定義されている．がん進展に伴う代謝異常が高度となると，一度減少してしまった体重や筋肉量の回復は困難になる．このため，栄養不良の進行を未然に防ぐことが極めて重要である．

▶がん悪液質のステージは**前悪液質―悪液質―不可逆性悪液質**の3段階に分けられ(**図1**)[3]，悪液質の各段階に応じた栄養療法を行う．

▶前悪液質の段階では，生活の質の改善や生命予後延長を目的に，積極的に栄養投与を行う．

▶悪液質状態においては，適切なエネルギー量，たんぱく量をONS，経腸栄養で投与する．悪液質が起こっている場合，エネルギー消費量に見合うだけのエネルギーを強制的に与えても，改善しない．

▶不可逆的悪液質状態に陥った場合には，積極的な栄養管理ではなく，空腹感や口渇を和らげるために，必要に応じて緩和的栄養を行う．

▶悪液質を伴う場合もあくまでも経口投与を基本とし，経口摂取を続けるためには口腔ケアも重要である．エネルギー必要量を満たすことは気

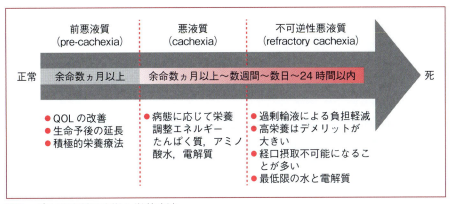

図1　がん悪液質の病期と栄養療法

(Fearon, K, et al. Lancet Oncol 2011; **12**: 489-495[3]) より引用）

にせず，好きな食事，食べられる物を提供する．経口摂取ができない場合は本人家族の希望を優先し，**無理に強制的な輸液・栄養補給はしない**．中心静脈栄養や経腸栄養でも有益な効果を得ることができないばかりか，浮腫，胸水などの増加によって，かえって患者に苦痛を与えることになる．
▶輸液は投与する場合でも，投与量は500 mL，多くても1,000 mLまでにとどめる．

＊　＊　＊

▶がん患者の栄養管理は終末期の短期間の管理だけでなく，早期から行うことが望ましい．
▶最近は化学療法が進歩し，短期間の余命しかなかった患者でも，治療期間が大幅に延長しており，その間の栄養管理が非常に重要になっている．
▶「がん栄養療法ガイドブック2024」[4]を参考にし，栄養に関する合併症や食欲低下に対する工夫について学び，多様性にも対応し患者のADLの維持につなげてほしい．

文　献

1) Cederholm T, et al. GLIM criteria for the diagnosis of malnutrition – A consensus report from the global clinical nutrition community. Clinical Nutrition 2019; **38**: 1-9
2) 日本癌治療学会（編）．制吐薬適正使用ガイドライン2013年10月改訂，第3版，金原出版，2013
3) Fearon, K, et al. Definition and classification of cancer cachexia: an international consensus. Lancet Oncol 2011; **12**: 489-495
4) 日本病態栄養学会（編）．がん栄養療法ガイドブック2024，第3版，南江堂，2024

第6章 ● 疾患における栄養療法

12. 周産期医療　①妊産婦—妊娠高血圧症候群

● 妊娠高血圧症候群（HDP）は，妊娠時に高血圧を認める場合を指し，妊娠高血圧腎症，妊娠高血圧，加重型妊娠高血圧腎症，高血圧合併妊娠に分類され，母児に悪影響を及ぼす妊娠中の合併症で頻度の高いハイリスク妊娠のひとつである．

● HDPでは，その予防，重症化の予防などが重要であり，それらの視点より安静，栄養管理が役割を担う可能性があるが，食事療法については，その有効性を示す明確な根拠はない．

キーワード	妊娠高血圧症候群（HDP），妊娠高血圧腎症，妊娠合併症

1. 定義と臨床的意義

A 疫学と定義

▶ 妊娠高血圧症候群（hypertensive disorders of pregnancy：HDP）は，2018年に定義などが若干変更された．すなわちHDPとは，妊娠時に高血圧を認めるものをいう[1]．

▶ 以前は，同じ妊娠高血圧症候群であったが，pregnancy induced hypertension（PIH）と呼んでいた．その後，国際的統一に向け，hypertensive disorders of pregnancy（HDP）と変更された．

▶ わが国における全妊娠の1〜3%に発症する．

▶ 原因は不明であるが，多くの因子が複雑に関与する．妊娠初期の胎盤形成異常が有力である．

▶ HDPのハイリスク因子として，高年齢，肥満，初産婦や妊娠前からの高血圧症合併，前回のHDP既往，高血圧の家族歴が知られている．

B 臨床的意義

▶ 母体の多臓器に悪影響を及ぼす可能性があるのみならず，胎児発育不全や胎児機能不全を含む胎児への悪影響も生じうる．

▶ 子癇は，妊娠中，分娩中，分娩後のいずれの時期にも生じ得,そのほとんどがHDPに起こる．

▶ HELLP症候群と呼ばれる母体および胎児死亡を生じうる重症症候群は，HDPと関連することが知られている．

▶ 常位胎盤早期剝離と関連する．常位胎盤早期剝離は，母児の死亡とも関連し，早期診断と早期治療介入が必須である．

▶ 母体の将来の高血圧発症，虚血性心疾患，脳血管障害や腎疾患のみならず，児の将来の高血圧発症を含むメタボリックシンドロームと関連することが，最近の疫学研究により報告されている．

2. 分類・診断

A 分類（表1）

（a）病型分類は以下の4つである[1]．
①妊娠高血圧腎症，②妊娠高血圧，③加重型妊娠高血圧腎症，④高血圧合併妊娠

302

12. 周産期医療 ①妊産婦—妊娠高血圧症候群

表1 妊娠高血圧症候群の分類

1. 病型分類
   ①妊娠高血圧腎症
   ②妊娠高血圧
   ③加重型妊娠高血圧腎症
   ④高血圧合併妊娠
2. 重症亜分類(以下のうち,いずれかを認める場合,重症と規定*)
   ・①〜④において収縮期血圧 140 mmHg 以上,あるいは拡張期血圧 110 mmHg 以上の場合
   ・③,④において母体の臓器障害または子宮胎盤機能不全を認める場合
3. 発症時期別亜分類
   早発型:妊娠 34 週未満に発症
   遅発型:妊娠 34 週以降に発症

* 軽症という用語は使用しない
(日本妊娠高血圧学会(編). 妊娠高血圧症候群の診療指針 2021,メジカルビュー社,2021[1] より作成)

(b) 重症亜分類

次のいずれかに該当するものを重症という. ただし軽症という用語は使用しない[1].

▶上記①〜④において,収縮期血圧 160 mmHg 以上,あるいは拡張期血圧 110 mmHg 以上の場合

▶上記③,④において,母体の臓器障害または子宮胎盤機能不全を認める場合
なお,たんぱく尿量による重症分類は行わない[1].

(c) 発症時期別亜分類

妊娠 34 週未満に発症するものを早発型,妊娠 34 週以降に発症するものを遅発型とする[1].

B 診断

① 高血圧の診断基準

▶収縮期血圧 140 mmHg 以上,または拡張期血圧 90 mmHg 以上の場合.

② たんぱく尿の診断基準

▶次のうち,いずれかに該当する場合をたんぱく尿と診断する.
 ・24 時間尿でエスバッハ法などにより,300 mg/日以上のたんぱく尿を認める
 ・随時尿でたんぱく/クレアチニン比が 0.3 mg/

mg・Cre 以上である

▶ただし,上記 2 法を行えない場合,2 回以上の随時尿を用いたペーパー試験で 2 回以上連続して尿たんぱく 1＋以上陽性が検出された場合,たんぱく尿と診断してよい.

③ 病型の診断法

(a) 妊娠高血圧腎症

▶妊娠 20 週以降にはじめて高血圧を発症し,かつたんぱく尿を伴い,産褥 12 週までに正常に復する場合. ただし,たんぱく尿を認めなくても,基礎疾患のない肝腎機能異常,原因不明の心窩部痛や右季肋部痛,脳卒中,神経障害(痙攣や視野障害など),血液凝固障害などの母体の臓器不全や子宮胎盤機能不全(原因不明の胎児発育不全や子宮内胎児死亡など)を認める場合.

(b) 妊娠高血圧

▶妊娠 20 週以降にはじめて高血圧を発症し,産褥 12 週目までに正常に復する場合で,かつ妊娠高血圧腎症の定義に合わないもの.

(c) 加重型妊娠高血圧腎症

▶高血圧が妊娠前あるいは妊娠 20 週までに存在し,妊娠 20 週以降にたんぱく尿,あるいは母体臓器不全(基礎疾患のない肝腎機能異常,脳卒中,神経障害,血液凝固障害)や子宮胎盤機能不全(胎児発育不全や子宮内胎児死亡)のいずれかを伴う場合.

▶高血圧とたんぱく尿が妊娠前あるいは妊娠 20 週までに存在し,妊娠 20 週以降にいずれかあるいは両症状が増悪する場合.

(d) 高血圧合併妊娠

▶高血圧が妊娠前あるいは妊娠 20 週までに存在し,加重型妊娠高血圧腎症を発症していない場合.

第6章 疾患における栄養療法

第6章 ● 疾患における栄養療法

表2 妊婦・授乳婦の食事摂取基準（1日あたりの推定平均必要量・推奨量）

エネルギー		推定エネルギー必要量[1,2]			
エネルギー(kcal/日)	（初期）	+50			
	（中期）	+250			
	（後期）	+450			

栄養素			推定平均必要量[3]	推奨量[3]	目安量	目標量
たんぱく質(g/日)		（初期）	+0	+0	—	—
		（中期）	+5	+5	—	—
		（後期）	+20	+25	—	—
（%エネルギー）		（初期）	—	—	—	13〜20[4]
		（中期）	—	—	—	13〜20[4]
		（後期）	—	—	—	15〜20[4]
脂質	脂質	（%エネルギー）	—	—	—	20〜30[4]
	飽和脂肪酸	（%エネルギー）	—	—	—	7以下[4]
	n-6系脂肪酸	（g/日）	—	—	9	—
	n-3系脂肪酸	（g/日）	—	—	1.6	—
炭水化物	炭水化物	（%エネルギー）	—	—	—	50〜65[4]
	食物繊維	（g/日）	—	—	—	18以上
ビタミン	脂溶性	ビタミンA(μgRAE/日)[5]（初期・中期）	+0	+0	—	—
		（後期）	+60	+80	—	—
		ビタミンD （μg/日）	—	—	8.5	—
		ビタミンE （mg/日）[6]	—	—	6.5	—
		ビタミンK （μg/日）	—	—	150	—
	水溶性	ビタミンB$_1$ （mg/日）	+0.2	+0.2	—	—
		ビタミンB$_2$ （mg/日）	+0.2	+0.3	—	—
		ナイアシン （mgNE/日）	+0	+0	—	—
		ビタミンB$_6$ （mg/日）	+0.2	+0.2	—	—
		ビタミンB$_{12}$ （μg/日）	+0.3	+0.4	—	—
		葉酸 （μg/日）[7,8]	+200	+240	—	—
		パントテン酸 （mg/日）	—	—	5	—
		ビオチン （μg/日）	—	—	50	—
		ビタミンC （mg/日）	+10	+10	—	—
ミネラル	多量	ナトリウム （mg/日）	600	—	—	—
		（食塩相当量） （g/日）	1.5	—	—	6.5未満
		カリウム （mg/日）	—	—	2,000	2,600以上
		カルシウム （mg/日）	+0	+0	—	—
		マグネシウム （mg/日）	+30	+40	—	—
		リン （mg/日）	—	—	800	—
	微量	鉄(mg/日) （初期）	+2.0	+2.5	—	—
		（中期・後期）	+8.0	+9.5	—	—
		亜鉛 （mg/日）	+1	+2	—	—
		銅 （mg/日）	+0.1	+0.1	—	—
		マンガン （mg/日）	—	—	3.5	—
		ヨウ素 （μg/日）[9]	+75	+110	—	—
		セレン （μg/日）	+5	+5	—	—
		クロム （μg/日）	—	—	10	—
		モリブデン （μg/日）	+0	+0	—	—

[1] エネルギーの項の参考表に示した付加量である.
[2] 妊婦個々の体格や妊娠中の体重増加量および胎児の発育状況の評価を行うことが必要である.
[3] ナトリウム（食塩相当量）を除き，付加量である.
[4] 範囲に関しては，おおむねの値を示したものであり，弾力的に運用すること.
[5] プロビタミンA カロテノイドを含む.
[6] α-トコフェロールについて算定した. α-トコフェロール以外のビタミンEは含んでいない.
[7] 妊娠を計画している女性，妊娠の可能性がある女性および妊娠初期の妊婦は，胎児の神経管閉鎖障害のリスク低減のために，通常の食品以外の食品に含まれる葉酸（狭義の葉酸）を400 μg/日摂取することが望まれる.
[8] 付加量は，中期および後期にのみ設定した.
[9] 妊婦および授乳婦の耐容上限量は，2,000 μg/日とした.

（日本人の食事摂取基準（2020年版）より作成）

3. 治療

▶治療の基本は，早期発見と妊娠高血圧腎症の場合，入院管理(安静，栄養療法)を行い，母体・胎児の種々の合併症の発症や増悪の早期発見および妊娠の早期終了である．

A 安静

▶妊娠後半期は，母体の心血管系への負荷が大きく，安静は全身循環改善と子宮胎盤循環改善に有効な可能性がある．

B 食事療法(指導)

▶合併症のない妊婦の食事摂取基準は，厚生労働省による「日本人の食事摂取基準(2020年版)」に示されるとおりである(表2)．

▶妊娠高血圧腎症の場合，浮腫を認めた場合，浮腫の原因は血管透過性亢進の結果によるものと考えられ，水分摂取制限を行わないことが重要である．

▶以前，日本産科婦人科学会周産期委員会はHDPに対する生活指導と栄養食事指導を示していたが，根拠に乏しいため，現在は摂取カロリーの制限や塩分摂取制限に関する具体的な栄養指導は示していない．ただし，HDPのリスク因子として肥満がよく知られているが，肥満女性がHDPを発症した場合，肥満に対する食事療法が勧められる．肥満を伴わない場合，妊婦としての適切と考えられる栄養指導を行うことが勧められる．

C 薬物療法

▶重症高血圧の場合，軽症域を目標として薬剤による降圧療法を開始する．その際，急激な血圧低下は，子宮胎盤循環低下を介し，胎児機能不全を生じる可能性があるので，胎児心拍数陣痛図によるモニター下，十分に留意する必要がある．具体的な降圧薬については，割愛する．

▶妊娠高血圧腎症の既往女性やハイリスク因子を有する女性に対するHDP予防のための低用量アスピリンの投与も一法であることが報告されている．

文献

1) 日本高血圧学会(編)．妊娠高血圧症候群の診療指針2021，メジカルビュー社，2021
2) 妊娠高血圧学会(編)．妊娠高血圧症候群に対する食事療法：食塩，水分，カロリー摂取は？　妊娠高血圧症候群の診療指針2015，メジカルビュー社，p.91-92，2015

第6章 ● 疾患における栄養療法

---

12. 周産期医療　②妊産婦—糖尿病合併妊娠と妊娠糖尿病

- 糖尿病合併妊娠とは妊娠前から糖尿病のある人の妊娠であり，妊娠糖尿病(GDM)とは妊娠中にはじめて発見または発症した糖尿病にいたっていない糖代謝異常である．
- 妊娠中の血糖コントロールが不良であると，母児に様々な合併症が発症する．
- 合併症予防のため，栄養療法による血糖・体重管理が必要である．

キーワード	糖尿病合併妊娠，妊娠糖尿病，糖尿病網膜症，糖尿病性腎症，新生児合併症

1. 疾患の概説

▶糖尿病合併妊娠とは，①妊娠前にすでに診断されている糖尿病，②確実な糖尿病網膜症があるもの，である．

▶妊娠糖尿病(gestational diabetes mellitus：GDM)とは，妊娠中にはじめて発見または発症した糖尿病にいたっていない糖代謝異常である．

A 糖尿病合併妊娠

▶母体では糖尿病合併症，特に糖尿病網膜症や糖尿病性腎症が悪化しやすく，糖尿病性ケトアシドーシス・流早産・妊娠高血圧症候群などを合併しやすい．

▶妊娠初期の母体の高血糖が児の形成異常の原因となり，また妊娠中期・後期の高血糖は巨大児・新生児低血糖症などの新生児合併症を増加させる．そして将来的には糖尿病・肥満などの発生率が上昇する(表1)．

▶妊娠前よりの厳格な血糖コントロールを行い計画妊娠をすることにより，児の形成異常や流産などのリスクを低くすることができる．

表1　糖代謝異常妊娠の母児合併症

母体合併症	児合併症
1. 糖尿病合併症 　糖尿病性ケトアシドーシス 　糖尿病網膜症の悪化 　糖尿病性腎症の悪化 　低血糖(インスリン使用時) 2. 産科合併症 　流産 　早産 　妊娠高血圧症候群 　羊水過多(症) 　巨大児に基づく難産	1. 胎児・新生児合併症 　胎児死亡 　先天異常・形成異常 　巨大児 　肩甲難産による分娩時外傷 　新生児低血糖症 　新生児高ビリルビン血症 　新生児低カルシウム血症 　新生児多血症 　新生児呼吸窮迫症候群 　新生児心筋症 　胎児発育不全 2. 将来の合併症 　肥満・メタボリックシンドローム・糖尿病

(日本糖尿病・妊娠学会(編)：妊婦の糖代謝異常診療・管理マニュアル，第3版，メジカルビュー社，東京，p.72，2022より作成)

B GDM

▶糖代謝異常をきたしやすい素因を持った妊婦(表2)が妊娠中のインスリン抵抗性状態に抗しきれず，顕性化した糖代謝異常状態である．

▶妊娠初期にも認められるが，妊娠中期以降に多く認められ，分娩後にインスリン抵抗性が消失すると糖代謝異常は正常化することが多い．

▶妊娠前に見逃された糖尿病を発見する目的で妊娠初期にも糖代謝異常のスクリーニングを行うことが大切である．

12. 周産期医療　②妊産婦─糖尿病合併妊娠と妊娠糖尿病

表2　GDM発症リスク因子

①糖尿病の家族歴
②巨大児出産の既往
③肥満妊婦
④GDMの既往
⑤高齢出産
⑥多胎妊娠
⑦多嚢胞性卵巣症候群

▶巨大児のリスクが高く，肩甲難産・分娩時外傷などの周産期合併症をきたしやすい．

▶GDM既往母体は，将来糖尿病やメタボリックシンドロームを発症しやすいため，分娩後のフォローアップが必要である．

2. 診断

▶表3に妊娠中の糖代謝異常の診断基準を示す．

3. 治療

A 糖尿病合併妊娠

① 妊娠前の治療（プレコンセプションケア）

▶妊娠前の血糖コントロールは，**低血糖を回避しつつHbA1c 6.5％未満**を維持することを目標とする．

▶妊娠中に網膜症が悪化しやすいため，妊娠前に眼底検査を受け，必要な治療を行い安定した状態で妊娠する．

▶妊娠中に腎症は悪化しやすく，進行した腎症は周産期合併症のリスクを高めるため妊娠の是非について慎重にカウンセリングを行う必要がある．

▶肥満者は食事療法により目標体重にできるだけ近づける．

▶経口血糖降下薬やGLP-1受容体作動薬はイン

表3　妊婦の糖代謝異常の診断基準

1) 妊娠糖尿病 gestational diabetes mellitus (GDM)
75 g OGTTにおいて次の基準の1点以上を満たした場合に診断する．
　①空腹時血糖値　≧92 mg/dL　（5.1 mmol/L）
　②1時間値　　　≧180 mg/dL　（10.0 mmol/L）
　③2時間値　　　≧153 mg/dL　（8.5 mmol/L）
2) 妊娠中の明らかな糖尿病 overt diabetes in pregnancy（註1）
以下のいずれかを満たした場合に診断する．
　①空腹時血糖値≧126 mg/dL
　②HbA1c値≧6.5％
＊随時血糖値≧200 mg/dL あるいは 75 g OGTTで2時間値≧200 mg/dL の場合は，"妊娠中の明らかな糖尿病"の存在を念頭に置き，①または②の基準を満たすかどうか確認する．（註2）
3) 糖尿病合併妊娠 pregestational diabetes mellitus
　①妊娠前にすでに診断されている糖尿病
　②確実な糖尿病網膜症があるもの

註1．妊娠中の明らかな糖尿病には，妊娠前に見逃されていた糖尿病と，妊娠中の糖代謝の変化の影響を受けた糖代謝異常，および妊娠中に発症した1型糖尿病が含まれる．いずれも分娩後は診断の再確認が必要である．
註2．妊娠中，特に妊娠後期は妊娠による生理的なインスリン抵抗性の増大を反映して糖負荷後血糖値は非妊時よりも高値を示す．そのため，随時血糖値や 75 g OGTT 負荷後血糖値は非妊時の糖尿病診断基準をそのまま当てはめることはできない．

（日本糖尿病・妊娠学会と日本糖尿病学会との合同委員会：妊娠中の糖代謝異常と診断基準．糖尿病と妊娠15(1)，2015より引用）

スリン療法に変更する．

▶基礎体温測定や血糖自己測定，持続グルコースモニタリングを指導し，低血糖の対処方法を家族にも指導する．

② 妊娠中の治療

▶妊娠中の治療は患者を中心とした**チーム医療（糖尿病専門医・産科医・眼科医・新生児科医・管理栄養士・助産師・看護師・薬剤師）**が重要である．

▶血糖コントロールの目標は**空腹時血糖値95 mg/dL未満，食後1時間血糖値140 mg/dL未満または食後2時間血糖値120 mg/dL未満，HbA1c 6.0～6.5％未満**である．

▶妊娠中のインスリン療法は，1型あるいは2型糖尿病であっても各食前に速効型または妊娠中使用可能な超速効型インスリンと，就寝前に中間型または妊娠中使用可能な持効型溶解インス

第6章　疾患における栄養療法

第 6 章 ● 疾患における栄養療法

リンの頻回法または持続皮下インスリン注入療法が血糖コントロールに有効である.

▶妊娠中期以降のインスリン必要量の増大に対しては血糖自己測定や持続グルコースモニタリングのデータを活用しインスリン量を調節する.

B GDM

▶食事療法が基本であるが,食事療法で目標血糖値を達成できない場合はインスリン療法を開始する.

4. 栄養療法

▶栄養療法の目的は,①母体の血糖正常化,②妊娠中の適正な体重増加と健全な胎児の発育に必要なエネルギーの確保とバランスのよい栄養素配分,③母体の空腹時,飢餓によるケトーシスの予防,④授乳の際の栄養補給である.

A 栄養の病態

▶妊娠中母体の代謝状態は妊娠前半期では,同化の方向に進み脂肪蓄積が促される.妊娠後半期では,異化の方向に向かい胎児が急速に発育する.

▶胎児は胎盤を介して母体からエネルギー源を得て発育するが,胎児の主たる栄養源は母体のグルコースである.

▶母体のグルコースは拡散の加わった能動輸送である facilitated diffusion(促進拡散)として特異的な形式で胎盤を通過する.

▶母体と胎児の血糖値は約 20 mg/dL の濃度勾配で保たれるため,母体の高血糖は胎児の高血糖を引き起こす.その結果,胎児膵は刺激され胎児高インスリン血症となり,胎児自身の脂肪組織増大を招き巨大児となる.

▶胎児の血中必須アミノ酸濃度は母体よりも高

く,逆勾配によって胎盤の能動輸送がなされ,その通過性は各アミノ酸により異なる.

▶脂質は主として遊離脂肪酸が濃度勾配による拡散により,わずかではあるが母体から胎児へ輸送される.

B 栄養の評価

▶妊娠中の体重・血糖コントロール状態・胎児発育が主たる栄養管理上の評価となる.

▶妊娠中の体重増加量は胎児・胎盤・羊水・母体乳房・子宮増大,母体血流量の増加により最低でも 6～7 kg ほどとなる.

▶2021 年日本産科婦人科学会は妊娠中の体重増加指導の目安を発表したが,糖代謝異常合併妊婦の至適体重増加量は現在検討中である.

▶特に肥満妊婦では,過剰なエネルギー制限の有無を確認するため,尿中ケトン体検査を行う.

▶胎児発育については,産科外来での定期的な超音波検査により,チェックする.

C 栄養の教育・指導

▶非肥満健常妊婦では,目標体重×30 kcal に妊娠時の付加量として妊娠初期 50 kcal,中期 250 kcal,後期 450 kcal が摂取基準とされているが糖代謝異常妊婦についての明確な基準はない.血糖コントロールと体重増加量を参考に調節する.

▶肥満妊婦では,妊娠全経過を通して目標体重×30 kcal とし,必ずしも付加量を加える必要はない.妊婦の体重が急激に減少するような極端な食事制限は避けるべきである.

▶栄養素配分は,炭水化物エネルギー比率 50～65%,脂質エネルギー比率 20～30%,たんぱく質推奨摂取量は妊娠中期は＋5 g,後期＋25 g,授乳中は＋20 g である.

▶栄養食事指導の際は,糖尿病食品交換表を用いて指導する.また,カーボカウントもインスリン量調節に有用である.

12. 周産期医療　②妊産婦―糖尿病合併妊娠と妊娠糖尿病

▶食後高血糖，食前低血糖の予防のため1日のエネルギーを5〜6回に分ける「**分割食**」を指導する．

▶早朝のケトン体出現予防，インスリン使用例では夜間の低血糖予防のため就寝前に乳製品の補食を指導する．

▶授乳期の摂取エネルギーは，目標体重×30 kcalに授乳に必要なエネルギー350 kcalを付加するが，母乳分泌の状態によりに増減し，母乳を与えない場合には付加量は必要ない．

▶GDMは将来糖尿病やメタボリックシンドロームを発症しやすいため，分娩後糖代謝が正常化した場合も健康的な食事と体重を維持する．

▶肥満妊婦に対しては分娩後，次の妊娠や将来の生活習慣病予防に向けて離乳後に減量を指導する．

■文献

1) 日本糖尿病・妊娠学会(編)．妊婦の糖代謝異常診療・管理マニュアル，第3版，メジカルビュー社，p.72，2022
2) 日本糖尿病・妊娠学会と日本糖尿病学会との合同委員会．妊娠中の糖代謝異常と診断基準．糖尿病と妊娠 2015; **15**（1）

第6章　疾患における栄養療法

第6章 ● 疾患における栄養療法

13. 集中治療における栄養管理

- 集中治療とは，強いストレスに曝されて重篤な臓器不全を複数発症した重症患者に対して全身管理を行うものであり，各種人工臓器を駆使して生命維持を行うとともに，各臓器不全から回復させることを目的としている．
- 集中治療室においては医師，看護師のみならず多職種からなる医療チームが診療にあたることで治療成績が改善することが認識されている．
- 栄養療法においては，ダイナミックに変動する全身状態のモニタリングとそれに応じた栄養評価が必要であり，個々の病態に対する栄養療法の治療計画を早期から立案しチーム医療のなかで進めていく必要がある．

キーワード	集中治療室，SOFA スコア，NUTRIC スコア

1. 集中治療とは

▶集中治療とは，呼吸，循環，消化器，腎臓，中枢神経系，血液凝固などの各臓器システムに生じた重篤な機能不全を対象とし(**表1**)，様々なモニタリングと臓器サポート機器を駆使することで，多くは複数生じている臓器機能不全を回復させ重症患者の生命維持を目的としている．

▶集中治療の歴史は1952年デンマークの麻酔科医 Ibsen がポリオによる呼吸不全を1ヵ所に集め，気管切開下の患者を医学生が交代でバッグ換気を長時間行うことで生命を維持するという治療を行い，死亡率を大きく減少させたことに始まる．重症症例の集約化のみならず，呼吸不全や循環管理について習熟している医療スタッフを配置して，早期に医療介入を行うというスタイルは，集中治療の端緒を開いたとして高く評価されている．

表1 集中治療の対象となる病態または疾患

呼吸	術後呼吸不全，急性呼吸促迫症候群，急性肺水腫，重症肺炎，気管支喘息，閉塞性肺疾患など
循環	心停止，心臓手術後，不整脈，急性冠症候群，心不全，ショック，急性肺塞栓症，急性大動脈解離，感染性心内膜炎など
脳神経	神経外科術後，頭部外傷，心停止後症候群，痙攣重積，脳卒中，頭蓋内感染症，脳死など
消化器	食道がん手術後，急性腹症，重症急性膵炎，急性肝不全など
代謝・内分泌・栄養	酸塩基平衡障害，電解質異常，糖尿病，内分泌疾患，副腎機能不全など
腎臓	急性腎障害など
血液・凝固線溶系	播種性血管内凝固症候群(DIC)，血栓性血小板減少性紫斑病など
感染	敗血症，院内感染，インフルエンザなど
外傷・中毒	過量内服，農薬中毒，一酸化炭素中毒など
産科	羊水塞栓症，分娩後出血など
体温異常	低体温症，熱中症，悪性症候群など
疼痛・精神	術後疼痛，せん妄など
その他	臓器提供，終末期医療など

13. 集中治療における栄養管理

2. 集中治療室（ICU）とは

▶集中治療室（intensive care unit：ICU）とは高度医療を行うにあたり必須の機能であり，前述したような重症患者の集約化と専門医療スタッフの配置に加えて，莫大な医療資源の投入が必要とされる．

3. 集中治療における患者管理

A スコアリング

▶ICU で治療を受ける重症患者は複数の臓器不全を呈していることが多く，日々刻々とその状況に改善あるいは悪化といった変化が認められる．

▶Acute Physiologic Assessment and Chronic Health Evaluation（APACHE）スコアは 1981 年 Knaus らによって最初に提唱され，何度か改訂が行われていて，2006 年に改定された APACHE Ⅳが最新である．APACHE Ⅲおよび Ⅳは煩雑などの理由により APACHE Ⅱがいまだ広く使用されている（表2）．

▶Sequential organ failure assessment（SOFA）スコアは多臓器不全の重症度を評価することを目的としている（表3）．ICU 入室時の SOFA スコアが 12 点以上，あるいは入室後 48 時間以内に SOFA スコアが増加した群においては死亡率が 50％以上であることが 2001 年に報告されている[1]．

▶NUTRIC スコアは，高いエネルギー充足率により利益を得るであろう重症患者を同定するために開発された．APACHE Ⅱおよび SOFA スコアが含まれており（表4），6 点以上であれば，死亡率，人工呼吸期間などの予後悪化のリスク

が高く，積極的な栄養法による利益を得る可能性が高いと判定される．

B 人工呼吸管理

▶人工呼吸器は ICU において最も多く用いられている医療機器のひとつであり，呼吸不全に対して有効な人工臓器である．特に急性呼吸促迫症候群（acute respiratory distress syndrome：ARDS）は重篤な呼吸不全であり，ICU 入室患者の 10％程度が診断されると報告されている．わが国においては日本集中治療医学会，日本呼吸療法医学会，日本呼吸器学会合同による ARDS 診療ガイドライン 2021 が改訂発表され，2023 年には欧州集中治療医学会による ARDS ガイドラインが発表されている．

▶これらのガイドラインにおいては，肺保護換気戦略（低い一回換気量およびプラトー圧の制限）が推奨されており，人工呼吸器による換気量を必要最小限にすることで肺組織の傷害を軽減することが目的である．肺保護換気戦略の結果，血中の二酸化炭素濃度は上昇してしまうが，基準値以上の濃度であっても容認することが強調されている（permissive hypercapnia）．したがって，ARDS 患者においては二酸化炭素産生が少ない脂質を多く用いた経腸栄養剤が好まれる．また，ARDS においては換気血流不均衡が高度であることが多く，背側無気肺を解除すべく腹臥位療法が行われることがある．腹臥位においては腹腔内圧の上昇が避けられず，経管栄養を一時的に中断する必要もありうる．

C 鎮静・鎮痛管理

▶鎮静・鎮痛管理は ICU において重要な役割を果たしている．患者の意識レベルを低下させて体動を抑制することではなく，十分な疼痛を除く鎮痛管理を最優先することが，重症患者の生命予後のみならず回復後の高度認知機能の維持などに重要であることが報告されており，2013

第6章 疾患における栄養療法

311

第6章 ● 疾患における栄養療法

表2 APACHE Ⅱスコア
A＋B＋C の合計で算出する
A. Total Acute Physiology Score（APS）

生理学的パラメーター	上方異常				0	下方異常			
	+4	+3	+2	+1	0	+1	+2	+3	+4
直腸温(℃)(腋窩温+1℃)	≧41	39〜40.9		38.5〜38.9	36〜38.4	34〜35.9	32〜33.9	30〜31.9	≦29.9
平均動脈血圧(mmHg)(拡張期血圧+1/3×脈圧)	≧160	130〜159	110〜129		70〜109		50〜69		≦49
心拍数(/分)	≧180	140〜179	110〜139		70〜109		55〜69	40〜54	≦39
呼吸数(/分)	≧50	35〜49		25〜34	12〜24	10〜11	6〜9		≦5
動脈血酸素化 a. FiO_2≧0.5で $A-aDO_2$# b. FiO_2<0.5で PaO_2 (mmHg)	≧500	350〜499	200〜349		<200 >70		61〜70	55〜60	<55
動脈血 pH	≧7.70	7.60〜7.69		7.50〜7.59	7.33〜7.49		7.25〜7.32	7.15〜7.24	<7.15
血清 HCO_3 濃度 (Venous-mmol/L)(動脈血ガス分析未施行時)	≧52.0	51.9〜41.0	—	40.9〜32.0	31.9〜22.0	—	21.9〜18.0	17.9〜15.0	<15.0
血清 Na 濃度(mEq/L)	≧180	160〜179	155〜159	150〜154	130〜149		120〜129	111〜119	≦110
血清 K 濃度(mEq/L)	≧7.0	6.0〜6.9		5.5〜5.9	3.5〜54	3.0〜3.4	2.5〜2.9		<2.5
血清 Creatinine(mg/dL)(急性腎不全では点数2倍)	≧3.5	2.0〜3.4	1.5〜1.9		0.6〜1.4		<0.6		
Hct(%)	≧60		50〜59.9	46〜49.9	30〜45.9		20〜29.9		<20
WBC(×10^3/mm^3)	≧40	20〜39.9	15〜19.9		3〜14.9		1〜2.9		<1
Glasgow Coma scale (GCS)*	Score＝15−GCS								

B. 年齢ポイント

年齢(歳)	≦44	45〜54	55〜64	65〜74	≧75
ポイント	0	2	3	5	6

C. 慢性併存病態ポイント
重篤な臓器(肝，循環器，呼吸器，腎)不全あるいは免疫能低下がある場合
  a. 非手術あるいは緊急手術患者：5 ポイント
  b. 予定手術患者：2 ポイント

表3 SOFAスコア

		0	1	2	3	4
呼吸器	PaO_2/FiO_2 比	>400	≦400	≦300	≦200 (人工呼吸器)	≦100 (人工呼吸器)
凝固系	血小板数 (×10^3/mm^2)	>150	≦150	≦100	≦50	≦20
肝	ビリルビン値 (mg/dL)	<1.2	1.2〜1.9	2.0〜5.9	6.0〜11.9	>12.0
心血管系	低血圧	なし	平均動脈圧 <70 mmHg	ドパミン≦5γあるいはドブタミン投与(投与量を問わない)	ドパミン>5γあるいはエピネフリン≦0.1γあるいはノルエピネフリン≦0.1γ	ドパミン>15γあるいはエピネフリン>0.1γあるいはノルエピネフリン>0.1γ
中枢神経系	グラスゴー昏睡スケール	15	13〜14	10〜12	6〜9	<6
腎機能	クレアチニン値 (mg/dL) あるいは尿量	<1.2	1.2〜1.9	2.0〜3.4	3.5〜4.9 あるいは <500 mL/日	>5.0 あるいは <200 mL/日

13. 集中治療における栄養管理

表4 NUTRICスコア

変　数	範囲	点数
年齢	<50	0
	50〜75	1
	≧75	2
APACHE Ⅱ	<15	0
	15〜<20	1
	20〜28	2
	≧28	3
SOFA	<6	0
	6〜10	1
	≧10	2
併存疾患数	0〜1	0
	≧2	1
ICU入室までの期間	0〜<1	0
	≧1	1
IL-6	0〜399	0
	≧400	1

スコアリングシステム：IL-6測定可能

合計点	分類	
6〜10	高スコア	臨床転帰悪化と関連（死亡率，人工呼吸）積極的栄養療法が最も有用
0〜5	低スコア	低い栄養障害リスク

スコアリングシステム：IL-6測定不可能

合計点	分類	
5〜9	高スコア	臨床転帰悪化と関連（死亡率，人工呼吸）積極的栄養療法が最も有用
0〜4	低スコア	低い栄養障害リスク

年米国集中治療医学会のガイドライン，2014年日本集中治療医学会ガイドラインともに人工呼吸中の成人患者では鎮痛を優先に行う鎮静法（analgesia-first sedation）が推奨されている．
▶気管挿管による人工呼吸管理においては，挿管チューブによる刺激・疼痛がその対象となり，その他にも各種ドレーンチューブ（脳室，胸腔，腹腔など）や，重症熱傷患者での体表痛なども評価が必要である．ICU患者の痛みを治療するためには，静注オピオイド（フェンタニル，モルヒネ）が第1選択薬として用いられている．オピオイドの副作用としては，悪心・嘔吐と便秘が広く知られているが，ICU患者においては腸管蠕動低下による経腸栄養剤の停滞が

問題となる．この場合，腸管蠕動薬の投与とともにほかの鎮痛薬を併用することでオピオイド投与量の可能な限りの減量が試みられる．

4. 集中治療における栄養療法

A ガイドライン

▶ICU患者は経口摂取が不可能あるいはごく少量のみであることが多く，経腸栄養あるいは経静脈栄養による栄養療法は不可欠である．最新のガイドラインは，2024年に日本集中治療医学会より発表された「日本版重症患者の栄養療法ガイドライン2024　Japanese Critical Care Nutrition Guideline JCCNG2024」である．本ガイドラインでは，栄養状態の評価，栄養療法の開始時期，栄養投与ルート，エネルギー消費量と投与エネルギー量，投与たんぱく質量などについて，最近のエビデンスに基づいた推奨が提示されている．

B 経腸管栄養 vs. 経静脈栄養

▶経腸栄養は腸絨毛の保全（粘膜萎縮の防止）と腸内細菌叢正常化の維持により，腸内細菌あるいはエンドトキシンなどの細菌由来毒素が血中に入るbacterial translocation抑制作用があると考えられている．したがって，経静脈栄養よりも経腸栄養が優ると考えられるが，近年の臨床研究においては経腸栄養と経静脈栄養の比較において，死亡率あるいは感染症発生率に有意な差が認められていない．したがって，ガイドラインでは経静脈栄養を経腸栄養よりも優先して行うことは弱く推奨されるにとどまっている．
▶また，大量輸液蘇生やカテコールアミンが増量されているショック患者に経腸栄養を開始すると，腸管血流の相対的欠乏が生じるため，経腸栄養の開始はこのような状況が落ち着いてから

第6章　疾患における栄養療法

313

第6章 ● 疾患における栄養療法

行うべきと考えられている．経腸栄養の忍容性が低い場合などには経静脈栄養を併用する補充的静脈栄養（supplemental parenteral nutrition：SPN）も広く行われるようになった．

いては，重度栄養不良患者を除外したもの，あるいは体格が日本人とかけ離れたもの（平均BMI 30程度）が多く，その解釈には注意が必要である．

C 投与量

▶ICU入室直後から1週間程度は，強いストレスのため消費エネルギーが増加するとともに，炎症反応により筋肉，脂肪の分解が亢進しており内因性エネルギーとして1,000 kcal/日産生されると推定されている．したがって，**ICU入室後早期（3日目程度）は，overfeedingによる高血糖と免疫機能低下を避けるために消費エネルギーの60-70％程度の投与で十分である．**

▶消費エネルギーの算出には間接熱量計による測定が各種ガイドラインで推奨されている．ハリス・ベネディクト式による算出と間接熱量計での算出には大きな相違があることが報告されている．現状では，おおむね25〜30 kcal/kg/日程度（たんぱく質1.2 g/kg/日）が目安とされている．

▶ガイドラインに採用されているエビデンスにお

D 早期開始

▶以前のICUにおいては栄養療法の重要性の認識はあまり高くなく，生命維持に必須の治療が優先されるような状況であった．近年，多く臨床研究とガイドラインが早期栄養療法開始の重要性を示すようになった．

▶また，特定集中治療室の医師，看護師，薬剤師などとカンファレンスおよび回診などを実施すること，栄養サポートチームでの栄養管理の経験があり，特定集中治療室における栄養管理の経験もある管理栄養士が専任で配置されることも求められている．

■文献

1) Ferreira FL, et al. Serial evaluation of the SOFA score to predict outcome in critically ill patients. JAMA 2001; **286**: 1754-1758

14. 周術期における栄養管理

- 周術期の患者は様々な程度の低栄養，サルコペニア，悪液質，高血糖などのリスクにさらされる場面があり，栄養管理による全身状態の改善は治療効果に寄与する.
- 外科手術に伴う生体反応として，ストレスホルモンやサイトカイン分泌による異化作用が起こり，これによりエネルギー供給や創傷治癒が促進されるが，過剰な反応は術後回復を遅延させる可能性がある. そのため適切な栄養管理と血糖コントロール，早期リハビリテーションによる介入が必要な場合がある.
- 術前に栄養スクリーニングを行い，栄養障害があるか，術後の栄養障害が予想される場合は，食事改善や経口栄養補助食品などを追加することが重要である. これにより，術後の合併症リスクを低減し，回復を促進する.
- 術後は早期の経口摂取開始が推奨され，必要に応じて経腸栄養や静脈栄養を併用する. 入院中および退院後も栄養状態を定期的に再評価し，適切な栄養療法を継続することが重要である. 退院後も必要量を経口ルートから満たすことができない患者には，管理栄養士の指導を含む栄養療法の継続が推奨される.

キーワード	周術期，栄養管理，血糖管理，ERAS，プレハビリテーション

▶周術期栄養管理について，2017 年に ESPEN（The European Society for Clinical Nutrition and Metabolism）からガイドライン[1]が，2019 年には Basics In Clinical Nutrition 第 5 版が出版され（8.2 章）[2]，2020 年には ESPEN 専門家グループからの推奨[3]が発表されている. 本項ではこれらの内容を踏まえて周術期における栄養管理について概説する.

1. 手術侵襲時の生体反応

▶外科手術は効果的な治療方法のひとつであるが，生体内では手術侵襲に対する防御と創傷治癒のために多様な反応が引き起こされる. 具体的には，コルチゾール，グルカゴン，成長ホルモン，カテコラミンなどのストレスホルモンが分泌され，これにより血圧や体液量の調節が行われる（図1）. 同時に，グリコーゲン，脂肪，タンパク質の異化が引き起こされ，循環血液中にグルコース，遊離脂肪酸，アミノ酸が放出される. これにより，創傷治癒のためのエネルギーと材料が供給される.

▶炎症性サイトカインである TNF-α は血管の透過性を高め，炎症部位への免疫細胞の移動を促進する. また，線維芽細胞の増殖を刺激し，コラーゲンの生成を促進する. IL-6 は肝臓での急性期タンパク質（CRP やフィブリノーゲンなど）の生成を促進し，創傷部位の修復を促進する. 炎症性メディエーター（プロスタグランジンやケモカインなど）は痛みや発熱を引き起こ

第6章 ● 疾患における栄養療法

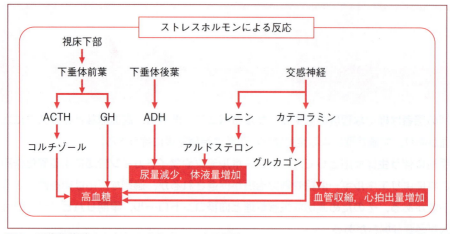

図1 手術侵襲時のストレスホルモンによる反応

し，炎症反応を調整し，白血球を炎症部位に誘導して免疫応答や感染防御を強化する．

▶ これらの反応は創傷治癒に重要な役割を果たすが，反応が過剰になると全身性の炎症反応やストレス，高血糖による臓器障害を引き起こし，術後回復を遅延させる可能性がある．したがって，炎症，感染，血糖のコントロールが適切に行われる必要がある．

▶ 代謝および栄養の観点より，以下の点に留意して周術期の管理を行う．

- 長期間の術前絶食を避け，術後できるだけ早く経口摂取を再開する．
- 栄養リスクが判明した時点で早期に栄養療法を開始する．
- 適切な血糖コントロールを行う（「4. 周術期の血糖管理」参照）．
- 異化作用を悪化させる要因（手術ストレス，感染や炎症，栄養不良，糖代謝異常など）を軽減する．
- たんぱく質同化と筋肉機能促進のため，適切な栄養管理と早期リハビリテーションを行う．

2. 術前栄養評価と栄養介入

▶ 体内に蓄えられたグリコーゲン，筋肉，脂肪は内因性エネルギー源となる．術前から栄養障害がある場合は，創傷治癒遅延，免疫反応の低下，腸粘膜バリア機能低下などの周術期合併症発生率および死亡率が上昇する．そのため，術前に経口摂取量の低下や体重減少などの栄養障害が存在する場合や術後の低栄養が予想される場合は術前からの栄養介入が必要となる．

▶ 栄養リスクを特定するために，各施設に適した栄養スクリーニングを用いる（第4章-1「栄養スクリーニング，栄養不良の診断」参照）．ESPENガイドラインでは，重度の栄養リスク診断基準を検討し，術前栄養介入の適応として表1が提唱された．①〜⑤のいずれかが存在する場合，直ちに栄養療法を開始する．サルコペニアを合併した高齢の手術患者では周術期合併症が増加するため，栄養スクリーニング時にサルコペニアの検出のため，握力や椅子立ち上がりテスト，歩行テストなどを含むことが望ましい[4]．

▶ 具体的な栄養介入として，まずは食事摂取の改善を目指すが，それだけでは十分でない場合は

14. 周術期における栄養管理

表1　術前栄養介入の適応

以下の場合には，手術を2週間程度延期して栄養介入を行う適応がある
①6ヵ月以内に10〜15%を超える体重減少が認められる場合
②BMIが18.5 kg/m²に満たない場合
③SGA(主観的包括的評価)がグレードC(高度栄養障害)の場合
④肝腎機能異常がなくても，血清アルブミン値が3.0 mg/dLに満たない場合
⑤低栄養でなくとも
　1)7日以上絶食が予測される場合
　2)10日以上栄養必要量の60%未満の摂取が予測される場合

（Weimann A, et al. Clin Neutr 2017; **36**: 623-650[1]より引用）

経口栄養補助食品(oral nutritional supplements：ONS)を追加する．主に消化器手術を受ける栄養不良の患者に対して術前にONSを使用することで，感染症などの術後合併症が低下し，入院期間の有意な減少を示すエビデンスが多数存在する[5]．経口または経腸栄養によって必要栄養量を満たすことができない栄養不良または重度の代謝リスクがある場合には，術前7〜14日間の静脈栄養投与が有益である．

3. 術後栄養評価と栄養介入

▶術後早期の経口摂取開始が推奨されており，一般的には麻酔覚醒後から術後24時間以内に水分摂取を開始し，1〜2日以内に正常な食事摂取を達成することが望ましいとされている．このためには，正式な回復強化プロトコルの下で患者を管理することが推奨されている．経口摂取を基本とし，必要に応じてONSを併用するが，術後7日以上の絶食や10日以上必要量の60%未満の摂取が予測される場合には，早期経腸栄養および静脈栄養の組み合わせによる栄養介入が推奨される．

▶早期経腸栄養は敗血症性合併症を減少させ[6]，

多臓器不全の発生率を減少させる効果がある[7]．長期にわたる栄養不良や高度低体重など，リフィーディング症候群のリスクがある場合には，経口・経腸または静脈栄養を段階的に増量し，適切な体液管理を行い，血糖値，カリウム，リン，マグネシウムなどのモニタリングを行い，必要に応じて補充を行う．ウェルニッケ脳症予防のために十分量のチアミンを投与する[8]．

4. 周術期の血糖管理

▶血糖値が180 mg/dLを超えると，血管内皮細胞障害，免疫能低下，創傷治癒遅延など合併症リスクが顕著に増加し[9]，周術期の高血糖は感染性合併症，心血管系合併症，入院期間の延長，手術関連死亡率上昇の独立したマーカーであるため[10]，適切な血糖コントロールはリスク回避のために重要である．合併症リスクを最小限に抑えるためには，周術期の血糖値を140〜180 mg/dLの範囲に維持することが推奨されている[11]．

▶術前の段階で以下のいずれかに該当する場合は，手術を延期し，先に血糖コントロールを行うことが推奨されている[12]．
　・HbA1c≧8.5%
　・空腹時血糖≧200 mg/dL
　・随時血糖≧300 mg/dL
　・尿ケトン体陽性

▶糖尿病患者については絶食時間が長くならないように，手術はできるだけ午前中に計画することが推奨されている[12]．周術期における糖尿病治療薬の対応と主な合併症と注意点について**表2**に示す．

第6章　疾患における栄養療法

表2 糖尿病治療薬の周術期における対応と主な術後合併症

薬剤	術前まで	手術当日	術後合併症・注意点
ビグアナイド薬	2日前までに中止	中止	腎機能低下，低酸素状態における乳酸アシドーシス
スルホニル尿素薬	継続，高容量は2～3日前までに中止	中止	遷延性低血糖
速効型インスリン分泌促進薬	継続	中止	低血糖
チアゾリジン薬	継続	中止	浮腫，うっ血性心不全
αグルコシダーゼ阻害薬	継続	中止	イレウス
SGLT2阻害薬	3日前までに中止	中止	脱水，正常血糖ケトアシドーシス
DPP-4阻害薬	継続	中止	消化器症状，イレウス
GLP-1受容体作動薬*	継続	中止	消化器症状
テトラヒドロトリアジン系薬	継続	中止	不明
(超)速効型インスリン	継続	中止	低血糖
中間型・持効型インスリン	継続(前日夕方以降は80%へ減量考慮)	継続・減量考慮	1型糖尿病では必須，禁食期間によって投与量を調節

* 術前胃内容物残留増加の可能性があるため，麻酔下で誤嚥リスクが高い患者に対して留意が必要．
(髙橋 裕．周術期管理．内分泌代謝・糖尿病内科領域専門医研修ガイドブック．日本内分泌学会，日本糖尿病学会（編），診断と治療社，p.407，2023[12] より作成)

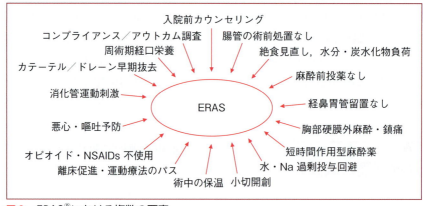

図2 ERAS®における複数の要素
(Ljungqvist O, et al. Enhanced Recovery After Surgery: A review. JAMA Surg 2017; **152**: 292-2981[4] より作成)

5. ERAS とプレハビリテーション

A ERAS(Enhanced Recovery After Surgery)

▶ERAS®プロトコル(図2)[13]は，ヨーロッパで提唱された術後回復を促進するためのチーム医療による集学的な周術期管理プログラムである．

▶栄養管理に関するポイントは以下のとおりである．

・術前栄養評価：栄養状態の評価を行い，栄養不良がある場合は補正する．

・術前絶食の最小化：麻酔導入6時間前まで食事摂取が可能であり，2時間前まで清澄水の飲用が許可される．

・術後早期経口摂取：できるだけ早く経口摂取を再開する(通常は術後24時間以内)[14]．

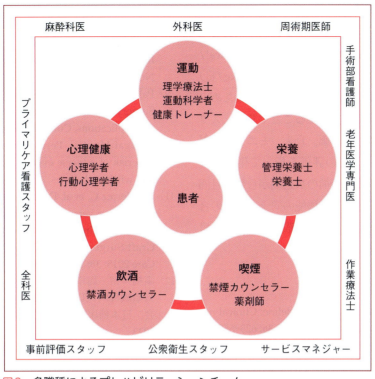

図3 多職種によるプレハビリテーションチーム
(Durrand J, et al. Clin Med (Lond) 2019; 19: 458-464[17] より引用)

本プロトコルでは，脱水防止と術後インスリン抵抗性増大予防のために，炭水化物濃度12.5％の飲料を手術前夜に800 mL，当日手術2時間前までに400 mL摂取することが推奨されている[15]．しかし，炭水化物摂取の術後インスリン抵抗性への明確な予防効果を示さなかったという報告[16]もあり，さらなる研究が必要とされている．また，糖尿病患者に対する具体的な証拠は限られており，炭水化物負荷の実施は個々の患者の状況に応じた臨床判断に基づいて行われるべきである．

わが国においては，ERASの導入で早期退院のみを目指すのではなく，生体侵襲反応の軽減を中心的理念として身体活動と栄養摂取の早期自立，周術期不安軽減と回復意欲の励起などによる患者満足を重視することを目指し，日本外科代謝栄養学会よりESSENSE (essential strategy for early normalization after surgery with patient's excellent satisfaction)が提唱された．

B プレハビリテーション (prehabilitation)

プレハビリテーションは，手術などの侵襲的な医療処置を受ける前に全身状態を最適化し，術後の回復促進とウェルビーイング向上を目的とした多職種チームによる患者中心の包括的プログラム（図3）[17]である．

プレハビリテーションプログラムには以下の要素が含まれる．

- 身体的トレーニング（有酸素運動，筋力トレーニング，柔軟性とバランス訓練）
- 栄養管理（バランスの取れた食事，不足時はONS，サプリメント，定期的なフォローアップ，患者教育とサポート）
- 心理的サポート（ストレス管理・カウンセリング）

第6章 ● 疾患における栄養療法

・禁煙・禁酒支援

▶プレハビリテーションプログラム内の栄養管理の目的は，必要なカロリー摂取量（25〜30 kcal/kg/日）とたんぱく質摂取量（1.5〜2.0 g/kg/日）を確保し，体組成の改善をサポートするための運動トレーニングを支援することである．スクリーニングののち，計画，介入，モニタリングを繰り返し，介入後の評価を行って術後のサポートにつなげる．術前の数週間から数ヵ月間介入を行うことで，身体機能の向上，術後の合併症予防，身体活動と栄養摂取の早期自立，早期退院を目指す．

■文献

1) Weimann A, et al. ESPEN guideline: Clinical nutrition in surgery. Clin Nutr 2017; **36**: 623-650

2) Ljungqvist O, et al. Perioperative nutrition, Basics In Clinical Nutrition（Lubos Sobotka）8.2. Fifth Edition, p.395-402, 2019, GALEN, L.A.

3) Lobo DN, et al. Perioperative nutrition: Recommendations from the ESPEN expert Group Clinical Nutrition 2020; **39**: 3211-3227

4) Reber E, et al. Nutritional Risk Screening and Assessment. J Clin Med 2019; **8**: 1065

5) Klek S, et al. Preoperative oral nutritional supplementation in malnourished surgical patients: a randomized clinical trial. Clinical Nutrition 2011; **30**: 709-715

6) Moore FA, et al. Early enteral feeding, compared with parenteral, reduces postoperative septic complications. The results of a meta-analysis. Ann Surg 1992; **216**: 172-183

7) Perel P, et al. Nutritional support for head-injured patients. Cochrane Database Syst Rev 2006; （4）: CD001530

8) Brunner A, et al. Nutrition in clinical practice-the refeeding syndrome: illustrative cases and guidelines for prevention and treatment. Eur J Clin Nutr 2008; **62**: 687-694

9) Palermo NE, et al. Stress Hyperglycemia During Surgery and Anesthesia: Pathogenesis and Clinical Implications, Curr Diab Rep 2016; **16**: 33

10) Kotagal M, et al. Perioperative hyperglycemia and risk of adverse events among patients with and without diabetes, Ann Surg 2015; **261**: 97-103

11) Umpierrez G, et al. Randomized Controlled Trial of Intensive Versus Conservative Glucose Control in Patients Undergoing Coronary Artery Bypass Graft Surgery: GLUCO-CABG Trial, Diabetes Care 2015; **38**: 1665-722015

12) 高橋　裕. 周術期管理，内分泌代謝・糖尿病内科領域専門医研修ガイドブック，日本内分泌学会，日本糖尿病学会（編），診断と治療社，p.407, 2023

13) Fearon KCH, et al. Enhanced recovery after surgery: a consensus review of clinical care for patients undergoing colonic resection, Clin Nutr 2005; **24**: 466-477

14) Ljungqvist O, et al. Enhanced Recovery After Surgery: A review. JAMA Surg 2017; **152**: 292-298

15) Svanfeldt M, et al. Effect of "preoperative" oral carbohydrate treatment on insulin action--a randomized cross-over unblinded study in healthy subjects, Clin Nutr 2005; **24**: 815-821

16) Yagci G, et al. Effects of preoperative carbohydrate loading on glucose metabolism and gastric contents in patients undergoing moderate surgery: a randomized, controlled trial. Nutrition 2008; **24**: 212-216

17) Durrand J, et al. Clin Med（Lond）2019; **19**: 458-464

15. 災害と栄養管理

- 災害時は，ライフラインが完備していない不自由な環境のなか，被災者の健康状態の悪化，慢性疾患の悪化を最小限にとどめることが重要となる．
- 被災者へ提供されている食品や料理，その内容などを確認し，エネルギー量や栄養素の過不足がないかアセスメントを行う．
- 非常食や支援物資，炊き出しなど限られた食環境のなかでも，食事に配慮が必要な人をできる限り早く抽出し，対応に当たる．

キーワード 災害，支援物資，避難所，エコノミークラス症候群，リフィーディング症候群

1. 災害と栄養

▶災害時に摂取できる食品は，備蓄食や被災地に届く支援物資によるもので，おにぎりや菓子パン，カップ麺など炭水化物が中心で，肉や魚，野菜や果物などの摂取は困難となることから，たんぱく質やビタミン・ミネラル，食物繊維は不足しやすい．被災地の限られた環境では，食事由来の水分摂取量が少なくなるほか，飲料水の確保が困難な状況である．他方，トイレの不足や汚れなどから，水分補給を控える傾向にあり，平常時よりも水分摂取量が減ることで脱水症状や易疲労感の出現，低体温，便秘などを招くおそれがある．また，車中泊や狭い避難所での生活により心血管系疾患，深部静脈血栓症(エコノミークラス症候群)を引き起こすリスクが高まる．避難所での活動量の低い生活では，エネルギー摂取過多による肥満のほか，カップ麺やカップみそ汁などで食塩過多となりやすい．災害時は，ライフラインが完備していない不自由な環境のなか，被災者の健康状態の悪化，慢性疾患の悪化を最小限にとどめることが重要となる．

2. フェーズに合わせた食支援と栄養課題への対応

▶災害発生1ヵ月以内の支援が重要であるが，そのなかでも想定される健康状態の変化や栄養に関する問題点は，フェーズごとに異なる(表1)[1]．災害発生時のフェーズ0〜1では，エネルギー量の確保，フェーズ2〜4では，エネルギー量の確保とたんぱく質，ビタミン・ミネラル不足による栄養不良や体力低下が顕著になってくる時期である．腎臓病，糖尿病，高血圧など食事制限が必要な疾患を持つ人や乳幼児，妊婦，授乳婦，嚥下困難な高齢者など食事に特別な配慮が必要な人を早めに把握する必要がある．

第 6 章 ● 疾患における栄養療法

表1　フェーズに合わせた食支援と栄養課題への対応

フェーズ(＊)	フェーズ0	フェーズ1	フェーズ2	フェーズ3	フェーズ4
	初動対策期 (超急性期)	緊急対策期 (急性期)	応急対策期 (亜急性期)	復旧対策期 (慢性期)	復興対策期 (平穏期)
	24時間以内	72時間以内	4日目から1週間	概ね1週間から 1～2ヵ月	概ね3ヵ月以降
状況	ライフライン寸断	ライフライン寸断	ライフライン 徐々に復旧	ライフライン 概ね復旧	仮設住宅
	建物の倒壊や火災などの発生により,傷病者が多数発生し,救出救助活動が開始される	救助された多数の傷病者が医療機関に搬送される ライフラインや交通機関が途絶し,被災地外からの人的・物的支援の受入れが少ない	被害状況が少しずつ把握でき,ライフラインなどが復旧し始める 人的・物的支援の受入体制が確立されている	地域医療やライフライン機能,交通機関などが徐々に復旧している	避難生活が長期化しているが,ライフラインがほぼ復旧して,地域の医療機関や薬局が徐々に再開している
食事提供	おにぎり,パン,カップ麺,水分 →（フェーズ4まで） 炊き出し →（フェーズ1からフェーズ4まで） 弁当 →（フェーズ2からフェーズ4まで）				
想定される 栄養課題	食料確保 飲料水確保	支援物資到着 (物資過不足,分配の混乱)	栄養不足 避難所栄養過多 栄養バランス悪化 個別対応が必要な人の把握	食事の簡便化 栄養バランス悪化 栄養過多	自立支援 食事の簡便化 栄養バランス悪化 栄養過多
	要食事配慮者への食品不足 (乳児用ミルク,アレルギー食,嚥下困難者,食事制限など)	脱水 エコノミー症候群	便秘 慢性疲労 体調不良者増加 エコノミー症候群	慢性疾患悪化 活動量不足による肥満 リフィーディング症候群	慢性疾患悪化 活動量不足による肥満 リフィーディング症候群
栄養補給	高エネルギー食品の提供		たんぱく質,ビタミン,ミネラル不足への対応		
栄養課題への対応食品	そのまま食べられるレトルト粥,乾パン,缶詰パン,パックご飯,おにぎり,菓子パン,カップ麺,カップみそ汁など	肉や魚などの缶詰,チーズやヨーグルトなどの乳製品,プロテインパウダーなど 麦,強化米,雑穀,玄米,果実ジュースや野菜ジュース,ビタミンやミネラルが強化された食品(飲料,菓子など),栄養素を調整した食品(ゼリー,クッキーなど),栄養ドリンクや栄養機能食品,食物繊維粉末,サプリメントなど			
支援活動		避難所,被災住宅での栄養アセスメント,巡回栄養相談			
				仮説住宅での健康教育,栄養相談	

(＊) 災害フェーズ：災害が発生した際に,その対応がどのように進行するかを示す一連の期間のこと

(公益社団法人日本栄養士会．災害時の栄養・食生活支援ガイド Ver.1 より引用)

3. 災害時の栄養基準と栄養アセスメント

▶フェーズ2以降では,被災者へ提供されている食事の量やその内容などを聞き取り調査や写真記録で確認する．厚生労働省が示している「避難所における食事提供の計画・評価のための栄養の参照量」(表2,表3)[2]に基づき,食事のエネルギー量や栄養素の過不足がないか評価する．アセスメントの結果,栄養・生活に関する対応が必要な場合は被災者に個人で行える改善方法を提案するほか,災害対策本部や救援物資を取りまとめている部門にも必要な食材について相談し,協力要請を行う．

15. 災害と栄養管理

表2 避難所における食事提供の評価・計画のための栄養量の参照量〜エネルギーおよび主な栄養素について〜

目的	エネルギー・栄養素	1歳以上1人1日あたり
エネルギーの摂取過不足の回避	エネルギー	1,800〜2,200 kcal
栄養素の摂取不足の回避	たんぱく質	55 g以上
	ビタミンB$_1$	0.9 mg以上
	ビタミンB$_2$	1.0 mg以上
	ビタミンC	80 mg以上

※日本人食事摂取基準（2015版）で示されているエネルギーおよび栄養素の値をもとに，平成22年国勢調査結果で得られた性・年齢階級別の人口構成を用いた加重平均により算出
（熊本県災害時栄養管理ガイドライン〜被災者の栄養・食生活支援活動の手引き〜．発行元：熊本県健康福祉部健康局健康づくり推進課（令和2年4月）より引用）

表3 避難所における食事提供の評価・計画のための栄養量の参照量〜対象特性に応じて配慮が必要な栄養素について〜

目的	栄養素	配慮事項
栄養素摂取不足の回避	カルシウム	骨量が最も蓄積される思春期に十分な摂取量を確保する観点から，特に6〜14歳においては，600 mg/日を目安とし，牛乳・乳製品，豆類，緑黄色野菜，小魚など多様な食品の摂取に留意すること
	ビタミンA	欠乏による成長阻害や骨および神経系の発達抑制を回避する観点から，成長期の子ども，特に1〜5歳においては，300 μgRE/日を下回らないよう主菜や副菜（緑黄色野菜）の摂取に留意すること
	鉄	月経がある場合には，十分な摂取に留意するとともに，特に貧血の既往があるなど個別の配慮を要する場合は，医師・管理栄養士などによる専門的評価を受けること
生活習慣病の一次予防	ナトリウム（食塩）	高血圧の予防の観点から，成人においては，目標量（食塩相当量）として，男性8.0 g未満/日，女性7.0 g未満/日）を参考に，過剰摂取を避けること

（熊本県災害時栄養管理ガイドライン〜被災者の栄養・食生活支援活動の手引き〜．発行元：熊本県健康福祉部健康局健康づくり推進課（令和2年4月）より引用）

4. 食事に配慮が必要な主な疾患とその対応

A 食物アレルギー

▶非常食や支援物資，炊き出しにはアレルギーの原因となる食品が混入している可能性がある．可能な限り早い段階でアレルギー情報を確認し，特殊な食品が必要な場合は，災害対策本部や支援物資を取りまとめている部門に連絡する．アナフィラキシーショックを起こす重症者では，アドレナリン自己注射薬（エピペン®）を保持しているのか確認しておく．支援物資や炊き出しなどは，献立や使用されている原材料の情報を提供する．被災者本人，その家族には，加工食品は，原材料表示を必ず確認するよう指導する．

B 高血圧症

▶災害時には，精神的・身体的ストレスにより血圧上昇が起きるほか，交感神経が活性化した状態では，「食塩感受性」が高まり，体内に食塩が蓄積し血圧が上昇することが報告されている[3]．おにぎりは具を残すようにし，カップ麺やみそ汁は付属の調味料の量を減らすほか，麺や具を食べて汁を残すなどの減塩指導を行う．

C 糖尿病

▶食事は時間をかけて摂取し，たんぱく質を多く含む肉や卵，乳製品などや野菜が手に入る場合は，炭水化物の多い食品を最後に摂るように指導する．食品の供給が安定すると，食品の種類や量が充実し，逆に栄養過多となる場合がある．食事量が多い場合は残すように指導することも必要である．避難所生活では，身体活動量が減るため，血糖値や体重管理のために食後にウォーキングや体操を行うことを提案する．また，インスリン依存患者では，食べる量が一定

第6章　疾患における栄養療法

第6章 ● 疾患における栄養療法

でない時期は，摂取した食事量に見合ったインスリン量を投与するよう（食後打ち）にし，低血糖に留意する．

D 腎臓病

▶エネルギー量が不足すると，異化亢進により，血液中に老廃物が増え，腎臓に大きな負担がかかるため，災害時には，炭水化物や脂質からエネルギー量を十分に摂取する．限られた食品での栄養管理となるが，たんぱく質や食塩，カリウム，リンの摂り過ぎとならないよう配慮する．

E リフィーディング症候群

▶栄養不足が長期化し，安定的に食事が供給されるようになるとリフィーディング症候群のリスクが高まる．栄養摂取はゆっくりと増加させ，

3～7日間かけて栄養目標量に達するよう段階的に進めることが重要である．糖質を多く含む食品を一度に多量摂取しないように留意し，ビタミンB_1を十分に摂取する．リン，カリウム，マグネシウムなどのミネラルの摂取量が不足しないよう注意する．

■文献

1) 公益社団法人日本栄養士会　災害時の栄養・食生活支援 ver.1　https://www.dietitian.or.jp/news/upload/images/jdadat_guide_202207.pdf
2) 熊本県災害時栄養管理ガイドライン〜被災者の栄養・食生活支援活動の手引き〜，熊本県健康福祉部健康局健康づくり推進課（令和2年4月）
3) 日本循環器学会/日本高血圧学会/日本心臓病学会合同ガイドライン．2024年版 災害時循環器疾患の予防・管理に関するガイドライン

ライフステージ別の栄養補給の特徴と問題点

1. 新生児・低出生体重児 —————————— 326
2. 小児 ———————————————————— 332
3. 高齢者（サルコペニア，フレイルを含む）—— 337

第7章 ● ライフステージ別の栄養補給の特徴と問題点

1. 新生児・低出生体重児

- 新生児期は人生のなかで最も急速に発達する時期であり，また栄養摂取法，消化管構造と運動機能，消化吸収能，栄養代謝の未熟性など栄養上の特徴を持っている．
- 順調な発育発達のためには 120 kcal/kg/ 日を要し，低出生体重児ではさらに多くの摂取エネルギーが必要である．
- 新生児における栄養は母乳栄養による自律哺乳が原則である．
- 低出生体重児では，経口哺乳不能な時期は経腸栄養併用が必要であり，また母乳のみでは不足する成分を母乳強化剤または人工乳で補う必要がある．
- 早産・極低出生体重児に対しては，経腸栄養が確立するまでのあいだ積極的に経静脈栄養を行い，出生後に低栄養とならない栄養管理が重要である．

キーワード	新生児，低出生体重児，母乳，母乳強化剤，人工乳，液体ミルク

1. 新生児栄養の特徴

A 流動栄養

▶新生児は成人と異なり固形物を摂取することができない．これは消化吸収機能が未熟なだけでなく，口中で舌を使って固形物を咽喉まで運び込み飲み込むという一連の運動ができないためである．

▶新生児は吸啜によってミルクを口腔内から咽頭へ送り込んで，嚥下反射により胃へ送り出す．新生児の栄養はエネルギー濃度の薄い流動食に頼っているため，多量かつ頻回に飲まなければならない．

B 呑気症

▶新生児はミルクと同時に多量の空気も飲み込む．そのため胃は成人と比べて縦長で，食道・胃結合部の括約筋が弱く，ゲップとして空気が出やすい構造になっており，嘔吐・溢乳・反芻がよくみられる．

C 消化管運動機能

▶新生児の胃では固定している靱帯が緩いために軸捻転が起こりやすい．軸捻転が起こると，飲み込んだ空気が排出されにくくなり，嘔吐・腹満の原因となる．また，腸管壁の筋層が薄く，かつ蠕動も不規則であり，全体的な協調運動が悪いため容易に腸管拡張や腹部膨満が起こる．

D 栄養状態

▶新生児は急速に成長する必要上，その代謝率は成人より極めて高く，より多くのエネルギー，たんぱく質，その他の栄養素を必要とする．また肝臓や皮下の栄養蓄積が少ないため，飢餓に対して弱く，低栄養や種々の栄養障害を容易に起こす．

▶低出生体重児は出生後早期に低栄養にさらされ，十分な発育が得られないことが少なくな

326

い．このような状態は子宮内胎児発育遅延に対して子宮外発育遅延と呼ばれており，神経学的予後や身体発育に悪影響を与えるとされる．また子宮内胎児発育遅延および子宮外発育遅延における低栄養はエピジェネティックな遺伝子調節の変化から栄養代謝に影響を与えるとともに，**成人期の耐糖能異常や高血圧などメタボリックシンドロームの発症に関与する**ことが危惧されている．

E 栄養代謝

① たんぱく質

▶新生児ではメチオニンからシスチン，さらにタウリンをつくり出す酵素(シスタチオナーゼ)が不足しているため，成人では体内で合成される**シスチンやタウリンが新生児では準必須アミノ酸のひとつ**とされ，外から与えなければならない．また，アミノ酸代謝に関する酵素系が未熟であり，たんぱく質負荷で容易に高チロシン血症，高フェニルアラニン血症などの高アミノ酸血症となる．

② 脂質

▶母体から胎児への脂質移行は非常に制限されているため，胎児は蓄積脂肪の大部分をグルコースを原料として自ら生成している．こうして生成される脂肪酸は非必須脂肪酸であるパルミチン酸が主である．そのため新生児皮下脂肪の脂肪酸組成では，パルミチン酸・パルミトオレイン酸が成人に比べて著しく多く，逆に必須脂肪酸であるリノール酸が少ない．

▶また，新生児は出生と同時に全栄養を自らまかなわなければならないため脂質利用が亢進する．低出生体重児では貯蔵糖が少量で，経口摂取も遅れるため，成熟児よりエネルギー源としての脂質の利用はさらに活発となる．

③ 炭水化物

▶胎児は母体よりグルコースの供給を受け，エネルギー源として利用している．このため解糖系

における代謝活動は活発になっており，逆に糖新生系の活動は低下している．この糖代謝系は出生と同時に変化し，解糖系の酵素活性は急速に低下，糖新生系の酵素は活性を増す．

▶また，貯蔵エネルギー源として重要なグリコーゲンの肝臓への蓄積は，胎齢36週頃より活発になるが出生時でも十分な貯蔵はない．新生児は分娩時・生後早期にはこのグリコーゲンをエネルギー源として利用するが，蓄積量が少ないため成熟児でも24時間ほどで消費される．低出生体重児ではこの蓄積量がさらに少なく，**生後早期に低血糖を起こしやすい**．

F 水分

▶新生児は成人と比べて身体の構成成分のうち水の占める割合が極めて高く，その傾向は在胎週数が少ない低出生体重児ほど大きい．出生後に5〜10％の生理的体重減少を認めるが，その大部分は間質内水分が不感蒸泄や尿として排泄されたものである．

2. 新生児に必要な栄養量

A エネルギー

▶新生児の身体的特徴として，エネルギー消費量の多い臓器，すなわち脳・肝臓・心臓・腎臓などが全体重に占める割合が高く，エネルギー消費量の少ない筋肉量が成人に比べ少ない．また新生児期は最も身体発育が盛んな時期である．したがって体重あたり新生児は成人と比べてより多くのエネルギーを必要としており，ほぼ120 kcal/kg/日を摂取していなければ順調な発育が得られない[1,2]．

▶ただし必要エネルギー量は，低温か否か，保育器内か否かなどの児の置かれた環境，日齢，運動量，基礎疾患の有無などによって大幅に異な

第7章 ● ライフステージ別の栄養補給の特徴と問題点

り，それらに使用された残りのエネルギーが発育に使われることになる．低出生体重児や子宮内発育遅延児は，発育の遅れを取り戻すため，120 kcal/kg/日より多いエネルギーが必要となる．

B たんぱく質

▶たんぱく質摂取量は身体発育のなかで脳発育に重大な影響を及ぼす．

① 成熟児

▶摂取エネルギーの約10%をたんぱく質から摂取する．人工乳では新生児たんぱく質推定必要量は3.3 g/kg/日であるが，母乳では2.5 g/kg/日でよいとされており，たんぱく質の種類によっても必要量が異なる．

② 低出生体重児

▶低出生体重児のたんぱく質推定必要量は2.25〜4.50 g/kg/日とされ，それ以下では身体発育が障害されたり，低たんぱく質血症をきたす．またそれ以上では代謝性アシドーシス，血中尿素窒素(BUN)やアンモニアの増加などを呈することがある．

C 脂質

▶脳細胞の神経鞘や細胞膜などの重要組織は脂質で作られている．脂質は胎児期後期に入ってから急速に増加するが，低出生体重児は胎児と同じ在胎週数で比較した場合，より早期から脂質が体重増加部分を占める．すなわち低出生体重児が子宮外で発育する場合のほうが胎児として発育するより蓄積される脂質の割合が多い．

▶脂質の必要量は摂取エネルギーの約45%である．しかし，多過ぎる摂取はケトーシスの原因となることがある．リノール酸やアラキドン酸など広義の必須脂肪酸は体内でつくることができないので，乳汁から摂取しなければならないが，摂取エネルギーの3%をリノール酸で摂るのが望ましい．母乳，人工乳とも脂質含有量は

ほぼ同じである．

D 炭水化物

▶炭水化物は一般的に摂取エネルギーの40〜50%が投与されている．脂質と同様に炭水化物の場合も体内で他の物質からグルコースをつくることができるので，まったく炭水化物を含まないミルクで児を哺育することは理論上は可能である．しかしその場合，脂質とたんぱく質の割合が高くなり，脂質吸収不全やたんぱく質負荷による代謝異常が生じる危険がある．また，多すぎる炭水化物投与は，下痢などの消化器症状や高血糖などをもたらす．

3. 新生児栄養の実際

A 成熟児

▶成熟児栄養は，母乳栄養で，かつ児が欲しがるときに欲しがるだけ飲ませる自律哺乳が原則である．生後30分以内に初回授乳を行い，生後24時間以内に8回以上の授乳を行うことが母乳哺育の確立に重要である．授乳回数が1日10回以上でも問題はなく，むしろそのほうが体重増加が良好との報告もある．

▶母乳不足は1回の授乳に1時間以上かかる場合，授乳間隔が1時間以内の場合などが考えられる．母乳不足のため混合栄養とする際は，原則として空腹で強い吸啜があるときに母乳を与え，次に人工乳を加える方法をとる．母親側の何らかの理由で出生直後から母乳を与えられない場合は，体温や呼吸，循環が安定する生後6〜8時間から授乳を開始する．

B 低出生体重児

▶低出生体重児はエネルギー源の体内貯蔵量が少ないため，出生後に栄養供給を長時間断たれる

1. 新生児・低出生体重児

と容易にエネルギー源は枯渇する．したがって低出生体重児では生後できるだけ早期に授乳を開始するのがよい．

▶経口哺乳可能となるのは，嚥下反射・吸啜反射とこれによる筋肉の協調運動が確立する在胎32〜34週以降である．したがって**在胎週数35週未満や出生体重1,800g未満では最初からチューブ栄養とする**．35週以上で1,800g以上は原則として経口哺乳でもよいが，哺乳力の弱い児に対しては経口哺乳とチューブ栄養を併用する．この場合，まず1回摂取量を経口哺乳させ，児が残した分をチューブより注入する．また低出生体重児では，呼吸障害や胃腸管の未熟性のため，生後しばらくは十分な経腸栄養ができないことも多く，このような児に対しては輸液を行う．

▶早産・極低出生体重児に対して，生後すぐに経腸栄養のみで必要な栄養素を投与することは困難なため，実際は経腸栄養が確立するまでの間，経静脈栄養で栄養投与量を調整することになる．**出生直後より胎児発育にみあったアミノ酸，糖質，脂肪乳剤を用いた経静脈栄養を行う**とともに，できるだけ早期から授乳を開始することにより，体たんぱくの異化を抑制し速やかに胎児蓄積に匹敵するたんぱく量の供給を目指す積極的な栄養管理（early aggressive nutrition）が導入されている．

4. 母乳について

▶母乳は分娩後1〜5日は初乳，10日以降は成熟乳，その中間は移行乳と呼び，それぞれ組成はかなり変化する．新生児期の分娩後日数による変化をみると，たんぱく質は分娩後早期で含有量が多く以後減少していく．

▶脂質・炭水化物は逆に，出生時よりむしろ出生

後しばらくは増加傾向を示す．電解質では銅，鉄，亜鉛，カルシウム，ナトリウム，カリウムなどは初乳に多く，以後は徐々に減少していく．一方，成熟児を出産した母親の母乳と低出生体重児を出産した母親の母乳を比較すると，たんぱく質，脂質，電解質などは後者において含有量が多い．

▶母乳中には**免疫グロブリンA（IgA）**が含まれ，消化管や呼吸器の感染防御に働いている．そのほかにラクトフェリン，ライソザイム，オリゴ糖，ヌクレオチドが含まれ，さらにマクロファージ，多核白血球，リンパ球なども多く，感染防御に働いている．

▶母乳栄養の問題点がいくつか指摘されている．**ビタミンK欠乏性出血症**はそのひとつである．そのほかに成人T細胞白血病ウイルス，HIV，サイトメガロウイルスなどのウイルス感染，母親が服用している薬剤，環境汚染（ダイオキシンなど），嗜好品（アルコール，コーヒーなど），喫煙による影響がある．

▶児が入院中など搾母乳を使用する場合があるが，母乳の保存方法によっては成分に影響が出ることがある．**表1**に推奨される母乳の保存期

表1　推奨される母乳の保存期間

母乳の状態	保存場所	保存可能期間	
		ハイリスク児（早産・低出生体重児）	健康な正期産児
新鮮な搾母乳	室温	4時間まで	6時間まで
	冷蔵庫	4日まで（2日までが理想的）	5日まで
	冷凍庫	3ヵ月まで（4週間までが理想的）−18℃以下で12ヵ月までが許容範囲	6ヵ月まで（3ヵ月までが理想的）−20℃で12ヵ月までが許容範囲
解凍母乳	室温	4時間まで	
	冷蔵庫	24時間まで	
	冷凍庫	再冷凍禁	

（Jones F. Best practice for expressing, storing, and handling human milk in hospitals, homes, and child care settings, 4th ed. Fort Worth, Tx: Human Milk Banking Association of North America, Inc; 2019 より作成）

第7章 ● ライフステージ別の栄養補給の特徴と問題点

表2 母乳添加粉末HMS-2の組成と母乳，強化母乳の比較（日本食品標準成分表2020）

成　分	HMS-2 標準濃度 (1.3 g/30 mL)	母乳 100 mL	強化母乳 100 mL
エネルギー(kcal)	6	61	81
たんぱく質(g)	0.3	1.1	2.1
脂質(g)	0.3	3.5	4.3
糖質(炭水化物)(g)	0.5	7.2	9.0
カルシウム(mg)	30	27	127
リン(mg)	18	14	75
ナトリウム(mg)	5.6	15	33
カリウム(mg)	7.5	48	73

表3 人工栄養を考慮すべき状況

- 先天代謝異常症（古典的ガラクトース血症）
- 新生児・乳児消化管アレルギー
- 母体活動性結核
- 母体HIV感染症
- 母体成人型T細胞白血病ウイルス(HTLV-1)キャリア*
- 母体が単純ヘルペス感染症に罹っていてその病変が乳房にある場合
- 授乳期にサイトメガロウイルスによる感染がある早産母体*
- 母体が診断的あるいは治療的な放射性同位物質を投与されている場合
- 母体が放射性活性物質に曝された場合
- 母乳中に移行した薬剤により児に強い影響がある場合
- 母体が麻薬を用いている場合

* 必ずしも母乳禁忌とは考えられていない.

間を示す.

▶低出生体重児では，栄養学的な利点および免疫学的な長所から母乳の重要性がより強調されている．しかし，特に出生体重1,500 g未満の児は，長期間にわたる母乳栄養のみではエネルギー，たんぱく質，電解質などの不足をきたす可能性が知られている．そのため，母乳の利点を活かしながら不足する栄養素を補うことを目的として**強化母乳栄養**が行われる．

▶母乳強化のため，たんぱく質やカルシウム，リン，炭水化物，脂質を含有した母乳強化剤が用いられ，日本では母乳添加粉末HMS-2が使用されている．母乳強化剤は，母乳で100 mL/kg/日程度の栄養が可能となったら通常の1/2の量で開始し，消化吸収に問題がなければ，2～3日で通常の濃度にする．**表2**に母乳，強化母乳の比較を示す.

▶ドナー（提供者）からの母乳を低温殺菌・保管し情報管理を行う母乳バンクが世界各国で設立されている．近年日本でも設立され，極低出生体重児の経腸栄養に関し，適切な母乳育児支援を行っても母乳が得られない，母乳を使うことができない場合には母乳バンクから提供されるドナーミルクを使用することが推奨されている.

5. 人工乳について

▶様々な理由で母乳哺育が行えず，やむを得ず人工乳で育てざるを得ないこともある．**表3**に人工栄養を考慮すべき状況を示す.

▶低出生体重児では，母乳を与えることができない場合には母乳の代わりに，母乳が不十分であったり母乳強化剤が使用できない場合には付加的に，低たんぱく質血症，貧血，低リン血症性くる病に対応するように調整がなされた**低出生体重児用ミルク**が用いられる.

▶すでに液体の状態で販売される液体ミルクは，常温保存でき，調乳が不要で常温で使えるため海外では広く利用されている．日本では，2016年の熊本地震を契機に災害時の備えとしての有用性が認識され，その後国が安全基準などを定めたことで国内での製造・販売が可能となった．使用にあたっては，保存状態や賞味期限の確認をする，**開封後はすぐに使用し飲み残しは廃棄するなどの注意が必要**である.

文献

1) American Academy of Pediatrics Committee on Nutrition: Nutritional needs of low-birth-weight infants. Pediatrics 1985; **75**: 976-986

2) Kalhan SC, Price PT. Nutrition for the high-risk infant. Care of the High-Risk Neonate, 5th Ed, Klaus MH, Fanaroff AA, eds, W.B. Saunders, p.147-178, 2001

2. 小児

- 小児期は常に成長発達していること，栄養補給について養育者（保護者）から受動的に行われることに特徴がある．
- 発達段階によって栄養評価や管理の対応が異なるため，その時期に応じた対応が必要である．
- 成長発達の速度には個別性があるため，児をよく見極めた評価や対応が必要となる．

キーワード 小児，成長発達

1. 小児の成長の概略

▶小児は成人と異なり「成長（発育・発達）すること」が大きな特徴である．一般に身長体重などの増大による形態面の変化を発育，精神・運動・生理など機能面の変化を発達というが，発育の遅れにより発達の遅延をきたすなど互いに関連している．

▶小児の発育段階は年齢的によって区分され，新生児期（生後28日まで），乳児期（29日から1歳まで），幼児期（1歳から小学校入学まで），学童期（小学校在籍期間），思春期（二次性徴の始まりから完成まで）であり，それぞれの特徴は大きく異なる．

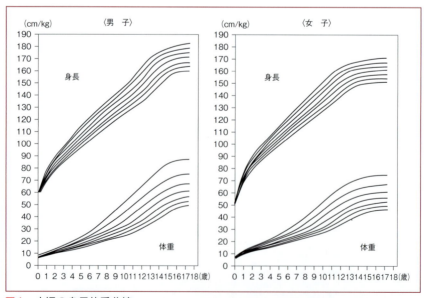

図1 小児の身長体重曲線

（平成12年乳幼児身体発育調査，学校保健統計調査報告書より作成）

2. 小児

▶成長曲線(図1)からも示される通り，身長や体重の増加する速度も区分によって異なり，**乳児期と思春期は成長速度が速い**ことが特徴である．

▶成長の評価は，身体計測値が年齢に応じた範囲にあるかどうか，その発育の経過が適切であるかどうかで判定される．**判定には成長曲線を用いるとわかりやすい**．

2. 小児の栄養生理

▶小児では基礎代謝が成人に比べて活発である．活動性も高く，エネルギー消費量は身体のサイズに比して大きい．

A 乳幼児期の栄養生理

▶生後2ヵ月ごろまでは，反射運動による哺乳と嚥下で乳汁を摂取する．徐々に自発的意志による哺乳に変化していく．固形物を食べることも，口腔機能の発達とともに可能になってくるが，安定して固形物からの栄養を主体にできるのは，乳児嚥下から成人嚥下に移行し，咀嚼も可能となる12ヵ月前後からとなる．この過程が離乳であり，固形物は離乳食として形態を口腔機能に合わせることが必要である．

▶胃液，腸液の分泌量が少なく，消化機能も成人に比べて未熟である．このため，消化できる能力に合わせた食物の選択が必要となる．腎濃縮力が低いため，効率的に濃縮した尿の排出ができず，体の大きさに比して多くの水分が必要である．不感蒸泄も多い．乳児は体重の約70%が水分であり，成人は60%である．このため，水分が不足すると**容易に脱水をきたしやすい**．肝臓のグリコーゲン貯蔵量も少ないため，**低血糖を起こしやすい**．

▶身体機能は乳幼児期から成長発達をきたし，消

化機能も腎機能も口腔機能も未熟な段階から成人に近づいていく．その過程において，適切な栄養が摂取できるようにする．この時期は，栄養の摂取は受動的であり，養育者から与えられた食物を当初は全介助で摂取する．離乳食が進むにつれて，自食の機能も発達してくる．精神心理的に，幼児期には自我の発達も進む．食物の好き嫌いを主張したり，食事全般に興味をなくしたりして，養育者を悩ませることも多い．一般的には偏食なども，発達段階の事象として捉える必要があり，時期が過ぎることを待つことも必要である．いわゆる発達障害などの発達の偏りのある場合は，感覚のアンバランスから極端な偏食になる場合もあることを考慮する必要がある．

B 学童期，思春期の栄養生理

▶学童期は心身活動の発達がバランスよく継続しており，疾病に罹ることも少ない安定した時期である．**思春期の発来時期は男女によって異なり，さらに個別性もある**ので，年齢だけでは判断できない．思春期前になると，発育のスパートがみられ，身長，体重とも急に伸びていく．同時に基礎代謝も増大するので，栄養必要量も増大していく．

▶思春期は，精神的には自我の確立のため反抗期となり，不安定さが目立つようになる．時に食行動の異常となって表出されることがあり，摂食障害などの疾病が診断されることもある．

3. 小児の栄養法

▶小児が正常な成長をきたすためには，**発育段階に応じた適切な質と量の栄養を摂取しなければならない**．養育者(多くは保護者)が正しい知識を持ち，適切に小児に摂取させることができる

333

第7章 ● ライフステージ別の栄養補給の特徴と問題点

ように支援することが重要となる.

▶栄養素量については，「日本人の食事摂取基準（2025年版）」の年齢性別ごとの指標が参考となる．しかし，成長発達の段階であることや，身体活動レベルが異なることから，正確な摂取量を算定することは困難である．栄養状態の評価として，成長曲線の利用などにより，摂取量を決めていくことも必要である．

A 乳児期の栄養法

① 乳汁

▶乳汁としては，母乳栄養，人工栄養，混合栄養の3種類になる．母乳栄養の有用性はエビデンスも明らかになっている．特に生後早期の母乳には，免疫物質が多く含まれ感染防御に有用である．乳児期も感染防御や疾病予防に有用である．母乳栄養の欠点は，ビタミンK不足（新生児期には予防的に投与している），母乳を介して感染する成人T細胞性白血病（ATL）の原因となるHTLV-1の垂直感染があるため，該当の場合は母乳栄養を避けることがある．

▶人工栄養は，育児用調製粉乳が主となるが，組成を可能な限り母乳に近づけており使用することに問題はない．母乳栄養の有用性を踏まえながら，不足量を補うことは必要である．2018年に乳児用調製液状乳（乳児用液体ミルク）の許可基準が設定され国内でも製造販売されている．常温保存が可能ですぐに哺乳できることから災害時や外出時など利便性がある．

② 離乳食

▶乳児早期までは乳汁摂取のみで栄養的に問題ないが，成長に伴い，乳汁だけでは不足するエネルギーや栄養素を補完するために離乳食が必要となる．また口腔機能の発達に伴い，固形物を摂取する準備として，離乳食が進められる．「授乳・離乳の支援ガイド」2019年改訂版[1]に「離乳食の進め方の目安」が示されている．このガイドの改定のポイントとして，育児支援の視点

を重視していることがある．離乳食の開始時期や進め方は，発達の個人差や食べ方の個人差もあり，一律に月齢では決められないことを考慮している．また，食物アレルギーを心配して離乳開始や特定の食物摂取の開始を遅らせることは科学的根拠がないことが明らかになっている．ボツリヌス菌感染のリスクから蜂蜜は1歳未満には与えてはいけない．

B 幼児期以降の栄養法

▶幼児期以降は，食事形態については成人とほぼ同等に近づいてくる．味覚が未発達であることを考慮して，薄味を意識するほうがよい．栄養素量については，「日本人の食事摂取基準（2025年版）」を参照するが，成人に比べてたんぱく質の割合が高い．学童期，思春期になると，必要エネルギー量の増大に伴い食欲の増大もみられる．思春期になると，本人の意思による食物摂取の機会も年少時に比べ増えてくる．その際に適切な食事摂取習慣・方法が身について実践できるように，食育などの栄養教育が重要である．

▶社会的に豊富な食料に満たされている現代社会では過食などから肥満にいたることもあり，指導が必要となる．一方で社会の貧困・格差も問題となっており，2013年には「子供の貧困対策推進に関する法律」が成立した．日本では世帯収入と体格については一定した結論はない．しかし同年に実施された栄養摂取調査研究からは低収入家庭の子どもはたんぱく質量の摂取が少なく，魚介類・緑黄色野菜・砂糖の摂取量も少ないとの報告があった．

4. 栄養状態の評価

A 成長曲線での評価（図1）

▶成長曲線では，年齢性別ごとの，パーセンタイル値が記載されている．曲線に身長体重をプロットすると，集団のどの程度にあるかが評価できる．10〜90パーセンタイルは正常，3パーセンタイル値未満と97パーセンタイル値以上は要精密検査とされている．なお，成長曲線にはパーセンタイルで示されたものと，標準偏差（SD）で示されたものがある．身長は正規分布するが，体重は正規分布しないので注意が必要である．

▶成長曲線に沿って成長していたのが，急に大きく曲線を逸脱する場合は，何らかの問題が生じている可能性がある．内分泌疾患などの器質性疾患，十分な栄養摂取ができない状況など専門医の受診が必要になる場合もある．スマートフォンで成長曲線を簡便に描けるアプリなどもダウンロードできる．

B 体格指数

① カウプ（Kaup）指数

▶体重(g)÷身長$(cm)^2 \times 10$（BMIと同様）

▶主に乳幼児の身体バランス，栄養状態の評価に用いられる．13未満がやせ過ぎ，13から15未満がやせぎみ，15から18未満が標準，18から20未満が太り気味，20以上が太り過ぎ，となる．ただし，身長が大きくなると値が大きくなることなど扱いに注意が必要である．

② ローレル（Rohrer）指数

▶体重(kg)÷身長$(cm)^3 \times 10^7$

▶主に学童，思春期の肥満ややせをみるのに用いられる．100以下がやせ過ぎ，101〜115がやせぎみ，116〜145が標準，146〜159が太り気味，160以上が太り過ぎとなる．身長が高くなる

と，値が小さくなるため扱いに注意が必要である．

③ 肥満度

▶（実測体重−標準体重）÷標準体重×100

▶日本小児内分泌学会では標準体重の求め方について示している[2]．

▶肥満度は±20％以内を標準体重とし，＋30％までを軽度肥満，＋30〜50％を中等度肥満，＋50％以上を高度肥満としている．

④ BMI

▶体重(kg)÷身長$(m)^2 \times 10$

▶BMIの求め方は成人と同等であるが，小児では年齢によってBMIの標準値が異なるため，肥満ややせの判断にはBMIパーセンタイル値，BMI-SDSを用いて判定する必要がある．

5. 栄養状態の関与する小児の疾病

A やせ・体重増加不良

▶乳児では先天性心疾患，染色体異常症，消化器疾患などの器質性疾患が原因であるよりも，非器質性疾患であることが多い．哺乳量不足や不適切な栄養摂取が原因である場合は，問診や栄養摂取内容の確認などの詳細な聞き取りや，保護者の不安を明らかにすることも重要である．

▶幼児期以降では，上記の器質性疾患の鑑別診断も重要であるが，虐待や貧困など社会的問題の影響による不適切な栄養状態の例も多い．

▶学童期以降で問題となるのは，摂食障害，特に神経性食欲不振症である．近年，10〜15歳の思春期前に発症する例が増加している．

B 肥満

▶小児でも肥満の頻度は増加していたが，2005年頃をピークに頻度は減少している．摂取エネルギーの増加に対し運動など消費エネルギーが

減少していることが肥満の原因である．小児肥満症の定義は「肥満に起因ないし関連する健康障害(医学的異常)を合併するか，その合併が予測される場合で，医学的に肥満を軽減する必要がある状態をいい，疾患単位として取り扱う」である．

▶小児期の肥満治療の原則は，**バランスの取れた食習慣と適度な運動習慣を指導**することで，体重増加傾向が軽減すればその期間に得られる身長増加によって肥満を軽減できる，ということである．成長を考慮していることが特徴であり，本人家族に治療の動機づけや，治療期間が長くかかることを理解してもらう必要がある．

C 脂質異常症

▶小児では脂質の正常値が成人とは異なるため，管理基準も異なる．日本人小児では，総コレステロールは 220 mg/dL 以上，LDL-コレステロールは 140 mg/dL 以上，HDL-コレステロールは 40 mg/dL 未満，トリグリセリドは 140 mg/dL 以上を高値として取り扱う．脂質代謝異常は大きく原発性脂質代謝異常と続発性脂質異常症に分けられる．治療はどちらの場合も食事療法が優先される．小児家族性コレステロール血症ガイドライン 2022 では早期診断と早期治療の重要性が示されている．

D 小児メタボリックシンドローム

▶成人のメタボリックシンドロームの概念と同様に，**成人後の動脈硬化性疾患発症のリスク因子**

表1 小児期6〜15歳メタボリックシンドロームの診断基準

1)があり 2)〜4)のうち 2 項目を有する場合にメタボリックシンドロームと診断する

1)腹囲	腹囲 80 cm 以上 腹囲/身長が 0.5 以上であれば該当する 小学生であれば 75 cm 以上で該当する
2)血清脂質	トリグリセリド 120 mg/dL 以上　and/or　HDL-コレステロール 40 mg/dL 未満
3)血圧	収縮期血圧 125 mmHg 以上　and/or 拡張期血圧 70 mmHg 以上
4)血糖	空腹時血糖 100 mg/dL 以上

に着目して定義されている．表1 に診断基準を示す．小児肥満症とともに，肥満のなかでも早期介入を必要とする目安となる．

E 貧血

▶急速な身体発育に相当する鉄の摂取不足で，鉄欠乏性貧血を起こしやすい．特に**1 歳前の乳児期後期や思春期に発症**することが多い．1 歳前では母乳栄養児では特に鉄欠乏がみられるため，離乳食や育児用ミルクなどから適切に鉄を補う必要がある．思春期では特に女児は月経の開始により貧血を合併する場合もある．またスポーツ貧血も近年着目されており，注意が必要である．鉄欠乏性貧血以外もみられるので，血液検査などでの正確な診断が重要である．

■文献

1)「授乳・離乳の支援ガイド」2019 年改訂版 000496257.pdf(mhlw.go.jp)

2) http://jspe.umin.jp/medical/taikaku.html

3. 高齢者（サルコペニア，フレイルを含む）

- 高齢者の栄養状態は，健康と体力の維持，併発する疾患の進行防止に重要であり，QOL とも密接に関連する．高齢者では低栄養状態が問題となる．
- 高齢者の多様性を勘案した，状況に応じた全人的立場からの栄養管理・指導が望まれる．
- 加齢や栄養不足，活動量の低下などにより，筋肉量が減少した状態をサルコペニアと呼ぶ．
- フレイルとは，老化に伴う種々の機能低下を基盤とし，様々な健康障害に対する脆弱性が増加している状態，すなわち健康障害に陥りやすい状態を指す．

キーワード	サルコペニア，フレイル，低栄養，脱水，運動

1. 高齢者の栄養

▶ 一般に 65 歳以上を高齢者，75 歳以上を後期高齢者と呼んでいる．しかし，以前に比し元気な高齢者も増加しており，高齢者の定義が見直されている．

▶ 一方で看護・介護を必要とする高齢者が増加しており，高齢者の栄養が重要な問題となっている．

▶ 高齢者は複数の疾患を有している場合が多い．したがって，高齢者の栄養管理の目的は，健康と体力の維持，および合併する疾患の進展防止である．

▶ 高齢者では暦年齢は同じでも，生理的年齢は個人差が大きい．老化度，生理機能，日常生活動作（activity of daily living：ADL）は大きく異なるので，個人に応じた栄養管理が必要である．

▶ 高齢者では，ADL 低下や嚥下障害を含む消化機能の低下などにより低栄養になりやすい．

▶ 高齢者の栄養については，たんぱく質・エネルギー栄養不良（protein energy malnutrition：

PEM）が問題となっている．PEM は高齢者の死亡のリスクになる．

2. サルコペニアおよびフレイルと高齢者の栄養の関連

▶ 高齢者では徐々に体組成に変化が生じる．脂肪組織の割合が増加し，筋肉・骨格といった除脂肪体重（lean body mass：LBM）が減少する（図1）[1]．

▶ 筋肉量の低下は，基礎代謝の低下につながり，中年以降の体重増加はほとんどが脂肪組織重量の増大による．

▶ 加齢や栄養不足，活動量の低下などにより，筋肉量が減少した状態をサルコペニアと呼ぶ．筋肉量の減少は，筋力低下，身体機能の低下をもたらす．

▶ AWGS2019 によるサルコペニア診断アルゴリズムを示す（図2）[2]．

▶ フレイルとは，老化に伴う種々の機能低下（予備能力の低下）を基盤とし，様々な健康障害に対する脆弱性が増加している状態，すなわち健

第7章 ● ライフステージ別の栄養補給の特徴と問題点

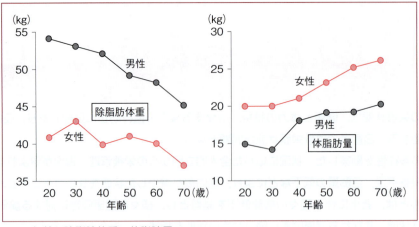

図1　年齢と除脂肪体重，体脂肪量

（石井直方．痩筋力，学研新書，2010[1]）より引用）

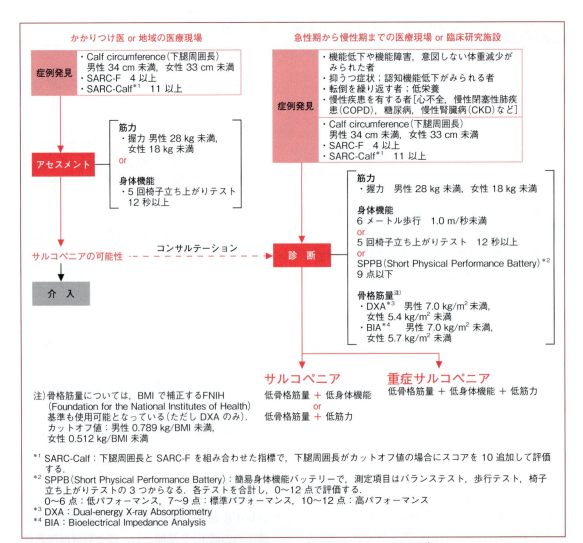

*[1] SARC-Calf：下腿周囲長とSARC-Fを組み合わせた指標で，下腿周囲長がカットオフ値の場合にスコアを10追加して評価する．
*[2] SPPB（Short Physical Performance Battery）：簡易身体機能バッテリーで，測定項目はバランステスト，歩行テスト，椅子立ち上がりテストの3つからなる．各テストを合計し，0～12点で評価する．
　　0～6点：低パフォーマンス，7～9点：標準パフォーマンス，10～12点：高パフォーマンス
*[3] DXA：Dual-energy X-ray Absorptiometry
*[4] BIA：Bioelectrical Impedance Analysis

図2　サルコペニアの診断の流れと分類（Asian Working Group for Sarcopenia）
（Chen LK, et al. J Am Med Dir Assoc 2019; 21: 300-307[2]）より引用）

3. 高齢者（サルコペニア，フレイルを含む）

表1　フレイルの評価基準

2020 年改定　日本版 CHS 基準（J-CHS 基準）	
項目	評価基準
体重減少	6 ヵ月で，2 kg 以上の（意図しない）体重減少
筋力低下	握力：男性＜28 kg，女性＜18 kg
疲労感	（ここ 2 週間）わけもなく疲れたような感じがする
歩行速度	通常歩行速度＜1.0 m/秒
身体活動	①軽い運動・体操をしていますか？ ②定期的な運動・スポーツをしていますか？ 上記の 2 つのいずれも「週に 1 回もしていない」と回答

［判定基準］
3 項目以上に該当：フレイル，1～2 項目に該当：プレフレイル，該当なし：ロバスト（健常）
（Satake S, et al. Geriatr Gerontol Int 2020; **20**: 992-993[3]）より引用）

康障害に陥りやすい状態を指す．

- ▶フレイルは自立と要介護状態の中間にある状態に相当し，適切な介入により可逆性を示す．
- ▶フレイルは単に身体機能の低下だけでなく，認知機能障害やうつなどの精神・心理的問題，貧困などの広義で多様な問題を持つ高齢者の状況を指す（身体的フレイル，心理的・認知的フレイル，社会的フレイル）．サルコペニアは身体的フレイルと関連する．
- ▶改訂 J-CHS 基準（2020）によるフレイル評価基準を示す（**表1**）[3]．
- ▶高齢者においてたんぱく質摂取量が少ないことが，3 年後の筋力低下と関連するとの報告がある．また，たんぱく質摂取量が少ないとフレイル出現リスクが増加することも報告されている．また，朝食時のたんぱく質摂取も重要である．
- ▶高齢者において，分岐鎖アミノ酸であるロイシンの補給が，食後の筋肉たんぱく質合成を増加させることが示唆されている．
- ▶運動後にたんぱく質を補給することは，筋肉量と筋力の増大を促進する可能性がある．**サルコペニアの予防・治療には，栄養療法と運動療法の併用が重要である．**

- ▶ロコモティブシンドロームは，サルコペニア，変形性関節症，骨粗鬆症などにより，移動能力低下や転倒をしやすくなり，要介護のリスクとなる．

3. 高齢者における栄養素摂取

A エネルギー

- ▶エネルギー必要量は高齢者では個人差が大きい．体重の変化がないときは，摂取エネルギー量と消費エネルギー量がほぼ等しいと考えられる．
- ▶基礎代謝量はハリス・ベネディクトの式を用いて算出するか，安静時エネルギー消費量を間接カロリーメーターで測定するが，簡便で信頼できる方法が確立されているとはいえない．
- ▶基礎代謝量に活動係数・ストレス係数をかけて必要エネルギー量を算出する．
- ▶高齢者では食物摂取量や咀嚼力，消化機能が低下し，エネルギー摂取不足になりやすい．
- ▶高齢者では PEM 対策が重要である．

B たんぱく質・脂質

- ▶年齢とともにたんぱく質合成は低下する．
- ▶筋肉を含めた体たんぱく質の喪失の有無は，窒素平衡で規定される．
- ▶たんぱく質の摂取基準の算定には，エネルギー摂取量の影響，身体活動強度の影響，個人差の影響，感染やストレスの影響に留意する．
- ▶高齢者ではたんぱく質摂取不足になりやすい．たんぱく質の食品群別摂取構成は，年齢が高いほど肉類からの摂取割合が低く，魚介類からの摂取割合は高い傾向にある．
- ▶エネルギー摂取量に占める脂質摂取量の割合は，年齢が高いほど低く，炭水化物摂取量の割合（炭水化物エネルギー比率）は，年齢が高いほ

第7章 ● ライフステージ別の栄養補給の特徴と問題点

ど高い傾向がある.

C ビタミン

▶ビタミンの推奨量や目安量は基本的には成人と変わらない.

▶ビタミンDは, 骨代謝に密接にかかわっているが, 骨格筋などの組織においても本質的な役割を果たしている可能性が示唆されている.

▶高齢者の血中ビタミンD濃度の低下が, 筋力の減少, 転倒および骨折のリスクの増加と関連している可能性が示唆されている.

4. 慢性疾患を有する高齢者の栄養

▶遺伝素因や加齢のため, 高齢者になると生活習慣病など複数の疾患を持つことが多い.

▶これら疾患別の栄養食事指導は, 基本的には成人のものと共通である. ただし, 高齢者における治療目標が成人と異なる場合がある.

▶**高齢者の栄養食事指導は, 効果と患者のQOLを考慮したものが必要である.**

▶「高齢者糖尿病診療ガイドライン2023」によると, 「総エネルギー摂取量の目安」は, 年齢を考慮に入れた「目標体重」と「身体活動レベルと病態によるエネルギー係数」から算出する. また, 高齢者においては「目標体重」を一律に定めるのではなく, 75歳以上では現体重に基づき, 年齢や臓器障害など, 患者の属性や代謝状態を評価しつつ, 目安となる体重を段階的に再設定するなど柔軟に配慮してもよいとされている.

▶「高血圧治療ガイドライン2019」によると, 高血圧治療における高齢者の特殊性に基づく留意点として, 過度の減塩や脱水(下痢, 発熱, 夏季の発汗, 摂食量低下)によって降圧薬の反応が増強することがあり, これらの症状で体調不良時や家庭血圧低下時の対応について, 主治医への連絡の要否や降圧薬の減量・中止の可否などを事前に具体的に指導することがあげられている.

▶「動脈硬化性疾患予防のための脂質異常症診療ガイド(2023年版)」によると, 高齢者においても動脈硬化性疾患予防の基本は生活習慣改善であるが, 若年者に比べ生活習慣の改善が困難であることも多く, 個々の症例に対応したきめ細かな指導が必要であることが述べられている. また, 後期高齢者において食事療法を行う際には, フレイルの評価とともにフレイル予防を考慮した総エネルギー摂取量, たんぱく質の摂取量を指導することがあげられている.

5. 高齢者の低栄養

▶高齢者の最大の栄養問題はPEMである.

▶食事摂取量や消化機能の低下などのために, 血清アルブミン3.5g/dL以下または1年間に5%以上の体重減少がある場合をPEMのリスクがあるという.

▶厚生労働省「高齢者の栄養管理サービスに関する研究」によると, 施設, 在宅ケアの対象となる高齢者の3〜4割にPEMリスク者が観察されている.

▶PEMの予防にはたんぱく質の摂取量を増やすと同時に身体活動量を保ち, 筋肉量の減少を防ぐ必要がある.

▶PEMの予防は心身の機能低下を防ぎ, 認知症や寝たきりの予防につながる.

▶高齢者が生命予後に関係するような疾患で入院したときには, その多くが低栄養状態である. 多くは疾患による低栄養であるが, 逆に低栄養のために全身状態がさらに悪化する悪循環になっている.

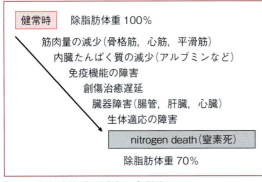

図3 除脂肪体重の減少と合併症
(大柳治正．栄養状態と生理機能．コメディカルのための静脈・経腸栄養ガイドライン，日本静脈経腸栄養学会（編），南江堂，p.5，2000 より引用)

A 低栄養の自然経過

▶低栄養が持続すると体重が減少する．特に LBM の減少が患者の生命予後に強い影響を与える（図3）[4]．

▶LBM の 15％減少が続くと細胞免疫能の低下が生じ，誤嚥性肺炎の合併を起こしやすくなる．30％減少すると歩行困難となり，40％減少すると座位の保持ができなくなる．さらに，45％の減少では褥瘡が生じ，50％以上の減少になると生命の危険性がある．

▶高齢者の意図しない体重減少は，6〜12ヵ月以内に5％以上の体重減少が起こることとされている．原因としては悪性腫瘍，認知症，抑うつ，下痢，味覚異常，嚥下困難，歯科領域の問題，薬剤性などがある．

▶褥瘡は，低栄養や"やせ"あるいは介護支援不足が要因となって生じ，全身状態を悪化させる．褥瘡の予防にはリスク評価，除圧，栄養状態の改善が重要である．

B 高齢者の栄養状態の評価方法

▶高齢者では栄養状態が疾患の経過や予後に大きく影響するため，正確な栄養評価が必要となる．

① 食事調査

▶食事評価法には食事記録法，24 時間思い出し法，食物摂取頻度法，簡易食事評価法，食事歴法などがある．

▶食事記録法がしばしば行われている．すなわち本人や家族から過去 3 日間の食事内容を記録してもらう．この記録から食事の量や質を判断する方法であるが回答者の負担は大きい．

② 身体計測や生化学検査

▶身長，体重，上腕筋囲（arm muscle circumference：AMC），皮下脂肪厚などを計測する．

▶AMC は筋肉たんぱく質量の指標として用いられる．

▶高齢者の低栄養リスク者をスクリーニングするための包括的栄養評価法として mini nutritional assessment（MNA®）があるが，完全版では詳細なスクリーニングができても評価に時間がかかるため，short form（MNA®-SF）が汎用されている．

▶MNA 判定後の栄養ケアのアルゴリズムを図4 に示す．

③ 脱水の有無

▶高齢者では体組織の水分量が減少しているので，経口摂取が減少すると容易に脱水状態に陥る．

▶脱水による自覚症状は比較的乏しい．脱水の有無は，口腔粘膜や舌の乾燥，皮膚緊張度の低下，尿量減少，体重減少などから判断する．

▶生化学検査では，血中尿素窒素（BUN）と血清クレアチニン（Cr）の比が 25 以上のとき脱水が疑われる．

▶高齢者では熱中症で死亡する例が少なくない．

④ 評価

▶食事摂取エネルギー＜1,000 kcal，BUN/Cr＞25，血清アルブミン＜3.0 g/dL，総リンパ球数＜1,000/μL，BUN＜18 mg/dL，上腕筋囲：男性＜19 cm，女性＜16 cm などの異常にいくつ該当するか評価する．

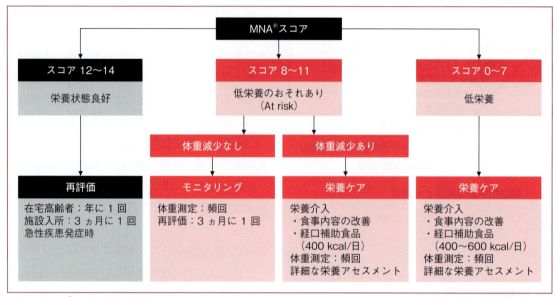

図4 MNA®の判定後の栄養ケア

(https://www.mna-elderly.com/mna_forms.html より引用)

C 高齢者の低栄養をきたす因子の評価

▶高齢者では身体的問題からの食事摂取低下のみならず，高齢者を取り巻く様々な精神的・社会的・経済的要因が栄養障害を招く(表2).

▶そのため高齢者の低栄養状態を評価するには，様々な要因を包括的に評価し，対応しなければならない．

▶たとえば口腔内の疾患・入れ歯の不具合などによる咀嚼の問題，脳梗塞やパーキンソン病などの神経疾患による嚥下障害や四肢の運動障害，悪性腫瘍や心不全による吸収不全，認知症・うつ病などの精神的，心理的要因による食欲低下などケースに応じて様々な要因を検討する必要がある．

▶厚生労働省がまとめた「高齢者ケアプラン策定指針」がある．このなかで，問題領域12および14に，栄養状態の検討，脱水・水分補給の検討が取り扱われている．

▶高齢者のアセスメントが正確に行われると，栄養障害の早期発見が可能となる．

表2 高齢者の栄養障害の要因

1. 身体的要因
   - 急性または慢性疾患および症候
     咀嚼能力の低下
     胃腸障害(嚥下障害，消化呼吸障害，排泄障害)
     食欲不振
     体重の異常な低下
     アルコールの濫用
     感覚器障害(視力，聴力障害)
     その他
   - 日常生活動作能力
     ADL，IADLの低下
     調理
   - 薬剤の服用状況
     多種類の薬剤
     自己判断による薬の内服
     栄養補給剤・民間療法
   - 老化

2. 精神，心理的要因
   - 知的能力または情緒の障害(認知症，抑うつ)
   - 孤独感

3. 社会・経済的要因
   - 貧困(収入源，食費の支出程度，経済的援助，公的サービス利用)
   - 社会的孤独
     家族，キーパーソンの有無
     近隣，友人との付き合い
     地域の特殊性(都市，郡部)

3. 高齢者（サルコペニア，フレイルを含む）

D 栄養補給と効果

▶高齢者の低栄養の改善には，栄養補給量の増加が必要である．しかし，高齢者では通常の食品で食事量を増加させることが困難な場合が多い．

▶高齢者では歯の減少，唾液分泌の低下などのため咀嚼が十分にできず，また嚥下障害をきたしやすい．

▶とろみを増し嚥下しやすく工夫された介護食が市販されている．

▶独居高齢者の摂取食品は1日平均8品目で，一般家庭の約1/3である．配食サービスやデイケアが行われている．

▶2006年介護保険法の改正により，管理栄養士や訪問介護員が利用者の台所で調理を手伝う給付が認められた．

▶栄養状態が改善してくると，まず血液生化学で半減期の短い短半減期たんぱく質（rapid turnover protein：RTP）から順に上昇してくる．続いて血清アルブミンが上昇しはじめてくる．

▶栄養状態の改善により免疫能が改善する．

▶栄養状態の改善は誤嚥性肺炎，尿路感染，褥瘡の改善や予後を向上させるだけでなく，薬物の効果も増す．

▶これらの結果，高齢者における栄養状態の改善は，患者のQOLや生命予後に強い影響を与える．

▶高齢者の多様性を勘案した，状況に応じた全人的立場からの栄養管理・指導が望まれる．

文献

1）石井直方．痩筋力，学研新書，2010
2）Chen LK, et al. Asian Working Group for Sarcopenia: 2019 Consensus Update on Sarcopenia Diagnosis and Treatment. J Am Med Dir Assoc 2019; **21**: 300-307
3）Satake S, et al. The revised Japanese version of the Cardiovascular Health Study criteria (revised J-CHS criteria). Geriatr Gerontol Int 2020; **20**: 992-993
4）大柳治正．栄養状態と生理機能．コメディカルのための静脈・経腸栄養ガイドライン，日本静脈経腸栄養学会（編），南江堂，p.5，2000

第8章 臨床研究・倫理指針

1. 臨床研究・倫理指針 —————————— 346

第8章 ● 臨床研究・倫理指針

1. 臨床研究・倫理指針

- 疾病の原因や危険因子などの解明，診断・治療・予防法などの開発には「人」を対象とした臨床研究が不可欠である．
- 臨床研究は，研究対象者個人の尊厳，人権の尊重，その他の倫理的観点への配慮がなされたうえで，科学的観点に基づく正しい方法で実施されなければならない．
- そのためには，適切な研究方法と守るべき規則や倫理指針を十分理解しておく必要がある．
- 栄養に関するエビデンスの構築は病態栄養専門管理栄養士としての責務であるとともに，臨床研究を通じてリサーチマインドを養うことは管理栄養士の臨床能力の向上につながる．

キーワード	研究デザイン，インフォームド・コンセント，個人情報保護，研究不正

1. 研究課題の明確化と研究デザイン

▶臨床研究は，臨床現場における様々な疑問（クリニカル・クエスチョン）を解決し，病気の予防・診断・治療方法の改善，病気の原因やリスク因子の解明，医療の質向上を図るために実施する．

▶クリニカル・クエスチョンを研究課題（リサーチ・クエスチョン）とするためには，新規性，緊急性，重要性，実現性などを考慮し，倫理的な問題がなく研究結果から改善できる目標が設定できる課題であるかどうかを考慮する必要がある．

▶明確で質の高い臨床研究は，表1のような点を十分考慮されたリサーチ・クエスチョンに基づくものである[1]．

▶クリニカル・クエスチョンをリサーチ・クエスチョンに具体化するには，観察研究であれば

PECO，介入研究であれば PICO という形式で構造化するとよい（図1）[1]．P は対象者，E は曝露要因，I は介入内容，C は比較対照，O はアウトカム（評価項目）である．

▶適切な対象者の選定および比較対照群の設定，特異的な曝露要因あるいは介入内容の設定，患者や社会に意味のあるアウトカムを設定することが重要である．

▶臨床研究には，大きく観察的（非介入）研究と実験的（介入）研究があり，前者には横断研究，症

表1 良いリサーチ・クエスチョンのポイント

実現可能性
興味あるテーマ
切実な課題
科学的に測定可能
要因・介入が修正可能，アウトカムが改善可能
新規性
倫理的
構造化されている（PICO/PECO）
具体的・明確に記述

（福原俊一，臨床研究の道標，健康医療評価研究機構，2013[1]より引用）

図1　PECOとPICO
あいまいなクリニカル・クエスチョンを明確なリサーチ・クエスチョンに構造化する．
観察研究では曝露要因と適切なコントロールを設定，介入研究では介入と適切なコントロールを設定し，測定可能なアウトカム指標について比較する．
（福原俊一，臨床研究の道標，健康医療評価研究機構，2013[1])より著者作成）

例対照研究，コホート研究など，後者にはランダム化比較試験(randomized control study：RCT)，クロスオーバー試験などの研究デザインがあり，医薬品や医療機器の製造承認のための治験なども含まれる．

▶システマティックレビューやメタ解析などは，複数の研究論文を分析・統合する研究手法である．

▶日常臨床において経験した症例を共有し，診療における洞察やピットホールなどの有益な情報となるものとして症例報告がある．

2. 臨床研究に係る倫理・指針・規則

▶臨床研究は，科学的に妥当な方法と適切な被験者の選定により，将来の診断法，治療法や公衆衛生の進歩・発展に貢献できる結論を導くことができるものでなければならない．

▶臨床研究の実施には，被験者保護の観点から，被験者に対するリスクとベネフィットを明確にすること，リスクの最小化と利益の最大化を図るリスク・ベネフィットバランスの適正化が求められる．

▶臨床研究の計画書は，研究デザイン，対象者の選定方法，リスク・ベネフィットバランスの評価，適切なインフォームド・コンセントの方法などについて関連するルール・指針・規則等に基づき，第三者により審査され承認を受ける必要がある．

▶ヘルシンキ宣言は，世界医師会による生物医学研究の倫理に関する基本文書である．医学の進歩は最終的には人を対象とする試験に一部依存せざるを得ないこと，人を対象とした医学研究の第一の目的は予防・診断および治療方法の改善ならびに疾病原因および病理の理解の向上にあること，研究により絶えず再検証されなければならないことが示されており，宣言の内容も時代や研究の進歩に合わせて改訂や追記が繰り返し行われている[2]．

▶わが国では，臨床研究に関する主な法令・指針として「医薬品医療機器等法（薬機法）」，「GCP省令」，「臨床研究法」，「臨床研究法施行規則」，「人を対象とする生命科学・医学系研究に関する倫理指針」などがあり，それぞれ臨床研究の種類と対応する（図2）．

▶研究責任者は，これらの法令・規則・指針に基づき，臨床研究の研究計画書を作成し，適切な倫理審査委員会において研究の審査・承認を得なければならない．

3. 人を対象とする生命科学・医学系研究に関する倫理指針

▶「人を対象とする生命科学・医学系研究に関する倫理指針」は，厚生労働省と文部科学省が告示していた「疫学研究に関する倫理指針（疫学指

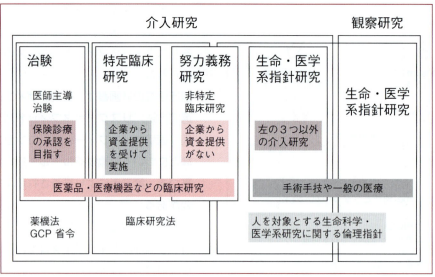

図2　臨床研究の種類と目的および対応する法令・規則・指針

針）」と厚生労働省が告示していた「臨床研究に関する倫理指針（臨床指針）」が統合された「人を対象とする医学系研究に関する倫理指針（医学系指針）」に，文部科学省，厚生労働省，経済産業省が告示していた「ヒトゲノム・遺伝子解析研究に関する倫理指針（ゲノム指針）」が統合されて2021年6月30日に施行されたものであり（以下，医学系指針とする），現在は令和5年3月27日に改正されたものが施行されている[3]．

▶医学系指針は，人を対象とする生命科学・医学系研究に携わる全ての関係者が遵守すべき事項を定めることにより，人間の尊厳及び人権が守られ，研究の適正な推進が図られるようにすることを目的とする（表2）．

▶医学系指針は，傷病の成因の理解，病態の理解，傷病の予防方法の改善又は有効性の検証，医療における診断方法および治療方法の改善又は有効性の検証，あるいは人由来の試料・情報を用いて，ヒトゲノム及び遺伝子の構造又は機能並びに遺伝子の変異又は発現に関する知識を得ることを目的とした研究活動を対象としている．

▶医学系指針は，全ての観察研究ならびに治験，

表2　臨床研究における8つの基本方針

社会的および学術的意義を有する研究を実施すること
研究分野の特性に応じた科学的合理性を確保すること
研究により得られる利益及び研究対象者への負担その他の不利益を比較考量すること
独立した公正な立場にある倫理審査委員会の審査を受けること
研究対象者への事前の十分な説明を行うとともに，自由な意志に基づく同意を得ること
社会的に弱い立場にある者への特別な配慮をすること
研究に利用する個人情報等を適切に管理すること
研究の質及び透明性を確保すること

（日本医師会，WMAヘルシンキ宣言：https://www.med.or.jp/doctor/international/wma/helsinki.html（2024年7月29日閲覧）[2]より引用）

特定臨床研究，医薬品・医療機器などの臨床研究を除く手術手技や栄養管理に関するものを含む一般の医療に関する介入研究を対象とした指針であり，管理栄養士がかかわる臨床研究のほとんどは，この医学系指針に従う（図2）．

1. 臨床研究・倫理指針

4. 個人情報の保護

▶ 人を対象とする臨床研究の実施にあたっては，研究対象者の個人情報を取り扱うことから，「個人情報保護法」を遵守する必要がある．

▶ 個人情報とは，生存する個人に関する情報であって，当該情報に含まれる氏名，生年月日，その他の記述などにより特定の個人を識別できる情報，または個人識別符号である保険者番号，マイナンバー，パスポート番号，運転免許証番号，ゲノムデータなどである．

▶ 要配慮個人情報は，個人情報の中でも不当な差別や偏見，その他不利益が生じないように取り扱いに特に配慮を要するものをいい，診療録，検査情報，画像診断情報，紹介状，栄養指導記録などの情報が該当する．

▶ 仮名加工情報は，他の情報と照合しない限り特定の個人を識別することができないように個人情報を加工して得られる個人情報である．

▶ 匿名加工情報とは，特定の個人を識別することができず，かつ復元することができず，本人か一切わからない程度まで加工された情報をいう．

▶ 個人情報保護法に基づく利用目的による制限，要配慮個人情報の取得制限，第三者提供の制限については，学術研究は例外とされる一方，安全管理措置や保有個人データの開示等については個人情報保護法の下に置かれる[2]．

5. インフォームド・コンセント

▶ 医学系指針においては，インフォームド・コンセント(IC)は，「研究の実施又は継続に関する研究対象者等の同意であって，当該研究の目的

表3 研究対象者のリスク・負担と必要なICなどの手続き

研究対象者のリスク・負担			必要な IC 等の手続き
侵襲	介入	試料・情報の種類	
あり	—	—	文書 IC
なし	あり	—	文書 IC または口頭 IC＋記録
	なし	人体取得試料	文書 IC，口頭 IC＋記録または研究対象者等の適切な同意（条件を満たす場合は簡略化可能）
		要配慮個人情報	
		上記以外	オプトアウト可

（日本医師会，WMA ヘルシンキ宣言：https://www.med.or.jp/doctor/international/wma/helsinki.html（2024 年 7 月 29 日閲覧）[2] より筆者作成）

及び意義並びに方法，研究対象者に生じる負担，予測される結果等について研究者等又は既存試料・情報の提供のみを行う者から十分な説明を受け，それらを理解した上で自由意志に基づいてなされるもの」とされる．

▶ 研究対象者からの「適切な同意」の取得に関しては，文書による IC だけでなく，口頭 IC＋記録作成，オプトアウトなどの方法もある．これらは，研究手法や提供する試料・情報の種類，試料・情報の提供元あるいは提供先等により対応が異なる（表3，表4）．

6. 臨床研究における倫理的問題

A 不正行為

▶ 研究における不正行為は国や研究領域で様々であるが，特定不正行為とされる「ねつ造」，「改ざん」，「盗用」は，世界共通の不正行為とされている．

▶ ねつ造とは，存在しないデータ，研究結果を作成すること，改ざんとは，研究の機器や過程を操作し，データ，結果などを真正でないものに加工すること，盗用は，ほかの研究者のアイデ

第 8 章 ● 臨床研究・倫理指針

表4 既存試料・情報を利用する際に必要なICなどの手続き

既存試料・情報の種類		ICなどの手続き		
		自機関で利用	他機関への提供	他機関から提供
匿名化されていない	人体取得試料	文書IC, 口頭IC＋記録作成, 通知または公開, 通知＋適切な同意で対応. 個人情報保護法の例外要件に該当する場合および既存試料を用いなければ研究の実施が困難な場合はオプトアウト可	試料または要配慮個人情報を提供する場合は原則ICが必要. 包括的な同意を取得している場合, 個人情報保護法の例外要件を満たす場合および既存試料を用いなければ研究の実施が困難な場合はオプトアウト可	・提供元にてIC取得または匿名化されている試料の使用, 個人情報を取得することがない場合は, 提供元機関の手続等の確認 ・提供元で通知＋適切な同意あるいはオプトアウトをされている場合は, 提供元機関の手続等の確認＋オプトアウト ・個人関連情報を個人情報として取得することが想定される場合は, 提供元機関の手続き等の確認＋IC手続き
	人体取得試料以外	通知又は公開, 通知＋適切な同意で対応. 包括的な同意を取得している, あるいは新たに作成される仮名加工情報または個人情報保護法の例外要件に該当する場合はオプトアウト可		
既に特定の個人を識別できない状態に管理されている試料, 既存の仮名加工情報, 匿名加工情報, 個人関連情報を用いる場合		IC手続き不要		

（日本医師会，WMA ヘルシンキ宣言：https://www.med.or.jp/doctor/international/wma/helsinki.html（2024 年 7 月 29 日閲覧）[2]）より筆者作成）

ア，分析・解析方法，データ，研究結果，文章・用語などを当該研究者の了解または適切な引用の表示をすることなく流用することである．一方，「故意ではない誤り」や「意見の相違」は，不正行為には含まれない．

▶日本のガイドラインでは，「故意又は研究者としてわきまえるべき基本的な注意義務を著しく怠ったことによる」ねつ造，改ざん及び盗用を「特定不正行為」と定義されている[4]．

B 不適切な出版

▶著者自身によってすでに公表されていることを開示することなく，同一の情報を別の論文として投稿し発表することは，二重投稿・二重出版として問題とされ，多くの学術雑誌で二重投稿は禁止されている．

▶著者としての資格がないにもかかわらず，共著者として掲載されるギフト・オーサーシップや，反対に資格があるにもかかわらず著者とし

て掲載されないゴースト・オーサーシップなども不適切な行為とされる[5]．

▶オーサーシップについては，研究開始時に共同研究者も含めて予め話し合うとともに役割の確認をしておくことが望ましい．

C 利益相反

▶利益相反（Conflicts of interest：COI）とは，研究者個人の利益と関係する組織・機関の利益とが衝突・相反する状態が必然的，不可逆的に発生すると，医学系研究の独立性が損なわれたり，企業寄りのバイアスが懸念される状態をいう．

▶臨床研究の実施においては，研究対象者の安全性や人権の確保のうえで，参加する研究に対する企業の関与などを明らかにするとともに，研究機関は研究者の利益相反を適切に管理する必要がある．

▶研究成果の公表にあたっては，各研究機関や学

1. 臨床研究・倫理指針

会・学術雑誌が定める利益相反管理指針に基づき研究者は利益相反の状況を申告・公表しなければならない.

▶日本病態栄養学会の利益相反管理指針においては，利益相反を開示することで，研究者自らの社会的信頼を確保し，中立性と透明性を維持することで社会への説明責任を果たすとしている[6].

■文献

1) 福原俊一，臨床研究の道標，健康医療評価研究機構，2013
2) 日本医師会, WMA ヘルシンキ宣言：https://www.med.or.jp/doctor/international/wma/helsinki.html （2024 年 7 月 29 日閲覧）
3) 文部科学省，厚生労働省，経済産業省，人を対象とする生命科学・医学系研究に関する倫理指針：https://www.mhlw.go.jp/content/001077424.pdf(2024 年 7 月 29 日閲覧）
4) 文部科学省，研究活動における不正行為への対応等に関するガイドライン：https://www.mext.go.jp/b_menu/houdou/26/08/__icsFiles/afieldfile/2014/08/26/1351568_02_1.pdf （2024 年 7 月 29 日閲覧）
5) Elsevier, Ethics in Research and Publication: https://researcheracademy.elsevier.com/uploads/2018-02/2017_ETHICS_JPN_AUTH03.pdf（2024 年 7 月 29 日閲覧）
6) 日本病態栄養学会，利益相反管理指針：https://www.eiyou.or.jp/jsmcn_hp/wp-content/uploads/2019/03/20150801 利益相反管理指針.pdf （2024 年 7 月 29 日閲覧）

欧文索引

ACE 阻害薬　235
acute kidney injury（AKI）　238
acute-on-chronic failure（ACLF）　135
adult-onset type Ⅱ citrullinemia（CTLN2）　195
alcohol-associated liver disease（ALD）　133
α リノレン酸　10
ankle brachial pressure index（ABI）　222
anorexia nervosa（AN）　288
APACHE スコア　311
ARB　235
arm circumference（AC）　86
arm muscle area（AMA）　87
arm muscle circumference（AMC）　87
ARNI　235
aromatic amino acid（AAA）　132
arteriosclerosis　220
aspiration pneumonia　210
aspiration pneumonitis　210
atherosclerosis　220
ATP-binding cassette G5/8（ABCG5/8）　25
autosomal dominant polycystic kidney disease（ADPKD）　266
AWGC 基準　296

bacterial translocation　143, 228
basal energy expenditure（BEE）　206
basal metabolism（BM）　95
bioelectrical impedance analysis（BIA）　88
bioimpedance analysis（BIA）　48
body height　85
body mass index（BMI）　46, 86, 172
body muscle mass　86
body subcutaneous fat mass　86
body weight　85
branched chain amino acid（BCAA）　132
bulimia nervosa（BN）　290

calf circumference（CC）　86
cardio ankle vascular index（CAVI）　222
catabolic state　50
CGA 分類　246
Child-Pugh 分類　136

chronic kidney disease（CKD）　241, 246, 254
chronic obstructive pulmonary disease（COPD）　203
CKD-MBD（CKD mineral and bone disorder）　248
cognitive behavioral therapy for obesity（CBT-OB）　177
computer tomography（CT）　87
conservative kidney management（CKM）　243
Crohn's disease（CD）　125

D

DESIGN-R 2020　284
diabetic kidney disease（DKD）　243, 246
diagnosis procedure combination（DPC）　68
dietary approach to stop hypertension diet（DASH 食）　170
diffuse aspiration bronchiolitis（DAB）　210
docosahexaenoic acid（DHA）　11
dual energy X-ray absorptiometry（DXA）　48, 88
dysbiosis　28

E

eicosapentaenoic acid（EPA）　11
ERAS プロトコル　318
estimated glomerular filtration rate（eGFR）　241

F

fat free mass（FFM）　205
fibroblast growth factor 21（FGF21）　33
fibroblast growth factor 23（FGF23）　32
focal segmental glomerulosclerosis（FSGS）　251

G

gait speed　87
gastroesophageal reflux disease（GERD）　118
gestational diabetes mellitus（GDM）　306
GLIM（Global Leadership Initiative on Malnutrition）基準　46
glucagon-like peptide-1（GLP-1）　32
　——受容体作動薬　155
glucose-dependent insulinotropic polypeptide（GIP）　32
　——/GLP-1 受容体作動薬　155
glycemic index（GI）　9
glycemic load（GL）　10
gut associated lymphoid tissue（GALT）　36

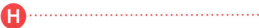

H

handgrip strength　87
HbA1c　149
Hegstedの式　10
hemodiafiltration（HDF）　242
hemodialysis（HD）　241
hepatorenal syndrome（HRS）　137
HFmrEF　234
HFpEF　234
HFrEF　234
high density lipoprotein（HDL）　10
hypertensive disorders of pregnancy（HDP）　302

I

ideal body weight（IBW）　86
IgA腎症　250
impaired fasting glucose（IFG）　151
impaired glucose tolerance（IGT）　151
inflammatory bowel disease（IBD）　125
intensive care unit（ICU）　311
International Classification of Functioning, Disability and Health（ICF）　50
intima media thickness（IMT）　222
intradialytic parenteral nutrition（IDPN）　245, 259
irritable bowel syndrome（IBS）　129

K

Kaup指数　335
KDIGOガイドライン　238
Keysの式　10

L

late evening snack（LES）　138, 207
loss of body weight, percent of weight loss（% LBW）　86
low density lipoprotein（LDL）　10
lower esophageal sphincter（LES）　118

M

magnetic resonance imaging（MRI）　87
malnutrition　78
Malnutrition Screening Tool（MST）　46
Malnutrition Universal Screening Tool（MUST）　46, 76
Malnutrition-Inflammation Score（MIS）　254
MELD score　136
membranous nephropathy（MN）　251
metabolic dysfunction-associated steatohepatitis（MASH）　133
metabolic dysfunction-associated steatotic liver disease（MASLD）　133
Mini Nutritional Assessment（MNA）　46
Mini Nutritional Assessment Short-Form（MNA-SF）　46, 76, 254
minimal change nephrotic syndrome（MCNS）　251
mono-unsaturated fatty acid（MUFA）　169
MRA　235

N

n-3系脂肪酸　38
neonatal intrahepatic cholestasis vaused by citrin deficiency（NICCD）　194
Niemann-Pick C1-like 1（NPC1L1）　25
non protein calorie/nitrogen（NPC/N）　98
non-exercise activity thermogenesis（NEAT）　154
non-protein respiratory quotient（npRQ）　137
normalized protein catabolic rate（nPCR）　257
normalized protein equivalent of nitrogen appearance（nPNA）　257
NUTRICスコア　311
nutrition support team（NST）　3, 67
　——コーディネーター　4, 69
nutritional assessment　49
Nutritional Risk Index for Japanese Hemodialysis patients（NRI-JH）　255
Nutritional Risk Screening 2002（NRS-2002）　46, 77
NYHA分類　231

O

oral nutritional supplements（ONS）　317
overnutrition　79

P

pancreatic enzyme replacement therapy（PERT）　147
pancreatic exocrine insufficiency（PEI）　147
patient safety　62
Patient-Generated Subjective Global Assessment（PG-SGA）　46
PECO　346
peripheral artery disease（PAD）　220

peripheral parenteral nutrition（PPN） 106
peritoneal dialysis（PD） 241
permissive hypercapnia 311
physical examination 49
PICO 346
pneumonia 210
pneumonitis 210
poly-unsaturated fatty acid（PUFA） 169
preemptive kidney transplantation（PEKT） 243
prehabilitation 319
protein-energy malnutrition（PEM） 135
Protein-Energy Wasting（PEW） 254
pulse wave velocity（PWV） 222

rapid turnover protein（RTP） 206
refeeding 症候群 114
renal replacement therapy（RRT） 240, 241
resting energy expenditure（REE） 205
Rohrer 指数 335

Safety-Ⅱ 63
saturated fatty acid（SFA） 169

secondary hyperparathyroidism（SHPT） 248
selective estrogen receptor modulator（SERM） 186
SGLT2 阻害薬 154
shared decision making（SDM） 243
Simplified Nutritional Assessment Questionnaire（SNAQ） 46
SOFA スコア 311
steatotic liver disease（SLD） 133
Subjective Global Assessment（SGA） 46, 77, 254
subscapular skinfold thickness（SSF） 86
Survival Index（SI） 254

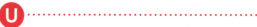

total parenteral nutrition（TPN） 106
transient ischemic attack（TIA） 221
triceps skinfold thickness（TSF） 86

ulcerative colitis（UC） 125
undernutrition 46, 79
usual body weight（UBW） 86

very low density lipoprotein（VLDL） 8

和文索引

亜鉛 16
亜鉛欠乏 271
アキレス腱肥厚 168
悪性リンパ腫 269
悪味症 82
握力 87
アジソン病 202
アテローム血栓性脳梗塞 221
アテローム硬化 220
アトピー性皮膚炎 275
アナフィラキシー 275, 280
アミノ酸 12
アミノ酸スコア 12
アミノ酸代謝異常症 190
アミラーゼ 23
誤った認知の修正 290

アラキドン酸 11
アルギニン 12, 38
アルコール関連肝疾患 133
アルドステロン 31
アルブミン 299
アルブミン尿定量評価 250
アレルゲン除去食療法 278
アンジオテンシンⅡ受容体拮抗薬 235
アンジオテンシン受容体ネプリライシン阻害薬 235
安静時エネルギー消費量 205
アンドロゲン 31

い

胃潰瘍 120
胃がん 121
胃酸 22
維持透析 243
胃食道逆流症 118

354

和文索引

異性化糖　9
胃切除後再建法　122
胃切除後症候群　122
胃腺　22
イソロイシン　12
一過性脳虚血発作　221
一価不飽和脂肪酸　10, 169
溢水　228
胃底腺　22
遺伝子組み換え組織型プラスミノーゲンアクティベータ　224
意図しない体重減少　81
異味症　82
医薬品　54
医療安全　62
医療事故情報収集事業　63
医療データ　59
インクレチンホルモン　32
インスリン　33
インスリン抵抗性　148
インスリン分泌不全　148
インスリン療法　155
インフォームド・コンセント　349

ウェアラブルデバイス　60
植え込み型除細動器　235
植え込み型補助人工心臓　235
ウエスト周囲長　173
うっ血性心不全　231
運動療法　154

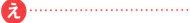

エイコサノイド　11
エイコサペンタエン酸　11
栄養アセスメント　49, 89
栄養サポートチーム　3, 67
栄養スクリーニング　76
栄養素　22
栄養不良　78
エコノミークラス症候群　321
エネルギー　42, 95
エネルギー産生栄養素　42
嚥下機能検査　211
嚥下調整食　109
嚥下モデル　19

炎症性腸疾患　125
塩素　15

黄体形成ホルモン　30
嘔吐　299
応用カーボカウント　161
オキシトシン　31
悪心　299
オペラント技法　290
オリゴ糖　9
オレキシン　34

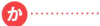

カーボカウント　160
外因性経路　10
潰瘍性大腸炎　125
解離性味覚障害　82
カイロミクロン　10
カウプ指数　335
過栄養　79
化学的消化　22
加重型妊娠高血圧腎症　303
下垂体　31, 198
下垂体機能低下症　199
ガストリン　22, 33
家族性高コレステロール血症　168
下腿周囲長（下腿周囲径）　49, 86
褐色細胞腫　202
カテコールアミン　33
果糖ぶどう糖液糖　9
過敏性腸症候群　129
過負荷の法則　50
下部食道括約筋　118
仮面高血圧　215
ガラクトース　8
ガラクトース血症　192
カリウム　15
カリウム摂取制限　258
カルシウム　15, 187
がん悪液質　298
がん化学療法　298
肝がん　139
肝硬変　135
患者安全　62
肝腎症候群　137

355

冠動脈疾患　225
冠動脈造影　225
肝内結石　140
肝免疫　37
顔面神経　34
冠攣縮性狭心症　225

気管支拡張薬　204
気管挿管　313
基礎カーボカウント　161
基礎代謝　95, 96
喫煙歴　203
キモトリプシン　23
吸収　22
吸収不良症候群　127
嗅神経　34
急性肝炎　131
急性冠症候群　226
急性肝不全　131
急性期脳梗塞　224
急性心筋梗塞　221
急性腎障害　238
急性膵炎　142
急性胆嚢炎　140
急性尿細管壊死　238
強化母乳栄養　330
狭心症　221, 225
共同意思決定　243
巨人症　198
巨赤芽球性貧血　268
気流閉塞　203
キレート形成　55
筋肉量　86

空腹時高血糖　151
クッシング症候群　201
クッシング病　199
グリコーゲン　8
グリセミックインデックス　9
グリセミックロード　10
グルカゴン　33
グルコース　8
グルタミン　38, 229
くる病　201

クレアチニンクリアランス　249
グレリン　33
クローン病　125

経口栄養補助食品　317
経口血糖降下薬　154
経口摂取　107
経口鉄剤　270
経口免疫療法　279
経腸栄養　37, 111
頸動脈ステント留置術　224
頸動脈内中膜肥厚　222
頸動脈内膜剥離術　224
経皮的血管形成術　224
経皮的僧帽弁接合不全修復術　235
外科的デブリドマン　286
血圧測定　215
血液生化学検査　90
血液透析　241
血液濾過透析　242
血小板　268
血糖コントロール目標値　152
血糖値　149
ケト原性　12
ケトン　11
下痢　123, 300
減塩指導　218
研究デザイン　346
研究不正　349
肩甲骨下部皮下脂肪厚　86
健康データ　59
原発性アルドステロン症　202
原発性副甲状腺機能亢進症　201
減量・代謝改善手術　177

降圧薬　218
高アンモニア血症　191
高果糖液糖　9
高血圧　215
高血圧合併妊娠　303
高血圧性腎硬化症　251
鉱質コルチコイド　31
甲状腺機能低下症　200
甲状腺刺激ホルモン　30

和文索引●

甲状腺刺激ホルモン放出ホルモン　30
好中球減少　273
口内炎　300
高尿酸血症　179
抗利尿ホルモン　31
抗利尿ホルモン不適合分泌症候群　200
高齢者　337
誤嚥性肺炎　209
誤嚥性肺臓炎　210
呼吸機能検査　203
呼吸リハビリテーション　205
国際生活機能分類　50
個人情報保護　349
骨折　184
骨粗鬆症　184
骨粗鬆症リエゾンサービス　184
骨代謝関連ホルモン　32
骨代謝障害　123
骨軟化症　201
コルチゾール　31
コレシストキニン　33
コレステロール　10, 11, 165
コレステロール逆転送　168
コレステロール逆転送経路　10
コレステロール胆石　140
コンピューター断層撮影法　87

さ

災害　321
再灌流療法　226
細小血管症　150
細動脈硬化症　220
酢酸　27
錯味症　82
左室駆出率　234
サルコペニア　51, 80, 137, 205, 211, 258, 261, 337
三叉神経　34
酸分泌抑制薬　118

し

自家造血細胞移植　273
磁気共鳴画像法　87
色素胆石　140
自己免疫性溶血性貧血　273
脂質　10
脂質異常症　165

脂質必要量　99
視床下部　30
視床下部外側野　34
視床下部弓状核　34
視床下部室傍核　34
視床下部腹内側核　34
視神経　34
シスタチン濃度　249
次世代医療基盤法　59
シトリン欠損症　194
シトリン欠損による新生児肝内胆汁うっ滞　194
自発性異常味覚　82
脂肪肝　132
脂肪酸　169
脂肪酸代謝異常症　194
脂肪性肝疾患　133
周術期栄養管理　315
集中治療　310
集中治療室　311
十二指腸潰瘍　120
粥状動脈硬化症　220
昇圧薬　229
小胃症状　122
常位胎盤早期剝離　302
消化　22
消化管ホルモン　22, 32
消化酵素　22
小球性貧血　270
脂溶性ビタミン　17
常染色体顕性（優性）多発性囊胞腎　266
小腸刷子縁　24
小児　332
小児・思春期糖尿病　162
小脳　34
静脈栄養　37, 113
症例報告書　102
上腕筋周囲長　87
上腕筋面積　87
上腕三頭筋皮下脂肪厚　86
上腕周囲長（上腕周囲径）　49, 86
食塩・カリウム摂取量推定ツール　218
食塩摂取制限　218, 257
食塩相当量　100
食事摂取基準　40
食事療法　154
褥瘡　283

357

食道がん　119
食道静脈瘤　120
食品交換表　160
食物アレルギー　275
食物依存性運動誘発アナフィラキシー　281
食物経口負荷試験　277
食物繊維　9
食物たんぱく誘発腸炎症候群　282
食物日誌　276
除脂肪量　205
食塊　19
腎移植　241
心筋梗塞　225
神経性過食症　290
神経性やせ症　288
腎硬化症　222, 246
人工呼吸管理　311
人工乳　330
新生児　326
新生児マススクリーニング　189
腎性貧血　247, 251
心臓足首血管指数　222
心臓移植　235
心臓カテーテル検査　225
心臓再同期療法　235
心臓リハビリテーション　227
心臓リモデリング　226
身体活動レベル　95
身体計測　49, 85
身体診察　49
腎代替療法　240, 241
腎動脈狭窄　222
心不全　231
心不全ステージ分類　231
身長　85

膵液　23
膵外分泌機能不全　147
膵がん　145
膵酵素補充療法　147
推算糸球体濾過量　241, 249
推定エネルギー必要量　41
推定平均必要量　41
膵ホルモン　33
水溶性食物繊維　9

水溶性ビタミン　17
スクロース　8
ステント留置術　224
ストレス係数　96
スパイロメトリー　203
スレオニン　12

成人成長ホルモン分泌不全症　199
成人発症Ⅱ型シトルリン血症　195
性腺刺激ホルモン放出ホルモン　30
生体電気インピーダンス法　88, 48
成長曲線　335
成長ホルモン　30
成長ホルモン分泌不全性低身長症　198
成長ホルモン放出ホルモン　30
生物学的消化　22
セクレチン　33
舌咽神経　34
舌下神経　34
赤血球　268
絶食　12
摂食嚥下　19
摂食嚥下障害　51, 211
摂食嚥下リハビリテーション　212
摂食障害　288
摂食中枢　34
セレン　17
セロトニン　28
先行的腎移植　243
選択的エストロゲン受容体修飾薬　186
先端巨大症　198
先天代謝異常症　189

造血幹細胞　268
造血器悪性腫瘍　269
造血細胞移植　273
創傷治癒　287
巣状分節性糸球体硬化症　251
総胆管結石　140
足関節上腕血圧比　222
咀嚼　21
ソマトスタチン　30, 33
ソマトメジンC　31

和文索引

大球性貧血　271
大血管症　150
代謝機能障害関連脂肪肝炎　133
代謝機能障害関連脂肪性肝疾患　133
体重　85
体重減少　123
体重減少率　86
大腸がん　128
耐糖能異常　151
大脳　34
耐容上限量　41
多価不飽和脂肪酸　10, 169
多職種連携　3
脱水　84
多発性骨髄腫　269
多発性囊胞腎　266
胆管炎　140
短鎖脂肪酸　27
胆汁酸　11, 169
炭水化物　8
胆石症　140
単糖類　8
胆囊結石　140
たんぱく・エネルギー栄養障害　205
たんぱく・エネルギー低栄養状態　135
たんぱく結合率　56
たんぱく質　12
たんぱく質摂取制限　256
たんぱく質必要量　98
ダンピング症候群　123

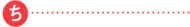

地域ケア会議　71
地域包括ケアシステム　70
地中海食　170
窒素出納　12, 98
地方病性粘液水腫　31
中心静脈栄養　106
中膜石灰化硬化症　220
腸肝循環　169
腸管浮腫　228
腸管リンパ装置　36
長時間作用性β_2刺激薬　204
長時間作用性抗コリン薬　204

腸内細菌　26
腸内細菌叢　26
鎮静管理　311
鎮痛管理　311

通常（平常）時体重　86
痛風関節炎　179
痛風結節　180

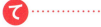

低栄養　46, 50, 79, 341
低出生体重児　326
低心拍出量　232
鉄　16
鉄欠乏性貧血　268
電解質　14
転化糖　9
転倒予防　186

銅欠乏　271
糖原性　12
糖原病　193
糖質　9
糖質コルチコイド　31
糖質必要量　97
同種造血細胞移植　273
透析時静脈栄養　245, 259
糖代謝異常症　149, 192
糖尿病　148
糖尿病合併妊娠　163, 306
糖尿病関連腎臓病　243, 246, 263
動脈硬化　220
糖類　8
特定健康診査・特定保健指導　175
特発性血小板減少性紫斑病　269
特発性副甲状腺機能低下症　201
ドコサヘキサエン酸　11
トランス脂肪酸　170
トリグリセリド（トリグリセライド）　10, 165
トリプシン　23
トリプトファン　12
トロンボキサン　11

359

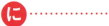

内因性経路　10
内臓脂肪型肥満　173
内臓脂肪蓄積　173
内分泌疾患　198
ナトリウム　14
難治性てんかん　11

二次性高血圧　216
二次性副甲状腺機能亢進症　248
二重エネルギーX線吸収法　48, 88
24時間自由行動下血圧測定　215
二糖類　8
日本栄養療法協議会　5
日本食パターン　170
日本病態栄養学会　3
乳汁分泌ホルモン　30
尿検査　89
尿素サイクル　12
尿素サイクル異常症　191
尿崩症　199
尿路結石　180
妊娠高血圧症候群　302
妊娠高血圧腎症　303
妊娠糖尿病　163, 306

ネフローゼ症候群　251, 265
粘液　22

脳幹　34
脳出血　222
脳神経系　34
脳腸相関　28

は

肺炎　210
排泄　22
肺臓炎　210
廃用症候群　210
白衣高血圧　215
バクテロイデス型（腸内細菌叢）　27
バセドウ病　200

白血球　268
白血病　269
ハリス・ベネディクトの式　95
バリン　12

皮下脂肪量　86
微絨毛　23
微小変化型ネフローゼ症候群　251
ヒスチジン　12
ビスホスホネート薬　186
ビタミン　42
ビタミンD　187, 201
ビタミンD欠乏症　201
ビタミンK依存性　272
ビタミンK欠乏性出血症　329
ビタミン欠乏症　17
非たんぱく呼吸商　137
非たんぱく質エネルギー/窒素比　98
ビッグデータ　59
必須アミノ酸　12
必須脂肪酸　10
非ヘム鉄　16
肥満関連健康障害　172
肥満症　172
びまん性誤嚥性細気管支炎　210
標準化たんぱく異化率　257
標準化たんぱく窒素出現率　257
病態栄養学　3
病態栄養専門医　4
病態栄養専門管理栄養士　4
微量アルブミン尿　250
貧血　123, 268

フィッシャー比　206
フェニルアラニン　12
フェニルケトン尿症　190
腹腔鏡下スリーブ状胃切除術　177
副甲状腺ホルモン　32
複雑系適応型システム　63
副腎皮質刺激ホルモン　30
副腎皮質刺激ホルモン放出ホルモン　30
腹水　84
腹部大動脈瘤　222
腹膜透析　241

和文索引

不顕性誤嚥　212
浮腫　83
不正行為　349
物理的消化　22
不適切な出版　350
ぶどう糖果糖液糖　9
不溶性食物繊維　9
プリン体　181
フルクトース　8
フレイル　80, 258, 261, 337
プレバイオティクス　29
プレハビリテーション　319
プレボテラ型（腸内細菌叢）　27
プロスタグランジン　11
プロスタサイクリン　11
プロセスモデル　20
プロバイオティクス　29
プロピオン酸　27
プロラクチン　30
プロラクチン放出因子　30
プロラクチン抑制因子　30
分岐鎖アミノ酸　132
噴門腺　22

平均赤血球容積　268
ペースメーカー　235
ペプシノーゲン　22
ヘム鉄　16
ヘモグロビン濃度　268
便秘　300

包括的心臓リハビリテーション　235
芳香族アミノ酸　132
傍神経節腫　202
飽和脂肪酸　10, 169
歩行速度　87
補食　19
ポストバイオティクス　29
保存的腎臓療法　243
母乳　329, 334
ホモシスチン尿症　191
ポリファーマシー　297
ホルター心電図　225
ホルモン　198

本態性高血圧　216
ポンプ失調　228

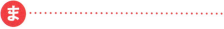

膜消化　23
膜性腎症　251
末梢静脈栄養　106
末梢動脈疾患　220
マラスムス型たんぱく・エネルギー栄養障害　205
慢性肝障害　135
慢性腎臓病　241, 246, 254
慢性膵炎　143
慢性閉塞性肺疾患　203
満腹中枢　34

味覚過敏　82
味覚減退　82
味覚障害　82
味覚消失　82
ミセル化　169
ミトコンドリア病　195
ミネラル　14, 42
ミネラルコルチコイド受容体拮抗薬　235
脈波伝播速度　222

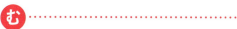

無味症　82

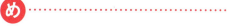

メープルシロップ尿症　190
メタボリックシンドローム　151, 172
メチオニン　12
目安量　41
メラニン凝集ホルモン　34
免疫機能検査　94
免疫強化栄養製剤　38

目標量　41
モチリン　33
問診　49

薬剤性味覚障害　82
薬物代謝酵素　56

361

薬物動態学的相互作用　55
薬力学的相互作用　57

ゆ

有酸素運動　154
幽門腺　22
輸入脚症候群　123

よ

葉酸　18
予測基礎エネルギー代謝量　206

ら

ライフライン　321
酪酸　27
ラクトース　8
ラクナ梗塞　222
卵胞刺激ホルモン　30

り

利益相反　350
リサーチ・クエスチョン　346
リジン　12
理想体重　86
離乳食　334
リノール酸　11

リパーゼ　23
リハ栄養ケアプロセス　295
リハ栄養診断　295
リハビリテーション　50
リハビリテーション栄養　294
リフィーディング症候群　114, 324
リポたんぱく質代謝　167
リポたんぱく質リパーゼ　167
両室ペーシング　235
リン　15
臨床推論　49

る

ルミノコッカス型（腸内細菌叢）　27

れ

レジスタンス運動　154
レゾルビン　38
レプチン　33

ろ

ロイコトリエン　11
ロイシン　12
ローレル指数　335
ロコモティブシンドローム　186

病態栄養専門管理栄養士のための 病態栄養ガイドブック（改訂第8版）

2016 年 6 月 10 日	第 5 版第 1 刷発行	
2018 年 2 月 10 日	第 5 版第 3 刷発行	
2019 年 6 月 5 日	第 6 版第 1 刷発行	
2022 年 5 月 20 日	第 7 版第 1 刷発行	
2025 年 3 月 20 日	改訂第 8 版発行	

編集者 日本病態栄養学会
発行者 小立健太
発行所 株式会社 南 江 堂
〒113-8410 東京都文京区本郷三丁目42番6号
☎(出版)03-3811-7198 (営業)03-3811-7239
ホームページ https://www.nankodo.co.jp/
印刷・製本 小宮山印刷工業
装丁 葛巻知世（Amazing Cloud Inc.）

The Guidebook of Metabolism and Clinical Nutrition, 8th Edition
© Japan Society of Metabolism and Clinical Nutrition, 2025

定価は表紙に表示してあります.
落丁・乱丁の場合はお取り替えいたします.
ご意見・お問い合わせはホームページまでお寄せください.

Printed and Bound in Japan
ISBN978-4-524-21879-0

本書の無断複製を禁じます.

JCOPY 〈出版者著作権管理機構 委託出版物〉

本書の無断複製は，著作権法上での例外を除き禁じられています．複製される場合は，そのつど事前に，
出版者著作権管理機構（TEL 03-5244-5088，FAX 03-5244-5089，e-mail: info@jcopy.or.jp）の許諾
を得てください.

本書の複製（複写，スキャン，デジタルデータ化等）を無許諾で行う行為は，著作権法上での限られ
た例外（「私的使用のための複製」等）を除き禁じられています．大学，病院，企業等の内部に
おいて，業務上使用する目的で上記の行為を行うことは私的使用には該当せず違法です．また私的
使用であっても，代行業者等の第三者に依頼して上記の行為を行うことは違法です.